瘀派中医

李启芳　编著
姜　虹　审阅

科学出版社
北　京

内 容 简 介

改革开放以来，随着经济和科技的飞速发展，许多发明极大地改变了人们的生活。这些改变在使生活变得更便捷的同时，也带来了新的致病因素。痰是外因和内因作用于人体后引起水液代谢异常，导致体内不正之物超过一定范围的总称。痰证是人体内不正之物聚集的结果。笔者认为当今社会多是以毒素过多聚集而致病。广义的痰病、痰证，既有常见病、多发病，又包括许多慢性病、疑难杂症和疑难重症，广泛地涉及临床各科，但缺乏系统归纳研究。有鉴于此，故笔者在教学、医疗之余，将往日零散之拾，条贯成文，索古探今，作引玉之砖，以痰为中心而立派，阐述其中的科学内容，以期在浩瀚的医学宝库中，小补其疑阙焉！本书提出“万病水中藏”“水是生命之源，也是疾病之源”的观点，临床治病中强调“辨证与统一的结合”“一体多病”的法则。本书包括痰的产生机制、痰病的诊断和治疗原则、治痰九法和用药技巧；并结合笔者临床治病中的具体医案，分析如何从痰入手治疗当今社会的常见病、多发病、难病、顽病和怪病等。本书适合中医学生、中西医临床医生或广大中医爱好者参考使用。

图书在版编目(CIP)数据

痰派中医/李启芳编著. —北京：科学出版社，2017.1

ISBN 978-7-03-050550-7

Ⅰ. ①痰…　Ⅱ. ①李…　Ⅲ. ①痰证—研究　Ⅳ. ①R255.8

中国版本图书馆CIP数据核字(2016)第268869号

责任编辑：潘志坚　陆纯燕

责任印制：谭宏宇 / 封面设计：殷　靓

科学出版社 出版

北京东黄城根北街16号

邮政编码：100717

http://www.sciencep.com

南京展望文化发展有限公司排版

广东虎彩云印刷有限公司印刷

科学出版社发行　各地新华书店经销

*

2017年1月第　一　版　开本：B5(720×1000)

2025年12月第二十六次印刷　印张：22 1/4

字数：399 000

定价：105.00元

(如有印装质量问题，我社负责调换)

To my loving wife and wonderful child, thanks for sharing the trail with me; and to the sweet memory of Dr. Hon Chi Suen and the two years studying in Washington University School of Medicine in St. Louis, USA.

献给我的夫人和孩子，感谢你们陪我经历诸多磨难；献给在美国华盛顿大学医学院圣路易斯校区两年的美好学习时光及孙汉治医生。

知为行之始，行为知之成。
知 行 合 一，治 愈 患 者。

——李启芳

编 者 的 话

痰是中医病因、病理理论的一个重要组成部分，痰病是中医临床的重要内容。在中医学中，痰的概念、范围远远超过咳咯而出的痰，而是有更复杂和广泛的内容。在临床中，痰病的症状不仅表现为多样性，而且表现出某些固有的特征性，这就远远超出现代医学中痰的内容，因此，在一定程度上，易于造成学习者掌握、运用上的困难。广义的痰病、痰证，既有常见病、多发病，又包括许多慢性病、疑难杂症和疑难重症，广泛地涉及临床各科，但缺乏系统归纳研究。这不仅湮没了中国医药学中许多独特的学术见解和宝贵的实践经验，而且对临床、教学、科研及中西医结合都有一定的影响。有鉴于此，故在教学、医疗之余，将往日零散之拾，条贯成文，探古索今，作引玉之砖，以痰为中心而立派，阐述其中的科学内容，以期在浩瀚的医学宝库中，小补其疑阙焉！

习中医者常常认为痰仅仅是病理产物，产生疾病的根本原因在于脏腑功能的失调，阴阳的亏损或水火的不济，常问从痰立派有此必要乎？笔者相信所有医生都同意，痰是病理产物，也是一种致病因子。只是绝大多数医生仅仅理解了病理产物，而对致病因子则听而不闻。笔者认为任何慢性疾病的产生，其病机中一定有个正反馈的圆运动机制持续存在，否则疾病不可能长期存在甚至加重恶化，因此无论从该反馈机制的何点打破，均能治病，没有孰优孰劣之分。笔者也是做个尝试吧，望更多有志之士实践之，证实之，发展之！本书突出以痰为中心，系统阐述了中医痰病、痰证的内容，从而使“痰派中医”理论在医学领域中发挥其应有的优势和作用，以期对读者有所裨益。

笔者认为痰都是有形的，与之前所说的“痰有有形之痰和无形之痰”的说法不同，且笔者认为“无形之痰”之说，会对“痰派中医”的独特理论体系造成一种误解——似乎中医学理论中有虚无缥渺的东西。

广义痰病的症情复杂，临床各科都可诊察，但形诸于外者是缘其有诸内之由，只要谙熟“痰派中医”理论内容，便不难从中找出带规律性的机制。笔者提出治痰原则和治痰九法后，在临床各章节均有病案的举例，旨在说明“痰派中医”理论，既是长期实践的必然产物，又能经受实践的进一步检验，并寓以就正于识者之意。

笔者在临床医疗中为了提高对疑难杂症、疑难怪症的治疗效果，也想证实或修正自己的假说，其间得到不少病友的配合和支持，例如，有些患者平时服用牛奶、鸡蛋都感到腥晕熏鼻、难以下咽(当然，这是有痰之病)，却要忍受吞服明矾、芒硝、贝母、胆南星之类的药物而配合治疗(当然，服药后痰病也日见好转)；有时服用控涎丹后腹痛明显；有时为了突破前人，猛药、险药、超过常规剂量地用药、十八反的药物也常常小心翼翼地在患者中应用。在此过程中，笔者常常把电话号码留给患者，如有异常感觉就马上电话联系笔者。2 年前，每每电话声响起，会使笔者心惊肉跳，坐立不安。但随着自己经验的积累和对痰病本质认识的深入，在治病救人中逐渐做到胸有成竹。这种内心煎熬的历程让人终生难忘，这时回想起《大学英语》精读第二册第六课中的一段话，心有戚戚焉！令人感慨万千，成就良医确实难。现摘录如下：

The making of a surgeon: Take, for example, the emergency situations that we encountered almost every night. The first few months of the year I had dreaded the ringing of the telephone. I knew it meant another critical decision to be made. Often, after I had told Walt or Larry what to do in a particular situation, I'd have trouble getting back to sleep. I'd review all the facts of the case and, not infrequently, wonder if I hadn't made a poor decision. More than once at two or three in the morning, after lying awake for an hour, I'd get out of bed, dress and drive to the hospital to see the patient myself. It was the only way I could find the peace of mind I needed to relax.

译文：《一个外科医生的成功之路》：例如，我几乎每天晚上都要遇到急救病例。这年开头的几个月电话铃声一响我就心惊肉跳。我知道来电话意味着又一个疑难病例的处理。经常当我告诉下级医师(瓦特或劳瑞)如何处理之后，我就很难再入睡了。我常会回想患者各方面的资料，思考我是否已经做了一个糟糕的决定。不止一次在凌晨 2～3 点，我醒着躺在床上 1 个小时，就起床，穿上衣服并驱车到医院看望我的患者。这是我能够找到的让心灵平静下来的唯一途径。

痰病的症状、体征比较怪异而复杂(不论是因痰致病、或因其他疾病继发为痰病、痰证者)，这是中医学的独特理论体系，也是“痰派中医”理论的重要内容，而且痰病、痰证病情复杂，遍涉寒热凉燥、五脏六腑，故古代医家治痰法则颇多；多必泛，多必繁，惑人眼目，不利于掌握，应由博返约。记住了“痰派中医”理论的治病总原则和治痰大法，决非先入为主，而是能面对许多疑难杂症、疑难怪症，临危不乱，成竹在胸。笔者认为治痰九法经过进一步的实践和提高，可成为中医治疗疑难杂症的一个独特的治疗体系。本书不仅叙述了“痰派中医”理论的基本知识，而且配以案例加以说明，但精神类疾病的从痰治疗内容较多，将会另外著书出版。

就中医水平而言，我是“先天不足”，因此谈不上留什么“后劲”。有些病证目前西医西药尚缺乏理想的治疗方案和药物，而中医按痰或按痰瘀施治，却可取得较好的效果。例如，肥胖病，中医采取化痰补虚，没有不良反应，患者乐意接受，疗效也较好；梅尼埃病，坚持服化痰撤饮剂，根治的比例较大；高脂血症，辨为脂混血中，清从浊化是可以的，诸如此类，不一而足。有鉴于此，中医的某些痰病、痰证冠以西医病名（但也确要防止讲不清机制，勉强凑合，或者盲目地向西医病名靠拢），不仅没有废弃中医中药的理论，反而是发扬了中医中药的优势和特色，赋予了中医辨证施治的新内容，可以在发展中医痰病学的过程中开拓人们的思路，使中医按照其本身的理论体系进一步向前发展和升华。

中国医学是一个伟大的宝库，应当努力发掘，加以提高。尽管笔者主观上想取法乎上，也许仅得乎中。“学然后知不足，教然后知困”，《礼记·学纪》中这两句话很有道理，因此在深入临床治病时，“精耕细作”后发现了不少问题，也在不断前进；由此可见，“冰，水为之，而寒于水”是很有道理的。中医是一门综合性、开拓性很强的学科。在本书的临床实践部分，每个病种部分均有典型病案举例，其中部分来自笔者老师和师兄很多年来的病案积累。通过临床病例来说明“痰派中医”理论不仅有广泛的临床意义，而且经得起临床实践的不断检验。理论来源于实践，指导实践，而实践又不断地丰富、发展“痰派中医”理论。

清初三大名医之一，被称为“南昌医圣”的喻嘉言晚年感叹：“吾执方以疗人，功在一时，吾著书以教人，功在万世。”但著书立说极为辛苦，“痰派中医”理论是一个新的内容，因笔者学识有限，缺点、错误肯定在所难免。正像古人讲的那样：其始也易，其毕也难；写作过程中常有“书不尽言，言不尽意”之感。《诗经》曰：“有匪君子，如切如磋，如琢如磨。”意思是君子的自我修养就像加工骨器，切了还要磋；就像加工玉器，琢了还得磨！但各种事物总是要向前发展的，这就如同现在我们提倡的那样，宁可纠正改革中的缺点，而不可不改革。中医学术贵在理论创新，贵在与时俱进，贵在独树一帜。金元四大家不正是如此吗！流派之间，互争互斗、互相诋毁不足取；应该是百花齐放，百家争鸣。“万类霜天竞自由”才是学术发展的最佳环境，百花齐放才能春色满园。

虽然万事开头难，但凡事也总要有个开头。在此特别感谢郑辉、罗树生、黄迪娜、柴冬冬对本书编著的支持及帮助。本书所编著之“痰派中医”理论还要在今后的实践中汲取中西医同道的宝贵意见，若能直言指正者，笔者当引为师长！

李启芳

2017年1月于上海

张　　序

我非常高兴为《痰派中医》一书作序，这是李启芳博士西医工作20余年又受到中医熏陶后结合自己心得写的一本书。我认识李博士将近10年，这本书是他为了促进中西医融合发展做出不懈努力的一个代表著作。

中医我认为是中国古代第五大发明，与造纸、火药、指南针、活字印刷术四大发明相比，更是博大精深，是因为中医的科学发现和发明正在不断探索和揭示人的健康与疾病的复杂机制，且涉及人的生命运动中深层次机制和规律。这些发现和发明有些是现代人能够认识、东方和西方思维都能理解的，有些则是深层次、极其复杂的，古代人只能知其然，而不知其所以然，用现代的科学技术仍然难以揭示和阐明，按西方思维简直无法企及，因而常被怀疑、批判、否定，但它正是中医的发现和发明中最有科学价值和革命意义的东西。从这些地方进行开拓研究，必将带来新的医学革命，推动生命科学和现代科学的重大突破。中医是中华民族的瑰宝，是五千年文明史的结晶，所以只有不断理解和掌握民族文化的深刻内涵，才能探索生命健康，揭示中医对人类疾病的发病机制的认识，切实提高临床治疗效果，为患者服务。

“痰派中医”理论是传统中医在现代条件下的突破和创新，它有两个鲜明特点：一是“水是疾病之源”，这是这一新学说的灵魂，是从生命起源的角度出发为疾病治疗提供思路，是中医发病学的现代发展；二是“统一”，这是这一新学说的创新所在，从新的视野来探讨和阐明当代社会多发病的一般特性和规律，总结出一系列新的概念、观点、理论、方法，形成一套新的学术体系。本书的作者和审阅者都是获得西医学博士学位的年轻麻醉学专家，在临床实践中不断研究和探索用中西医融合的方法解决疼痛以及疼痛相关的临床难题的方法，尤其对“因痰致病”有一定的研究和收获。

当然，“痰派中医”理论还是阶段性的，还有许多问题有待解答，有些问题本书有所解答但还有深化空间。例如：如何把吐法治病的机制和规律揭示得更加确切，令其便于临床操作等，都需作进一步的努力。

尽管本人对中医知识的贫乏和理解不深，但阅后深为年轻莘莘学子勤奋好学，刻苦钻研的精神所感动，特为本书作序，并为广大读者郑重推荐，共同分享和共勉！

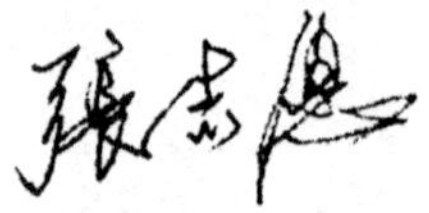

中国工程院院士

著名口腔颌面外科专家

上海交通大学医学院附属第九人民医院第七任院长

丙申年秋月于上海

于　　序

李启芳医师的新作《痰派中医》一书即将付梓出版发行，请我为其作序。思虑再三，感觉我虽不是中医，但与李启芳医师认识多年，深为其刻苦钻研、不拘于西医与中医之门户之见、全心全意为治疗疑难顽症而多方拜师、在西医博士教育基础上而勇于向民间良医学习的精神所折服，遂答应作此序。

李启芳医师出身农家，自幼学习刻苦，在完成博士学位的研读期间，以其良好的内科医师基础和功底，结合麻醉学科的研究内容，完成了数篇高水平的学术论文，发表于美国 *Anesthesiology* 等业内顶级学术期刊上，并在美国麻醉医师年会上作大会报告，获得广泛好评，毕业后到上海交通大学医学院附属第九人民医院麻醉科工作。随后到美国华盛顿大学圣路易斯校区留学 2 年，并有相关研究论文在世界顶级杂志 *Cell* 发表。近年来，其工作重点转向疼痛门诊。在临床工作中，李启芳医师深感现代医学并不能解决所有问题，面对很多顽固性疼痛办法不多，久治不愈；更有很多疑难杂症，西医的治疗手段虽可以很快控制症状，却很难根治。所有这些，使得李启芳医师将视野转向了中国传统医学。在深入考察的基础上，李启芳医师最终拜在李其禄老先生的门下，历经数载，在李老先生的言传身教下，结合其自身的刻苦钻研，李启芳医师终于探到了中医吐法的真谛。在其恩师李老先生逝世后，遂下定决心，一定要把中医吐法这一很少有人涉及的中医治疗方法传承下来，并发扬光大。

《痰派中医》一书，集历史文献、历年各地中医治疗积累、李老先生的临床经验、李启芳医师钻研心得于一体，对该疗法的历史沿革、治疗机理、使用范围、有效性与不足，均有详尽阐述。本书之问世，在传承中医传统、拓展吐法的治疗范围，特别是对一些西医手段难以治愈的某些常见病、多发病，如发病广泛、社会问题严重、对患者和家属有明显困扰的诸多精神疾患的治疗方面，均有很好的借鉴作用。

最后，在此书即将出版发行之际，希望李启芳医师能以自己良好的科研素养，早日为中医吐法的治疗机理的阐明和完善作出新的贡献。

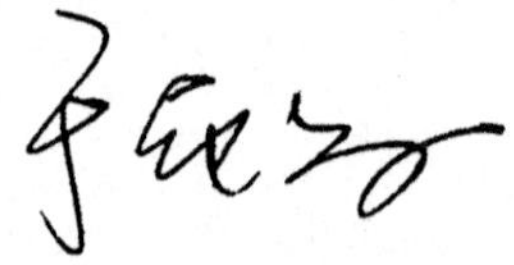

教授、博导

中华医学会麻醉学分会第十届主任委员

上海医师协会麻醉医师分会会长

上海交通大学医学院附属瑞金医院麻醉科主任、卢湾分院院长

2016年10月29日草于沪上嘉定寓所

自　序

我是学西医的，对中医的认识来源于孩提时代的难闻气味、苦涩口感和偶尔看见倒在路边不知其名熬过的中药渣。从小到大，自己或家人偶有一疾一恙，父亲想到的肯定是西医，记得儿时指着中医的药铺问父亲，怎么不去那里看病？得到的答案常是那种医学过时了，不解决问题。硕士毕业后我成为一名内科医生，在行医中发现内科医生并不解决患者的问题，患者常常是一而再，再而三地来医院，对症处理后出院回家或转到其他医院继续治疗，临床行医中常有“早知如此，何必学医”之感！于是我下定决心跨专业考试，于2007年在上海交通大学医学院获得麻醉学博士学位，毕业后在上海交通大学医学院附属第九人民医院麻醉科工作2年，发现麻醉师是幕后工作者，工作无挑战性，故常郁郁寡欢，有失去方向之感。2009年有幸被派到美国华盛顿大学医学院圣路易斯校区（Washington University School of Medicine in St. Louis）留学2年，主要研究如何有效治疗慢性疼痛和慢性顽固性瘙痒，虽然痛和痒有许多相似点，但也不同。留学期间在华盛顿大学的附属医院Barnes-Jewish Hospital麻醉科和疼痛诊疗中心学习临床医学，近距离接触美国的医生、患者和美国的医疗运行体制，深有感触。经比较发现，我更喜欢疼痛专业，每每看到疼痛医生接诊各种慢性、顽固性疼痛患者，便觉得这既是挑战，也是自己前进的动力。2011年回国后，正赶上上海交通大学医学院附属第九人民医院疼痛门诊无人去坐诊，心神往之，于是全身心投入疼痛诊疗工作中。

随着临床诊疗工作的深入，越来越发现自己的知识结构、技能水平有限。碰到怪病、难病和疑难杂症的患者，束手无策。自己内心感觉需要有所突破，否则，只能是一个混饭吃的庸医了。这时就萌生了学中医的念头，心想这可能是一个新的视角。正好此时上海市卫生和计划生育委员会开展“西学中”项目，综合性医院的西医专业医生到上海中医药大学系统学习中医，可以增加中医执业范围。从一开始，我就随指导老师到医院跟诊，惊奇地发现中医所治疗的患者大部分都是我本来无法治疗的患者，从而引起我极大的兴趣。就这样开始，师从数十名前辈，本着张仲景所言“精修方书，勤求古训，博采众方”的法则，白天临床治病，空余则查书问人；晚上有空则亲手炮制中药，天天就这样三点一线。每遇疑难问题，常致废寝忘食，探求达旦。日之不足，积之以月，累之以年，周而复始，必得其所以然后而稍息，如此已 5 年矣！精诚所至，金石为开。治病按照“大胆假设，小心求证”的原则，开始有时而效，有时而不效，不效者多，有效者少，慢慢一步一个脚印，从量变到质变，逐渐有效者多，不效者少。自揣对祖国医药学又稍具独自见解，为了发扬医学，拯救斯民，不得不写之成书，与而今而后之识者共鉴。

陈寅恪说：“敦煌者，吾国学术之伤心史也。”其实中医学何尝又不是中国医生之伤心事乎？自晚清时期以来，随着西学和西医的东进，中医无论从新理论，临床疗效和从业人数及人员素质来说，确有面临生死存亡的挑战。20 世纪早期上海市医师公会会长余云岫提出“废止旧医以扫除医事卫生之障碍案”，称“旧医一日不除，民众思想一日不变，新医事业一日不能向上”，可谓废除中医第一人。即使 21 世纪的今天，反对中医的人和论调仍然比比皆是。尽管 2015 年屠呦呦因为青蒿素治疗疟疾的突出贡献获得诺贝尔生理学或医学奖，但中医自身理论突破的缺失，低水平重复的困境及与现代医学和科技的格格不入的局面均有待打破。我提出撰写“痰派中医”理论的目的有两点：① 前贤说：“一时代之学术，必有其新材料与新问题。取用此材料，以研求问题，则为此时代学术之新潮流。治学之士，得预于此潮流者，谓之预流。”我认为现在营养过剩、运动量过少为特征的痰瘀患者较多，与以前的伤寒和温病有明显的差异，可从痰入手治疗现在疾病。如果我们墨守成规，言必伤寒、温病，没有达到临床疗效，只能获得别人的质疑和反对。可以说是不得不著书立说，以医时疾。② 创立新的学派是想突破历代中医各流派之间互相诋毁，互相攻击的陋习，虚心学习和汲取其他中医学派、西医和现代科学的优势和长处。在经济学领域，芝加哥经济学派(Chicago School of Economics)因其主要成员为芝加哥大学经济系的师生而得名，其通过立足学术界，积极发展市场理论，用强大的经验事实支持模型，使越来越多的经济学家和政策制定者相信他们的立场和观点的正确性。仅芝加哥大学的经济系就一共产生了 22 位诺贝尔奖得主。目前，从著名期刊的引用情况和最高级学术奖项的获得情况来看，芝加哥学派对经济思想和原理占据了统治地位正如乔治·斯蒂格勒所说：芝加哥学派是导致美国经济学研究繁盛起来的一个非常重要的原因，这应该是一个客观公正的评价。我希望通过从痰立派，吸引越来越多的有志之士，本着知行合一、中西融合、古今互参的原则，以新材料研究新问题，切实促进中医和西医的发展。

长期以来，医学界片面强调创新，加之学风浮躁，各种学说观点层出不穷，但很多学说观点经不起临床实践检验，不能很好地指导医生的治疗，也不能有效地解决患者的病痛，甚至误导医生的诊治，短期就为人们所遗忘。这样不但没有取得实质的进步，反而将我们固有的好传统丢失太多。著书立说是件苦差事，虽不至“吟安一个字，捻断数根须”，但总要费一大番脑筋。要写一本让人耳目一新，确实能指导医生治病救人，让广大民众受益的好书肯定要付出很多的心血，诚可谓“批阅五载，增删十次”。建立新的学说和流派需要查的资料浩如烟海，工作众多，我临床治病后再著书立说，常感颈强腰酸，目涩头沉，时有恍惚之感。但念及我的这点努力可能对中医的发展、民众的福祉有裨益，真是懈怠不起，不禁又打起精神来。

在行医的20多个春秋中，我深深体会到医患之间理解、支持、信任和奉献的伟大，且执着的探索精神、丰富的想象力和对患者病痛感同身受的同情心是良医成长的三座基石！谨在此感谢我的父亲李良年及母亲范早芝养育之恩，从小教育我要有坚韧不拔的毅力和独立思考的习惯，使我终生受用。同时向所有关心、支持“痰派中医”理论的成长和发展，并为其做过无私奉献的病友、学友、同道、前辈和领导表示衷心的感谢！

2010年我在美国留学时，读到美国疼痛医学之父John J. Bonica的一段话：I have been motivated to write this volume by a deep feeling for those who are afflicted with intractable pain, and by an intense desire to contribute something toward the alleviation of their suffering.（译文：广大患者的病痛折磨激励我写这本书，笔者良心深处想做一些工作来治疗他们的病痛）印象特别深刻，临床中再摸爬滚打7年后重读此段话，有历久弥新、强烈的心灵共鸣之感！呜呼，余行不孤也！谨以此段话纪念前辈，激励同辈，引领后辈！是为序！

李启芳

于上海交通大学医学院附属第九人民医院

2017年1月10日于上海

目　录

第一章　痰的概念和发病情况

第一节　痰的概念

“痰派中医”理论认为，痰的定义是身体内不正之物超过一定范围的聚集总称（后面章节详细介绍）。历代中医认为，痰（sputum）是一种病理产物。这种病理产物的产生是由于外感、内伤等致病因素作用于人体，导致人体一系列生理功能失常，最主要是由水液调节、代谢功能失常所引起。痰产生后，不论其所在部位如何、性状如何和去路如何，它又成为一种致病因素，和原始病因或其他同期病理产物共同参与机体的病理、生理过程，即合邪而导致疾病的发生和发展，从而产生各种表现不一的痰证或痰病（图 1－1）。

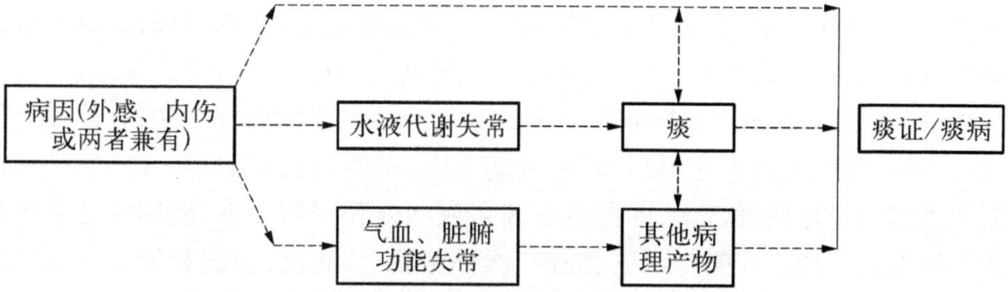

图 1－1　痰的产生

人体由于外感或内伤导致水液代谢失常是痰产生的原因

痰是一种黏稠状的病理产物，又是一种有形的致病因子，中医所论之痰从所指内容上讲有两种分类，即狭义的痰和广义的痰。狭义的痰，一般是指肺部渗出物和呼吸道的分泌物，或咳咯而出，或呕恶而出；广义的痰，是由于机体气机郁滞或阳气衰微，或情志不畅，不能正常地运化津液，使体液停留积聚，逐步蕴结而成。从这种意义上说，广义之痰应包括痰、饮、水、湿四种形态，它们名异而实同，皆为人体水液代谢障碍所产生的病理产物，这种病理产物一旦形成，可引起一系列独具特点的病证。由于广义的痰不容易为人们所察觉，病变和临床症状由内向外，即先有痰气、痰浊或痰瘀内结而后发病，故有人称广义的痰为内痰。也正因为内痰不易为人们察觉，且“变幻百端”，因此，“痰派中医”理论尤其重视内痰（即广义之痰），其内容也特别丰富。当然这两种痰在病理变化方面是有密切联系的，狭义的痰病是广义痰病在某些脏腑或局部的具体表现。古今不少医家还认为痰从具体所指内容上可分为有形之痰和无形之痰。笔者认为如果说有无形之痰的话，那可能是由于某些痰病痰证病情复杂、奇特，或在病理产物形成的早期肉眼尚不能直接观察而已。例如，某些由顽痰死血凝结化毒而成肿块、肿瘤，当肿块、肿瘤尚未增大到人们能直接看得到时，其实患者体内已有痰或顽痰的存在。

痰虽然是人体水液代谢障碍的病理产物，但不是水液代谢障碍唯一的病理产物。中医病理学认为，人体水液代谢障碍病理大致可分为以下两大类。一类是不足：由于各种原因导致水液耗损过度而产生的津液不足现象，如津伤、阴伤；另一类是过剩：临床更为常见的水液输布、排泄失常所引起的水液潴留和过剩。这种潴留和过剩的水液由于其发病原理（后述）、质地性状及其所在人体部位不同又可分为四种类型：若水液过剩为弥漫状态，或在病理产物形成的早期肉眼尚不能直接观察是为湿；若质地清晰淡薄而聚于人体某些特定部位（如胃肠、胁下、胸肺膈上、四肢）是为饮；若质地稀薄犹如清水，聚而泛滥于肌表皮下引起全身肿胀者为水肿；若水液停聚而凝结，质地稠厚，流布全身各处是为痰。由此可见，痰、饮、水肿、湿是水液代谢失常的四种同源异名的病理产物。但四者又难决然划分，而且可以相互转化，如湿聚为水，水亦可化为湿，湿与水有甚微的差别；积水成饮，饮凝成痰，湿聚亦可成痰；痰为饮之甚，饮为痰之渐。从病证言，水之为病，易泛溢体表全身而为肿胀；饮之为病多停于体内局部，随着病位及形症的不同而分为痰饮、悬饮、溢饮和支饮四饮；痰之为病无处不到，湿系致病之因，两者为病多端，涉及的病种更广。但要注意鉴别清楚痰、饮、水、湿虽然有许多相同处和密切联系，但毕竟还有区别，因此不能混为一谈。痰瘀与水瘀、湿瘀、饮瘀在概念、病机、治法和处方、用药诸方面各有特色，其所相关的西医病种也不一样，故应重视。在临床治病中把握本质，知道各自的特点，才能处方遣药时游刃有余。

痰随气行，无处不到，而机体五脏六腑、上下内外，以及各个组织器官之中又无不有“气”的存在，因此痰病、痰证就可发生在临床各科。笔者临床实践中发现：凡是无端寒热、眩晕、头痛、呕恶、便秘、女性不孕、眼目昏暗、肢体重痛、皮肤糜烂久久不瘥，小儿惊厥抽搐、失眠、嗜睡、夜游，以及冠状动脉粥样硬化性心脏病（简称冠心病）、心绞痛、肥胖病、高脂血症、老年性前列腺肥大、神经症、中风，还有中风后遗症、肝痛肝大、甲状腺肿大，某些慢性乙型肝炎、恶性癌肿等，其中不少病证都是以痰为主的病，治痰大法运用得当，临床疗效往往优于一般常法的疗效。

第二节　痰的分类及特点

痰是体内不正之物一个漫长积累过程的结果，随着体质的不同，患者病程的长短或接受各种治疗方法的差异，患者表现千差万别。痰病的产生是一个复杂的病理、生理过程，涉及多器官、多系统，常以一体多病的形式出现。各种致病因素首先引起神经内分泌异常、自主神经功能紊乱、体液代谢及物质代谢障碍，从而导致代谢产物堆积、内环境紊乱，表现为痰病的一系列临床症状。例如，代谢产物堆积、内环境紊乱损伤到免疫系统，则表现为细胞免疫功能下降、自身免疫功能紊乱和变态反应的出现，组织细胞可出现炎症、变性、增生或坏死等；病变在呼吸道可表现为咳嗽、咳痰、喉中痰鸣、气喘等；若循环系统受累，则主要表现为高动力型的血液循环特征：循环压力增高，心率加快，心排血量和心肌耗氧量增高，表现为心悸、胸闷、喘急、脉弦滑等；若神经系统受损，则表现为神经变性及精神神经症状如癫痫、失眠、眩晕、肢麻、偏瘫、震颤、昏迷等；若泌尿系统受损，则出现水钠潴留、四肢水肿、面目浮肿、小便不利、大便不爽等，但其中还是有一定规律可循的。参考历代医家的经验，笔者观察发现，根据患者的临床表现，痰病大致可以分为以下 12 类。

(1) 风痰：面青，多瘫痪奇症，麻木蜷跛，头风眩晕，胸闷意乱或搐搦，眼目瞤动，耳轮痒；痰色青，吐出如沫，多泡，肢体痛闷，或因痰闷绝，躁怒，二便闭，脉弦。

(2) 寒痰：寒痰即冷痰，又名虚痰。面黑，多胫膝酸软，腰背强痛，骨节冷痹，牵连隐痛；四肢不举，气刺痛，无烦热，凝结清冷；其痰色有黑点，吐出多稀，多小便急痛，足寒逆，心恐怖，脉沉。

(3) 热痰：热痰即火痰。烦热燥渴，面赤，上冲头面烘热，或眉棱鼻頞作痛，或眼烂，喉闭，癫狂，眩晕，头风，嘈杂，懊侬，怔忡，痰色黄而稠浊，或痰结如胶而坚，多烦热，心痛，口干，唇燥，多喜笑，脉洪。

(4) 湿痰：面黄，身重而软，四肢倦怠，困弱，嗜卧；痰色黄，滑而易出；腹痛膨胀，食不消，泄泻或二便不通；或久泻积垢，或淋浊带下；关节不利，或臂痛，胁胀；或生痰核、痰包、肿块，肢体麻木不仁，脉缓。

(5) 燥痰：面白，悲愁不乐，其痰色白，咳出如米粒，多喘促，气上喘促，洒淅寒热，咽干鼻燥，咳嗽喉痛，攻注走刺不定，两胁胀痛。痰少而粘连不易咳出，脉涩。

(6) 气痰：七情郁结，胸胁痞满，痰滞咽喉，形如败絮，或如梅核，咳之不出，咽之不下。

(7) 食痰：食痰即食积痰。因饮食不消而生痰，痞满不通，嗳气，食臭，甚则食积与痰血相夹，生成窠囊癖块，痞满坚硬。

(8) 酒痰：因饮酒而生痰，常多呕恶，或干呕嗳气，腹痛作泻。因饮酒不消，或酒后多饮茶水，但得酒次日又吐，饮食不美，呕吐酸水。

(9) 郁痰：与老痰、燥痰同，即火痰郁于心肺之间，久则凝滞胸膈，稠黏难咳；或如梅核状咳之不出，咽之不下；毛焦，咽干，口燥，咳嗽喘促，色白如枯骨；或痰留于胃脘，多吞酸嘈杂，呕吐少食，噎膈嗳气。

(10) 惊痰：痰结成块在胸腹，心痛惊悸，怔忡恍惚，梦寐奇怪，妄言见祟，癫、狂、痫，发则自觉跳动，痛不可忍；妇人因产受惊，多有此证。如腹有如孕一块，转动跃跳，痛不可忍。

(11) 厥痰：因内虚受寒，或阳气被郁，痰气阻塞，手足厥冷麻痹，晕倒，脉沉细。

(12) 伏痰：略有感冒，便发哮嗽，呀呷有声，此乃肺中有痰浊留伏所致。

总之，痰病的临床表现是十分复杂的，历代医家在痰病的诊断方面积累了十分丰富的经验。笔者基于古今部分医家对痰病的认识与自己的实践，对中医痰病在体征、症状、证候方面的基本特点，加以总结与阐述。在临床各科各种具体病证中，由于痰浊的影响还有诸多复杂的体征、症状和证候表现，将在后面章节进行具体、深入的分析和总结。

第三节　痰病的发病情况

痰是体内的不正之物，痰病是一个慢性积累的过程。前辈医家经验常有“痰为百病之母，百病皆产痰”之说。身体不正之物的表现包括结石，宿便，肿瘤，囊肿，疼痛，增生，激素升高/降低，结节，分泌物，血压、血糖、血脂升高等，都是不正之物——痰的外在表现形式。笔者临床体会，上述诸种疾病主因痰作祟。值得注意的是，此类病在当今不仅患病率极高，且呈逐年递增之势。

(1) 目前，估计全国每年有 300 万人死于心脑血管事件，且每年以 8.7%的速度在上升，每 5 名死亡者中就有 2 人死于心血管病(《中国心血管病报告 2015》2016 年 1 月 8 日)。

(2) 我国已有高血压患者 3.3 亿人，超过美国人口的总和，中国 20 岁及以上成人中有 3/4 心血管健康评估为差(《美国心脏病学会杂志》2015 年 3 月 11 日)。

(3) 目前，全国有 1.14 亿糖尿病患者，占成年人口的 11.6%，几乎相当于日本全国人口的总和(《国际糖尿病联盟》2016 年 1 月 23)。

(4) 全球共有约 4 680 万人患有阿尔茨海默病，每年新发阿尔茨海默病病例 990 万人，意味着每 3.2 秒增加 1 例。其中我国 65 岁以上每 20 人就有 1 人患阿尔茨海默病，预计 2040 年老年人口将达 4 亿(《2015 世界阿尔茨海默病报告》)。

（5）生育问题影响着全球多达 8 000 万人，而且这一数字还在不断上升。目前，全球范围有 8%～12%的夫妻遭受过生育障碍的困扰。我国育龄妇女中有 10%～15%的人患不孕症（世界卫生组织 2015 年 6 月 26 日）。

（6）中国居民超重肥胖问题凸显，在 2005～2011 年，体重超重人数增加了 4 倍。在中国，只要 BMI 超过了 28，就意味着你已经进入了肥胖者的队伍。BMI：体重（kg）除以身高（m）的平方（《中国居民营养与慢性病状况报告（2015 年）》）。

（7）近几年来，我国雾霾问题日益严重，多数地区的都受到了雾霾的侵袭，很多地区霾和雾一并作为灾难性天气，并将其统称为“雾霾天气”。雾霾的主要成分是可吸入颗粒物、细颗粒物和二氧化硫、氮氧化物，后两者在空气中以气态的方式存在，可吸入颗粒才是雾霾天气形成的罪魁祸首（图 1－2）。这种颗粒吸入体内会以痰核的形式存在，产生老痰、顽痰，导致病情千奇百怪，迁延难愈，治疗起来比较棘手。

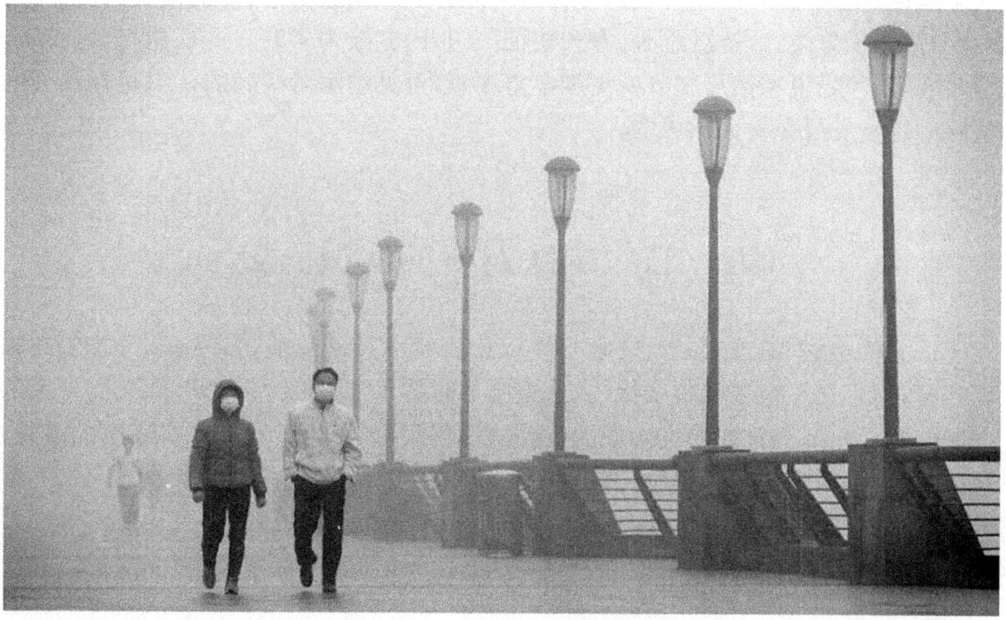

图 1－2　雾霾的持续吸入，体内顽痰更容易产生

其实，上述所列疾病还仅仅是痰浊为患的部分，痰浊所导致的疾病还很多，后文将有较详细论述。因此，如果加上由痰浊而导致的其他疾病、继发疾病，则痰证、痰病类疾病的患病率势必更加惊人。因此，笔者认为“痰派中医”理论的提出实际上是顺应了时代的发展。

第二章　中医对痰的认识及“痰派中医”理论的提出

从《黄帝内经》提出“饮发于中”“饮积、心痛”和有关产生痰的病理、生理理论之后，张仲景在《伤寒杂病论》和《金匮要略》中又比较详细地记载了寒痰结胸、热痰结胸、痰阻胸阳等痰病和痰证。《金匮要略·痰饮》虽重在饮病和水病，但也是从一个侧面阐述痰的产生和治法，至今对中医治疗痰证、痰病仍有很好的指导作用。《诸病源候论》不仅专列“诸痰”“痰饮”“痰癖”等病候，涉及痰病、痰证的内容极广，而且对痰、饮做了分类。《圣济总录》专列痰证一门，内容极为丰富。此后唐、宋、元、明、清时期，论痰之说和治痰之方就更加丰富多彩，可见中医对痰病的认识是在漫长的实践中逐步发展完善而形成的。

第一节　中医对痰的认识历史

广义的痰病、痰证及夹痰之症自古以来就是一种常见病、多发病，可发生在临床各科，而且又是很多疑难杂症（古人限于当时的水平，称为“怪病”，即人们常说的“怪病多痰”）、疑难重症的发病原因，因此，历代医家对痰病、痰证均有高度的重视，总体来说，中医对痰的认识经历以下三个阶段。

一　第一阶段：东汉及以前的认识

早在 2 000 多年前，《诗经·鄘风》中就有“陟彼阿丘，言采其虻”句，“虻”就是医家常用的化痰药——贝母。甘肃省武威市出土的汉简、湖南省长沙市马王堆出土的医学帛书《五十二病方》中就有至今治痰仍常用的药物，如半夏、茯苓、白附子、牡蛎、杏仁、皂荚等 10 多种，并用贝母和漏芦等配伍治疗痰瘀之病证。可见古代医家对痰病、痰证已有一定的认识和经验。我国第一部医学经典著作《黄帝内经》对痰的相关理论和治疗已有论述。只是由于历史和文字的原因，《黄帝内经》中没有“痰”字，将痰归属为饮、湿之类，其论述则多处可见。例如：①《素问·评热病论》

篇中讲“劳风”病时说，“劳风法在肺下，其为病也，使人强上冥视，唾出若涕，恶风而振寒，咳出青黄涕，其状如脓”。②《灵枢·厥病》篇中讲的“厥头痛，贞贞头重而痛”，就是痰厥头痛，只不过《黄帝内经·灵枢》以针刺为主，故取针刺为治。③《素问·奇病论》篇中的“兰草方”，气味芬芳，轻扬宣泄，善化胸中及胃肠之秽浊痰热，一味单行，有益而无弊，特别是对体质虚弱、脑力劳动而病痰热之人，作为单方使用，药简力专，治疗热痰导致的病证效果是很好的。④《灵枢·邪客》篇中的“半夏汤”，治目不瞑，不得卧，虽然不能“复杯则卧”，但运用得当，治疗失眠的疗效也是很好的。半夏、秫米，一燥一润，亦降亦补：半夏和胃通滞化痰涎，秫米益胃补虚和营，中气调和，痰湿无阻，自收安眠之效，现在仍有不少医家运用本方治疗痰涎中阻、脾胃运化不及之失眠症。⑤《灵枢·厥病》篇中记载的“厥心痛”，《素问·痹论》篇中记载的“真心痛”等病证，不能仅仅看作是瘀血病，其中不少是痰阻胸阳之候。⑥其他如《素问·至真要大论》篇中讲的“太阴在泉……民病饮积，心痛”“太阴之复，体重中满，胸中不便，咳喘有声”等，也都是描述季节，气候环境导致痰饮病的发生及其症状，只不过前者指痰，后者则痰饮并重。

汉代张仲景著《伤寒杂病论》，总结秦汉以前医学理论，并结合自己的临床实践，灵活运用《黄帝内经》理论，根据当时疾病发展的不同规律，创立了六经辨证论治和脏腑经络辨证法则。其中对痰及痰证的认识和治疗颇多创新。他记载了寒痰结胸、热痰陷胸、痰阻胸阳等多种痰证。《金匮要略》一书中专列“痰饮”“水气”“咳嗽”3篇，对后世治疗狭义的痰饮、水气、咳嗽等疾患，开拓了先河。但需要注意的是，《金匮要略》论述痰饮病，虽痰、饮并列，但实际上是以水、饮的病机症治为主，痰只是推类而及，如水流胁下为悬饮，水流四肢为溢饮，水停膈间为支饮，即便讲“痰饮”，也是言“水走肠间”。《金匮要略·痰饮咳嗽病脉证并治》中还明确提到水在五脏的病证，如“水在心，心下坚筑短气”“水在肺，吐涎沫”，以及“瘦人脐下有悸，吐涎沫而颠眩，此水也”“水去呕止”等水气为病的论述。

二　第二阶段：东汉到中华人民共和国成立前

仲景之后，各代医家根据各自的条件、环境、临床实践、学术见解及师承关系，逐步形成了各个不同的学派，因而对痰的认识也在实践中不断得到补充和发展，巢元方在《诸病源候论》中专列“痰饮候”“诸痰候”和“解散痰癖候”等多篇，对痰病、痰证的论证十分精辟，而且将痰和饮分别论述，是最早的痰、饮分类（当然还不全面）。首次明确地提出了痰厥头痛。痰厥头痛的提出，对当前临床实践，仍有指导意义。在“解散痰癖候”中，提出了痰病患者不能“服散而饮过度，将适失宜，衣浓食温”，这些对预防痰病、痰证的发生和加重，都很有实际意义。

宋代杨仁斋所著的《仁斋直指方》论痰之处颇多，而且从形态上将痰和饮做了区别："稠浊为痰，清稀为饮"，这对后来区分和治疗痰、饮之症，无疑是很有裨益的。杨仁斋祛风止惊、热随痰消的学术思想是难能可贵的，从临床上对小儿危急症、重症的抢救，采取排痰吸痰之法为之救治，则杨仁斋豁痰治惊的学术见解，其妙义之所在，便不言自明了（《仁斋小儿方论》）。

宋代朱肱和李梴认为痰邪阻遏气机，导致营卫失和而产生恶寒发热自汗诸症，"有类伤寒""阴火"，堪称经验之谈，对临床辨识和治疗疑似症，以及外感夹痰之症，提出了可贵的学术见解。

朱丹溪以善治杂病而为后世所瞩目，故有"杂病宗丹溪"之说，这是对丹溪学术思想和医疗实践的一种十分公允的评价，在他的主要著作《金匮钩玄》《丹溪心法》《格致余论》《活法机要》《脉因证治》《局方发挥》等书籍中，都列有痰门探讨痰病、痰证的理法方药。《局方发挥》中讲到"气积成痰"而发病时，言其"或半月或一月，前证复作"，指出了痰病不愈，较之其他病证易于复发之特点。丹溪讲"气积成痰"，系本河间之旨言气火者多，但气逆、气虚、气滞亦可成痰，并对"痰郁""痰喘"等病的证治论述颇详。《金匮钩玄》一书，共 139 门，除专列痰门而外，其中 53 门是从痰论治的，其论证既详，立法亦稳妥，书中不仅言及头晕、头痛、气逆、带下等症"多主于痰"，而且对淋、浊、疝、痿、腹痛、胁痛、妇女不孕等症亦多按痰治，对于"中风"，提出"不可作风治"，应"大补气血，然后治痰"，确为论痰、治痰的有得之言，朱丹溪不愧为四大名家之一，称他是我国历史上一位治痰大家、治痰高手，对后世痰病学的发展影响极大。笔者体会到，对于中风急症，或中风后遗症，化痰通腑（特别是形体强悍、躯体肥胖患者）可以同时起到活血通络的作用，供中医治疗危、急重症时参考。

唐代孙思邈《备急千金要方》卷十九用常山、葱白等治冷热膈痰，痰饮头痛；用皂荚、巴豆、半夏治"积聚癥坚"等顽痰重症，都颇有临床意义。该书中记载的"陷胸汤"治痰饮，"半夏汤"治痰饮、吞酸，这些认识，不论是对痰、饮的区分和具体用药，都有了进一步的发展。其《备急千金翼方》卷十八"痰饮"中，除引述《金匮要略》"痰饮篇"的有关内容外，并载治痰方 20 余方，其中不少方药至今仍在有效地运用于临床。

宋代严用和说："人之气道贵乎顺，顺则津液流通，决无痰饮之患，（若）调摄失宜，气道闭塞，水饮停于胸膈，结而为痰，其为病也，症状非一，为喘，为咳，为呕，为泄，为眩晕、心嘈怔忡，为惧寒热疼痛，为肿满挛癖，为癃闭痞隔，未有不由痰饮之所致也。"并引庞安常的说法："人身无倒上之痰，天下无逆流之水"（《济生方·痰饮论治》）。严用和之论，如用西医学衡量，痰病、痰证已广泛涉及呼吸、消化、循环、神经、泌尿等人体各个系统的多种疾病。古代医家对痰病、痰证有如此深刻的认识，说明广义痰病不仅有慢性病，而且也有急性病。严用和当时能够对广义痰病、痰证的复杂性提出自己的见解，充实、丰富了中医痰病学的内容，特别是提出“顺气为先”的治疗大法，是十分可贵的。

金元四大家之一的张子和不仅将痰分为风痰、热痰、湿痰、沫痰(即食痰)，而且创造性地提出了“痰迷心窍”之说，为运用“痰派中医”理论治疗精神类疾病开创了先河。

元代王珪，字均章，号中阳老人，因隐居吴之虞山，故后人不直呼其名，皆誉称为王隐君。王隐君在《诸病源候论》等古典医籍的影响下，对诸痰诸饮之症，体察甚细微，特别是对于痰火诸症，研究尤为精辟，他创制的“礞石滚痰丸”，治疗热痰、老痰胶结而引起的各种病证，至今仍有效地运用于临床。“内外百病皆生于痰”(《医述》)。王隐君对广义痰病、痰证的论述，将中医痰病内容推广、渗透到临床各科起了重要作用，是“怪病责之于痰”“百病皆因痰作祟”之先声。

明代李梃也说“(各类)气痰，乃七情郁结而成”(《医学入门》)。从临床治疗疑难杂症的疗效看，强调精神、情志因素生痰，是很有实际意义的。同时代的孙一奎，对内科杂病有丰富的临床经验，撰写《赤水玄珠全集》三十卷(又名《孙氏医书三种》)，对朱丹溪倡导的气、血、痰、瘀为患之病机极为称道，尤其对丹溪论痰治痰之经验尤为膺服。他认为痰有湿痰、风痰、痰火、食积痰、气痰、肾痰、脾虚痰种种不同，因此应审疾认症，“当察其所来之源”，治病求本，各司其属。孙一奎辨痰治痰，善于在古方基础上化裁出入。如治痰厥头痛，他认为痰浊阻于经隧，气血不能畅通，常用二陈汤加天南星、川芎、细辛、枳实，复入酒炒黄芩一味，清降痰火。痰盛者，再吞服玉壶丸(半夏、天南星、天麻研末，白面为丸)。对于心痹症治，他认为，心气虚为本，而多夹痰夹瘀，脉滑者有痰，脉数为痰热，故常用温胆汤加姜汁黄连、益元散，少佐白蔻仁，开郁化痰安神。“梅核气”《金匮要略》描述为“咽中如有炙脔”，《诸病源候论》则进一步阐发本病病机为“痰气交阻”，至孙一奎始立“梅核气”之名，且一直沿用至今。其治则以消痰降气为主；当然病情久而不愈者，仅用半夏厚朴汤是无济于事的，必须以清润燥痰为主，而兼以调肝。例如“遗精”，常医多以肾气不足、精关不固而泛用补涩之剂；年轻气盛、饮食厚味不节，痰火湿热胶结的患者，概以滋补，越补反而无效。对此孙一奎颇多领悟，自拟“端本丸”一方，药用苦参、黄柏、牡蛎、海蛤粉、白螺蛳壳、葛根、青蒿、神曲为丸。孙一奎自谓：“其方至今行之，百发百中。”百发百中虽有夸大，但孙一奎对广义痰病治疗的感悟还是可信的。临床上确有年轻气盛、好酒贪杯、恣食豪饮之辈，气火煎炼而致痰湿下注遗泄者，笔者师其意而略更变其药味。用清化痰火之剂之吞服浙贝母、枯矾粉，常获良效。其他如“白浊”“麻木”“胁痛”“便秘”“痹症”，以及“痈疡”之症，均有论治之法，这对推广痰病、痰证证治，无疑是有贡献的。

明代楼英在观察、论证痰病、痰证方面，又有发展，其论述更为广泛，他不仅将由痰而引起的各种精神神经性疾病描绘得形象逼真，对其他许多痰病、痰证的症状和体征也论述得十分深刻，符合实际情况，对临床观察、诊断、治疗疑难杂症起了很好的作用。笔者常借鉴古代医家这些因痰致病的学术见解，治疗内分泌紊乱和神经体液失调所引起的某些疑难杂症，只要滋养心肾、调理肝脾之剂配伍得当，常获得满意效果。

明代张介宾，其学术思想可谓博大精深，不仅有论重阳气和阴阳互根等精湛的学术见解，对痰和饮的论述也非常丰富，其最可取者是元气虚衰生痰及治痰力求治本的学术见解。他说："痰在周身，为病莫测，盖(痰)即津血之所化也。使果营卫调和，则津自津，血自血，何痰之有？惟是元阳亏损，神机耗散，则水中无气，而津凝血败，皆化为痰耳！此果痰也，果精血也，岂精血之外而别有所谓痰者耶?"(《景岳全书》)。正因为重视痰乃津血所化，因此在治疗痰证时，就特别重视治疗生痰之本。张介宾这种治痰求本和见痰不治痰之学术见解，对广大痰病，特别是素体虚衰，或因病(痰)致虚之症，颇有实践意义，对广义痰病学中因病生痰，因痰致病之辨证观点，可谓跃然纸上。

明代龚居正的《痰火点雪》一书，论述痰火、痰病之证的内容十分丰富，是中医痰火证治中一部非常有价值的文献。其论述痰火诸症极其详尽，堪称前无古人，对丰富、充实中医痰病学起了极其重要的作用。该书"痰火杂证补遗"篇中，列举了因痰和因痰火而引起的头痛眩晕、肩背腰节痛、耳鸣耳聋、腰痛、痞胀、吞酸、嘈杂、恶心呕吐、喘及气短、烦躁、诸虚百损等多种疾病，其病因证治可取之处甚多，如腰痛，他认为有湿热肾虚(兼有)瘀血痰积，应用"二陈"、天南星、半夏之属，对于右胁痛，脉滑，为痰流注作痛，主张行气开郁破结。这些论证和学术见解，至今仍有很高的临床实用价值。该书中还特别提到节饮食、慎起居以制痰火，并引申为"淡食多能补"，告诫人们不要"仅图爽口，反见伤脾，淡食自然有补耳，淡食中自有真气"。所有这些观点在当今社会经济发达和生活水平大大提高的背景下，对预防治疗痰病、痰证都非常有意义。

明代龚信父子在《古今医鉴·痰饮门》中将痰病的病理变化和证候做了进一步的阐述，指出"痰乃津液所化，因风寒湿热之感，或七情饮食所伤，以致气逆液浊，变为痰饮，或吐咯上出，或凝滞胃膈，或留聚肠胃，或流注经络、四肢，随气升降，遍身上下无处不到"。这些论述和实践，不仅强调了"百病兼痰"，而且对痰病、痰证初步提出了定性、定位和定量理论。这种理论对临床诊治各类痰病、痰证具有十分重要的参考价值。

清代名医喻嘉言根据治病实践体会对痰饮病证的脉象和治疗原则提出了自己的见解，他在继承前人痰病学说的基础上提出了实脾、燥湿、降火、行气为其治疗大法，并制订了吐禁十二则*、药禁十二则、律三条(《医门法律》)，使之对于痰病的认识和治疗更加全面。同时代陈修园对痰饮病的治疗提出了一种很可取的见解，他说：“凡病痰饮未盛，或虽盛而未至坚顽者，不可攻之，但宜消导而已。消者损而尽之，导者引而去之也”(《医学实在易》)。这种消导化痰的治则，既无偏颇之弊，又可收治痰之功，运用得当，很有临床意义。南海名医何梦瑶，学术思想活跃，临床经验丰富，对广义痰病的治疗，提出了卓越的见解，他说：“按痰标也，所以致痰者本也。治病固当求本，然须看痰势缓急，缓则治本固也，若痰势盛急，度难行散，非攻无由去者，虚人可标本并治，攻补兼施；若势甚紧急，则虽虚人，亦当先攻后补。”并主张痰病患者要注意饮食调摄，尤其不能夜食，以保护脾胃之气的正常运行(《医碥·痰饮》)。

清代名医叶桂不仅在温病学发展史上做出了突出的贡献，也是治疗痰病和痰饮病的高手。他主张“治其所以生痰之源，则不消痰而自消也，如不如此，以旋消旋生，有至死而痰未消清者，此乃不治本之故耳”。这种治痰必须溯本求源的学术见解，是十分难能可贵的。叶桂、吴瑭、薛雪、王孟英等温病大家，对于因湿痰、热痰、燥痰而导致的神昏、高热(或发热经久不愈)、谵语、烦乱等危急病证，采取上下分消、清热涤痰、开窍辟秽等治疗大法，疗效显著，不仅是中医治疗急性热病学中的一种宝贵经验，对丰富、发展痰病学也起到了重要作用。

总之，中医对痰病的认识自西周起已有记载，到《黄帝内经》提出“饮积、心痛”和“劳风”(《素问·评热病论》篇)等痰证后，张仲景在《伤寒杂病论》中又提出了“寒痰结胸”“热痰结胸”及“痰浊痹阻胸阳”之胸痛证，并载《金匮要略·痰饮咳嗽病脉证并治》和《金匮要略·胸痹心痛短气病脉证并治》等有关痰病、痰证(包括饮)的专篇。隋代巢元方等在《诸病源候论》中专列“痰饮病候”“诸痰病候”和“痰癖”等症，并最早提出了痰饮分类和“痰厥头痛”，为后世“百病兼痰”学说之先声，将中医痰病推而广之，为痰病治疗学开拓了广阔的领域。张子和、王隐君、龚居正从临床见证中提出了“怪病多痰”和“痰迷心窍”，陈无择、严用和、李梴等提出了“七情内扰，郁而生痰”，从而使中医痰病学说在治疗精神神经系统疾病和“顽痰怪症”中发挥了极大的作用。庞安常、朱丹溪等提出了“善治痰者，不治痰而先治气”，从治疗方面充实、丰富了中医痰病治疗学的内容。李时珍、李用粹等提出了肝木制土生痰和“痰生百病食生灾”；肝生痰和“痰生百病食生灾”之说，不仅具有重要的临床意义，并且指出了痰病学的广泛性和适用领域，是论极其科学，数百年之临床实践证明，可谓信而证。朱丹溪、唐容川等提出的“痰夹瘀血，遂成窠囊”，以及“瘀血既久，化为痰水”，进一步提出了痰、瘀相兼的病理机制，对指导临床治疗痰、瘀兼夹之复杂病证具有重要价值。

---

* 按：古代有些医家根据“其在上者，因而越之”的理论，主张治痰用吐法。

吴尚先从外治法的角度，提出了天南星、大黄外用，治寒痰证和热痰证，开阔了用外治法治痰病、痰证的途径。孙一奎、王纶、张景岳、叶桂提出了“见痰休治痰”，这种“不治之治”的治痰思想，既是《黄帝内经》“治病求本”科学学术思想的具体反映和进一步的发展，又极大地丰富、完善了中医痰病治疗学的辨证施治内容。

三 第三阶段：中华人民共和国成立到21世纪初

笔者认为中华人民共和国成立以来，痰病的研究有进一步发展。特别是近30年来，由于人们生活水平的提高，从改革开放前的缺衣少食到现在的营养过剩，从以前的体力劳动为主到现在的以车代步，缺少运动，而导致现在很多疾病的致病原因是痰瘀。由于有许多著名医家的实践、关注和认可，又有大量的文献、临床和基础研究，使得“痰派中医”理论研究有自成一家之势。

关幼波提出“痰与血同属阴，易于交结凝固”“治痰要治血，血行则痰化”。谢海洲认为，痰瘀本是两个不同的病理产物，但在许多疾病特别是疑难重症中，又常互结相兼为患，常需痰瘀并治才能收效，并且认为对于某些似乎只是痰或只是癖为患的病证，痰癖并治也往往比单纯的化痰或化癖疗效要好。周仲瑛对痰瘀亦有一定的研究，他认为气血津液运行障碍是痰瘀生成的基础，脏腑功能失调是痰瘀生成之本，并且在其行医生涯中多次用到痰瘀同治法，治疗眩晕（颅内血肿、高血压病、高脂血症）、肺胀（慢性阻塞性肺疾病并发急性感染）、胃痞（慢性萎缩性胃炎）、痹（类风湿关节炎）等疑难病取得了较好的疗效。冉雪峰认为，冠心病心绞痛辨证多为“痰热内阻，挟有疲血”；岳美中认为“胸痹多为上焦阳虚产生阴寒证候，寒凝气滞，寒凝则在气液易成痰浊，在血则凝滞为疲”。邓铁涛在治疗冠心病多年心得的基础上，提出了气血痰瘀理论，认为心阳、心阴内虚是内因为本，痰瘀构成冠心病的继续发展为标，“痰是瘀的早期阶段，瘀是痰的进一步发展”。祝湛予指出“痰湿属阴邪，重浊黏滞，最易损伤脾胃，脾胃受伤气机升降失调则痰湿阻于经络致使气行不畅，气滞则血瘀”。

在痰病研究方面有3位需要特别提出的前辈，20世纪80年代初，湖北省中医院的朱曾柏发表了《中医痰病学》的专著，对痰的产生、病机，特别是治疗痰病的方法有了初步的总结，应该说朱曾柏前辈开辟了现代痰病研究的先河。此后河北中医学院张德英针对当今社会普遍营养过剩的现象，提出从痰来有效解决当今诸多流行病、疑难病的观点。前辈张德英先生的《痰证论》有“唐容川《血证论》”之风格，为“痰派中医”理论的形成做了有益探索。20世纪末潘桂娟主编的《中医痰病研究与临床》，汇集国内数百位在临床一线治病救人的医生对痰病的思考，同时组织全国中医痰病学术研讨会，为痰病的治疗和研究提供了很好的学术氛围。当代临床实践家郑辉医生自学成才，为笔者开阔思路有很大帮助，提供了很多宝贵病例。自此痰病被越来越多的同仁重视和研究，积累的资料日益丰富，以致“痰派中医”理论的形成可谓水到渠成，可喜的是，该理论仍在继续发展中。

综上所述，回顾中医对痰的认识历史，可以看出以下 3 个明显的特点。

第一，内容丰富，源远流长。广义上的“痰派中医”理论涉及临床各科，自西周、先秦以降，汉、隋、唐、宋、元、明、清 2 000 多年来，在病因、病理、诊断、治疗及立法、遣药等各个方面，每个时期均有名家阐发。时至晚清时期，一个以痰为中心、内容丰富多彩、源流自有的“痰派中医”理论体系已基本形成。从近几年各种论痰治痰文献的内容看，“痰派中医”理论还在不断地向纵深发展，其实中医中药学中没有哪一种学说有如此丰富的内容，其之所以出现这样的局面，并不是什么异军突起，而是“痰派中医”理论本身丰富的内涵外延所决定的。

第二，继承性强，在实践中形成和发展。从本章内容可以看出，“痰派中医”理论的形成和发展，是牢牢植根于漫长的临床实践之中的。中医学派繁多，但在发展过程中，常出现彼此贬毁，甚至相互攻击，而痰病学在发展过程中，各种不同流派的医家都是相互补充、相互阐发而相映生辉，经得起长期实践的检验，因此“痰派中医”理论是历史的必然。

第三，实用性强，前景诱人。广义“痰派中医”理论不仅有其独特的理论体系，而且主要是研究各种疑难杂症、疑难重症和疑难怪症，有些病证当前西医西药尚缺乏有效的治疗方法和方案，而按痰施治则方法较多，思路广阔，且可获取较好的效验。笔者认为不论从发挥中医的优势和特色、抑或从解除广大患者疑难病证的痛苦出发，“痰派中医”理论都应大力发展。

第二节　“痰派中医”理论的提出

在数千年的医疗活动过程中，众多的古代医药学家，根据各自的学术见解、师承关系及地区方域和当时的社会条件等，在实践中创立、发展了不少具有一定特色的学术流派，如已故名家任应秋总结的中医七大学术流派，从而极大地丰富、充实了中医中药的内容，使中国医药学成为一个伟大的宝库而享盛誉于海内外。但是，从晚清时期到现在，中医中药学本身的发展较缓慢。

一　“痰派中医”理论提出的历史背景

一种事物，一个学术观点，一种学术理论的创立及其发生、发展，不能仅仅凭某些个人的主观想象而定。真正的学术理论必须有源有流，有丰富的内涵外延，而更重要的是能指导实践，并能不断为实践所证实它的正确性。“痰派中医”理论是在借鉴前人的理论基础上，结合笔者的临床实践，并在临床中不断证实的基础上提出的。明代医家楼英在《医学纲目》一书中说：“凡百药无效，痰也”，又说：“凡有痰者，眼皮及眼下必有烟灰黑色，举目便知，不待切脉。”诚然，眼皮、眼下色黑如灰，并不是望诊痰病、痰证唯一可靠的症状和体征，但说明经过几千年的医疗实践，古代医家，诊断、治疗各种痰病、痰证已积累了丰富的临床经验和宝贵的理论知识。之所以把“怪病”责之于痰的论述，主要是由于古代医家认识疾病的水平所限，又未能将痰的发病规律和它所具有的独特的理论体系进行系统地阐述和研究。直至现代，“怪病责之于痰”的说法，仍自觉或不自觉地为医者和患者所引用，这就给中医工作者提出了一项必须深入、系统探讨和研究“痰派中医”理论的迫切任务，发掘“痰派中医”理论这个宝库，同时也为中西医结合开拓新的领域。除此之外，一种理论的提出还要有它本身完整而独特的理论体系和特色，从而启迪人们开拓思路，为进一步发展、完善这一学说奠定基础。同时，还要在一定范围内，或者说在比较普遍的范围内有指导作用；指导临床实践，提高实践效能，解决患者的病痛，否则任何学说就难以称其为一种新的学说，或者只是昙花一现，为大众所遗忘。

医史学家认为，时病流行是促使医家学术思想形成的重要因素，某一时期的主要疾病流行，使当时的医家总结了辨证与治疗经验，久之形成了某些完整体系，最终形成了各家学说。战国时期出现的中医学第一部著作《黄帝内经》奠定了中医学的理论基础，从这个时期以后，中医学有几次重大的突破，第一次是张仲景的《伤寒杂病论》的问世，它大概成书于公元150～公元219年，这个过程距离《黄帝内经》已经有几百年的历史了。张仲景生活在东汉末年，这个时期连年战乱，持续了几十年，这个时期疫病发生得非常严重、频繁，张仲景的家族中也有大量的人员死亡。因为当时没有有效的治疗方法，就逼迫着医界必须想出新的方法进行治疗，所以张仲景在大量的临床实践中“勤求古训，博采众方”，发奋著成了《伤寒杂病论》这部不朽之作。到金元时期，中国又是一个连年战乱的时代。在这段历史过程中，几十年、上百年的战乱，导致人民生活困苦、疾病发生，在这种情况下，使用古方治疗收效甚微，就有人提出了“古方新病不相能”的看法。于是就逼迫一些有革新思想的医学家在实践中去探索，去寻找新的出路。因此就有了又一次重大突破，造就了“金元四大家”，丰富了中医学的理论和实践，给我们留下了宝贵的遗产。到明清时期，疫病连年发生，据历史资料统计，明清时期平均每4年就有一次疫病流行。当时大多是用伤寒法治温病，这种治法正如杨栗山在《伤寒温疫条辨》中所说的无异于“抱薪投火”，结果是“轻者必重，重者必死”。正因为用伤寒法不能治疗温病，就逼迫着具有开拓创新精神的医学家们在临床实践中去寻找新的出路。从吴又可的

《温疫论》问世，经过几代人的不懈努力，到叶桂终于完成了重大突破，使温病学说形成了一个完整的理论体系，并且迅速发展，出现了叶桂、薛雪、吴瑭、王孟英这四位温病学大家，后世简称为“叶、薛、吴、王”四大家。从中医学的发展历程可以看出，中医学理论体系的形成与发展，都是来自大量的临床实践，因此它对实践才有指导意义。时至今日，不健康的生活方式及工作压力，痰瘀致病的患者越来越多，因此需要新的中医理论来指导临床实践。

二　痰瘀是当代社会的总特征，提出“痰派中医”理论是中医发展的内在要求

中华人民共和国成立以来，特别是改革开放以来，随着经济和科技的发展，许多前所未有的发明极大地改变了人们的生活，这些改变在使生活变得更便捷的同时，难以避免地带来了新的致病因素，导致现在生活的社会中常见病、多发病和疑难病与伤寒时代和温病时代均有很大的差别。封建农耕社会，以农业为主的农村生活，衣食住行、起居劳作等和现代城市和农村生活都有着天壤之别。随着衣食住行等生活水平的提高，加上暖气、空调、加湿器、除湿机等设备的发明，人们对自己所处的小环境具备了远超古代的调控能力，外部大环境对人体的影响虽然仍广泛存在，但因六淫致病的比例应和古代比较大大减少，七情五毒导致的内伤性疾病大大增多。当代社会比较典型改变包括以下几点：① 晚睡习惯：许多人推迟了就寝时间，甚至通宵熬夜，这些自身有晚睡习惯的家长影响了孩子，令处在成长发育期的儿童因为缺乏良好的睡眠习惯无法健康成长，如此种种耗精散气，过多消耗体内的元气，导致内痰聚集。② 膳食结构失衡：随着经济生活水平的提高，我国城市居民的膳食结构模式正从温饱模式向富裕型模式转变，即从以往植物性食物为主的结构向动物性食物为主的结构靠拢，然而欧美国家已有了前车之鉴。高脂肪、高蛋白、高热量的膳食结构使许多慢性病的发病率不断上升，人群中肥胖者的比例前所未有的上升；同时，暴饮暴食、夜宵常是人们生活的一部分，过多的摄入而代谢功能的下降必然导致不正之物也就是内痰的聚集。③ 脑力过劳和缺乏运动：现代城市生活和古代农耕生活在劳力分配上有着极大的不同，脑力劳动者的比例很高，过度的用脑、用眼，久坐不运动，汽车的广泛使用等，既与过逸所说的不运动有所区别，又和过劳中的劳神不完全一致，这种不同性质的情志因素作用于人体内的水，导致老痰、顽痰产生于不同部位而生病。④ 现代医学治疗手段所带来的后果：现代医学在治疗疾病、延长寿命的同时，一些治疗手段如放疗、化疗和部分手术检查方法无可避免地给患者带来了痛苦的不良反应，从本质上讲是坏死组织细胞等不正之物的产生，这也是以前中医学没有遇到的新致病因素。⑤ 环境污染：中医主张“天

人感应”，环境对人体健康的影响不容小觑，如今我们赖以生存的大气、水源、土壤都遭到了严重的污染。⑥ 各种化肥农药，特别是各种生物生长刺激素的应用，彻底打乱了人体的生理功能，导致骨关节疾病、免疫性疾病、内分泌类疾病成数十倍数百倍增加。值得重视的是，“痰派中医”理论还广泛地涉及目前国内外和中西医正在研究与探讨的老年医学。老年人阳气阴精渐衰，气机虚滞，易发生肝郁、脾陷、肾亏，气血亏损而不流畅，加之人世纷纭，气机郁滞，精微物质不能按正常途径奉养周身；精微既化失其正，则必聚而为痰，故老年人痰病和夹痰之证较多。这种侵害是多方面的、慢性和持续性的，且涉及人体的各个系统。

“痰派中医”理论的提出不仅对中医学术理论方面是一次重大突破，而且对指导临床各科疾病的治疗都发挥了很大的作用。特别是某些疑难怪症、疑难重症，按痰论治，往往可收到满意的效果，故“痰注全身”“变幻多端”“怪病多痰”之说脍炙人口。从中医“百病兼痰”“百病多由痰作祟”及“痰生百病食生灾”等学术观点看，疏肝、开窍（即开心窍）、健脾、养肾、疏通“三焦”气化，采取各种相应的治则，杜绝生痰之因，使气血津液流畅，“流水不腐”，不仅对临床各科具有指导意义，对老年医学领域中所要求的治病延年，也是一个十分重要的内容。

从国外兴起的“中医热”等形势看，中医学的进一步繁荣昌盛、前景可观是无可置疑的。但是仍需不断地发展、升华、开拓中医理论体系，不断提高各科临床疗效；特别是提高疑难杂症、疑难怪症、危急重等病证的临床疗效。希望“痰派中医”理论的提出，能为中医的发展贡献一份力量。

第三章 痰病的发病机制及痰与瘀的关系

第一节 痰产生的病因病机

中医认为疾病的产生就是外感、内伤和不内不外三种致病因子作用于人体导致机体处于阴阳失调的状态。具体来说，就是七情（喜、怒、忧、思、悲、恐、惊）、六淫（风、寒、暑、湿、燥、火）和五毒（怨、恨、恼、嫉、烦）作用于人体体液，产生痰瘀，造成体内气、血、水液代谢的不畅和瘀堵，引起脏腑功能失调，气血循环障碍和阴阳更替、气机的升降出入不畅，导致疾病的产生。正如古人所说：百病皆有痰作祟。因此，探讨痰产生的病因病机，则需从气、水和血入手。

一 气的生理

人体在正常生理情况下，水液的输布排泄，有赖于的气的运行不失常度。气发于下焦为元气，中焦为中气，上焦为宗气或称大气，此三焦之气，又以元气为根本，故又称真气或祖气。诸种不同称号之气，都由它派生出来，因此元气是诸气之祖。人身乃天地之缩影，天地间所有之物质元素，包括微量元素，人体都含有；天地所有之气体，人体同样含有，不然就配不上“人身小天地”这个雅号。养生和治病之目的，主要是净化人体这个自然环境，使之不受污染，既然受污染而患病，通过治疗，使之净化，达到治病救人的目的。

一般来说，气分为清气和浊气，清气宜升，浊气宜降。五脏之气属清气，因此脏气宜升；六腑之气属浊气，因此腑气宜降。但清中有浊，浊中有清，因此五脏中化出之浊气，也应降下排出，如“鼻间吸入天阳，从肺管引心火下入于脐之下，蒸其水使化为气”，再经二便排出心肺之废燃料；六腑化出之清气，也应上升，如水谷之气，膀胱水中化出之卫气等，但都必须经过三焦网膜上行下达，因此三焦有上下水道、上下气道，担负升清排浊的职责。清气中含有多种有益气体，非仅水气而已；浊气中含有多种有害气体，如甲烷之类。浊气要放，就是为了排出毒气；清气要升，就是为了维护人身之正常生理功能。保护人身之自然环境，一要净化；二要排污，缺一不可，这样才能维系人身的生态平衡。维系的具体措施是：一要养生防病；二要对症治疗；三要从根本上彻底治疗。

具体来说，人身之五脏六腑经络百骸皮肉细胞，无不有气有水以充之、流行之；若虚、若实、若阻塞，则为病气，病气则水亦病，水病则血亦病，因气为血之帅。

二 水液代谢的生理

人们每天所进之饮食大致可分为两部分，即食物部分和饮料（水分）部分。食物进入人体后，由于胃、脾和小肠的消化、吸收、输运等综合生理作用，产生营养精微物质输布人体各部以供组织需要，并转化为血液；糟粕部分，则下传至大肠，变成大便而排出体外，这是消化系统方面的功能。饮料（水分）进入人体胃部后，则靠脾之运化作用而被吸收，吸收之水分又由于脾气之转运作用而运送至肺。肺居上焦，有朝百脉（"肺朝百脉"）的解剖联系，肺气又有通调水道的生理功能，因而肺能将水液源源不断地注入全身司大血管职能的经脉和司小血管职能的络脉之中。正如同血液一样，水液之所以能在经络之中循环不已、环周不休地流动，除靠上述肺气作用外，在很大程度上尚借助于存在经络之中，具有推动功能的经络之气。因此，水液才得以运送至周身各组织之中，充分发挥其濡养骨节、皮肤、肌肉、经络、脏腑，补充骨髓、脑髓，滋润鼻、眼等孔窍和不断补充血液之液体成分等生理作用。在津液（具有营养组织、脏器功能的水液叫津液）进行濡养、充髓、润窍、化血等作用的同时，一部分水液又靠经络之气而被运送至主持人体水液代谢最重要脏器，即位于下焦的肾。由于肾中之阳气，具有独特的分（升）清泌（降）浊之水液代谢作用，水液中仍具有濡养、滋润等生理作用的"清"的部分，即有用部分，重新被吸收，循经上行再注入肺以布散全身；而被组织利用后剩余的"浊"的部分，即无用部分，则成废料注入膀胱，是为尿液而排出体外。这样就保持了人体水液代谢的平衡状态。另外，在输布于肌肤的津液中，常有一小部分因人体阳气蒸化作用而变成汗液，从腠理排出，这亦是维持水液代谢平衡的另一排泄途径。

除此之外，肝有调畅气机、协助通调水道的作用，小肠、大肠各有分清别浊、吸收水分等功能，这些与水液代谢亦不无关系。

综上所述，《黄帝内经·素问》所载，"饮入于胃，游溢精气，上输于脾，脾气散精，上归于肺，通调水道，下输膀胱，水精四布，五经并行"，与"肺为水之上源""脾为水之堤防""肾为水之下源""膀胱为水之导引"等说法，基本上可作为中医学水液代谢生理的简扼概括。

三 痰形成的机制

中医认为：人体水液代谢平衡有赖于脾气、肺气、肾(阳)气及经络之气等脏腑、经络的正常生理功能来维持。若当外邪入侵、精神刺激、饮食不当、体质虚弱等各种原因促使三脏气化功能或经络之气运行功能失调时，皆可导致水(津)液停聚、泛滥或凝结。但诸脏腑气化功能失常，对痰、饮、水肿的发生所起的作用各有异同。一般来说，水肿的形成除与脾、肺有关外，主要在于肾(虚)；痰、饮的共同发生机制除与肺、肾有关外，主要在于脾，而饮的形成又关键在于脾阳不振，痰的产生着重在于脾气虚弱，或湿邪困脾，脾失健运。“脾为生痰之源”“脾藏痰”“痰之动主于脾”等脾实的观点，意即在此。临床采用补益脾气或燥湿健脾药物治疗一些痰证，就是建立在此理论基础之上。至于经络之气功能失常，主要是肝经之气运行功能失常，它也可引起津液失于输布，凝结成痰。其他，除腹水的产生可与肝气疏泄功能失常有一定关系外，饮和水肿之形成，很少与肝经之气直接有关。

痰形成的病理基础除内脏、经络功能失常的重要因素外，许多情况下，尚与火邪直接有关。火邪可以不或较少影响上述气化功能而直接影响人体水液代谢以产生痰。中医病理学认为，火邪为患，不仅常表现为生风(抽搐等)、伤阴、动血(络伤出血)，而且往往炼熬津液而产生痰的病变，古人的“痰即有形之火，火即无形之痰”一说，较深刻地总结了痰与火的密切关系。鉴于火邪不仅来源于人体直接外感六淫之火(热)，风、寒、暑、湿、燥五邪亦可化火(即“五气化火”)，怒、喜、思、悲、恐等情志、精神过度活动亦可化火(即“五志化火”)，体质阴虚亦可产生虚火，因此因火邪而致之痰证，临床颇为常见。火邪确是一个不可忽视的痰之重要的形成因素。

基于以上观点，传统中医认为痰产生的病机可以概括为：① 脾不健运，升降失司，水谷精微失其化正，聚而为痰。有暑湿困脾、饮食不节，脾不化精而化饮化痰，也有中虚失运，为之生痰。② 肺失肃降，治节无权，津液蕴聚为痰。影响肺失肃降可因外邪侵袭而致，也因为内阴不足，虚火熬煎津液为痰。③ 肾之开阖不利，聚湿为痰。故前人有“肺是贮痰之器”“脾为生痰之源”“肾是生痰之本”之说。

现代生理学认为：水是消化管内已经吸收进来的营养物质的载运者，它是一种媒介物质，种种化学反应是在水中进行的。这种介质是重要生命活动的基地。在身体内，水的保存作用有其重要的意义。液体从体内排出，再从外界吸入体内，这里存在着许多方面的循环。

在呼吸时吸入氧气，排出二氧化碳。仅当肺泡壁处于湿润状态时，气体才能迅速通过肺内小气囊壁。不仅在呼吸道的气囊部分，还可在呼吸道的上部，鼻和喉部，气管及支气管，这些部位的表面都盖有一层液体。除非吸入的气体含有大量的水分，否则，每次呼吸都会把水分呼出体外，每个人对着冷的玻璃窗吹气就会显示出这种情况。

出汗也从身体丢失水分，有一种出汗是察觉不出来的，也就是说，用一般的试验也难以察觉；还有一种就是明显地出汗。即使进行轻微的体力活动，而且周围空气不很潮湿，这时的出汗是不能察觉的；少量的汗水蒸发得如此之快，以至于不能被人们察觉。如果天气炎热，或衣着过多，或者由于肌肉的运动而产热过多，这时出汗增多，甚至大量增多。进行足球比赛和赛跑的男人其体重可以减轻 2～3 kg，其中绝大部分就是水分，它们又大部分是通过皮肤丢失的。

不断地排出水分的第三条道路是通过肾脏。通过肾脏排出体外的是一些非挥发性废物。它们是由于机体的活动而不断产生的。为了保持血液成分的恒定，这些废物必须从血液中排除掉。它们只能在水溶液中排出(图 3－1，图 3－2)。要排出 45 g 尿素这样的废物，大约需要 1 L 水。生理学家马略特描述了一个不吃食物或不喝水而活着的患者，他体内的非挥发性废物要求每天从肾脏排出水分约 0.5 L。也就是说患者通过这一途径而排出的水分是无法补偿的。

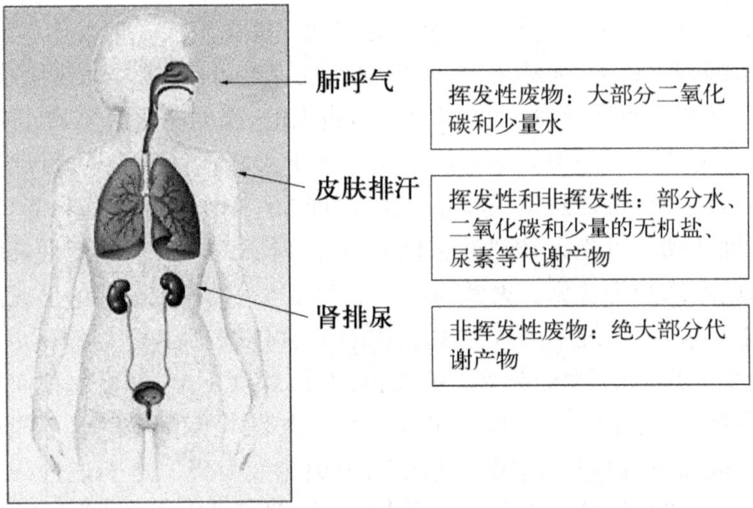

图 3－1　现代生理学认识的人体排泄代谢废物或毒素的方式

综合中医和西医生理学的认识成果，“痰派中医”理论认为痰的产生过程如下：正常生理条件下人体以水为媒介吸收氧气和营养物质，也以水为媒介排泄代谢废物和二氧化碳，也包括进入体内的异物和毒素，此状态西医称为稳态(homeostasis)，中医称为阴阳平衡，健康状态。能量进入人体和废物排泄失常均可导致疾病产生。在水这一中间媒介，如果过多能量元素或代谢废物的聚集(不正之物)，则会导致水这种媒介本身质量和性状的改变，当积累到一定程度，即为痰。痰

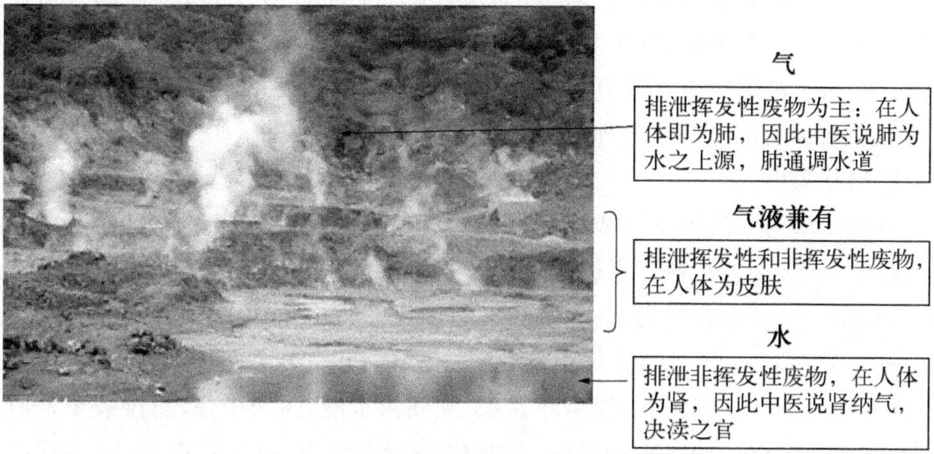

图 3－2　从自然现象解读人体废物和毒素的排泄及《黄帝内经》有关肺肾功能的阐述

在水中聚集直接的表现是流动性下降，就是常说的瘀，同时痰可导致组织细胞功能的下降或亢进，也就是临床中所说的各种症状。更为重要的是，痰的产生和疾病发生之间会有恶性循环的效应。这也是运用“痰派中医”理论治病强调攻邪三法的原因，详见“治痰九法”章节。

当然，用现代科学方法，探索中医痰病的基础医学特征非常重要。如何从细胞生物学、病理学、免疫学、生物化学、血液流变学等方面，研究痰的有关内涵，探讨体液成分输布运化失常（包括血液流变学异常）、免疫反应及所受内外刺激等因素，导致细胞膜通透性改变、细胞变性、血管内壁改变、血浆脂质成分增高，以及组织液的异常聚集等非常必要，这些都与痰病有关。按照这种认识，机体的非炎性、退行性和增生性病变、肿瘤、血胆固醇增高和动脉粥样硬化等，都属于痰病的范畴。这将使痰病的认识更丰富多彩。

总之，痰的定义是人体内不正之物超过一定范围的聚集总称，与现代医学所言之痰——来自呼吸道，混有细胞、细菌等各种病理成分的分泌物要广泛复杂得多！值得一代代有志之士的深入研究。

四　气、水、血、痰的相互关系

对于水，广义讲泛指人体内一切津液，而血与津液，均来源于水谷精微。《灵枢·邪客》云：“营气者，泌其津液，注之于肺，化而为血。”说明中焦受气取汁的同时，人体的水液同样通过饮入于胃、脾的升清与肺的通调，达灌周身。其中存于脉外、散布于间隙的是水液，而与营气相混、注之于脉的为血液，因此血与水通过气化作用，出入于脉道内外，互生互化，维持动态平衡。这就是气、血、水的同源关系，是五脏功能活动的物质基础。另就气、血、水的运行而言，在上焦，肺通调水道，心主血脉，同处一地；在中焦，肝主疏泄，脾胃主升降，并行不悖；在下焦，肾与膀胱，气化一体；在体表，血循经脉，汗出皮毛，气、血、水相倚而行。这些充分说明了气、血、水互动的关系。而正是基于生理上的同源互动，才决定了气、血、水三分在病理情况下极易相互为患。

痰和饮均为水液停聚而成，从脏腑的角度讲，首先责在正气不足，脏腑功能失调。其中以肺、肾、脾、胃四者最为重要。若一脏失调，则可相互影响，导致水液停留。四者之中，又以脾气为主，如果脾气的运化失司，不能尽散水精上归于肺，以敷布全身内外，濡养百脉，则肺气不能正常下降，三焦之决渎延缓，气亦不能下交于肾，肾气不能正常泌别清浊，以尽涤其水，则残留水液；停滞中焦，泛溢表里，即可积液为饮，煎熬成痰。兼之感受风燥，或寒凝、暑烁、湿滞，以及玄府不通，当汗不汗；或饮食过伤，嗜欲无度，起居失宜；或冒雨贪凉，汗出涉水；或所求不遂，情志抑郁，暴怒气逆等，影响气机升降出入，致使津液潴留，凝聚于所虚之处，内伏于脏腑、经络、隐僻空隙之间，溢于肌肤筋骨、皮里膜外，上逆于头脑巅顶，下注足胫，无处不到，日积月累，遂为顽痰怪症。正如《类证治裁·痰饮》说："而痰则随气升降，遍身皆到，在肺则咳，在胃则呕，在心则悸，在头则眩，在背则冷，在胸则痞，在胁则胀，在肠则泻，在经络则肿，在四肢则痹。"《仁斋直指方》说："气结则生痰，痰盛则气愈结。"《医碥》说："痰本吾身之津液，随气运行，气若和平，津液流布，百骸受其润泽，何致成痰为病。苟气失其清肃而过于热，则津液受火煎熬，转为稠浊，或气失其温和而过于寒，则津液因寒积滞，渐至凝结，斯成痰矣。"说明气滞、气虚和寒热失常，均是形成痰与饮的重要因素。从而也说明人在身体健康的情况下，是不会生痰的。正如张景岳说："痰即人之津液，无非水谷之所化。此痰亦既化之物，而非不化之属也。但化得其正，则形体强，营卫充。而痰涎本皆血气，若化失其正，则脏腑病，津液败，而血气即成痰涎，尝闻之立斋先生曰：使血气俱盛，何痰之有"(《景岳全书·杂证谟·痰饮》)。痰形成之后，随气血而运行，内扰五脏六腑，外窜筋脉皮肉四骸，无处不到，诬见多端常见者有心悸、怔忡、哮喘、黄疸、中风偏瘫、神志失常、眩晕、震颤、崩漏带下。若气化失司，气机阻滞，则津液代谢失常，水饮停积，聚湿生痰。可见气的运动对痰病形成及疑难重症的发生、发展和转归有着很大的影响。气的升降出入运动失调及五脏气虚、气滞均可致体内津液代谢失常，水津郁滞而痰浊内生而遂成痰气同病。痰之名称，因其产生的病因不同而不相同。如痰与风合称为"风痰"，痰与火合称为"痰火"，痰与寒合称为"寒痰"，痰与热结称为"热痰"，痰与郁结称为"郁痰"，痰与食结称为"食痰"，痰与燥结称为"燥痰"，痰与气结称为"气痰"，痰与惊合称为"惊痰"，痰气固结不解称为老痰、顽痰、痰核、痰毒、流痰等。

五 水是生命之源,也是疾病之源

人在健康状态时,气的升降出入导致水滋养人体五脏六腑,四肢百骸,因此血脉通畅,组织器官功能正常,也就是《黄帝内经》讲的形与神俱。老子在《道德经》第八章说的:"上善若水,水善利万物而不争,处众人之所恶,故几于道"。他认为水造福万物,滋养万物,却不与万物争高下,这才是最为谦虚的美德。江海之所以能够成为一切河流的归宿,是因为他善于处在下游的位置上,所以海纳百川。"道"是产生天地万物的总根源,是事物的基本规律及其本源。水的德行就是最接近于"道"的,"道"无处不在,因此水无所不利。水在人体中不仅参与所有营养物质的代谢,而且参与遗传物质的重组;水不但是物质代谢的媒介,而且还是信息传递的载体。

水的特点是无形、中性。健康之气作用于水(或津液)则血脉通畅,人体无病;异常之气作用于水导致水液代谢障碍,痰浊湿饮产生,也就是人们常说的病理产物和不正之物。人体内水的总量是一定的,痰产生后首先是正常津液量的减少,脏腑功能的下降;痰浊湿饮也毒害健康气、水和血脉的运行,形成恶性循环,导致各种慢性病、疑难病的缠绵难愈(图 3-3)。

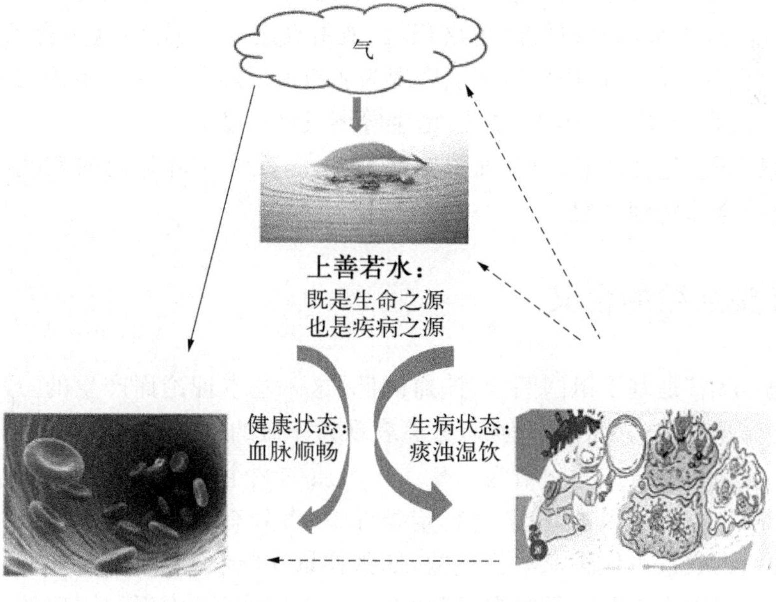

图 3-3　从气、水、血、痰的角度解释健康和疾病

实线表示正常作用,虚线表示损害作用

第二节 痰与瘀的关系

一 瘀的概念和内涵

瘀包括血瘀和瘀血。前者指血液的循行迟缓，血流不畅及局部的不通，是一种病理生理状态；而瘀血则是一种病理产物，但两者可以互为因果：血瘀之甚可以在局部造成瘀血，一旦瘀血形成，阻滞于脉络内外，又可成为加重局部血瘀之因，导致恶性循环，疾病难愈。

瘀血也有广义、狭义之分。狭义的概念，汉代许慎《说文解字》的“瘀为积血”是其代表，反映着血液运行不畅、停滞、留着、瘀积于局部；而广义的瘀血，除了包括狭义之外，还涉及血管的病变及各种病理产物的综合性病变。《诸病源候论》说：“血之在身，随气而行，常无停积。若因坠落损伤，即血行失度，坠伤之处即停积，若流入腹内，亦积聚不散，皆成瘀血。”所谓“血行失度”，即运行失去正常的“度”。具体而言，包括血行迟缓涩滞、死血阻塞血脉、血脉闭塞不通、血液离经停积四种状态。从现代医学角度理解中医的“瘀血”含义应是：在一定的外因和内因条件下，由于机体心脏、血管、血液等，发生组织学、生理生化、生物物理学的改变，致使血液流动缓慢或停滞，或血液离开血管产生瘀积，血液由动态变为静态，这是血瘀的基本环节，也是瘀血的共性。在病理生理上表现为血液循环障碍和受累组织的损害，组织器官的炎症、水肿、糜烂、坏死、硬化、增生等继发性改变。

故血瘀证应包括血液停积、血流不畅或停滞，血液循环障碍的发生、发展及其继发变化的全部病理过程。

二 痰瘀互结的含义

“痰瘀互结”是基于祖国医学“津血同源”这一基本理论而产生的。津液与血，异名同类，均属阴精。而阴精为病，必然表现为津血的亏耗与留滞。津血留滞即为痰和瘀。痰水和瘀血作为阴精为病是一个本质的两个不同方面的表现形式，成为一种病理产物和致病因子，在某些特定条件下，有分有合，相互转化。对于痰瘀之间的这种内在联系古代医家早已察觉，如张仲景在《金匮要略·水气病脉证并治》中说：“血不利则为水”；巢元方在《诸病源候论·诸痰候》中倡导因瘀致痰说；朱丹溪在《丹溪心法·痰》亦提出“痰挟瘀血，遂成窠囊”；唐宗海于《血证论·阴阳水火气血论》则称“血结亦病水”“水结亦病血”，并强调痰瘀同病，需痰瘀同治方能取效。

由此可知，痰瘀互结的内涵，即痰瘀同源、同病、同治，是一病两体的关系。

三　痰瘀同源的病机

痰瘀同源包含三层含义：① 痰水和瘀血是阴精为病的两个不同方面的表现形式。痰源于津，瘀成于血，人体津血同源，痰瘀往往相互而生，相兼为病。② 同一个病因，既可生成痰饮，又可生成瘀血。凡外感六淫，内伤七情，饮食劳倦，皆可导致痰瘀内生。痰瘀乃津血之变。津血的生成和运行，必须依靠气的生化布达，升降出入。若气滞不行，则津液停聚，聚则为痰；同时，气的郁滞，则血亦随之停积，变为瘀血。如胸痹之作，为胸中阳气不足，无力鼓舞血脉，心脉不通，变生癖血。然胸阳不振，又使水不化气，气不布津，痰饮之邪内生，因而胸痹病机，多为痰瘀并存，其形成痰瘀的病理基础则是胸阳不足。③ 瘀血和痰饮，互为因果，交相为患。痰饮内停，阻滞气机，可致血行不畅而成瘀；而瘀血阻滞，津液输布障碍，亦能导致津液停聚而成痰饮。痰瘀相互为因，形成痰瘀互结病证。明代罗周彦《医宗粹言》中有较明确的论述："先因伤血，血逆则气滞，气滞则生痰，痰与血相聚，名曰瘀血挟痰。治宜导痰消血。若素有瘀痰所积，后因伤血，故血随蓄滞，与痰相聚，名曰痰挟瘀血，治宜破血导痰。"罗周彦此论，见解独到，于认识痰瘀相互关系颇有启迪意义。

总之，津血同源，痰瘀一家。痰水和瘀血成为一种病理产物和致病因子，是津血为病的两个不同方面的表现形式，因此，它们之间可以出现相互转化的病理变化。

四　痰瘀互结为患的病理基础

(1) 因痰致瘀。痰浊为患，最易阻滞气机。津液的生成、布散、环流和排泄，有赖于肺、脾、肾、三焦等脏器的气化功能，痰生成之后则必然会阻碍气机，以致气机阻滞，气化不利。而气又为血之帅，气行则血行，气机不利进而影响到血液的循行，血失气帅而停滞为瘀。如朱震亨论咳嗽肺胀，认为无论因寒、因热、因虚、因实，皆有"痰者碍清气升降，滞气而不行"，立法"治痰为先，下气为上"(《脉因证治·逆痰嗽》)。但若痰浊不除，咳喘加重，则为"痰挟瘀血，碍气而病"(《丹溪心法·咳嗽》)，需增以活血化瘀，主张用四物汤加桃仁、诃子、青皮、姜汁进行治疗。

痰作为一种致病因子，又具有易行性(痰随气血无处不到)、易聚性(黏滞易阻塞成块)等病理特点。因此，无论是外源性痰，还是内生痰，一旦痰浊形成，注于血脉，就会壅塞脉道，影响血流，使脉络瘀阻，故致痰瘀交结为病。正如《医学正传》中所说："津液黏稠，为痰为饮，积久渗入脉中，血为之浊。"

以高脂血症和动脉粥样硬化为例，根据其临床表现多归属于中医学“痰浊”“痰瘀”之讨论范畴。“痰浊”为某些黏稠分泌物的病理产物，也概括为一些浑浊的脂状物质。痰乃津液之变，所谓“脾虚不运清浊，停留津液为痰生”。清浊不分，停留凝聚而成痰。若肾阳虚，则气化失常，衍生痰饮脂浊；肾阴虚，更可火化热生，炼液为痰，熬血为脂。同时，肝胆之疏泄失调，脾胃失运，使胆气郁遏则清净无能，浊脂难化，致使脂质代谢紊乱。可见脾、肾、肝功能失调，从而浊脂内生，脂混血中，血液黏稠度增加，聚存于血脉之中，导致脉络壅塞不畅。研究资料也表明：冠心病痰浊型患者，血清总胆固醇、三酰甘油及低密度脂蛋白等含量，均明显高于非痰浊型患者和正常人，而且血清总胆固醇水平与痰浊、痰热两型呈正相关；动脉粥样硬化指数与痰湿型呈显著正相关。此可说明血清脂类含量的增高，是形成冠心病痰浊的主要生化物质基础。由高脂所化生的痰浊，必然使血液黏稠度增高，血浆流动性降低，聚集性增高，最终导致内皮细胞损伤。这反映了“痰中挟瘀”和“痰可致瘀”的现象。动脉粥样硬化最早的临床病理形态变化是动脉内膜中有脂质沉积，继之内膜纤维结缔组织增生，引起内膜的局限性增厚，形成斑块，以后在其深部发生溃疡、软化而形成粥样物质。实际上，这一过程也就是中医所说的痰浊黏滞于血脉之内，留而不去、凝聚成块的过程。

方永奇等研究表明，痰证的血液循环基础是血液流变的改变，突出表现为血液浓稠性、黏滞性、聚集性和凝固性增高，以及脑血流量减少。于顾然等发现，临床上冠心病痰证患者的全血黏度、血浆黏度、红细胞聚集指数与红细胞沉降率等指标均高于正常对照组。它提示红细胞聚集性增高是冠心病痰证的主要血液理化基础。邱明山等发现，在肾炎患者中，痰湿较重的患者，其血液黏滞度较高，以致肾微循环血流缓慢反复，促进新陈代谢和排泄毒物的水平降低，从而造成局部炎症反复不愈。顾仁樾等发现，瘀血证的血液流变学改变主要表现为全血黏度、血浆黏度、血细胞比容、纤维蛋白原、红细胞聚集指数和红细胞沉降率均较正常组为高。而痰瘀证组的各项改变除血浆黏度和红细胞聚集指数外均明显高于瘀血证组。这些研究均证实，痰能致瘀，血液流变学异常与痰密切相关。

（2）瘀血致痰水的机制。其形成机制有二：一是因瘀血阻滞，脉络为之不畅，而“脉道不通，气不往来”（《素问·至真要大论》），致使气机郁滞或逆乱，气不化津，络中之津不能渗出脉外，或络外之津亦不能还纳于脉中从而聚津而为痰。故《赤水玄珠全集》谓：“津液者，血之准备，行乎脉外，流遍一身，若天之清雾。若血浊气滞，则凝聚为痰，痰乃津之变，遍身上下，无处不到。”二是瘀血积聚日久或脉道急骤瘀闭不通，或络破血溢，迫脉中水津外渗而停聚为痰饮湿浊。唐宗海在《血证论》中就指出“瘀血积久，亦能化为痰水”。如脑外伤后，出现失语、癫痫，是为外伤致瘀，进而瘀血停积，气机逆乱，津液不运生痰，或时间日久，转化为痰水，瘀血与痰浊阻塞气机运行，阻闭窍络而致。

临床所见，肝病水肿、心病水肿、肾病水肿等，往往先有血瘀，后发水肿。瘀血既是水病之因，又是水病之果，瘀水相互裹结，缠绵难愈。邵祥稳等研究证实，肝硬化腹水患者与无腹水患者都有瘀血的血液流变学变化，且腹水患者的红细胞电泳时间、血沉的异常变化都较无腹水患者严重，从而提示在整个病程中，瘀血在先，瘀血发展到一定程度，才能演变为水肿。高晓洁等研究表明，肾病综合征患儿中医分型与总纤溶酶活力的关系，发现总纤溶酶活力降低，使纤维蛋白在肾小球内沉积，导致毛细血管内微血栓形成，存在着高凝状态，进而影响了血液的排泌过程，形成水肿。王林现等研究发现瘀血的形成不单为血液循环的障碍，同时也有水液代谢障碍。因此，讨论瘀血时，决不能忽视水的动态，血与水之间具有微妙关系。清朝何梦瑶在《医碥・肿胀》说："有先病水肿而血随败者"，亦"有先病血结而水随蓄者。"唐宗海在《血证论・阴阳水火气血论》中说："血病而不离乎水，水病而不离乎血"，故"血结亦病水，水结亦病血""治水即是治血，治血即以治水"。这些论述都是对痰瘀的相互转化关系的概括和总结。

第四章　痰病的辨证诊断

在中医学领域，“顽痰怪症”“怪病责之于痰”，及“痰生百病”“百病兼痰”等学术见解，延续了800多年。这些学术见解，虽然缺乏严谨性，比较抽象、零乱，但却受到历代各派医家的重视。而从痰治病的各种论述，各派医家不仅支持，并且在各自的实践中从不同的角度加以阐发和补充。

笔者从“痰派中医”理论出发，认为因痰而导致的疾病极其广泛，涉及临床各科，具有很高的临床应用价值。痰来源于水，水无形而导致痰病的特点为一体多病，但只要掌握“痰派中医”理论的精髓，就可大道至简，比较容易掌握。现就“痰派中医”理论关于的痰病体征、症状特点进行分述，以期对临床各科医生和患者理解各种疑难杂症之诊治有所裨益。

一　痰病的体征特点

（1）久病不衰，病证自发自愈，年龄多在中年以上。所谓久病不衰，主要是指患病日久，形体不衰，食欲不减，精神、语气、声音等似无病态，有的患者虽体形瘦削，但语言、精神仍如常人。痰壅气滞时，虽然暂时地表现出精神困倦，乏力，此时易误诊为虚证，但痰气稍一疏散，精神即如常人。这是因为痰病和其他虚损性病证不一样，矛盾的主要方面是痰壅气滞，一般是邪实正不虚，机体的气血精气尚未受损，故久病不衰。由于痰壅气滞，有的人外形还显得较病前壮实。又由于痰气时聚时散，故患者常觉时好时歹。中年以上之人，体内阳气渐衰，情志易变，机体运化精微水湿之功能亦衰，上善若水，水既收纳正气，也收纳不正之物、邪气和病气，如此则导致痰浊易于内生内停，人体内水的总量是一定的，不正之物增多必然导致体内正气的减少，更为重要的是，不正之物也就是广义的内痰，作为致病因子可进一步损害正气，导致病情逐渐加重。病情迁延不愈，如果不从痰的角度治疗则常常收效甚微。当然久病多虚也是不可忽视的，临床时应注意按本条提示的重点仔细分辨。

（2）眼神滞涩不流利，或眼眶周围略显晦暗，或眼角常有轻微的反复糜烂，面色晦暗，其形如肿。中医认为五脏六腑之精气皆上注于目，致使眼目清灵，视物清晰。痰湿或浊痰停伏皮里肉间，阳气受阻，影响营卫的正常运行，故面色晦暗，或身体沉重，重滞如肿。但是痰湿之气无处不到，如果气机失调，就可上聚于目。痰湿壅塞，阻碍肾精上注，故眼神滞涩而不流利，这种体征，在眼科常可见到。但由于征象轻微，医者往往忽视。眼眶周围晦暗，见于女患者，有人称为“白带圈”。白带属痰湿者多，因此是痰湿停伏的表现，眼眶周围可呈现晦暗(特别是下眼皮处)。痰气时滞时消，故眼角糜烂亦反复发作。患者常有眼涩、畏光、流泪等不适。临床上如果重视这一现象，采用祛痰湿的方法，则眼角糜烂之征和上述症状则可痊愈。

(3) 皮肤油垢明显，前阴、腋窝或手足心常泌液渗津，秽气甚大，或面色光亮如涂油。这是痰热内蕴的反应(多汗症、腋臭、不正常体味等均是这种原因)。热属阳邪而主动，具有向外膨胀和外透的特点，痰热蕴结而又欲外透的趋势，导致上述各种症状和不适的产生。面色晦暗者，为痰湿或痰浊遏阻阳气；面色光亮如涂油者，多属热痰外透之候，可谓一体多病的表现，两者都是有痰的体征，但重点有些差异，一为痰湿；一为热痰，应加以鉴别。

(4) 形体日趋肥胖，手足作胀，指短掌厚，或肌肉松软如绵。痰浊阻滞，充斥肢体，从而导致气机壅滞，脾运受阻，故形体臃肿而见肥胖，手足作胀而显得指短掌厚。“肥人多湿”“胖人多痰”“瘦人多火”，虽然不是绝对的望诊标准，但确实是中医在长期实践中所积累的宝贵经验。只要和其他体征、症状正确结合起来，对判断和诊断痰病还是很有临床价值的。形体日趋肥胖，掌厚指短，背部、手足作胀，作为一种病态，结合本节中所描述的其他体征和症状，常不难诊断。如年龄多在中年以上，如舌上一般都覆有白腻苔，或长年如此，或此消彼长，或舌的两侧，或舌根部白腻苔不化。手足、颈项等处作胀，是痰湿壅塞、阻遏气机的原因。如气虚气短，反见形体肥胖者，则属虚痰运化不及，肌肉必松软如绵。林佩琴说：“谷气胜元气，其人肥而不寿。”就是这种情况，故胖人多痰，有实证，有虚证，也有虚中夹实之证。明白此中真谛，则临症立法，或化痰利湿，或补气化痰，便可驰骋难症，游刃有余。笔者在临床治病中常有“世上无不治之病之感”，从痰的角度思考各种疑难杂症则有茅塞顿开的感觉。

(5) 厌油腻厚味，喜素食、热食、淡食或焦香干燥食物，也有时觉焦烟异味扑鼻。油腻厚味，滋生痰涎，痰浊内蕴，使患者厌油腻厚味，故有的痰病患者一闻到油腻腥荤之气即感到恶心、头晕。此乃油腻厚味生痰，同气相加的原因，中医常规认为此种表现是气、血虚弱引起的，按此原因治疗如疗效不佳，这时医生和患者应当仔细鉴别，也说明常见的理论有需要修正的地方，大胆的假设，小心的求证，注重实践。热为阳，痰属阴，热可化阴，热食热饮入胃，临时有“离照当空”之效，故喜进热食热饮。淡味为阳，有淡渗痰饮水气之功，故喜素食淡食。焦香干燥食物，有香散燥湿及化痰作用，故痰湿内蕴患者，喜食焦香干燥食物。也有个别患者，形体肥胖，反而喜食甚至贪食油腻厚味，这是痰火内盛之候。痰病、痰证患者厌食油腻厚味者多，言其常；喜食贪食油腻厚味者少，言其变。广大患者甚至医生往往只将这些病态视为生活习惯和口味的改变，而不从痰的角度思考，不知道体内不正之物正在聚集，没有引起重视。医术高明的医生则常常举一反三地应对各种罕见病和古怪病，应对有法，疗效卓越。

(6) 时时惊悸，神志恍惚；或时而抑郁不快，言苦恼事殊多，言出泪下；或时而亢奋多动，言多而显外向。时时惊悸、恍惚，或抑郁、亢奋，皆为“心神”不宁之征。“心神”其所以不宁，又可因痰犯“心”使然。广义的痰，随气而行，无处不到，因此痰可迷蒙“心窍”，即人们常常讲的“痰迷心窍”。中医认为心主全身之血脉，亦主神明，为“思之官”，两者综合起来对心的实体和功能进行了全面、客观的描述。前者指以心气(阳)为动力推动血液循环；后者指大脑的思维活动。“痰气犯心”“痰迷心窍”，即指痰浊上犯可导致大脑皮质功能失调而呈现出抑郁或亢奋体征，但又与精神病患者不同：前者表现极其轻微，须细心查问方可发觉，而精神病患者则神志失常、亢奋妄言妄动之症不能控制，或抑郁之情溢于言表，成为重要的临床症状。笔者认为精神病患者也是内痰积聚，干扰神经细胞的正常功能，只是痰聚集的比较严重，位置很深罢了。笔者治疗此类疾病和精神病患者常常采用催吐的方法，治疗时患者会吐出大量的痰涎并配合控涎丹化痰涎，升阳化气等治疗，常有非常好的疗效。

(7) 舌体较正常人略显弛纵、胖大。舌体弛纵，古称为“纵舌”或“拖舌”，为气虚痰浊壅滞之重症。而痰病患者体征之舌纵，并非痰浊内闭中风之舌纵难收、流涎不止。痰浊之邪重浊停聚，壅塞阻滞，故可见舌纵不收，但表现极其轻微，如不仔细诊视，常不易察觉。只是在痰浊壅塞过盛时，舌体弛纵现象才比较明显，临床当细心体察之。气虚痰留者，舌质多淡白，痰瘀相兼者，舌质略显紫暗。脉象一般都呈现沉滑或濡滑，也有脉弦、沉脉者。应该强调的是，若年高虚胖，即使只在体征中见到“纵舌”，也应见微知著，即早以化痰剂为治，防微杜渐，方不失为上工。

(8) 舌苔白腻或黄腻，或黄、白相兼牢覆于舌根部，常年不化，或时消时显。腻苔为湿痰，黄腻苔为热痰，黄、白相兼者乃湿热之痰内蕴，多缘于积湿化热之变。由于痰浊留伏因而这种舌苔常常只在舌根部有少许可见，因此作痰病体征来理解，但如出现花剥苔、鸡心舌时，也应考虑为有痰。花剥苔、鸡心舌除了是阴虚体征之外，阴虚夹痰之人也常有此舌(但患者没有明显的阴虚体征和症状)。注意到这一点，对临床辨证施治很有帮助。但也有某些“顽痰怪症”，舌面反而少有苔垢，临床时，应细心观察，识别假象。

(9) 舌面津津滑润，时时唾吐痰涎、水液而难以自控(但检查排除蛔虫)，特别是在安静环境(没有其他事情分散注意力)和心情抑郁不乐时尤其难以控制。痰病这种体征，不仅自己苦恼，相处者亦有厌恶之感，普遍的观点认为是卫生习惯差，缺乏教养的原因。其实这类人群常常是由于内痰的聚集欲外排之势，医生应先理解患者才能更好地治疗患者的病痛。这种体征与肺、肝、脾胃功能失常均有关系。体内有停痰之人，再若脾胃之气失于和降，水津痰涎难以输布、下渗，上逆而导致上述症状。“脾胃者升降之径，肝者升降之枢”（清代周学海语）。因此，脾胃升降失常，痰水上逆与肝的关系至为密切。这种体征在安静、抑郁时明显，即是其中的原因。

这种体征有虚、实之分，实者乃肺、肝、脾胃功能失调；虚者乃肺、肾、肝、脾胃之气虚馁，气不化液使然。笔者认为在临床治病时应该辨别患者的虚实不同，才能正确地立法遣药，只有这样才能达到“一剂知，二剂已”的境界。

（10）嗜睡或困盹。不论痰湿过盛或脾虚生痰，均可困遏脾阳（气）而出现嗜睡或困盹。属于痰盛困脾者，嗜睡明显而困盹轻，虚痰导致的则正好相反。如果是属气血不足、血不养心的患者，患者常常倦乏难支，时时欲靠、欲卧，或闭眼养神而求安。虽时欲睡眠，但实际上是难以入睡，或睡眠不稳，与痰湿困阻阳气之熟睡如泥完全不同（辨证求因的关键点）。对此，古代医家已早有论述，如《诸病源候论》中记载的：“气短好眠，此痰之候”即是。嗜睡、困盹之症，临床上可以单独构成患者就诊的主症，也可兼夹在其他症状中同时出现。如系主症，多为痰遏阳气，阳气困郁难升使然。如在其他症状中兼见，则又当全面分析，以治主症为主。如见症轻微，则是痰病的主要体征。言嗜睡为痰病体征，只是言其嗜睡较一般人为多。若不加诊治，病情逐渐加重，则可发展成嗜睡症。如果从顽痰、老痰的角度治疗，常常效果非常卓越。

（11）大便秘结不爽，粪便并不干燥，或大便黏裹痰涎。经常大便不畅，秘结不爽在当今社会非常普遍，轻者引起腹胀、脘闷，重者可导致心烦不宁，坐卧不安，头脑胀闷，思绪分散等多种弊端，影响人们正常的思考、食欲、睡眠。由于时时畏其所苦而情绪紧张，因而影响工作、降低工作效率。此体征虽无生命危险，但非常烦苦，也是各种难病、杂病产生的根源，而一旦大便通畅，则如释重负，顿觉浑身轻快，神清气爽。

本体征多发于素有痰涎留伏者。痰湿遏阻腑气，腑气不降，复因便秘之苦而情绪烦乱，导致肝气不舒；肝郁而脾陷，故便秘不爽之征愈延愈久，恶性循环，愈演愈剧。此痰为湿痰、痰浊，而并非燥痰、痰火之为患，故虽然大便秘结不爽，但粪便并不干结。如痰涎随粪便而下，则大便黏裹痰涎而直观可见。症状严重者，不作痰病之体征是观，一般则称为“习惯性便秘”。当然，这种命名，只言其现象，未揭示其本质。也有中医称这种便秘为“痰秘”。笔者认为要直接看到患者不适的本质，才能在临床中处方应用时常左右逢源，信心十足。

大便秘结不畅，其因多端，举其要而言之，有因于火，有因于热，有因于燥，有因于寒，有因于气虚无力排便，有因于津血耗损而粪便干结难下。然而这些便秘只要审症真谛，立法遣药得当，并不难治愈，唯独痰涎遏阻腑气之便秘，易为医家所疏忽，或作一般之便秘而主以泻下、润下或攻下剂为治。但越是泻下、攻下，特别是以润下之剂相加(临床上用润下之剂，如麻仁丸、开塞露之类的老年患者特多)，宛如淤泥中入油，痰湿遏阻之势更甚，因而腹胀便秘更甚。苟若采取化痰升阳，往往立竿见影，其效之速，可出人意料之外。其所以将便秘列为体征，是因这类患者，常自以习惯性便秘目之，虽不堪其苦，但往往不作专门疾病而就医。

(12) 口渴饮水多。痰饮内伏，常见的是厌恶饮水，这是两邪相加之征，也可称为痰病证状中的标志。但活的机体千差万别，也有一类痰饮患者，中焦停痰;痰饮遏阻津液和气机升降，津液不得上承，反而喜饮水，有的患者甚至越喝越想喝，多喜饮热茶、热水、热汤，也是人们常说的消渴。但因其本质是中焦有痰饮停滞，所以过饮之后，又感到胃中不适，或有呕恶感。提出这一体征，意在使读者和医学同道在了解“痰派中医”理论阐述的痰病、痰证之特征外，同时也需留心不要一见患者渴饮甚多而妄用生津止渴剂，在辨识消渴症中也有重要借鉴之处。痰饮患者反喜渴饮的表现本来在《伤寒杂病论》中就有一些散在的记载，只是有些医家临证中忘了这一点，没有做到融会贯通罢了！由此可见，“痰派中医”理论认为痰可导致“双相”的临床现象，如痰笑与痰哭，狂躁与抑郁，痰冷与痰热，嗜睡与不寐等亦不少见。

(13) 气候、季节变化时患者不适明显，病证明显加重。不同时间、不同季节患者病情明显改变，此方面西医没有很好的理论解释，但在中医中则有非常完整的理论体系。“天人合一”和“五运六气”理论，是中医在长期临床实践中将人体脏腑功能活动及其病变与天时、气候、季节统一起来认识疾病的一种极其科学的理论，现在很多领域中仍在运用中医“天人合一”和“五运六气”的理论来解释某些无法解释的现象。中医“天人合一”和“五运六气”理论内容非常广泛，本节只讲季节、气候与痰病患者体征、病证的关系。气候、季节的改变，对很多疾病都有影响，唯独痰病反应最明显、最突出。这与痰的性质和发病变动不居、随气升降、无处不到的特性有关。大病治简，从痰瘀论治百病。如体内寒痰留伏，气候阴沉、潮湿、闷室时，则头重、胸闷、呕恶、口涎多、嗜睡困盹、肢体重滞难启等现象加重，甚至难以支持。而夏秋季节，特别是“秋燥”时分，反而这些体征减轻，甚至消失。如体内热痰蕴遏，气候闷热，气温偏高，环境嘈杂，噪声扰乱及在高温环境中工作，则头胀，惊悸，心中烦急，手足、颈项作胀，皮肤油垢，口苦、口黏等症明显，而气候、季节凉爽，则症状可减轻、缓解，甚至一如常人。此类疾病多数医生或患者本人将其归于精神类心理性疾病，或根本就不去思考和解释，导致内痰不断积聚，病情加重。但从“痰派中医”理论来认识则非常容易理解，解释患者困惑，开方处药常达覆杯之效。真可谓“会者不难，难者不会”。

二　瘀病的症状特点

（1）头眩、头痛、头重。中医认为，头为清虚之府，元神所居，需气血精髓濡养，不容浊邪干扰。如痰湿上犯，痰浊干扰清空，则头眩、头痛而闷重。头痛、头眩、头部闷痛诸症，有属于高血压者，西医认为，血压升高乃血管痉挛，或血管硬化失去弹性，因而血液运行受阻，压力升高。从“痰派中医”理论来讲，痰湿之邪，重浊有形，复因痰瘀同源和“痰之为患，随气升降，无处不到”的发病特点，因此痰湿上犯，阻遏清阳，充斥、痹阻于血管内外，肌肉筋膜中和神经周围，浊痰常可导致血管痉挛，失去弹性而使血压升高。故高血压患者，大多数具有痰湿上蒙头部导致清阳不升者，按清化痰湿论治，收效极为显著。痰湿上犯而形成的头眩、头痛、头重，或迁延不愈，或时好时发，与气血虚损之症有本质的不同，如果用补益剂不但无效，反可加重，此因犯实实之诫的原因，医生切实要分辨清楚。有资料报道，40 岁以上有高血压者发病率达 10%以上，虽机制不是很清楚，但可以从“痰派中医”理论的角度进一步探讨痰湿上阻清阳所引起的头眩、头痛、头重的机制。

（2）呕恶；或呕吐痰涎；或胃肠中有水声辘辘；或口黏、口腻、口干不欲饮水。痰湿之邪留伏于胃肠，造成胃失和降，腑气受阻，故常作呕恶或呕吐痰涎，或胃肠中水声辘辘。痰饮上逆，故常有口中黏腻。痰涎本乃津液所化，但津液“化失其正”，变成病理产物之后，又可反过来遏阻津液的运行，故又时而口干。如饮水过多，徒增饮邪，则水入而呕恶。以上症状，临床上常诊断为胃肠功能紊乱，但服药往往无效，或者仅有短暂的疗效。此时一定要调整思路，如按老痰内结，采用温化痰饮的方法，或兼主疏肝运脾，收效甚捷，很少复发。

（3）咽喉中似有物梗阻，吞吐不利，时消时现。本体征的发生，一般是始于肝气郁结，情志失和，进而肝郁脾陷。肝脾不和，脾气亦为之抑郁，运化失司，津液聚而不痰，随气上壅，阻于咽喉，故咽喉似有物梗阻，吞吐不利。痰之为患，时聚时散是其特点，又因本体征始于肝气郁结，继而脾运失健而痰聚，故本体征咽喉如物梗阻之症，亦随情志之抑郁和愉快与否而表现为时现时消。此类症状，普通大众中非常多见，多见于女性患者。注意需要与慢性咽喉炎相鉴别。常规认为是慢性咽喉炎，或所谓的“梅核气”，此病情常经久不愈。此病长期发展可因病致虚，可形成阴虚夹痰之症。此症如果仅仅按照《伤寒论》的厚朴半夏汤、四逆散等治疗，疗效常常不尽如人意，如专事化痰消散，则阴津更加耗损，咽喉阻塞干燥之症必更为严重，必须同时配伍足够的滋养阴液之品，以滋养为主，寓养于消，痰气阻塞之症，疗效较显著。

（4）噎膈、呕吐痰涎。噎膈之症与痰有关，一般多起于情志不畅，气机不利，继而津液枯燥涸结而为痰涎，或与瘀血胶结阻塞食管和胃之上、下端，因而造成食物噎膈或呕唾痰涎。笔者治疗本体征时，对体质强悍者，化痰散结兼佐养阴解毒，常可收到启膈通塞之效，本体征多见于反流性食管炎，也可见于胃癌和食管癌。采用化痰散结，重用川贝母、浙贝母、鸡内金和少许生半夏，再佐以养阴解毒为治，也可改善和控制症状；现代肿瘤患者非常多见，特别是对那些无法接受手术、放疗、化疗的患者或者外科治疗后仍有明显不适的患者，尤有其优越性。

(5) 平时胸部痞塞憋气，呼吸不畅或心前区压榨样闷痛，遇阴雨、寒冷季节或夜间上症明显加重。胸闷憋气，背部作胀，喜叹气、捶打，阴雨闷天或天气寒暖交替时，上症尤为明显。痰饮停伏胸中，胸中阳气被遏阻，肺气失于肃降而运行不畅，故常感胸闷憋气。如痰湿停伏于背部，背部阳气运行不畅，则背部作胀或发凉。叹气和捶打，气机暂得舒展，故患者常大声叹气或捶打而后快。

这种病证在中老年人群中非常多见。随着我国社会老年化的加速，心脑血管疾病的有效治疗需要行医者反思了。其实从中医来分析，这是痰浊痹阻心阳，阳气遏阻不畅，故胸中常憋闷痞塞。如胸阳遏阻严重，痰浊太甚，不通则痛，则可突发压榨样心绞痛，也有心阳先自虚衰，阴霾上蒙，导致痰浊痹阻而憋气心痛。痰浊痹阻心阳，胸痹心痛，其治疗大法可包括冠心病的心绞痛，此类心绞痛如属于痰浊痹阻的患者，活血化瘀则无济于事，而采取温阳化痰，则疗效甚佳。冠心病多发于老年，也是常见多发病，而从“痰派中医”理论来论治，则为治疗本病和防治老年性疾病另辟一途，值得广大患者和医学工作者的重视。

(6) 易惊悸，失眠难寐，或昏厥、抽搐，或神志失常，但神经科检查无异常，亦无阴虚阳亢诸症可凭。“痰气犯心”“痰迷心窍”，即指此类病证而言。从中医的理论讲，中医讲“心”，亦指脑的功能，如“心主神明”“脑为元神之府”等即是。故痰气犯心，痰迷心窍，常常以大脑皮质功能失调的病变表现出来。此类病证，治以涤痰开窍，常可收到满意效果。失眠难寐之症，经久不愈，人们常简单地以神经衰弱或顽固性失眠名之，临床上并非如此，有不少人是痰火扰心之症；特别是烟、酒、茶过度之辈，更易酿生痰热。

(7) 低热身困，或自觉身热不扬，体温并不明显升高。痰为阴邪，其性黏滞而易于内伏，痰浊内伏，遏阻阳气，阳气不能伸展，形成阴不配阳，阴遏阳郁而发热。痰浊遏阻阳气发热，既不同于外感六淫之气化火发热，又不同于血虚、阴虚、气虚等阴不涵阳、阳气外浮之发热，痰遏气机之发热，其特点是身困重而热不扬。临床上不少不明原因的低热患者，久治不愈，四处求医，此时如能从中医思考，常能迎刃而解。如不见阴虚、气虚之类体征者，多属此类。如妄投滋阴补气方药，则更加助痰恋邪，造成低热身困，绵绵不已，如能详察舌脉，以化散痰湿为主，则可收到满意效果。

(8) 肢体某局部发热，或发凉，或背部凉冷如掌大，或麻木不知痛痒，或肢体某些局部粗细、感觉不一样，但神经科、骨外科、皮肤科等检查均没有发现病变和阳性体征。“痰随气行，无处不到”“所兼不同，病变百端”，痰浊留伏遏阻，局部营卫气血运行受阻，故有上述诸症。热痰膨胀，故可出现局部发热或局部胀大；痰湿和寒痰遏阻气机，故可发生局部凉冷或相对显得细小萎缩。如痰浊聚结不散，患处还可出现肿胀或结节。

(9) 溃疡、糜烂，滋水渗津或渗流黏稠痰液，久不收口，也有局部皮肤增厚起屑而不流水渗津。痰湿留伏，或热痰凝聚，影响局部气血运行，有形之痰浊外泄，故滋水渗津不止，甚至溃烂流痰。本体征长期不愈，正气虚衰，加之患处腠理洞开，常受外来风寒邪热之气的侵袭，营卫气血难以恢复正常，故患处久不收口，此乃始于痰浊凝聚，继而导致气阴亏损，兼夹顽痰不化。如患处皮肤增厚起屑，为气阴亏损，营卫失和，兼有顽痰凝聚。

(10) 激素等血液检查指标偏高偏低。偏着即为不正之物，必有痰瘀停于身体某处，从“痰派中医”理论的角度治疗，可以化复杂为简单，且疗效很好。笔者在临床中对甲状腺功能亢进、甲状腺功能低下、高脂血症等采用控涎丹并配合辨证论治，取得了非常好的治疗效果。

(11) 皮下或体内的肿块、结节，也可发生在各种组织器官之中，如肝脏、肾脏等的囊肿、血管瘤等。皮肤表面无变化，或微有冷凉感，或肤色晦暗。痰浊一旦凝聚，气机便更受阻滞，故可结为肿块、结节。初起与体内阳气虚衰或情志抑郁、脾运失健、不能运化精微以致痰浊凝聚有关。痰浊既凝聚，复又阻碍气血的运行，情志更加抑郁，彼此互为影响，因此恶性循环，故使肿块愈结愈大，愈结愈牢，现代医学中的实体肿瘤即为此类，到后期即形成《伤寒论》中所说的正虚邪实的脏结症。中医外科学中称本体征为“岩”，谓“至牢至坚”，难以攻破，如皮肤、面色晦暗明显，为顽痰死血相互凝结所致，需化痰破血解毒并举。如病程过久，还需同时助阳益阴，寓攻于补，兼用虫类、麝香等香窜搜透之品，充分发挥某些中草药化痰散瘀的作用，以控制其肿瘤的发展。再有现在甲状腺结节肿大恶变者非常常见，医生常常诱导患者手术治疗。但笔者认为从“痰派中医”理论理解就是顽痰死血聚结不散，并可凝结成为肿瘤盘踞于机体各局部的原因，采用化散搜剔顽痰死血之法，消除肿瘤之患则不难。

(12) 反复口腔溃疡。口中碎痛，烧灼样疼痛，口中不舒服，疼痛时重时轻，时好时发。舌质嫩红，稍有不慎，进食辛、辣、咸、热、酸、涩、硬等食物，即疼痛加剧如割，因而影响进食、工作和身体健康，殊为所苦。临床上视此症为火热者多，虽不为大错，但正误参半。本体征多属阴虚夹痰之候，多发于津血亏损女性患者，从痰立法，养阴滋燥化热痰，其效颇佳，然仅养阴滋燥不化痰则收效不显，这就是临床上辨识阴虚夹痰之经验所在。本体征轻微，反复发作，是阴虚燥痰患者的体征特点，若疼痛严重难忍，则成为阴虚燥痰的重要症状。

(13) 胁下痞满肿大、闷痛。胁下胀大、闷痛的患者日渐增多，这与工作环境、生活方式的改变有一定的关系。由于肝炎、肝癌发病率较高，因此，有这种症状的患者心情十分紧张。肝大而剧痛、刺痛，又确有肝功能不正常，特别是肝脏损害明显者，应积极治疗。但也有并不是肝硬化，更不是肝癌，却长年肝大闷痛者，其中很多是由于痰湿留伏，或痰瘀相结而成，中医讲的"肥气""肝着"等证即是其例。症状轻、胁下闷痛明显者，不必用药物治疗。虽胁下肿大不适，但长期安然无恙。这种情况，笔者近来时有所遇。患者常过分自扰自惧，频频更医换药，常久服药物，伤及正气，因很多药物为活血行气、攻破软坚之类。不为病损，反为药伤，往往由不痛而转为疼痛，由轻微胀闷而转为剧痛，导致病情加剧。上工治病，不药而医，可谓得道之悟也。

肝区微有胀闷不适之症，有患者甚至出现面色晦暗，不少是痰聚胁下，或兼夹瘀血，若要治疗，可采取疏肝行气化痰或痰瘀分消而治，不可纯用活血化瘀之剂。也可用行气化痰药研末外敷，"外治之法，亦内治之理"(清代吴师机语)，药力既平和稳妥，不易加重，又缓缓图治，慢中有快，胁下肿胀之症，则可痊愈。

(14) 脉象。痰病脉象，有滑，有弦，有沉，有迟，此其常也。热痰内盛，脉象多见弦、滑，顽痰痼疾凝结于里，则现沉、迟之候。李时珍在《濒湖脉学》中讲的"数热迟寒滑有痰""寸沉痰郁水停胸""迟司脏病或多痰""寸滑膈痰生呕吐"等就是指这种脉象，也确系经验之谈。但由于广义痰病、痰证临床表现复杂，特别是病变只在某一小的局部时，因此脉象不符者很多，处方用药时，要以症状为主，舍脉从症。

上述体征、症状等方面的特点，是痰病、痰证及某些"夹痰"之症经常出现的一些主要见症。但也并不是说每个痰病患者都要全部或大部分具备这些特点，恰好相反，由于患者所处的地区不同(如气候寒、暖、潮湿、干燥不同等)、工作性质(如脑力劳动和体力劳动之不同等)及年龄、性别、体质、嗜好等不同，上述见症则各有不同。如脑力劳动患者平时静多动少，或荤食过多，则形体日趋肥胖，头晕、心悸等特点势必表现明显；如中年以上妇女，肝失疏泄，脾胃健运失常，痰气易于阻遏于胸背脘胁及咽喉等处，因而上述各处之病态明显，且常喜叹气以散痰结，或捶打以散痰气。因此，应将体征和症状方面的特点及患者的具体情况和个体差异等情况结合起来辨证。但是又应该看到，"痰派中医"理论对体征、症状特点的论述，具有鲜明的病位(在表在理、在脏在腑)、病性(寒热、虚实)、病度(正邪比重)的学术特色，而不是"痰随气行，无所不到"及"百病兼痰"等论述所能概括的。这种病位、病性、病度辨证体系的学术见解，虽然还有待于进一步充实和完善，但确实是中医在长期临床实践中积累起来的宝贵经验，也是"痰派中医"理论的重要特色。

第五章 主要的治痰原则和治痰方剂

第一节 五种主要的治痰原则

治疗痰(饮)病,古有“温药和之”及“痰为阴邪,非温不化”等治疗大法。但这些大法只言其一端,其中心思想是“温”,只适宜于阳气虚衰、痰饮留伏等痰病,不能作为治疗广义痰病的普遍原则。当今社会,痰合于湿热者更为常见,如果人们师古而不思考,一概以温药来治疗痰病,肯定会有“古方不能治今病之感”。湿热本为长夏之主气,合于中土。朱丹溪治病重视湿热,顽痰,果然不愧为临床大家。痰湿之性本黏腻、黏滞、阻遏、壅郁,其性本易下溜(湿夹寒即如此),且其性易阻滞,则气机壅郁。郁则化火,痰得火热之炼,热欲上而湿不得顺利而下,则黏滞、阻遏之性更强,或可上阻于心肺,导致临床表现各异。因此,“痰派中医”理论认为治疗痰病总的原则是根据痰之寒、热、虚、实、郁、燥、火之不同,以及病程的长短和痰浊凝聚之部位而立法用药。因此,临床上应重视行气化痰、解郁化痰、软坚化痰、通络化痰(强调兼用虫类药物等)、温阳化痰、清热化痰、泻火化痰、化深部之痰、化浅表之痰,以及泻饮除痰、去脂杜痰、润肺化痰(即化燥痰)等大法的正确运用。对于顽痰、死血、胶痰而形成的结肿积聚,又要化痰逐瘀和搜透血脉并举[如兼用麝香、土鳖虫、水蛭粉(吞服)、莪术、鳖甲、王不留行等]。除了注意分辨上述病情外,还应根据患者的年龄、性别、体质条件和工作环境等而恰当地立法遣药。如年轻体力劳动患者,体质壮实,则可采取吐下之法攻逐其痰浊,并可配合外敷之剂,外消内逐,毕其功于一役,使痰病尽快痊愈。但对年老体弱或常年从事脑力劳动的痰病患者,则又要兼从健脾、舒肝、养肾而立法,不可妄用化痰、逐痰峻剂。对此,李杲、张景岳、赵献可、陈士铎等所著著作中均有记载。“至于久病之痰,切不可作脾湿生痰论之,盖久病不愈,未有不肾水亏损者,非肾水上泛为痰,即肾火沸腾为痰*,此久病之痰,当补肾以祛逐之”“肥人多痰乃气虚也,虚则气不能运行,故痰生,则治痰必须补气,兼消其痰耳。然补气又不可纯补脾胃之土,当补其命门之火,盖火能生土,而土自生气,气

* 按:所谓肾火沸腾为痰,即虚火炼液为痰。

足而痰自消，不治痰，正所以治痰也”（《古今图书集成·医部全录》239卷）。魏荔彤说：“盖痰饮之邪，因虚而成，而痰亦实物，必少有开导。”气实气滞，津液聚而为痰，而阳气虚衰，运化不及，津液亦可聚而为痰，证之临床，确实如此。因此，对于不同的痰病和痰证，必须辨明虚实微甚，要具体分析，又不可一律囿于化痰行气之说。

总之，笔者认为治疗痰病的根本就在于解决两个生痰的核心机制。第一，病气作用于水，则产生不正之物，而生痰，要将气机的调节视为治疗痰病的中心思想之一，即《丹溪心法》中指出的“善治痰者，不治痰而治气，气顺、则一身之津液亦随气而顺矣”。第二，水是万病之源，生命来源于水，疾病也藏在水中，一阴一阳为之道。对于有邪气外加津液成痰者，要有针对性地去除水，以便断绝痰因。根据笔者长期临床和教学体会，“怪病治痰”“疑难杂症治痰”等5种治痰原则至关重要，其具有纲领性及规律性。

一 原则一：怪病治痰

“怪病责之于痰”“怪病多痰”“顽痰怪症”等中医术语，是在临床实践中以不同的化痰、祛痰大法（如吐下法）治愈了某些奇异怪症后而成的医学术语。这一约定俗成的医学术语之所以沿用至今、广为流传，就在于这些描述反映了临床实际，揭示了“怪病”是由痰而生、或“怪病”迁延不愈是顽痰导致的结果。

古代医家所指的怪病，大都是指现在所属精神、神经之类疾病，由于当时人们的认识有限，不理解的统统说是怪病。其实由痰引起的疾病，远远超出了精神神经类疾病的范畴，例如，① 梦游症，白天行动与常人毫无区别，次日则对夜间行为一无所知，堪称怪异。但笔者认为从“痰派中医”理论来理解则非常容易，这是由于痰迷心窍、扰动神明，同时因心气不敛，阳不入于阴、痰气浮动而导致这种病证的发作。笔者曾以化痰安神为主，连治5例，均有效。② 噩梦症，现在这类病证日渐增多。患者非常痛苦，不知道到哪里求医。这种患者表现为梦幻不止，甚至彻夜迷蒙在梦幻中，然形体慓悍、食欲不减，没有心脾两虚、心肾不交，及血虚神疲等见症。这类病证，多属痰火迷蒙心窍导致，按痰论治，其效颇著。③ 无故或哭或笑症患者其实是由于心中停痰，复因阳气浮动导致抑郁的痰笑、痰哭症（然并非精神神经性疾病），前者治痰化痰兼泻心火，后者化痰开窍兼以解郁舒肝，皆可获取卓效。④ 口中怪异感觉。笔者曾经治一位70岁妇人，自称顽固性失眠，心烦、便秘，口渴，特别是口中有难受的甜味感1年多，多方求治无效，无糖尿病史。采用清化热痰法为治（兼用明矾、枯矾、贝母粉吞服），七诊后而顽疾痊愈。⑤ 此外，由痰热扰心或痰瘀胶着而形成的顽固性失眠，痰遏阳气而形成的嗜睡（单纯性嗜睡），以及痰痛、痰麻、痰冷、痰热(多在机体某一局部呈现痛、麻、冷、热)等症。⑥ 机体某一局部时肿时消、时冷时热、时长时短,时张时弛等病证,无一不可称为怪病也!但按照"痰派中医"理论所阐述的"怪病责之于痰"和"怪病治痰"大法对临床诊治疑难怪症,可收到迎刃而解之功。从嗜睡,失眠,无故而笑,无故而哭,身体局部总有无法解释的冷、热、麻、痛等一些决然相反的感觉不适中发现很多相反表现的病证其实来源于同一病理过程。笔者认为这正是"痰派中医"理论所提出的精髓:一体多病,水无形,无论患者表现无论如何变,但只要紧抓水的本质,如果按"万病水中藏"的"痰派中医"理论法则入手,常有柳暗花明之感,值得深入研究。

二 原则二:难症顽症治痰

许多按照现代医学治疗方案,治疗方法不理想的难症、顽症,如果采用常规的中医治法也常疗效不满意,但如以痰为中心来辨证论治常可达"闲庭胜步"之境界。现举数例如下:① 胃肠型感冒:朱肱《活人书》,李梴《医学入门》等古典医籍中讲的痰饮内伏,在发作时形同外感症,很近似西医讲的病毒性胃肠型流行性感冒。病毒引起的疾病,西药只能对症治疗,但愈而复发,难以根治。因此有"感冒虽小,医生棘手"一说,这也包括病毒性胃肠型"感冒",按"痰派中医"理论的观点,袪体内伏痰,使"病毒"无以依附,再继之节制油腻生痰之物,则可痊愈而不复发。笔者治愈这类"流行性感冒,感冒"很多,故敢为广大读者推广。② 睡中磨牙症:每一入睡,即磨牙之声大作,有的甚至白天午睡亦发生磨牙声音,常为同室者厌恶,患者自己也痛苦不堪。常规认识这是虫积,或者一般心火、胃火过旺导致,但采取相应治法则疗效往往不佳,导致病程迁延不愈,患者非常痛苦。注重实践,独立思考是良医的基本要求。如果从"痰派中医"理论来认识,其实此系胃、心、肝、胆蕴遏热痰所致。熟睡时,阳藏阴动,故磨牙发作,严重者可声震窗外。此种磨牙,实系痰热作祟,随阳明经上充于牙齿使然。笔者从热痰入手,以竹沥吞贝母、远志粉为治(睡前1小时服),其效卓著。③ 阳痿:有一类阳痿患者,形体、精力不衰;当然也有心情抑郁、肢体困重而疲惫的阳痿患者(这是痰壅肌腠、经络之候),脉见沉伏有力,舌根部牢覆厚腻苔,且时有性欲萌动,然阳事难举,阴茎弛纵。这类患者,多由于平时恣食豪饮,痰湿内盛遏阻肝经使然。病情显露后,复又以内分泌激素和滋补类药物治疗,反使病情恶化,导致痰浊壅遏更甚,故阳痿不举。笔者以化痰为主,兼以舒肝健脾,嘱其饮食清淡,禁戒烟酒,气顺痰消,阳事即举,收效之速,常出人意料。④ 女性不孕症:有些是由于输卵管轻度阻塞不通,或单侧输卵管不通,似乎是血分病,但临床上并不尽然。这类患者,月经正常,形体丰腴,亦无肾虚及冲任不调等见症,有的患者口中时时泛溢痰涎或唾吐痰涎而难以自控,这是气郁痰阻所致。笔者治疗这类患者较多，常以化痰为主(如以浙贝母、鸡内金、生穿山甲研极细末吞服)，佐以调肝行气，并以辛香化痰行气药研末外敷局部。治疗3个月、5个月不等，九成喜怀身孕。不孕症，西医少有药治，确为难病，若从“痰派中医”理论入手，实属气郁生痰，痰浊阻塞胞宫阻碍受孕所致。⑤ 乙型肝炎(简称乙肝)：现在慢性发病率日益增高，且缺乏理想的治疗方案和方药。乙肝病毒标志物长期阳性或转阴后又复阳，患者惧忧，医者棘手，亦堪称疑难杂症。中医没有乙肝这个病名，然中医中药治疗本病却有许多优势。乙肝病毒标志物其所以久留体内，用现代医学来解释，可以理解为体内有恋毒之物质存在，如血脉瘀阻、气机郁滞，以及肝肾亏损、正虚邪恋等。但这些机制只能解释有相应症状的乙肝病证，然而临床上却有不少患者没有明显的症状和体征，只是在检查出乙肝后或乙肝病毒标志物长期不转阴而自感肝区不适的患者，而乙肝病毒标志物却长期阳性。对于这种情况，只有用痰性黏滞这一病理特点来解释，即痰邪恋毒，病毒附着于痰，痰浊不去，病毒难已，因此化痰祛痰即是解毒。基于这种认识，多年来笔者治疗这类症状、体征不明显的慢性乙型肝炎，以渗泻和化散痰浊为主，兼以解毒疏肝，疗效大都满意。⑥ 顽固性头痛头晕：有的患者，眩晕眼黑，呕恶之症可延续很长时间，若能即时采取彻饮下渗之法(呕恶痰涎特多者，可吞服法半夏、明矾、浙贝母粉)，则可很快止眩制晕平呕恶，故笔者常嘱患者备药以应急。眩晕控制后，再根据患者具体情况，或温肾化痰，或健脾化痰，或和胃化痰，立法遣药不离乎痰，运用得法，便可收愈而不发之效。⑦ 视力模糊，眼花等：此由湿痰、热痰、燥痰上注于目所呈现之视力减退、目昏、目暗诸症及脾肾阳虚痰湿内停之视神经萎缩、病毒性角膜炎等眼疾，很多与痰有关。如玻璃体混浊，西医以检眼镜及裂隙灯检查，可见玻璃体内有尘状、絮状或网状混浊物飘动，有的患者视网膜可出现黄白色炎性渗出物，这些炎性渗出物，不作痰浊上注为患是无法解释的(当然可以是肝肾亏损精血害化为痰，上注于目)。治疗这些内眼疾病，除了纯属肝肾亏损之症外，一般都可以采取化痰为主，再根据不同见证，或兼以滋养肝肾以化燥痰，或兼以疏肝解郁以疗湿痰，佐使之剂可变，化痰主法不移。笔者认为从痰入手，体现“痰派中医”理论的特点及其优势。可见“百病兼痰”之说，顽症、难症从痰治疗，现在仍有很重要的价值。实践是检验真理的标准，此外临床各科的顽症、难症从痰论治者，可谓俯拾即得，兹不一一列举。

三 原则三：痰瘀兼症重在治痰而不是活血化瘀

自古痰瘀是一家，气、水、血同精生，瘀是痰发展的结果，因此，必然出现病理上的痰瘀相兼之症。古代医家看到了这一点，提出了“沫汁相连”，及“痰挟瘀血，遂成窠囊”的论述，对提高临床各科疗效，都具有重要意义。但必须明确的是，痰瘀相兼为患的病证，是以痰为主，即治疗痰瘀相兼的病证，治痰可以使痰瘀分消，而活血化瘀则无法代替化痰浊的作用。痰是瘀的原因，瘀是痰的表现，此即“痰派中医”理论之优势所在。例如，① 现在日益增多的高脂血症和肥胖病，有些患者确实兼有瘀血指征，但如果化痰得法，血脉瘀阻之症则可随之而解。② 老年性前列腺肥大，尿液滴沥难下，殊为所苦。导致前列腺肥大的原因，是老年肾气虚，从而败精瘀血痰聚结而成，笔者常用浙贝母、杏仁、生穿山甲、鸡内金研末吞服为主，化痰散结，再佐以温肾通淋之剂，效果均十分满意。③ 血管神经性头痛，偏头痛。常以虫蚁搜剔顽痰之剂而获效，如蜈蚣、全蝎等虫类药物，都是很好的化痰浊之药。④ 肝硬化很常见，患者常肝区胀痛不适，但不剧痛难忍，经检查肝功能也确有轻微不正常，面色晦暗，舌根部常年牢着少许白腻苔不化，病程较长，患者抑郁悲观。这种肝炎、肝硬化，实质上是痰瘀聚结积于胁下所致，近似古医籍中讲的“肥气”“肝着”之类病证。治疗这种痰证，除内服化痰疏肝药外，并可选用枳实、橘红、浙贝母、土贝母、杏仁、阿魏、木贼、冰片、姜黄等研末外敷，内消外散，运用得当，则不仅肝区肿大可很快缩小和消失，肝功能亦可日见好转。⑤ 痰瘀结石（肝胆结石、泌尿系结石等就是）、痰瘀聚结之腹内肿块，以及痰瘀梗阻之噎膈等，虽然有些患者是痰瘀同病，但都必须以治痰为先。活血化瘀无疑是一种具有现实意义和深远意义的方法，然而这种方法没有把中医痰瘀相关的理论渗透进去，孤立地看待血液瘀滞和瘀血病证，这样势必难以客观地揭示人体复杂的病理变化，而活血化瘀的研究也就很难向更加广泛深入而又符合客观实际的境地发展。

近几年来常常见到有关论痰治痰（多为广义之痰）和痰瘀同治的文章和著作发表。这些文章、著作的出现是深入发掘中医内涵及临床实践需要过程中的必然。

四　原则四：危急症、重症治痰

危急症、重症从痰论治既是西医也是中医治疗危急症、重症的一大法门，也是“痰派中医”理论的重要内容，例如，现在常常以吸痰或气管切开排痰保持呼吸道通畅等应急措施来抢救危急症、重症患者，就是证明。当然“痰派中医”理论中的危急症、重症治痰，并不仅指吸痰排痰治疗，还如：① 恶性肿瘤，特别是淋巴肉瘤或淋巴转移癌之类的癌肿，以化顽痰为主，再根据不同见症，或佐以活血解毒，或佐以扶正养阴，运用得法，可以控制病情的发展，提高生存率。常规治疗癌症基本上采取初期攻邪，中期攻补兼施，晚期扶正等一套治法，疗效甚微。笔者注意到，有些恶性癌肿，放疗可以使癌肿逐渐消散，正好与中医化散痰的治疗方法则很有相近之处。有鉴于此，近年来笔者治疗恶性晚期癌症患者，均采取以化顽痰为主，但剂型、方药应该是多样的，不能单一地靠内服，疗效比以往大有提高。有一例下颌淋巴混合癌，局部切开后，因粘连无法进行手术，转诊到笔者处，单以中药治疗，其大法以化死痰、胶痰为主，已存活13年。又有一位淋巴转移癌患者，原发病灶在腹腔，患者左颈部肿块半月内进行性增大如拳，质地坚硬如岩（2次切片检查均确诊为淋巴转移癌），放疗亦不能使癌肿缩小，经笔者以化痰散结解毒内外兼施，3个月后癌肿基本消失。2年多来一切正常，但患者自称自己能扪及癌肿处有一蚕豆大结节。类似的病例还有多例。笔者治疗恶性肿瘤为时已久，预后不良者常见，但确有许多病例，采取以化痰为主，随患者具体情况"观其脉证，随证治之"，常可以使病情得到有效控制，并有患者死之将至而化险为夷存活10年、3年、2年者。恶性肿瘤，堪称危、重、急症，尚缺乏理想的防治方法和有效的药物。因此，发挥中医各种治痰法则的优势，采取以化痰为其大法，可以在防治本病时，扩大视野，开拓思路。② 阴茎异常勃起之阳强，也多为痰热蕴遏下焦，复以纵欲和房事不节相加，阴火无以涵敛，遂致痰火充斥而阳强不倒。本证阴虚阳亢者有之，但那是少数，阳强之势必不甚，且为时短暂，只要邪火附着于痰，痰火胶着，才会造成阳强经久不衰。笔者在治疗本证时，主要选用化痰软坚散结的药物、滋阴养心舒肝之剂为辅，再以玄明粉溶液浸纱布包裹阴茎，收效甚捷，盖玄明粉亦咸寒软坚清化痰热药也。阴茎若持续2至3日，甚至3至4日不衰，海绵体变黑坏死，无疑是一种危急症、重症。③ 再如乙型脑炎患儿高热不退（此方面笔者老师——罗树生医生心得颇多），出现昏迷、抽搐、喉中痰鸣辘辘；热、风、痰三症并见，如果能有效地采取化痰开窍，则可阻断病情的恶化和发展。危急症、重症和疑难病，采用化痰开窍通络治疗及时，常可使病情化险为夷，或少留后遗症。如果说中风概括西医脑血管意外之类的危急症、重症，以化痰开窍通腑为之救治，常可取效，而活血化瘀则反缓不济急。从古今中医救治危急症、重症的经验表明，可以这样认为，举凡昏迷（即各种痰迷心窍症）、高烧、抽搐及某些急骤险恶之剧烈头痛（中医多称之痰厥头痛）等危急症、重症，都可采取以化痰开窍治则进行救治（当然化痰开窍药的剂型和给药途径，应进一步扩大和改进）。因此，进一步发掘推广治痰大法的理论及其有效方药，将是中医治疗危急症、重症一种重要治疗方法。危急症、重症治痰，古医籍中虽然没有明确地提出来，但危急症、重症治痰的实例、实效，已散见于临床各科。

五 原则五：见痰休治痰

见痰休治痰，不是不治痰，而是用以调整生痰脏腑的功能使痰浊自化、痰湿潜消，或根据痰的性质和患者的虚实情况选用相应的药物，以利于不同性质的痰浊速去。① 如梅尼埃病，其中绝大多数属于中医痰饮上犯蒙塞头部清阳，然而其病来势急骤凶猛，故在化痰法的同时，必兼用疏肝平肝药，愚治此证，除重用茯苓、白术、半夏、泽泻、车前子之外，兼以选用蔓荆子、生牡蛎、钩藤、旋覆花、防风，效果甚好。② 如现在日益增多之肥胖病，本为痰湿之症，如患者年岁较大，短气、乏气、食欲不振，身躯虽肥胖而肌肉却松软如绵，性欲淡漠，则是肾气虚馁，气不化液而聚为痰湿停滞，则又应在祛痰剂中，选加附片、黄芪、制首乌、杜仲、淫羊藿、补骨脂等温启肾阳以化痰。③ 如女患者月经少，白带多，则不仅是痰湿内盛，而且是血走脾经，又应在化痰剂中，选加红花、焦山楂、水蛭、泽兰、王不留行等活血行瘀药，减肥效果才好。④ 西医的老年性慢性支气管炎，及某些抑郁型精神病，多属肾阳不及，水泛为痰，除用化痰肃肺，化痰开窍药外，必需辅以温暖肾阳之剂方可取得满意效果。笔者曾治疗多例抑郁型精神病，患者竟二三天痴滞不语，一言不发，闭眼静睡不食，治疗时，除用远志、石菖蒲、白矾、浙贝母等化痰药外，每剂必重用阳起石和淫羊藿等壮阳药，肾阳一振，心肝之气亦开，患者疗效非常显著。⑤ 如女性轻型输卵管不通之不孕症（如一侧或散段不通，阻塞严重者则临床效果不佳），笔者认为主要是欲孕难孕，情志不畅，津液聚而为痰，复阻塞不通使然。妇女虽以血为用，但输卵管不通等很多不是血病而是痰病（当然有燥痰、湿痰之不同），因此除用浙贝母、生穿山甲、蜈蚣、白芥子等化痰药外，必须同时选用制香附、合欢皮、路路通、柴胡等舒肝条畅情志之剂，其效方显。⑥ 笔者治疗几例"怪病"，手指颜色一日数变，先麻后冷，继而白色如银，旋即又色紫如黛，同时就诊之患者，见之无不呼之曰怪。按其见症及"怪病责之于痰"的学术见解，病属痰证无疑，然化痰剂中必需佐以养肝疏风通络之剂，其中有几例很快痊愈。⑦ 有一种单纯性嗜睡症，患者整天睡意甚浓，一经入睡，即熟睡如泥，往往因嗜睡而误事、误工、误车、误船。本证除用祛痰剂外，还要配伍舒肝、开窍剂，方可奏效。上述举例，均系"见痰休治痰"治则范畴。

"怪病治痰""疑难杂症治痰""痰瘀相兼治痰""危急症、重症治痰""见痰休治痰"五大治痰法则，既是"痰派中医"理论的重要内容和特色，也是整个中医治疗学中的优势和特色。笔者首次以痰立派，不断地发掘新的思路和证据，以期望推进中医发展。希望本书能够为广大医务工作者提供一条治疗各种疑难杂病、疑难重症的新思路，以便推陈出新，与时俱进。

第二节　几种主要的治痰方剂

一　前贤名方

1. 二陈汤

出自《太平惠民和剂局方》。

药物组成：半夏、橘红、白茯苓、炙甘草、乌梅、生姜。

功效：化痰燥湿，理气和中。

主治：湿痰咳嗽。症见痰多稀白、胸痞、恶心、呕吐、脉滑等。

后世医家对本方颇为青睐，加减化裁，创制了众多组成上与之具有一定相似性的方剂，即所谓二陈汤类方。用药辛、甘、苦、淡而温，入脾经最多，整个方的特征虽为化痰燥湿、理气健脾，然出入变化方法甚繁，因此其主治的涉及面很广。主治症状归纳如下：① 脾胃症状：呕吐、呃逆、腹胀、腹痛、不欲食、饮食不下、腹泻(少数便秘)。② 肺系症状：咳嗽、气喘、咳痰。③ 心脑症状：胸闷、心烦、心悸、眩晕、头痛、睡眠障碍(失眠为主，也有嗜睡)。④ 小便症状：小便不利，甚至不通。⑤ 全身症状：发热，或寒热往来，身体各部位的疼痛或麻木。⑥ 女性月经不调、不孕。⑦ 舌质淡，苔白腻而滑。⑧ 脉滑，或弦。其中脾胃与肺系症状最多见，以呕吐、咳嗽为主。而舌脉等体征最多见脉滑、苔腻。可知二陈汤类方主治症状的特点为：脾胃与肺系症状是核心；而边缘症状很广，很分散。因此，想要把二陈汤类方用得准，就要抓主要矛盾，即定位在脾胃、肺之症状；而要想把二陈汤类方用得广，就要思维开阔，充分认识各种边缘症状。古人所谓“脾为生痰之源，肺为贮痰之器”，把痰病之主要病位说得很清楚，同样也反映了痰病的核心症状。而所谓“百病皆由痰作祟”，是说痰病涉及极广，其实也就说明痰病的边缘症状极多。充分说明二陈汤类方是治疗痰病最合适的方剂群。

2. 承气汤

出自《伤寒论》。

药物组成如下：

(1) 大承气汤：大黄、枳实、厚朴、芒硝。

(2) 小承气汤：大黄、枳实、厚朴。

功效：攻下热结。

主治：腹中燥屎结滞。症见大便不通或热结旁流，或发狂痉厥，脘腹痞满，腹痛拒按，脉沉实或滑疾。

本方虽为通腑攻下之方，但胃降腑通则中痰必消，故痰积于中用之效佳。大承气汤是《伤寒论》治疗阳明腑实证代表方，具有通导大便、排除胃肠积滞、荡涤实热作用，故适用于阳明腑实证出现痞、满、燥、实的症候，为临床所常用。方中大黄苦寒，泄热通便，荡涤肠胃，为主药；辅以芒硝咸寒泄热，软坚润燥；佐以厚朴、枳实行气散结，消痞除满，助大黄、芒硝加速积滞排泄，合为“破气散结，泻下清热”之方。据近年药理研究，大黄含有蒽醌衍生物，如大黄素、大黄酸、大黄酚等，能刺激大肠壁，引起血管收缩，使大肠内容物易于排出，从而达到泻下通便作用。芒硝含水硫酸钠($Na_2SO_4 \cdot 10H_2O$)、氯化钠，本品所含之硫酸钠不易被肠壁吸收，在肠内溶解于水后形成高渗的盐溶液，因而使肠道保持大量水分，扩张肠道，引起肠蠕动增强而排便。此外，厚朴、枳实能增加胃肠道节律性蠕动，有利于肠内气体及粪便的排除。据实验研究，整个大承气汤有增强胃肠道推进运动作用；有明显增加肠容积作用；对肠套叠能促使还纳，解除梗阻；还有增加肠襻血流量，降低血管通透性，以及抑菌、抗感染作用。这些都证明本方药“破气散结，泻下清热”的作用是通过增强肠蠕动排出肠内气体及粪便来完成的，从而印证了《素问・阴阳应象大论》中“其实者，散而泻之”的治疗原则。小承气汤，即大承气汤去芒硝，其以大黄为主，枳实、厚朴为辅，减其剂量，欲缓下其邪。仲景用以治疗阳明腑实而以痞满为主的症候。正如《伤寒论》218 条所说：“阳明病，其人多汗，以津液外出，胃中燥，大便必硬，硬则谵语，小承气汤主之。”252 条亦说：“太阳病若吐若下若发汗后，微烦，小便数，大便硬者，与小承气汤和之愈。”可见本方的适应证是潮热、腹胀满，大便难，多汗，谵语等。适用于以痞满为主而燥症未具的症候，与大承气汤用于痞满燥实证候不尽相同，应予区别。临床以本方加味治疗急性胆囊炎，急性单纯性肠梗阻、蛔虫性肠梗阻等出现谵语、便秘、潮热、胸腹痞满，或痢疾初起腹痛、里急后重、舌苔老黄、脉滑而疾等症状者，均有很好的疗效。近些年中医治疗急腹症、热性病的方剂均以本方为基础。实践证明，本方作用迅速，疗效可靠，实为良方之一，笔者屡用，也每获良效。《伤寒论》关于大承气汤的类方列举了小承气汤、调胃承气汤、桃核承气汤三方，从这几个方面的见症及用药来分析，虽然都是根据“实者泻之”“热者寒之”的原则拟定的，但由于药物及剂量的变化，故其作用及适应证也不尽相同。大承气汤攻下之力较猛，主治痞、满、燥、实具备之阳明热结重证；小承气汤攻下之力较轻，主治痞、满、实之阳明热结轻证；调胃承气汤泻下之力较为缓和，主治阳明燥热内结而无痞满之证；桃核承气汤泻热而逐瘀，主治瘀热互结下焦的症候。笔者体会，大承气汤及其类方在临床运用时，不论中西医的何种病，只要具备各方的基本病机及适应证，就可大胆使用，以病机为主，不可被病名所限定。就笔者经验，各方经适当加减，对一些感染性疾病亦有良好的效果，但须中病即止，不可久用。例如，小承气汤加减用于治疗克罗恩病：某患者患克罗恩病 3 年，多处求医住院，效果不理想。症见长期发热，腹胀，腹泻，便血，腹部绞疼，口腔溃疡。采用通因通用、釜底抽薪法，予小承气汤加柴胡、黄芩，黄连，黑栀、沉香、白芍一剂即热退痛止。

3. 温胆汤

出自《三因极一病证方证》。

药物组成：半夏、竹茹、枳实、陈皮、炙甘草、生姜、茯苓。

功效：理气化痰，清胆和胃。

主治：痰热内扰，胆胃不和。症见虚烦不眠，或悸，或呕，或发癫痫等。

胆属于奇恒之腑，以储藏一定的胆汁而又促其正常分泌为核心功能。温胆汤是针对胆气虚寒而设，而其针对的病机核心却是胆气虚寒，分泌胆汁不足，导致胆气郁结，从而使肝气郁结，木郁乘土，脾失健运、胃失和降，形成痰湿，于是上蒙清窍，致头晕、头痛甚至癫痫等发生；痰涉肺致咳，扰心而见心悸、心烦等；痰阻滞中焦见呕恶、呃逆等。同时形成的痰湿又会阻滞气血运行，加重肝胆气机郁结。因此虽然本方针对病机以肝胆气机郁结为本，但其治疗的关键是以祛除痰浊为急，祛痰以缓解上、中、下三焦及机体各部因痰浊阻滞而影响其功能发挥，无论是对于呕吐、心烦等常见病，还是对于眩晕、癫痫等疑难病，只要以痰浊阻滞为核心大多能收到很好的疗效；且此方在《备急千金要方》中记载就可以治疗眩晕、厥证、痹证、目黄等，而现代临床则更进一步扩充其治疗范围，广泛用于临床各症如失眠、发热、头痛、胃痛、胆囊炎、月经不调、注意缺陷障碍等。尤其是对于一些疑难杂病的治疗，如癫狂、抑郁症、中风、冠心病等，可以说祛痰类具有作用范围广泛且疗效可靠的名方。本方以形成痰浊的源头脾胃为切入关键，可从源头上解决津液的运行输布失常形成痰饮引发的诸症，在祛痰方中十分具有代表性，且从古今的临床已证实其可靠的临床疗效，故对其进行系统整理与研究十分有必要。温胆汤的主要适应证：精神神志症状、心悸易惊、头晕目眩、虚烦不眠、口苦、恶心、呕吐、胸闷、苔腻、脉弦滑等。实际上，所有这些症状或体征正是痰证的主要临床表现，可作为诊断痰证的参考指标。

4. 控涎丹

出于南宋陈无择《三因极一病证方论》，由十枣汤化裁而来，以白芥子易芫花为丸而成。

《万氏家传保命歌括》又称为妙应丸，清朝王洪绪称为子龙丸。笔者非常喜欢应用此丹，称其为天下第一丹，痰湿瘀阻是当代患者的时代总特征，采用控涎丹祛痰逐饮，药简而力宏，患者服用非常方便，可谓应时之药。因为药比较凶猛，此丹笔者常自己炮制制作，比较放心。全方由甘遂、大戟、白芥子各等分组成。王子节《绛雪园古方选注》谓："控，引也；涎，读作羡，涎也，水流貌，引三焦之水和涎流出于水道也。白芥子色白入肺而达上焦，甘遂色黄入脾而行中焦，大戟色黑入肾而走下焦。故曰白芥子走皮里膜外之水饮，甘遂决经隧之水饮，大戟逐脏腑之水饮，三者引经各异，涎出于水道则同，故复之为方。"本方用药三味，各有所主，精专力宏，主治一切痰证。应用时的注意本方为峻猛之剂，如何正确掌握其剂型剂量，减小其不良反应，近代医家积累了不少经验。《神农本草经》谓甘遂"主大腹疝瘕，腹满，面目浮肿，留饮宿食，破癥坚积聚，利水谷道"。现代研究证明生、制甘遂均有明显的泻下利尿作用，生甘遂毒性较大，醋制后甘遂毒性下降。有实验表明其有效成分不溶于水。故目前临床多遵从古方醋制后粉碎成细末与大戟、白芥子水泛为丸或蜜丸。《本草正》载大戟"善逐水邪痰涎，泻湿热胀满"，药理研究尚有抑菌作用，逐水力与甘遂相似。《神农本草经疏》谓白芥子"能搜剔内外痰结及胸膈寒痰、冷涎壅塞者殊效"，其有效成分为芥子碱、芥子酶等。朱震亨云："痰在胁下及皮里膜外，非白芥子莫能达。"以上三药相合，攻逐痰饮力大，应用时须以痰水致病实证为辨证要点。李时珍"必实症实脉方可用"。笔者认为凡脏腑经络皮里膜外之停痰伏饮或奇症瘤疾，而每见滑腻之苔、弦滑之脉者，皆可应用。可见证据论治，才不致有偏差之弊。本方的使用方法，《三因极一病证方论》中有："姜汤或熟水下五七丸至十丸，如痰猛气实，加丸数不妨"。现临床仍多采用姜汤或枣汤送服，为减少刺激性，也可选用胶囊剂型。常用量为1.5 g，每天1次，也可视病情每天2～3次服。有报道总量用至250 g，最长疗程可达6个月，并观察到不良反应很小。笔者认为服药时间以清晨服最好。一旦胃中空，药力吸收作用快而纯，一般在空腹服药半小时后即可通便。如在食后服，会将食物与药一并吐出。服用本方多数有呕吐、腹泻等反应，一般停药后即可缓解。因此大抵痰饮在膈上者，必有呕吐，可伴腹泻，在膈下者每见腹泻偶有呕吐。许多医家临床经验亦为"吐泻之后，诸症旋减"，并注意到有的患者泻下甚则如鼻涕状、痰状液便，而在服药10剂以上时，大便又恢复正常。笔者曾对体质弱的患者用药每次1.0 g增至每次5 g，连服3次不但未见反应，而且大便次数亦不按倍数增加，故推测可能与体质、耐受量与"饮"的多寡有关。笔者认为大便溏而不泻为用药标准量。由于攻伐伤正，应用本方当中病即止。张石顽谓"但服此药数服，其病如失，后以六君子调补"。后世医家在痰饮消除后多予六君子汤健脾益气以断生痰之源，或用理气健脾以善其后。笔者则根据患者的具体情况，或饮食自养或肾气丸以收工。临床治病中还可以根据患者的具体情况进行加减，如为加强活血作用可加麝香，热痰明显者也可参照朱丹溪小胃丹《丹溪心法・痰》的制法加大黄、黄柏，灵活运用。笔者体会控涎丹有3种临床应用方法：① 快用，即大剂量猛用，只用一次但是大泄，或是隔几天用1次，这个用法用于急症如急性热病、急性脑病、癫狂、胸腹水、心包积液、急性胰腺炎等病情急重但正气尚健旺的时候，服后禁食2小时，泄后要用准备好的麦面粥补养，粥的温度要略低于体温。② 缓用，即用量可以微泄即可，用于病情不是太急或身体已经亏损正气弱的时候，或者快用后病情缓解但仍有尾巴的时候。③ 慢用，即小剂量使用，以无明显不适为准，坚持长期服用，时间久了病自然消除。这种用法用于久病体弱之人，或者老人，或者娇气怕反应的，慢性病病情不是很急迫的患者。慢用一般极少见到不良反应，长用可使弱人变壮，肥人减膘。

二　自拟方

1. 疏肝泻脾汤

立方之义：痰为脾家之实，脾实应该疏肝。肝在五行属木，选诸木家之药，用以制脾土。痰得木之制化，病乃除。选木药之原则，综合色、性、时、味等要素，大抵颜色青者属木，性状直者属木，采于春天者属木，具疏畅条达之性者属木。

药物组成：茵陈 40 g，竹茹 10～15 g，生麦芽 10 g，黄芩 20 g，枳实 15 g，厚朴 30 g，焦神曲 10 g。

根据中医五行生克的知识，木能制土者。痰浊为患，是脾土壅实的结果。以木制土的法源自医圣张仲景。张仲景治疗阳黄之茵陈汤，实为治疗土家实证之代表方。盖阳黄者，黄色太盛也，为土太过也；色鲜亮者为阳，故名阳黄。木者，肝胆也。茵陈当春先绿，三月而采收，禀木气才盛。其色绿，虽经晾晒而不改其绿，可见其木气之雄。山栀子色黄而寒凉，此似大黄，但其通调水道，使水道得通，津不凝聚，而痰无以生。复加大黄之泻，茵陈之克制，则痰自得消。但木性本升，木药多具上升、外托之性。痰为阴浊之体，应以下降为常、为顺，然痰若夹热，则上升外达。治病有因势利导之法，故欲将痰升托而出者，用肝药。茵陈既为肝木之药，亦颇具升托之性，故痰在上而欲托欲散者，首取茵陈。麦为肝之谷，麦芽当春早绿，将红薯等物发酵，加入麦芽，则清浊立判而糖汁析出，故善于制土而疏肝，亦为肝家之药。常有同行问：欲制痰以木而又恶其升者，如患者容易呕吐等，当如何处理？笔者认为可取胆家之药。盖肝胆同属于木，但肝偏于升而胆主降，故痰浊在中而欲降之，用胆药。《黄帝内经》曰："胆者，中正之官，决断出焉。"降胆之药，首推竹茹。竹茹乃竹子之皮，竹子喜欢生于湿热之地，其性不畏湿可知。竹子出土即直，一茎直上，刚正不屈，是其有中正之性；竹子外实中空，而入于腑。盖府者，聚也，中空而时聚时散也。其性刚直而不阿者，乃将军之特点，药具此性，即所谓将军之药，竹茹是也。肝胆属木，而肝为阴，阴主升则可疏脾；胆为阳，阳主降则可疏胃。胆为中精之腑。中正之官，如有犯上作乱、践法为逆之辈，违忤规矩、妄为越制之举，则由中正之官决而判之，抑而折之，故胆可降逆。竹茹既合于胆，乃为木中之降下药，故前贤有"呕者加竹茹"之论。痰湿中阻而欲降者，主取竹茹。笔者临床中发现竹茹确有降浊之功，需要大大开发利用。

加减运用：痰黏稠而浊厚难以升散透托者，可加远志、川贝母以稀释痰浊；欲助其升透者，可配海浮石。海浮石虽属石而质轻，浮于水上，其为浊物，与痰同气相求，可将痰浊浮之于上。桔梗色白属金，可升亦可降。入肺而达皮，可将痰浊从皮外达。蝉生于黏土之中，值热则外出，出则首蜕其皮，居高枝之上，天愈热而愈亢奋，吸清汁而不食，溺而不拉，禀清阳之性，可托痰浊出于清阳。因此桔梗、蝉衣可为升木制土协助之药。

2. 泻肺汤

立方之义：痰为脾家之实，若以土生金则痰得消，生化之机顺畅。选金药的原则为：大部分色白的药物入金，性凉者属金，质重者属金，性沉降者属金，性收燥者属金，味辛者属金。

药物组成：瓜蒌仁 40 g，厚朴 10 g，桔梗 10～15 g，清半夏 10 g，云茯苓 40 g，旋覆花 8 g，石菖蒲 10 g，郁金 15 g，牡丹皮 10 g，紫苏子 10 g，浙贝母 20 g。

根据五行生克的观点，肺生则脾土消。痰浊既为脾家实证，因此痰浊内蕴，可采用化土生金之法。前列之大、小承气汤即含其义。盖有服承气汤而不泻者，仅见矢气增多，因此，虽不泄泻，中土之痰浊也可以消减。气机降下，土已生金，土自然消减了。但承气汤毕竟属泻法，除承气汤之外，亦有不属泻法而可生金的办法：凡有降胃、消化中焦之效者，皆生金之法也，如保和丸之类即是。之所以化金，是因为痰浊为土家之实。以五行消长而言，金生则土消；以季节而观，秋风一吹，长夏湿热之气即减，亦金生而土消，故消土者金也。以土生金之药，首推茯苓。茯者，伏也。苓者，本为猪之粪也。言该药伏藏于土中，其状如粪。该药生于土中，质地坚硬，气平色白，皆具有金之形象。土化金者也，故二陈汤用茯苓。茯苓之外尚有桔梗。桔梗色白性凉，合之于金，可升可降，宣发肃降而以降为主者。前辈有谓桔梗载药上行，此为见其一而不见其二，见其次而不见其主要作用了。桔梗之外尚有石菖蒲。石菖蒲气味芳香，芳香而可以化浊；其生于石缝，得金水之气，具金水之性。其他如前胡、瓜蒌之类，大抵色白性凉而降者，多可化痰浊为金。张锡纯用生石膏治疗便秘，亦金生而降所致也。生金以消土实，“虚则补其母，实则泻其子”此是治疗痰证王道之法。

3. 通瘀活血汤

立方之义：痰之性，其本体为阴，性多黏滞，停留在络脉，组织间隙的老痰、顽痰、死痰常是各种顽症、怪病久治不愈的根本原因。对此证当选用以虫类为主的通瘀流利滑动之品，使痹阻得除，“大气一转，其气乃散”，而痼疾得消矣。

药物组成：水蛭 20 g，地龙 10 g，土鳖虫 10 g，鸡血藤 15～30 g，威灵仙 30～50 g，王不留行 8～12 g，蜈蚣 5～10 条，川大黄 7～10 g。

痰证是指脏腑气血失和，水湿、津液凝结成痰所产生的各种病证。痰为湿浊之邪所生，深入浅出，无处不到，临床尤为多见，正如前人所说的“百病皆因痰作祟”，因其性黏滞，属重阴之邪，故临证时多胶着难治；而虫类中药药性峻猛，活血破瘀，搜经剔络，自古以来诸名家多有用其治疗顽痰，临证时若应用得法，每可获效。笔者经多年临床观察运用，认为在顽痰的治疗过程中，以辨证为核心，选配地龙、土鳖虫、水蛭、蜈蚣等中药治疗，可明显增加祛痰效果。

第六章　治 痰 九 法

中医治痰大法有其自身的规律，自成体系。“痰派中医”理论中治法的形成与发展，是牢牢植根于近 2 000 年来各种不同学派医家临床实践基础之上的，源远流长，实践性强，因此其治法也非常丰富，如严用和、朱丹溪等提出的治痰先治气；尤在泾提出的攻逐、消导、和、补、温、清、润诸法；刘一仁、俞根初论述痰有十因、十症等，均不乏经验之谈。但上述论述，或失之于隘，语焉不详，或失之于泛，疏阔无序，缺乏纲领性和规律性，这是历代医家的学术见解不一，师承关系不同以受地域差异等因素影响所无法避免的局限性。改革开放以来，生活习惯，饮食习惯，社会经济发展等对现在疾病总的特点有明显影响。现在社会以痰瘀为疾病发生发展特征的潮流正向我走来。作为医务工作者，人们应该继承前人，学好中医学理论基础，学好伤寒和温病的思路和方法，同时也要紧紧抓住时代特征，从临床实践出发，真正做到“学中有创，以创促学”的良医要求。

笔者认为治疗痰病、痰证有 9 种主要方法：吐法、下法、汗法、痰瘀同治法、治肝法、调气法、通阳利水法、改善微循环法、补法。因为痰从本质来讲是体内不正之物的聚集，因此首推攻邪法：吐、下和汗法，从古到今攻邪法就此三法，金元四大名家之一的张子和对此三法的发展有很大的贡献。笔者临床实践中发现大部分患痰病患者通过此三法的治疗可以获得非常好的近期和远期疗效，对于部分由“痰”导致的难病、杂病和不治之症则常常需要 9 种方法辨证施治，临床治病在于圆通变化，随患者具体情况而应对有法，这就需要医师在临床中不断地磨砺和思考了。

一　治疗痰证痰病的总法则

慢性疾病的产生，是由于内因或外因作用于机体组织细胞导致组织器官的功能下降，其中以水液代谢功能下降为中心。因为水为生命之源，也是疾病之源。从而形成中医学中常说的水、湿、痰、饮等病名。因此，“痰派中医”理论提出治疗慢性痰病的总原则如下：① 痰病常表现为一体多病，不要被病名、患者表现所迷惑，慢性病均有体内不正之物的聚集，治病首要任务是祛掉不正之物，反对采用调理、滋补等治法。② 先统一，后辨证，绝大部分慢性病、难病、杂病统一于痰作祟，除掉痰阻后再根据脉症进行八纲辨证或六经辨证。③ 万病水中藏，从水入手，则找到了治疗慢性痰病的关键。④ 提倡采用虫类药物搜剔络脉，组织间隙的老痰、死痰、顽痰，以改善微循环为重点，达到对难病、杂病的有效缓解。⑤ 收工阶段采用通阳化气、补肝肾、滋阴法争取达到对慢性病的彻底治愈。

二　治痰九法

（一）吐法

吐法属于中医的八法之一，它与发汗、泻下三者均被视为将病邪直接逐出体处的重要手段。祖国医学对此类药物、方剂的研究与应用有悠久的历史，精于此法的著名医家历代辈出。吐法分口服药物催吐、药物吹鼻致吐、物体器械探吐等几种方法。口服药物催吐和药物吹鼻致吐都是利用药物的药性来达到呕吐的方法。药物吹鼻致吐指采用辛辣等药物吹入鼻咽部导致放射性呕吐。物体探吐是以探具不断地向患者的咽后壁探动而诱发呕吐。它常与药物催吐结合应用。吐法引起的胃肠剧烈运动，既可排泄废物毒物，也可出汗，畅通气血，兴奋迷走神经，涉及大脑乃至生命的整体功能活动，就能修复出了故障的神经-体液调节功能，就能改变病理状态下的内环境，达到"邪去正自复"的治疗效果。吐必出汗，就包括汗法，吐药在胃肠道停留时间久均可致泻下，祛邪只有汗、吐、下三法，而一吐则三法兼顾。非常重要的是，吐法强烈兴奋迷走神经，则机体修复功能大大提高，祛邪扶正均做到。现代医学也重视吐法在治疗疾病中的作用，有关吐法治病的病理生理机制，可参阅笔者发表的论文（Induced vomiting：a therapeutic option. Int J Clin Exp Med，2016，9(9)：17098－17105.）。

金元时代的张子和对吐法的应用十分精练与独到，其著作《儒门事亲》以汗、吐、下三法贯穿全书，并有大量病例，对后世中医攻邪理论的发展产生深远的影响。他深感"一吐之中，变态无穷，屡用屡验，以至不疑"，因此悟出"《黄帝内经》一书，惟以气血流通为贵"，人体气血，"贵流不贵滞"，机体内环境，"贵平不贵强"。他把汗、吐、下三法融为一体，治疗各种疑难杂证，号称"三法赅治百病"，并直言不讳地说，在临床实践中，应用三法治疗的疾病占到十之八九，众法才占一二。在《儒门事亲》的病例中，仅用吐、下之法治疗的疾病就占 80%左右，将近 90 个病证。

吐法从《黄帝内经》以来，历代医家有所发展，尤其是张子和在这方面的贡献特别突出。可惜到近现代以来，由于中医执业环境和医学教育方式的改变，精于吐法治病的医生却越来越少。笔者每周采用吐法治疗患者数例已多年，确有"屡用屡验，以至不疑"之感慨。对各种顽痰、老痰导致的难症、奇症，甚至尿毒症、肿瘤等均疗效卓越，但吐法毕竟是峻猛的攻邪之法，应用不当轻则可加重病情，重则有致命之虞，在施治时需要详细指导。

1. 适应证

(1) 10～65 岁患者。

(2) 理解吐法原理，愿意接受吐法治疗。

(3) 常规汤药，外治法疗效不佳。

(4) 没有禁忌证的患者。

2. 禁忌证

(1) 性情暴烈不合作者。

(2) 高血压控制不佳者。

(3) 病势临危者。

(4) 严重胃溃疡患者。

(5) 心脏病有过心力衰竭病史者。

(6) 自吐不止者。

(7) 亡阳血虚者。

(8) 各种出血症及有消化道出血倾向者。

(9) 老年气衰者。

(10) 不能坚持忌口的患者。

(11) 不相信吐法能治病者。

3. 吐前准备

(1) 催吐中药液 500～1 000 mL(专利配方，暂不公开)。

(2) 量杯 1 个。

(3) 药液加温设备。

(4) 面盆 2 个：1 个放在患者面前，让呕吐物直接吐于其中；另 1 个则加足清水以清洗探吐工具。

(5) 探吐工具 2 个。

(6) 煮熟的面条或其他饭食。

(7) 温开水 2 000～3 000 mL 或更多。

(8) 多准备一些香蕉、西瓜、苹果等瓜果。

4. 服药

在饭后 30 分钟内开始。服用前药液要适当加温至 45℃左右。由于个体对此药的耐受性悬殊甚大，再者药力太大容易引起腹泻，影响疗效，因此对初用吐法治疗的患者，都要从小剂量开始，一般先服 70～90 mL，服后 2～3 分钟，患者会感到唾液增多，标志着药量已达到，可在规定的时间内探吐；如服药后过了 1 分半钟还无唾液增多的感觉，说明药量偏小，可再服 10～20 mL，时间从第一次服药算起。如果药量仍显不足，也不能轻易再增加，只好在探吐上多下功夫，下次服药时再增加；如果第一次服药已很充足，甚至偏大，下次服的药量可稍微减少。随着吐法应用次数的不断增多，患者对药液的敏感程度会慢慢降低，药量也需慢慢增加，但不能过快，一次服药量最高不得超过 150 mL。之所以对药量如此限制，是因为，量太小吐时有困难，量大了吐出的是稀涎，体液丢失也多，量适中吐出的才是黏稠痰涎。

5. 探吐

（1）掌握服药后探吐的时机

1）服药量与时间的关系：药量偏小的时间可适当长一点，药量偏大则稍短一点。

2）人与时间的关系：个体之间的差异甚大，有人服药后 2～3 分钟就出现药力走下的现象；有人服药后要过 8 分钟甚至更长的时间再开始探吐才会收到最佳的治疗效果。由于治疗前无法知道时间长短，只好先从短时间开始，初次用吐法治疗的患者在服药 3～4 分钟探吐，以后再根据各人的情况给予适当的调整。对其中极个别服药后 2～3 分钟即出现药力走下的患者，用补救措施处理（后面详细说明）。对于病程长的患者，估计治疗的时间要长，服药后的起探时间要短，不要超过 5 分钟，以确保张子和所说的“药不留中”。

（2）手法及注意事项：插探具时手法要轻柔，先在舌面轻轻探几下，逐渐向舌根部试探，以免刺痛患者而拒绝探吐。此时口水如果由单滴变成串珠，说明呕吐即将开始，可向深部加快探吐的频率，促使胃内容物一涌而出。还需要注意的是，如果前两口呕吐的是药液，可暂缓 1～2 分钟再探（特殊情况者例外，后面详细说明），如果呕吐的是痰涎与食物或带少量药液，可继续探吐。在探吐过程中，可吐几口，休息一下，再探吐，尽可能把胃内容物吐尽。接着再吃香蕉或西瓜，吃后喝温开水 600～800 mL，再接着探吐。既好吐，又能补充体内因呕吐而丢失的钾；重复 1 次。胃内容物吐干净后，再吃香蕉、西瓜（条件不具备时也可吃饭），吃过后的服药时间、剂量及探吐均与第一次相同。患者身体健康，配合较好，可如此进行 3 次。最多者不得超过 4 次，最好不要少于 2 次。初用者一般以 2 次为好。考虑到前 2 次药液进入血液的部分仍在体内存留，因此自第 3 次起，服药的量要减少，探吐的时间要提前。总之，以吐后不发生腹泻为原则（仅 1～2 次软稀便不属腹泻）。每探 1～2 口即洗一次探吐器，以保持清洁，不致让患者以不卫生为由而拒绝治疗。

（3）治疗程序：吃饭—服药—探吐；吃瓜果—喝水—探吐；吃瓜果—喝水—探吐，此乃第一次服药的治疗程序，第二次甚至第三次服药、治疗程序相同。不同的是，服药之前吃的是水果（量要大一点，条件不具备的也可吃饭），最后一次服药除按上述程序治疗外，还要在结束前用温开水进行 1～3 次洗胃。

6. 药力走下的补救措施

药力之所以会走下，就个体而言，一是剂量偏大；二是探吐开始的时间偏迟。药力走下的表现形式有三种：一是未吐先泻；二是先吐后泻；三是刚有下泻的感觉，如服药后先是干呕，但未呕吐，很快干呕的感觉消失，反而感到腹中或痛，或胀，或肠鸣或肛门下坠，产生便意。如果按照上述的操作程序进行，前两种反应已很难发生。万一发生第一种情况，立即吃香蕉或西瓜，吃后再饮水，饮后立即探吐，接着再洗胃一次，以后便可按第二次的服药法进行，但服的药量和探吐的时间都要减半。第二种情况的发生多在治疗结束之后，很难及时补救，除在夜间腹泻会影响睡眠外，对整体疗效影响不大，唯一可采取的补救办法就是在下次治疗时或减少药量，或提前探吐。第一种情况相对较多见，补救的办法是立即探吐，并加强探吐的力度，一旦呕吐，则便意全消，千万注意不要一有便意就上厕所；注意在下一次治疗时或减少药量或提前探吐。

7. 治疗中可能遇到的困难及处理方法

主要是指在应用吐法治疗时，因为某种原因不能正常进行而言的。鉴于此类患者占有不小的比例，如不设法解决，对吐法的广泛应用无疑会产生阻碍。要想解决它，首先要找到原因。这里既有心理、病理、病情的原因，还有性别上的原因。尽管处理的方法各不相同，但有一点是比较一致的，那就是把不能正常进行的吐法而正常地进行下去。对此，笔者总结出一些经验，姑且称为“二增一减快速促吐法”：

(1) 增加胃容量以提高胃压，如饭后紧接着吃香焦、西瓜之类的水果，使胃中有饱胀感，吃后即刻服用吐药。

(2) 吐药的用量相对偏大一点，比原计划多用 10～30 mL。

(3) 缩短服吐药后的起探时间，临床证实，不少患者在第一次服药后的反应比较敏感，常见出现干呕现象，甚至直接把药水呕吐出来。对此，首先考虑的不是疗效，而是确保第一次应用吐法成功，即不让患者对吐法产生畏惧从而拒绝应用吐法治疗。也就是说，对直接呕吐者就让他呕吐，呕吐不佳的还要以探吐。对干呕者则立即探吐，此时探吐很容易呕吐，如此则可使患者在没有感到“吃不消”的情况下完成第一次呕吐，患者心里对吐法会产生一种“不过如此”的感觉，这就会继续应用吐法治疗。

吐法治疗中出现的困难及处理方法：

(1) 畏惧心理。一怕苦药难喝；二怕呕吐的痛苦大；三怕自己身体虚弱，吐后会更虚弱。尽管产生畏惧的原因很多，但重要的一条还是对吐法缺乏了解，所畏惧的痛苦与危害大多数是从对吐法的歪曲传言获得的。处理：① 耐心、详细地解释吐法的真实情况，打消人为造成的畏惧心理。② 采用“二增一减快速促吐法”。

(2) 依从性差。一部分患者不能很好地配合治疗，另一部分患者对吐法能治病持有怀疑态度。处理：对前者① 接受后用“二增一减快速促吐法”治疗。② 仍不行时，暂停用吐法，先用中药治疗 2～4 周后再用吐法治疗。对后者：① 打消其顾虑。② 应用“二增一减快速促吐法”治疗。

（3）患者心情急躁，打乱了呕吐反射程序呕吐这一动作的完成。呕吐是腹肌、胃肠道平滑肌、膈肌共同收缩的结果。如果患者在产生呕吐感觉时用力以助吐，则会使收缩的腹肌、胸肌、胃肠道平滑肌、膈肌随之松弛开来，呕吐的反射程序被破坏，没有达到预期的呕吐目的。这可能与患者的急躁与否、主动与被动有很大关系。自主用力呕吐的最大危害是用力导致腹肌、胸肌、胃肠肌、膈肌松弛可以解除因要呕吐而出现的瞬间窒息感，一旦这种感觉存入潜意识变成条件反射，则对以后的治疗极为不利，因此要及时处理。

1）耐心向患者讲清讲透呕吐的反射原理；安抚患者不要急躁，要有耐心。多数患者经过开导都能慢慢地纠正过来。

2）应用“二增一减快速促吐法”，但鉴于女性患者发生这种情况明显偏少，因此原则上初次治疗时尽量少用或不用此法。

3）根据患者的呕吐规律，应用探吐技巧，人为制造干呕期，即注意观察，发现患者正要出现呕吐反应的瞬间立即停顿一下再探吐，使患者可能发生的呕吐变成干呕，干呕的反应一过去就立即再探，如此 2～4 次，患者的口水流出一定很多，在探到要出现呕吐反应时，快速探几下，使呕吐在患者还没来得及用力的情况下就一涌而出。

4）三者联合应用。

8. 治疗中可能出现的意外及处理

（1）个别患者对探吐药较敏感，服后会出现面部发烫与潮红。处理：一旦有发烫感觉，立即探吐，并多用清水洗几次胃，下次再服药水需要减小剂量，只用原来的 2/3 量即可，不影响继续治疗。

（2）如有个别患者在治疗过程中，口腔黏膜被探具擦破，可在治疗后服用消炎药，以避免引起感染，若治疗后感觉口腔痛，可服西瓜霜等药。

9. 结束治疗

（1）处理呕吐物先用筷子或小木棍在呕吐物的盆中搅动几下而后快速挑起，估计数量，观察颜色与黏稠度，以便作为评估疗效的依据，而后将呕吐物清除干净。

（2）清洗各种用具。

（3）将治疗的全过程（包括时间、痰量及痰中有无胆汁等）简明扼要地记入医案。

（4）吐后患者多有口渴思饮感觉，各种冷饮、瓜果均可随便吃喝。

(5) 如有头晕者饮冷水一杯即解。

(6) 在安静的环境下休息一会儿，让吐后体内的气血自行调和，如能自然地睡上一觉则疗效更好，严禁发火动怒，哭嚎悲伤，以免气机紊乱，促使痰的再生加快，影响疗效。

10. 忌口

吐后当日特别是第一顿饭忌食各种鱼类、肉类及厚味等难消化的食物，应食稀粥等清淡食物，如能以萝卜煮米汤调养则最好。在整个疗程中，禁食虾、蟹类，疾病痊愈、停用中药后还要忌食1年。

11. 疗效评估

疗效评估包括以下两个方面。

(1) 症状改善得越明显疗效越好，反之则差。例如，曾有位精神分裂症患者，在患病的4年内，住精神病院3次，幻听仍然未消失，改用吐法治疗，第二次吐后，回家未吃饭便睡着，第二天醒来，感到头脑从来未有过的清醒与舒服，幻听于吐法治疗的第17天消失。另一位精神分裂症患者，单用西药治疗3年幻听未消失，于用吐法治疗的第8天消失。

(2) 从痰看疗效吐出的痰涎越多越稠疗效越好，如果带有许多胆汁则疗效更好，痰少而稀薄则疗效较差。具体划分：250 mL以下为少，250～400 mL为中，410～700 mL为多，700 mL以上为特多。

吐痰少的原因有以下几点：

(1) 初用吐法，医生对患者的药物耐受性还未掌握，不敢充分应用药物，未达到应有的治疗力度，几次过后会自然纠正。

(2) 患者不配合，无法将治疗进行到底，对此的处理方法：一是劝其好好配合；二是停用吐法，加强中西药治疗，待病情减轻、认识提高后再用。

(3) 病情好转，体内痰量减少，疾病朝痊愈方向发展，此时应把吐的间隔时间逐渐延长。

(4) 症状明显而吐痰量少者，不是体内无痰可吐，而是痰邪弥散。对此应加大吐法的治疗力度，吐过5～7次后，痰涎会逐渐增多，可达中、多量，病情也会随之明显减轻。如是正在治疗中的精神类患者，西药还远未减尽，本来每次吐痰都属多量，突然痰量减少，除考虑应用吐法本身有可能失当外，还应考虑西药减量过快而使疾病逆转，而症状还未在临床上表现出来。此时一应暂缓减药；二要加快吐的频率及力度。

12. 应用频率

开始二三天吐一次，甚至七天吐一次；根据病情的改善情况与患者对吐法的耐受程度，逐渐改为四五天、六七天吐一次，直至无痰可吐或吐出的痰涎很少为止。

不同疾病，甚至同一种疾病的难治与易治悬殊甚大，笔者治疗一位丛集性头痛患者，病史有20多年，使用吐法一次就明显缓解，随访2年一直未发；有的精神分裂症患者在30次内即可治愈；有的却要吐100次以上，甚至几百次，不可一概而论。

13. 治疗力度的掌握

上一节已经提到，吐法的治疗力度可由操作者灵活掌握，这可从以下两个方面着手：

(1) 就每一次治疗而言，喝1次探吐药与2次、3次大不一样。

(2) 就治疗频率而言，1天治疗1次比2天、3天、7天治疗1次不一样。根据这两条原则，在治疗的关键时刻和疾病将近痊愈时期，操作就可分别选用强、弱不同的治疗力度。

(二) 下法(六腑以通为淋)

所谓下法，就是用泻下方药使机体排便功能增强而达到祛痰治病目的的治疗方法。下法的适应证很广泛，一直为历代医家所应用，特别是在抢救危重病方面，更是屡建奇功。

1. 下法的历史发展

关于下法的记载，最早见于《黄帝内经》。《素问·阴阳应象大论》说："因其重者而减之""其下者，引而竭之；中满者，泻之于内""其实者，散而泻之""血实宜决之"。《素问·热论》说："其满三日者，可泄而已。"可见《黄帝内经》对下法的认识已较深刻，认为下法的适应范围是"中满里实、热病满三日"入里及血癖等实证，为下法的产生与发展奠定了初步的理论基础。《神农本草经》是我国第一部药学专著。书中记载的泻下药物绝大多数至今仍是中医临床常用的泻下药，这为下法的产生和发展奠定了初步的药物基础。

汉代张仲景对下法做了系统论述，所著《伤寒杂病论》中有133条提到下法的适应证、禁忌证，对疑似证反复辨析，制订的泻下方剂达31首之多，竟占《伤寒杂病论》全书112方的27.1%，把下法广泛地应用于外感时病和内伤杂病的治疗。根据泻下作用的不同，初步把下法分为峻下、轻下、缓下、润下等，进一步促进了下法的发展。例如，承气汤根据病情的轻、重、缓、急不同，就分别创制了大承气汤、小承气汤、调胃承气汤与桃仁承气汤四首方剂。

金元时期刘完素善于应用下法，强调不论风、寒、暑、湿等内外诸邪所伤，有汗无汗，只要有可下之证就应该使用下法。张子和继承与发扬了《伤寒杂病论》中有关汗、吐、下三法的全部精华，应用其中攻邪三法的所有方药，倡立"陈莝去而肠胃洁，瘀瘕尽而营卫昌，不补之中有真补存焉"之论，体现辩证法的哲理。他把泻下的治疗机制，提高到“下者，推陈致新也”的角度来认识；在临床上扩大了下法的适应范围，突破了六经辨证的常规用药规律，使下法及其理论成为攻邪学说的重要理论支柱与治疗手段，并给后世医家以极大启迪。

明代著名的温病学家吴又可深明下法的奥义，认为诸经之邪均可入于肠胃形成阳明腑实证，只要邪气一旦入于肠胃都可用下法，提出了“温病下不厌早”之说，从而发展了下法在温病领域的应用。

清代程国彭在《医学心悟》中同样把“下法”列入“医门八法”之中，从方法学的角度对下法的具体应用单独做了专门的介绍。清代温病大师叶桂、吴瑭等擅长使用下法。他们在吴又可“温病下不厌早”的基础上，进一步扩大了下法在温病临床上的应用，并在“温病必伤阴液”的理论指导下，创制了增液汤、增液承气汤与宣白承气汤等方剂。20 世纪 70 年代，下法在临床各科的应用上，特别是对急腹症的治疗取得了很大成就，进一步促进了下法的发展。当代李晏龄教授用下法解决儿科棘手难题，姜静娴对下法治疗西医棘手难题方面的优势，也颇具张子和攻下遗风。

总之，下法源于《黄帝内经》，经历代医家的补充，使之不断发展与完善。在西医传入我国之前，下法在抢救各种急、危、重患者的临床实践中，常常能釜底抽薪、起死回生、化险为夷。

2. 下法的具体方法和应用范围

下法，在金元时期以前，用导泻的药物，荡涤肠胃燥结，比较单一。张子和把凡能通达气血，祛除邪气，使之从下而行的多种治法均在下法之列。他认为“催生、下乳、磨积、逐水、破经、泄气，凡下行者，皆下法也”(《儒门事亲 · 汗吐下三法该尽治病诠》)。大凡邪滞宿食蕴结肠胃脘，杂病腹满拒按，黄疸食劳及寒湿痼冷，热客下焦，痰饮食滞，里热未尽，瘀血积滞而致中下焦之里实证(经血不调、小便下利、腰胯痼及外伤疾病等)，皆可随证下之。

(1) 下法的内容：对热壅、寒结、水聚、痰滞、血瘀导致的病机，可采用凉下、寒下、热下、温下、调中攻下之剂，其中寒凉之剂占多数，如承气汤、导水丸、八正散、五苓散、禹功散等，同时常用攻下药物中寒凉药占主要部分，笔者认为牵牛子、大戟、皂角有小毒，巴豆、甘遂、杏仁等有大毒，当慎用，在攻下应不忘顾护其正气。寒下可分为 5 个类型，调胃承气汤为泻药之上药，为重剂。大、小桃仁承气汤次之，陷胸汤又次之，大柴胡汤为轻剂。把泻热、利水便、抽搐、发热的洗心散，内外上下蓄热而下泄的黄连解毒散，解上下蓄热而泄的神芎丸，凉血而行经的四物汤列为凉下之药。温下药方面，把消散诸积的无忧散列为上药，把利水的十枣汤列为上药，把黄芪丸、缠金丸列为热下药，润燥通府的神功丸列为调中缓下之药，倡导急性病用汤药，慢性病宜用丸药治病。“急则用汤，缓则用丸，或以汤丸”(《儒门事亲 · 凡在下者皆可下式》)”张子和在《儒门事亲 · 凡在下者皆可下式》中对不同证候，列举了不同的下法。指出："大人、小儿一切所伤之物在胃脘。如两手脉迟而滑者，内实也，宜下之。"并根据病情的变化，提出了"皆可下之""犹宜当下之""当再下之""故可下之""皆以急下之"等6种下法，论证确切。

下法的特色：张子和认为"下法即是补法"，凡大积大聚，大病大秘，大固大坚，下药即是补药。《黄帝内经》唯以气血流通为贵，而"世俗庸工，惟以闭塞为贵，又止知下之为泻，又岂知《黄帝内经》之所谓下者，乃所谓补也，陈莝去而胃肠洁，瘀瘕尽而营卫昌，不补之中有真补在焉"(《儒门事亲·凡在下者皆可下式》)。亦即"损有余即补不足，下中自有补"(《儒门事亲·推补法利害非轻说》)之谓也。不仅临床应用之病种非常之泛，并切实掌握病情轻重，体质强弱，欲下则下，欲止则止，反复攻下，中病则止。"中病即止，不必尽剂，过而生衍；沉积多年羸劣者，不服陡攻之药；虚中积聚者，只可五日一服"(《儒门事亲·凡在下者皆可下式》)。

笔者在临床治疗痰证多采用控涎丹治疗痰瘀，控涎丹的攻下作用是祛痰良药，具峻泻攻逐的功效，服药后在短期内可促使大便泻下，尿量增加。这样除了单纯消除水肿和痰湿之外，还可改变病灶局部的渗透压，改善局部血液循环，促使炎症及其病理性渗出物的吸收。笔者在临床实践中体会到，痰饮一旦形成，因其流动不居，能随气升降，可以影响多个脏腑，临床表现复杂多端，如水饮凌心则悸，射肺则咳，阻遏清阳则眩，流注四肢则为肿为痛等，不一而足。此时一般方剂往往难以取效或缓不济急，而控涎丹虽然功效比较猛，却擅于祛痰逐饮，于此类病证最为合拍。《方剂学》教材将其主治定为"痰伏胸膈证"，但笔者应用控涎丹的经验是：急病急应，缓病缓随。根据患者情况可先泄后补或先补后泄；可持续攻击，间断服用或间断服用，交替使用。在临床治疗中得心应手，大大拓展了控涎丹的治疗范围。

三 汗法(病从汗解)

汗法就是用具有发汗作用的药物或者其他物理上的处理，使患者出汗或者使汗出正常，藉以达到治疗疾病目的的一种方法。当代学者河北中医学院李士懋前辈对汗法有许多独到见解和经验，值得深入学习和实践。汗法是中医治疗疾病的八法之一，是驱邪外出的重要法则。汗法的理论源自《黄帝内经》，其辨证论治体系奠基于张仲景。刘河间、张子和将汗法推至顶峰，认为中医治病应以攻邪为先，邪去而元气自复。驱邪之法有汗、吐、下三法，三法可以兼众法，无第四法也。近年攻邪法治病包括汗法已日渐荒疏，令人惋惜。

1. 汗法治病的机制

人体出汗，中医认为是人体阴阳变化过程中的产物，它具有和调人体阴阳偏胜的重要作用，换句话说，也就是认为汗是人体正常生理活动产物，有调节人体内外环境的功能。例如，在天气热，活动多，运动虽大，或是在饮食辛辣刺激等食物，人体内的阳气受到温热作用而产生偏胜的时候，便会出汗，因此而产生的阳气偏胜现象，便可以因出汗而趋于和调；在天气冷，活动少，运动小，或者饮食冰凉酸苦等食物，人体的寒气受到寒凉的作用而产生偏衰的时候，人体便不出汗以保护阳气。又例如，有病发热时，到快要退热的时候，一般总要先出一点汗，然后才能慢慢地退热，这时候的汗，中医便认为是正气战胜了邪气的表现，是人体调节功能恢复的象征，因此中医说："今邪气交争于骨肉而得汗者，是邪却而精胜也，精胜则当能食而不复热"（《素问・评热病论》），如果发热的患者，始终不能出汗，中医便认为这是患者调节功能丧失，不能恢复的现象，这样的患者，预后便很坏，因此中医又说："温病有汗则生，无汗则死"（《温疫论》）。以上这些都说明了汗是人体中正常生理活动或者病理生理活动的产物，是人体调节功能正常与否的重要指征。正由于中医对于汗的认识是这样，因此汗法从本质来说，与其说它是发汗的方法，还不如说它是增强人体调节功能，激发人体保卫作用的一种治疗方法。如果从本质上来看，则是一种促进肌表调节功能，沟通体内外环境，排出体内不正之物也就是治疗内痰，同时也是激发人体保卫作用的一种治疗方法。

同时必须认识到，人体的正常汗出，绝对不是水液渗出皮肤那么简单，必须阴阳充盛，且阴阳升降出入道路通畅，即阴阳调和，方能正汗出。而阴阳的充盛和升降出入道路的通畅，乃是一个极为复杂的过程，是一个全身的脏腑器官、经络血脉、肌肉筋脉骨，直至肌肤、毳毛都协同参与的复杂过程，其中任何一个环节的障碍，都可导致汗出的异常，或无汗，或邪汗、脱汗等。发汗法，就是通过发汗，调动全身的功能，使阴阳调和且升降出入道路通畅，而使正常汗出的一种治疗方法。

而且，这一复杂的纹理网络系统，即刘河间所称之玄府者，功能亦极广，绝非仅仅是通过汗孔的开阖以驱邪外出，或保持内环境的稳定，而是阴阳升降出入的道路，是人体所有物质、功能升降出入的道路，因此经云："升降息，则气立孤危；出入废，则神机化灭。"气绝神灭，那就是生命的终结，可见这一纹理网络系统何等重要，性命攸关。因而，开通玄府、驱邪外出的汗法，是治疗诸多疾病的一大法则，应该掌握、运用好。

2. 汗法分类

汗法可分为广义发汗法与狭义发汗法两类。

(1) 广义发汗法：是指用汗、吐、下、温、清、补、消八法，使阴阳调和，可使正常汗出者，此即广义汗法。广义汗法有两个关键点：一是八法皆可令人汗，可致汗出，而非必然汗出。若用八法而得正汗者，则属广义汗法；若未得汗，或反见邪汗、脱汗者，则非广义汗法。二是强调正汗出，若用八法后所出者非正汗，而是汗出不彻，或邪汗、脱汗，当属误治，也不属于广义汗发法。

一般认为吐法也有发汗作用，但李士懋前辈认为吐法并不直接发汗，而是邪壅上焦，因势利导，在上者，引而越之。上焦邪去，肺气得开，卫气得敷，津液得布而汗出，是属广义汗法的一种，吐法并非狭义汗法。笔者在临床治病中采用吐法治病较多，仔细观察发现在吐法治疗过程中，患者出汗常常是正汗出的表现，更多地表现为狭义汗法的特点，确实值得深入研究。

（2）狭义汗法：是指经服发汗剂或蒸熨灸熏等法治之后，必令其正汗出的一种方法，称狭义发汗法。在狭义发汗法的概念中，有两个关键点：一是使用发汗法或药物后必令其正汗出，即必经发汗使正汗出而邪乃散的一种治疗法则。若虽予发汗剂而汗不出，或汗出不彻，则为误治或药力未达。二是强调所出之汗必须是正汗，若为邪汗、脱汗，则为误治，皆非狭义发汗法。

3. 汗法的适应证

汗法是攻邪治病法之一，既要分清虚实表里，也要把握发汗的度，这样才能保证疗效，避免风险。汗法不仅用于表证，亦用于里证，如邪陷于里之沉寒痼冷之征，以及寒邪客于三阴引起的病变等。现代医学的脑卒中、高血压病、冠心病、肾脏疾病、肺系疾病、肠胃病等，皆可施以汗法。但并非表证皆可发汗，里证亦可用汗法，正虚兼寒凝者亦可发汗，把握汗法的度才是关键。

4. 汗法的疗效标准

发汗后，有的患者症状减轻，疾病痊愈；有的患者病情未减，甚至加重。其中的原因是因为同样是汗出，有的为正汗，有的为邪汗。邪汗临床特点：① 局部汗出，往往是头部或头胸部汗出。② 阵阵汗出，往往是上部阵阵汗出。③ 大汗或汗不彻。④ 汗出热不衰，脉不静。正汗是表解里和，阴阳调和之自然汗出，其临床特点：① 遍体皆见，头、躯干、四肢皆见汗。② 持续不断，汗出可持续半夜或整夜。③ 微微汗出。④ 随汗出而热衰脉静。

5. 汗法的应用技巧

发汗剂首推麻黄汤及其衍生方，但在临床应用时常常并不见得汗出，且用量并不少，连续用药数日乃至数十日，亦未见出汗。欲用发汗剂令其汗，不仅有是证，用时是药，且须用之得法，方可汗出。前辈李老提出的辅汗三法非常好，其法包括：① 喝热粥，或多饮暖水。② 温覆。③ 连续服药：不能早晚各一煎，而是每隔二三小时服一次，直至正汗出乃止。实际上更有临床医师胡万林提出服药前先让患者短时的运动如跑步，以达到更好地发汗效果。笔者体会此法对于里证效果更佳。若未见此正汗，则继续服，直至二三剂。若未见正汗而先见变证，则不可续予发汗剂，当观其脉证，知犯何逆，随证治之。辅法三法的作用有三：一是助其发散之力，促使汗出；二是调节汗出的程度，防其汗出不彻或过汗；三是益胃气，顾护正气。

6. 汗法应用时的注意事项

运用汗法来作治疗时，必须注意下列几点：① 忌风：经过汗法处理后，患者必须忌风。如果不忌风，那么即使服了发汗药和进行其他物理取汗方法的处理，患者也不会出汗。② 忌冷饮：经过汗法处理后，患者必须禁忌冷饮，如果服了冷饮，患者也不会出汗。③ 药应热服：药物取汗，不论其系服何种方剂，药均应热服，服药后再吃热粥并温覆，因为这样能帮助药物发挥取汗的作用。④ 忌汗出过多：用汗法处理患者，以保持微汗为好，不能让患者汗出过多。如果患者汗出如洗，必须设法减少患者出汗，否则不但不能达到治疗目的，反而会引起其他不良后果，且汗法在同一病证同一时期可以重复，但不能反复应用。

四 调肝法

人体脏腑的功能活动，依靠气的升降出入运动，如果气的升降出入失调，会导致脏腑功能失常，津液代谢障碍，水津停滞而为痰饮。气的升降出入，也依赖脏腑功能的正常和协调。此两者是互为因果的关系。中医认为肝的生理特点是主升、主动，这对于气机的疏通、畅达、升发起关键的始动作用。也就是说，水液的正常运行和输布依赖于少阳相火的推动，水病常常由于相火的亢进或不足。因此，肝的疏泄功能是否正常，对于气的升降出入之间的平衡协调起关键作用。肝的疏泄功能正常，则气机调畅，气血和调，经络通利，脏腑、器官等的活动也会正常和调。若肝失疏泄，则气机郁结，而致津液代谢输布障碍，产生痰、水等病理产物，故可曰："肝亦为痰之源。"既然肝与痰饮的关系密切，临床上不少痰证可从肝认识，从疏肝调气来治疗痰病痰证。如久郁伤肝、痰气郁结之癫证，暴怒伤肝、痰火上扰之狂证，均需以理气解郁、泻肝清火等法分别治之。痰致病广泛，随气升降，可阻于各脏腑、经络、筋骨肌肉，肝气失于疏泄所生痰证，症状变化多端。临床中即使肺、脾、肾等诸脏腑失调所致痰饮，也应佐以调肝治之，便可使气机通畅，气化有常，脏腑功能协调，而气血通畅，痰饮自除。痰浊是导致中风、眩晕、痫证、痉证、颤证等的主要病理基础，临床从痰浊论治各种内风证，可获得较好临床疗效。观治痰方剂，无论寒痰、热痰、燥痰，诸脏腑失调所生之痰，多有疏肝行气之药，譬如阴霾密布，得风而自散矣！

因此，从肝论治痰证，可治因痰而起的怪病、杂病，疗效显著。但肝的生理、病理复杂，且有体阴用阳的特点，病有标本缓急之辨。即最初只因肝本脏自病所发生痰证，随着疾病的变化，也可出现他脏病理改变。故在临证应突出重点，标本兼顾，灵活运用调肝治痰法。

五 治气法

治痰必调气治疗方法的提出，是因为气有两层含义，一是构成人体和维持人体生命活动的精微物质；二是指脏腑组织的生理功能。气在体内的有序运动，正如《灵枢·脉度》篇所描述的“气之不得无行也，如水之流，如日月之行不休，故阴脉荣其藏，阳脉荣其府，如环之无端，莫知其纪，终而复始”。而升降出入则是气运动的基本形式。若气受到外感或内伤的损伤，导致气机逆乱，该升不升，该降不降，出入异常，水为生命之源，气的作用基础在水，病气则导致水液代谢紊乱，就会变生痰病；“气旺则津生，气滞则水停”，水停湿留，痰饮自生，并随气遍布全身。王纶的《明医杂著·老痰》篇说：“人之一身，气血清顺，则津液流通，何痰之有?”因此，笔者认为治痰只辨寒热，不重调气，非治本之法也。《素问·阴阳应象大论》曰“治病必求于本”，可谓千古不易之名言。痰乃气机失调，水湿停滞所致，故治痰必调于气，才是本于《黄帝内经》之旨。对于治痰调气之法，笔者依据气的本性、运动形式及气逆生痰之病机，归纳整理为升提、顺降、补气、行气四大法则，并应用于临床，收到了满意的效果。兹分述如下：

1. 升提法

升，具有升散、开宣之意；提，有提起下陷之气的作用。因此升提法有升散、开宣、提起的功效。当肺气郁闭，邪不得散，中气下陷，脾不升清，痰浊壅肺，阻滞中焦之时，就用升提法开宣肺气，升提中气，使气行津布，脾健湿去，则痰饮自清。常用的药物：麻黄、桔梗、防风、升麻、柴胡等。

2. 顺降法

顺，有和顺之意；降，有降逆、镇逆之功。顺降法是为痰阻气逆而设。痰阻气道，肺气上逆而见咳嗽、哮喘；痰阻中焦，胃不降浊，胃气上逆而见胸闷、呃逆、恶心、呕吐。用顺降法镇逆祛痰，肺气清肃则咳止、喘平；胃气平和，则胸闷、呃逆、恶心、呕吐症状可消。常用药物：紫苏子、半夏、杏仁、生姜、旋覆花、代赭石等。

3. 补气法

“虚者补之”。补气之法适用于气虚之人。肺、脾、肾三脏之气，与痰的生成密切相关：肺气虚，不能敷布津液；脾气虚，不能运化水湿；肾气虚，不能蒸化水饮，导致津液不能流通，水湿停滞，痰饮内生。因此，补气以化痰就成为治疗气虚生痰的基本方法。常用的药物：党参、黄芪、茯苓、白术、干姜、熟附子、肉桂等。

4. 行气法

“气滞则水停”。气机阻滞，不能充养周身、行津化液，水液代谢受阻痰饮丛生。因此，滞宜行、郁当疏，用行气法使津布、液化，痰无生源而消于无形。常用的药物：

枳壳、枳实、厚朴、陈皮、瓜蒌、大腹皮等。

总之，治痰必调于气的提出，实乃是遵“治病必求于本”的古训。临证治病必须树立全面、整体的辨证观，才能跳出“见痰治痰”的窠臼。

六 通阳利水法

痰是水改变后的结果，从水来治痰是顺理成章的方法。人体中水占70%左右，肾与膀胱主水，肺主通调水道，脾主制水，肝主吸水，心主行水。水气不治，泛滥成灾，病者非常多。昔人治病有专利水通阳之秘诀，谓天一之源治，万病皆可相继收功，虽言不免夸大，但意有可取之处。现在西医治病，同样以输液为法门；察小便之通闭，以测剧毒药之贮存量；病危者，往往小便难、尿中毒而亡，等，中西合参，临患者视小便之通利与否，确为治疗与预后之良法，古圣的宝贵经验，则不得不重视也。“痰派中医”理论认为：正常之气作用于水则孕育着生命，病气作用于水而导致痰的产生，进一步发展为痰瘀，气量不足或气的流行输布异常都会引起疾病，特别是阳气则更为直接，且两者间相互影响。通阳是指通过疏通郁遏的阳气，恢复气的正常升降出入运动，因此，它是扶阳法中与温阳同样并重的治疗大法。《黄帝内经》非常强调人体阳气的重要性，《素问·生气通天论》篇云：“阳气者，若天与日，失其所则折寿而不彰。”因而在临床上产生扶阳一法。但不少医家将扶阳片面地理解为温阳，或者只重视以温阳来扶阳。殊不知，通阳亦是扶阳中同样重要的一个法门。“血为气之母，气为血之帅”“阳为动力，阴为物质”，因此归根结底，气血流通还是在“元真通畅”，即阳气的流通正常。通阳是非常重要的治疗法门，善用此法门的首推仲景。张仲景《伤寒论》一书中虽没有明确提出“通阳”二字，但处方用药皆不离“通阳”“温阳”二法，正如刘杨先生所说：“在扶阳方法上，仲景把宣通与温补作为调治阳气的两大法门。”从上述可知，阳气不通所致病证较多，疼痛、小便不利、胸痹、目眩、短气、癫眩、四肢厥冷、身重洒淅恶寒等，因外（内）湿、痰饮、水湿、湿热等实邪阻遏阳气所致，也有因阳虚而致阳不行者利小便的方法亦有多种，或健脾利水以通小便，或温肾化气以利小便，或宣利肺气以畅小便，药物则多用茯苓、泽泻等淡渗利水药。通阳不在温不是说不用温药，而是说主药不是温药，在大量利水的药物中配合少量的温药可增强气化以利小便，起到量小效宏的作用，达到通阳的目的，除了温利小便外，还可以通过发汗、涌吐、通大便、祛瘀通络等方法实现，总以恢复阳气的正常运行为目的。小便不利，水湿潴留，或内，或外，或上，或中，或下，病变百出。但与气血阴阳有关，治法略有差异，而又内伤者多于外感，仲景于此类病中，出方各异，疑似之间，颇有学问，学者宜对证深研，或可借为渡海之津梁乎！

七 痰瘀同治法

痰瘀合邪为病，单祛痰则瘀血不化，单化瘀则痰浊不去。因此，患者有痰瘀同病的情况时，必须权衡痰浊、瘀血之轻重，并用化痰祛湿、活血化瘀之法，称谓痰瘀同治。

张仲景在《伤寒杂病论》中将痰瘀同治之法运用于临床。如辨证治疗胸痹心痛用瓜蒌薤白白酒汤、瓜蒌薤白半夏汤、枳实薤白桂枝汤等，方中瓜蒌实、半夏有化痰之功，桂枝、白酒则有温通血脉、祛瘀之效。宋代许叔微《普济本事方》中用辰砂远志丸治惊悸头眩，方中半夏、天南星、白附子化痰，川芎行瘀。陈自明《妇人良方大全》中治疗痈肿的仙方活命饮，方中既有活血化瘀的当归尾、赤芍、乳香、没药，又有化痰的贝母。元代朱震亨的《金匮钩玄》中治疗痛风的上中下通用痛风丸，方中有祛痰的天南星，又有祛瘀的川白芍、桃仁、红花。清代王维德所著《外科证治全生集》治疗阴疽的小金丹，方中有木鳖祛痰毒，五灵脂、乳香、没药祛瘀血。以上方剂中，既有化痰之药，又有祛瘀之品，化痰与祛瘀兼施，体现了痰瘀同治的配伍原则。

在临床实践中，对于一些疑难重症，从痰瘀论治，确能大大地提高临床治疗效果。如慢性支气管炎、阻塞性肺气肿、慢性肺源性心脏病的治疗除化痰平喘外，加活血化瘀之品效果更好。类风湿关节炎，中医称之为"尫痹"，病情顽固，久延难愈，且周身关节疼痛、肿胀、变形，活动受限，多为痰瘀痹阻，用化痰祛瘀，虫类搜剔之剂而收到满意的疗效。结石症，从"痰、瘀、浊是结石的主体"来立论，运用痰瘀同治法能起到溶石、碎石的作用。再如治疗肿瘤疾病，化痰常用象贝母、夏枯草、冬瓜仁、瓦楞子，祛癖用三七、三棱、莪术、当归、红花、桃仁、血竭；在痰瘀同治基础上加扶正补气之品或虫类搜邪之药或清热解毒之剂，进行随症加减。大量的临床实践表明，活血化瘀与化痰散结药物配伍应用（痰瘀同治法）治疗肿瘤的临床意义在于：① 增强了消肿散结的作用，能使癌瘤缩小或消失。② 瘀去有利于痰消，痰消有利于瘀去，两者相辅相成，提高了治疗效果。③ 现代研究，两者均有不同程度的抗癌效应，但作用环节不同，两者配伍可产生药效互补，发挥协同作用。

痰瘀互结，需痰瘀同治，但并不等于化痰与祛瘀等量堆砌，需根据不同的证候，恰与当地配伍。因为痰与瘀有不同的性质和种类，如痰有寒痰、热痰、风痰、顽痰、老痰、食痰等，瘀血也分络中之瘀与离经之血，不同的痰与瘀互结，就有不同的类型。并且痰瘀互结还有所在部位、病理属性、痰与瘀生成的因果关系和孰轻孰重等差异，组方遣药应根据这些复杂的情况，选择相应的祛痰化瘀药物配伍。总之，切记见痰必治瘀，见瘀必治痰。

八 通络脉(改善微循环)法

(一)调和营卫以治微循环障碍

微循环障碍是指微循环水平的形态和功能紊乱,在致病因素作用下,出现全身或局部性的微循环灌流与组织需要不相适应,灌流量明显降低,组织缺血、缺氧,组织代谢障碍,进一步则出现组织变性坏死、功能衰竭等一系列变化。中医对微循环障碍的认识发现于血瘀证中,历代及现代理论、临床及实验研究均从血瘀证角度来研究微循环障碍。微循环障碍与中医的营卫学说有密切关系。微循环即相当于中医所称的孙络、浮络。《黄帝内经》认为大者为经脉,小者为络脉,再小者为孙络、血络、浮络。这与微循环是直接参与细胞、组织物质交换的血液循环,是血液循环的最基本功能单位相一致。经脉为大干道,络脉为小径,干道正常并不意味着小径没有阻塞等问题。因此,治疗上提出以治微循环障碍(小径)为先,这既与微循环障碍是多种疾病的病理基础的认识相一致,又充分体现了中医治未病的思想。

卫气之功能相当于微循环的推动、调节、分泌等功能。营气与卫气,营主内守而属于阴,卫主外卫而属于阳,阴为体,阳为用,体即物质、形态;阳即功能、作用。阴阳协调,不失其常,才能维持正常的生理功能,防御外邪。一旦营卫失调,则属于病理状态,而营卫失调又常以卫气失常为先导,《灵枢·禁服》:"凡刺之理,经脉为始,营其所行,知其度量,内刺五脏,外刺六腑,审查卫气,为百病母",明确指出卫气失常是百病发生发展的根本原因。这与临床上常见的功能性病变早于器质性病变不谋而合。营卫失调包括营阴涩滞、营血亏虚、卫阳被遏、卫阳不足、卫外不固等。营阴涩滞即血脉不畅,从营气的作用可推出营阴涩滞类似于血液黏稠,血液缓慢或红细胞、血小板聚集等影响血脉通畅的病理状态;营血亏虚即血液不足,血不养荣,则肌肤麻木;卫阳被遏,即类似于血液的推动无力,泵血功能下降,从微循环角度则相当于血的流速减慢,血管弹性下降,血管壁通透性升高等;卫外不固,营阴外泄,则见有局部渗出,此亦是甲皱循环检查中常见的病变之一。当然,中医的营卫失调包括更广泛的内涵,并不是如上所述的一一对应关系,但微循环障碍的改变确实可用营卫失调来解释,而且在临床上用营卫失调来辨治微循环障碍有效,亦反证了这一观点。

在临床报道中,通过对指甲、球形结膜和舌尖等部位的微循环观察均发现多种疾病微循环有程度不同的紊乱,畸形管襻增加,微血管扭曲瘤样改变,血流缓慢,管襻及微血管丛瘀血,红细胞聚集,白细胞贴壁滚动或微血管周围渗液、出血等微循环障碍性改变。例如,冠心病患者的指甲用球结膜微循环检查中发现,多数患者指甲微循环障碍。血栓闭塞性脉管炎患者足指甲微循环流速减慢，流态异常，异形管襻大于30%，渗出与出血，张力差，管襻数量减少，管襻轮廓不清。糖尿病、肺源性心脏病患者指甲及球结膜微循环，常可见微血管周围有出血或液体渗出，而且出血常在管襻顶端呈帽状。肿瘤患者主要表现为微血管周围渗出，血流速度变低，血管襻模糊等微循环障碍。过敏性紫癜患者的微血管多弯曲、扭曲或呈鹿角多棘、八字形等不规则形状，部分可见血流缓慢、间断、停滞各出血点。营卫学说实质是营养人体，运输精微物质到达所需部位的综合功能的概括。而微循环障碍的各种表现亦是营养物质运输受阻，不达病所，或营养物质变性等。因此，各种微循环障碍可归纳为营卫郁滞失调，不能荣养，故选黄芪桂枝五物汤治之。黄芪桂枝五物汤即桂枝汤去甘草，倍生姜加黄芪组成。桂枝汤乃仲景群方之魁，为滋阴和阳、调和营卫之总方也。更加黄芪补营卫之气，益营卫之源，增强调和营卫功能，总在治血先治气，气行则血行。从全方来看，以辛甘发散助阳为主，实在促进卫气的功能，加强营卫之力。现代医学研究证明，人体各部和器官内微循环的组成视各组织、器官功能的不同而有一定的区别，但一般都包括微动脉、后微动脉、真毛细血管、直捷通路、动静脉吻合支及微静脉六部分。微动脉可通过收缩和舒张来改变毛细血管前阻力，调节微循环血流量，起着总闸门的作用，前毛细血管括约肌起着分闸门的作用。营卫理论认为营卫皆行于脉中，但卫气之性滑利窜透，若遇外邪侵犯即可穿出脉外以御邪，故卫行脉中，亦行脉外。营卫的这种功能可能就相当于现代医学中对微血管的收缩、舒张、闸门的功能的调整、促进作用。在正常情况下，卫在脉中，与营相偕而行，但在病变或有外邪时，卫气调节微血管的血量，增强微血管的运输之力，改善局部血液的流速和动力，正如前述总闸门、分闸门的作用。在原方基础上常用以下配伍来治疗微循环障碍。当归，甘、辛、温，系活血之品，黄芪伍当归亦称补血汤，益营卫之源，不仅可促进气血生成，而且有行气和血之功。现代药理研究，当归有降低血小板聚集、抗血栓、降血脂及抗动脉粥样硬化、抗贫血、增加冠状动脉血流量、心排血量的作用，对免疫功能有促进作用。通络之品，如丝瓜络、王不留行、炮穿山甲等起到引药至肢端末节、络脉、孙络之微细之处。这一类药物常有活血化瘀之作用，对微循环障碍有改善作用。加鸡血藤、益母草、芦根，这一组药物有降低血液黏稠度之作用。现代医学对血液黏滞性高无确切疗效，血液黏滞性高、血细胞聚集性增高常是引起微循环障碍的基础，故降低血液黏滞性可说是治本之治。现代药理研究，鸡血藤有收缩血管、降血压、降血脂、抑制血小板聚集的作用。益母草有增加组织血流量、降低血管阻力，对血管壁有直接扩张的作用，还能抑制血管通透性，对微循环障碍有改善的作用。芦根，甘平，生津清热，生津之中具有稀释血液黏稠之功，如千金苇茎汤中的苇茎现多采用芦根代替，对痰稠有稀释之功，其具有生津和营而使血液黏稠度降低。

(二) 强调虫类药物的应用

虫类药包括动物的干燥全体,除去内脏的动物体或部分动物的分泌物、排泄物、生理或病理产物以及虫类加工品,临床常用的虫类药有蜈蚣、水蛭、壁虎(即天龙)、全蝎、蝉蜕、土鳖虫、僵蚕、蕲蛇、地龙、露蜂房等。虫类药的特性是行走攻窜,具有破积消癥、活血祛瘀、宣风泄热、搜风剔络、消痈散肿、生肌收敛、行气和血、补益培本等独特的治疗作用,因其为血肉之品,有情之物,性喜攻逐走窜,通经达络,搜剔疏利,无处不至,又与人类体质比较接近,容易吸收和利用,效用佳良而可靠,起到挽澜之功,乃草木、矿石之类所不能比拟,且药源丰富,而被临床广泛使用。笔者从"痰派中医"理论来解释,虫类药物的上述作用其实是通过除去络脉(微循环)中的顽痰而达到的治疗作用。

清代临床大家叶桂在内伤杂病理论与治疗的基础上提出"久病入络"的学说。此学说对指导虫类药物应用于痰病、痰证治疗非常有价值。叶桂通过"久病入络"学说,将《黄帝内经》中有关"络"的生理认识,加以深化,引入到对于脏腑病变的解释中,这是叶桂对中医病理学的重要贡献。这一理论从一个全新的角度提示了许多疾病(多属内伤、脏腑病变)由浅入深的发展过程。"新邪宜急散,宿邪宜缓攻"是中医治疗上的一条重要法则。自《黄帝内经》开其端,《金匮要略》发扬光大之,在叶桂"久病入络"学说及虫类药的临床应用中,尤称融会贯通。

久病入络,瘀闭痰结,必用虫类灵动之药。叶桂认为,络为聚血之所,因而"久病必瘀闭",甚至"经年累月,外邪留着,气血皆伤,其化为败瘀凝痰,混处经络"。因此久病入络,其深而重者,病理本质或为络脉久滞,或为痰疲交混,已不是草木类药物攻涤可以获效的,而且"攻坚过急,药先入胃,徒致后天气乏"。叶桂还认为,络病"散之不解,邪非在表;攻之不驱,邪非着里;补正祛邪,正邪并树无益"。不是一般表里辨证所能概括的,也不是一般攻、补之法所能成功的。因为"邪与气血混成一所,汗吐下无能分其邪",对于久病入络诸症,一般意义上的发汗、催吐、泻下等法,或者徒治其末,不及其本,或者空自耗伤正气,反使病邪日渐痛结,这就迫使医者必须在指导思想和临床用药上寻找新的突破。叶桂在经方用药的基础上创造性地发展了虫类药缓攻搜剔之法。《临证指南医案》中,叶桂运用虫蚁类药物 80 余例。他继承其师王晋三(子接)的学术观点阐发虫类药通络的机制。王子接《绛雪园古方选注》认为:"鳖甲煎丸都用异类灵动之物,若水陆,若飞潜,升者降者,走者伏者咸备焉"。他指出鳖甲一药,有泄厥阴、破症瘕之功,是草木类药物所不能比拟的;蜣螂一药"动而性升";䗪虫"破血",鼠妇"走气"。这些虫类药物的应用是仲景立法遣药的奥妙所在。尤其是正虚邪着,久而不去的病证,用入气入血之药也好,攻补之法兼施也罢，均不及以此类药物配合攻治力捷效速。叶桂在这些认识基础上，将虫类药物通络的机制简明扼要地概括为："飞者升，走者降，灵动迅速，追拔沉混气血之邪"，或者说是"搜剔络中混处之邪"，以使"血无凝着，气可宣通"。

叶桂门人总结叶桂创"久病入络"学说，运用虫类药进行治疗的经验，谓："初病气结在经，久则血伤入络，辄仗蠕动之物，渗透病根，是先生化裁之妙，于古人书引申触类而得。"这是一个比较中肯而概括的评价和总结。

综上所述，叶桂久病入络说的核心思想是：初病者，多属气机失调，尚可以草木类药物加以调理，而病久则血伤人络，阳动之气无以旋运，使癖血痰凝，混处络脉，以致瘤结难解。因而，必须用虫类药物治疗。虫类药物为血肉之质，而又具有动跃攻冲之性，体阴用阳，能深入隧络，攻剔痛结之癖痰，旋转阳动之气，蛇虫、水蛭、鳖甲以及蜣螂、地龙等，都是叶桂在久病入络治疗中的常用药品。叶桂将虫类药物，广泛用于疟母、积聚、久痛（包括痛、胃痛、胁痛、痹痛）等属于"久病入络"病证的治疗，常用药品中，属"性窜阴物"者有鳖甲、穿山甲之类；属"虫类蠕动"者有水蛭、蛇虫、蜣螂等品。以这些虫类药物为主，随症配伍，制丸用之，通过其缓慢搜剔络中结邪，往往可以治愈一些顽证久病。若痰瘀互结，难以攻解，还可配合牡蛎、贝母等以软坚化痰散结。不仅叶桂自己"治经千百，历有明验"，而且也为后世医家的临床应用所证实。吴瑭，极推崇"久病入络"学说，对于久病痛结，尤其如积聚、痹证等，常从治络入手。对肝病，他认为"肝主血，络亦主血，肝郁久则血瘀，瘀者必通络"，因而提出"治肝必治络"的主张，并根据自己的临证经验，发现"定痛之药，无不走络，走络之药，无不定痛"，扩大了治络方法的应用，创立"宣络定痛"这一重要法则。王旭高《西溪书屋夜话录》于肝病治法也多有创见，而于肝气郁久，络脉瘀阻者，往往注意"参虫搜络方法"。绍兴名医何廉臣"推其理以治肿"将叶桂学说引人到水肿的治疗中，实得其圆机活法。晚清医家余听鸿认为"久病入络，气窜入络，被瘀阻不通则痛""久痛伤络，累及奇经带脉之隧道被气血阻滞"，当从虫蚁搜剔之法。在用药上，"草木柔润之剂难生气血，亦不能入络"除应用虫类药物如地龙、蛇虫、蜣螂、僵蚕、穿山甲等外，更有所谓"以络治络"之法，加入丝瓜络等以助通络之力。总之，采用虫类药物搜剔组织间隙也就是微循环的顽痰，是"痰派中医"理论治疗痰证的重要手段，也是在继承前辈经验情况下，结合临床实践，推陈出新的又一发展。

（三）虫类药物应用心得

（1）使用时要做到胆大心细，趋利避害。因为虫类药中多种皆有毒，使用时要确保去邪而不伤正，中病即止，以免产生不良反应。

（2）由于虫类药富含异体蛋白，一些体质敏感的患者使用时易出现瘙痒、红疹等过敏反应，此时可加用地肤子、白鲜皮、徐长卿等抗过敏药，个别反应严重者，即予停药，孕妇尤须慎用。

(3) 因虫类药形体怪异，多有腥味，患者易产生厌恶或恐惧心理，不愿接受。应尽可能将虫类药研成细末装胶囊服用，既可节约药材，又能提高疗效。

(4) 虫类药剂使用剂量不同，其药效有很大差异；因此，用虫类药治病，需辨证精准，选药得当，同时注意配伍、剂量、疗程等。虫类药多辛温燥烈，易伤津液，因此对于阴虚阳亢、血虚发痉、生风者应慎用，或与养阴药配伍使用。

九 补法

中医学理论认为，治疗疾病，保持阴阳的相对平衡，可采用补泻之法，以达到气血阴阳平衡的健康状态。《素问・至真要大论》云：谨察阴阳所而调之，以平为期；《素问・三部九候论》云：必先度其形之肥瘦，以调其气之虚实，实则泻之，虚则补之，必先去其血脉而后调之，无问其病，以平为期。平调阴阳不外泻其有余，补其不足两个方面。补其不足即补阴阳之偏衰，补益人体的阴阳气血，或扶正祛邪。《素问・血气形志》云：凡治病必先去其血，乃去其所苦，伺之所欲，然后泻有余，补不足。痰派中医认为：补泻之间，需要根据患者的具体情况灵活运用，但从体内不正之物聚而成痰的观点来讲，先攻后补是治痰的基本法则。但对于难病久病，补法具有重要的作用。

补养人体气血阴阳之不足，治疗各种虚证的方法，即是补法。《素问・至真要大论》云："虚者补之""损者益之"。《素问・阴阳应象大论》云："形不足者温之以气；精不足者，补之以味。"虚有气虚、血虚、阴虚、阳虚等之不同；补法亦有补气、补血、补阴、补阳之区分。

（一）补法的历史

补法是在医疗实践中发现的，再经过较长时期的发展、完善，逐步成为中医治病的重要方法之一。其发展过程大致是：从《黄帝内经》《难经》和《神农本草经》这些早期的医学典籍中，对补法就有一定的理论概述和药物基础。《素问・五常政大论》《素问・阴阳应象大论》，以及《素问・至真要大论》云："补上治上制以缓补下治下制以急。急则气味厚，缓则气味薄"，及"劳者温之，损者益之。"这些都扼要地指出了补法的使用原则和方法。《难经・十四难》进而指出："虚则补其母""泻南方，补北方"等内容，指出了五脏分补的原则与方法。《神农本草经》为补法提供了药物基础。其书收集 360 余种药品中，补益药约 70 味，如人参、鹿茸、黄芪、当归、灵芝等均有收集。汉代张仲景著《伤寒论》《金匮要略》更是创制较多的补益方剂，并有具体的临诊指征阐明，如温中健脾胃的理中丸、人参汤；补心益血脉的炙甘草汤；养阴的黄连阿胶汤；补肾的肾气丸；健脾的小建中汤等。唐代孙思邈主张年过四十就应服食补剂，创制补益延寿等多种方药。王冰在注解《素问》时，明确指出，治无阳之虚，应“益火之源，以消阴翳”。治真阴之竭，应“壮水之主，以制阳光”。这对后世补阳、补阴学说有深远影响。

金元时期对补法的学术流派有李杲重视脾胃，强调“土药万物之母”认为脾胃受损，元气耗伤，内伤病发生，提出了升阳益气的各方补中益气汤。朱丹溪，倡“阳常有余，阴常不足”。他是根据《素问·阴阳应象大论》“年四十而阴气自半也，起居衰矣”的理论，并针对当时“局方”多用辛香燥烈之流弊，提出了养阴则使人得到补虚的学说，为后世推崇。明代薛己、赵献可、张介宾、李中梓、孙一奎等以脾胃、肾、命门等并重，形成了温补派。至清代的叶桂、吴瑭又从治温病角度，提出“留得一分津液，便有一分生机”调养胃阴的见解。使以后张机、李杲、朱丹溪等学说更为充实、更为完善。凡用补法，应是“虚者补之”故虚证可补。

常言道：久病必虚。虚证是泛指异于人体正常生理状态的一切病理状态的总称。古人说的：“精气夺则虚”“夫人之虚，非气即血，五脏六腑，莫能外焉”等都是说的虚。近时有人对虚证作各种实验探索，发现某些脏器、组织等功能的低落或被抑制；某些久病、慢性病出现的体力衰弱；或某种生理功能的减退；某些内分泌腺体变性或萎缩；或谓网状内皮系统吞噬功能低下；或造成免疫功能缺陷等。综上所述，“虚”的概念应是指机体这样或那样的生理功能低下，内分泌腺体退行性变性，免疫功能紊乱或降低，正常所需物质的缺乏。由于以上原因，反映在机体上，所表现出的各种异乎正常生理状态的表现，都称为“虚证”。补法是针对虚证的治疗方法，故而补法有可能可改变虚证所致的各种症证。

（二）补法的运用及程度的衡量

为了正确用补，首先辨证要清楚。是虚吗？虚在何处？虚之程度为何？然后考虑从何处入手？从何方面考虑用补？是直接补还是如何？乃至考虑到用补以后有什么症状反映。要做到这些，必须要深入了解所见虚证的成因、证候、机制、影响如何等方面。掌握和思考分析这几个方面，用补就较正确，程度的衡量也会比较恰当。

（三）不可当补不补

清代程国彭说：“何谓当补不补？夫虚者，损之渐。损者，虚之积也。初时不觉，久则病成。但如阳虚不补，则气日消。阴虚不补，则血日耗。消且耗焉，则天真荣卫之气渐绝，而亏损成矣，虽欲补之，将何及矣。又有大虚之证，内实不足，外似有余。”从上面这段话里，可以体会到，虚证的出现，多数是累进而成。起初无甚感觉，渐渐的伤损阴阳，乃至耗及营卫。因而在观察到虚证初起，即予适当的补法，可以阻止它的累积而成较重的虚证。所谓“防微杜渐”亦是“上工治未病”的原则。至于大虚之证，更要详加诊察。因为大虚，内在不足已深，而外面亦可见实盛之证象。必须透过外表证象，观察到其实质，能看到是大虚，否则就诊断错差，治疗必误。古人有“至虚有盛候，反泻含冤”的告诫，就是指此。可见，用补要及时。不可当补时，由于诊断不深不细而未能及时补。或者为外象所迷糊，以虚为实，当补不补，这都是应留意的。

（四）具体补五脏法

1. 补心法

① 心气虚：神疲欲寐，心慌气短，惊悸自汗，脉虚弱等症。补心气虚的药物：人参、茯神、远志、石菖蒲、五味子等。方剂：远志补心汤、定志汤等。② 心血虚：怔忡健忘，失眠，恐惧，易惊，虚烦，盗汗，脉细。补心血虚的药物：当归、地黄、柏子仁、酸枣仁、乳香、没药。方剂：四物汤加枣仁等、补心丹、养心汤、柏子养心丸等。③ 心阳虚：胸部闷痛，喜暖怕冷，心慌气短或心悸不得卧。补心阳虚的药物：桂心、桂枝、薤白、细辛、干姜等。方剂：枳实薤白桂枝汤、千金细辛散、瓜蒌薤白桂枝白酒汤、人参汤等。④ 心阴虚：心悸，健忘，失眠，多梦，五心烦热，盗汗，口咽干燥，舌红少津，脉细等。

2. 补肝法

① 肝阴血虚：头晕，目眩、目暗，胆小易惊，筋惕肉瞤，筋挛难伸，手足抽搐，爪甲凹陷失荣，头晕目眩，月经量少或后延或不来，脉弦细等，如血虚而肝火上炎常见偏头痛，易怒，烦躁，发热耳鸣，目眩，脉细而数者。补肝阳养肝血的药物：白芍、当归、地黄、何首乌、阿胶、菟丝子之类，阴虚阳旺的要加生牡蛎、珍珠母、生石决明等以潜肝阳。方剂：杞菊地黄丸、归芍地黄丸、三甲复脉汤、大定风珠、珍珠母丸。② 肝经虚寒：少腹冷痛，坠胀，睾丸冷寒坠痛、抽搐，痉挛入腹，脉弦迟等。温肝祛寒的药物：吴茱萸、小茴香、沉香、肉桂、胡芦巴、荔枝核之类。方剂：暖肝煎、吴茱萸汤、加味橘核丸。

3. 补脾法

① 脾阳虚：喜暖，腹痛，大便溏稀，四肢发凉，脉迟等。温补脾阳药：干姜、良姜、附子、吴茱萸。方剂：良附丸、温中汤等。② 脾气虚：见消化不良，多食致饱等

证，腹胀便溏，四肢倦怠，面色淡而无光泽，舌苔白，脉薄等。补脾气的药物：党参、人参、太子参、白术、云苓、山药、芡实之类。方剂：四君子汤、香砂六君子汤、参苓白术散等。③ 胃阴虚：消谷善饥嘈杂，口干舌燥，大便干涩，舌红瘦，脉细等。治疗药物：麦冬、玉竹、石斛、天花粉、乳汁、冰糖等。方剂：益胃汤、玉泉丸、柔脾汤等。④ 中气下陷：见腹部下坠，脱肛，脏器下垂，久泄难愈，崩漏不止。治疗中气下陷，如黄芪、升麻、葛根、柴胡、人参、党参之类。方剂：补中益气汤、升阳补气汤、益元煎等。

4. 补肺法

① 肺气虚：气短，呼吸乏力，声低懒言，胸部发闷或久咳吐稀痰，脉虚软等。补气药物：黄芪、人参、玄参、五味子、蛤蚧之类。方剂：人参蛤蚧散、补肺汤、五味子汤。② 肺阴虚：口干咽燥，干咳无痰或痰中带血丝，声音嘶哑，毛发憔悴，下午低热，脉细数等。补肺阴药，如麦冬、天冬、沙参、百合、石斛、天花粉、藕汁、梨汁、阿胶等。方剂：百合固金汤、清燥救肺汤、沙参麦冬汤、养阴清肺汤、秋梨等。

5. 补肾法

① 肾阴虚：梦遗，盗汗，性欲亢进，小便赤涩，腰酸，下午潮热，五心烦热，口干咽燥、夜间口渴、脉弦细数等。如肾阴虚而虚火上浮则可咽干，喉燥，或腹痛，牙痛，或干咳无痰等。补肾阴虚的药物：生地黄、熟地黄、天冬、玄参、石斛、龟板、鳖甲、阿胶等。方剂：六味丸、一贯煎、右归饮、秦艽鳖甲汤、大补阴丸。② 肾阳虚：阳痿滑精，性欲减退，喜卧少言，目不欲睁，睾丸冰冷，尿清白而频数，或二便失控，腰酸畏冷，五更泄泻，尺脉浮弱等。补肾阳的药物：附子、肉桂、淫羊藿、补骨脂、仙茅、鹿茸、海狗肾、海马、巴戟天、阳起石。方剂：桂附地黄汤、左归饮、龟龄集。③ 肾阴阳俱虚：腰痛腿软或腰背酸痛，遗精阳痿、早泄、性器官发育不佳，睾丸坠胀、骨头酸软或佝偻，牙齿重叠和脱落，尺脉细弱等。治疗肾虚的药物：桑寄生、川续断、杜仲、枸杞、山茱萸、狗脊。方剂：青娥丸、无比山药丸。

总之，补法就是扶正固本的治法，疾病常常有邪正的交织。治病有“急则治其标”的应变权宜方法。但治标之时不能不顾其本。例如，妇人产后等病，虽有如瘀、热等实邪，但总在首顾气血，固其阴液，虽有他症，以次治之。或兼而理之。各证均有扶正固本一道，如杂病之考虑养阴或助阳；小儿病之考虑健脾胃等，都是用补之要诀。余以为张介宾擅用补法，他的可取特点是辨虚。他认为疾病的实邪，固然可虑，而元气之虚，顾虑尤甚。大凡诊病之初，必当先察元气为主，所谓“养正积自除”，把补看得比泻更重。他说：“若能预固元气，即大羸大溃尤可望生”进而从“阳气者，若天与日，失其所则折寿而不彰”悟出了温补之法。补法也常有从先天、后天考虑者。有认为补肾不如补脾，以饮食之精，自然下注于肾。须知脾弱而肾不虚者，则补脾为急；肾弱而脾不虚者，则补肾为先；如若脾肾两虚，则同时补之。而民间谚语有："药补不如食补。"诚可参考。然医者用补法之同时，不可不注意患者的自我摄养，充足其精气，更为适宜。在应用中应审查是整体虚还是局部虚；是阴虚还是阳虚，或阴阳俱虚；是五脏虚还是六腑虚；是气虚还是血虚等。调补法虽从五脏六腑、阴阳、气血各方面分述，但人体是有机整体，故补法应用要从整体观点出发，全面考虑，要抓住主要矛盾，据虚证程度、病势缓急、性质寒热、发生转变的标本等，订出恰当的治疗原则与方法，勿太过、勿不及、不过于偏颇、不过于拘泥，灵活掌握，才能发挥补法药用的治疗作用。

（五）补法心得

补法应用恰当，确能立起沉疴，若不当亦能促使疾病恶化或招致死亡，故应用要注意以下问题：① 不为补而补。② 当补而不补。③ 注意方剂组织、药物配伍。④ 注意调理脾胃。⑤ 不可滥用补药，误人误病。⑥ 补泻之法可以相互转化，有时候以泻为补，即通补之法，以达到经络气血阴阳平衡为要。笔者在具体在临床治病中采用补法的心得包括：① 适当用些理气药以助药物运行，如砂仁。② 适当用小量行血药以助药物运行，如红花。③ 肾为水火之宅，补肾时注意水中有火，火中有水。④ 心为君主之官，单一补肾有时很难收效，注意适当补心，以便水火相济。⑤ 肝为女子先天，肝肾同源，注意肝肾兼顾。《医学入门》云："人知补之为补，而不知泻之为补；知泻之为泻，而不知补之为泻。故补血以益营，非顺气则血凝；补气以助卫，非活血则气滞。"清代吴瑭《医医病书》云：时人悉以黄芪、地黄等呆笨之药为补，少涉流动之品便谓之消导，不知补五脏补以守，补六腑补以通，补经络筋经亦补以通也，补九窍亦补以通，同时还提出，守补应用范围较为局限，而通补则应用较为广泛，守补处所用者少，五脏为地气，其形小也；通补处所用者多，六腑与外廓为天气，其形大也。不愧为温病大家，确为有得之言。

笔者体会治疗疑难病证，老瘀、顽瘀、胶瘀和死瘀，特别是微循环中的顽瘀，单明白医理、治法还远远不够，处方配伍要有法。医之技艺高下在选方用药，配伍选药不同，疗效迥异。治疗难病，温补肾阳，单用右归丸之类效果不够。肾阳充足基于肾精充足，故要阴中求阳，佐以鹿角胶、阿胶填补肾精；肾阳充足更赖以肾气充足，还要阳中求阳，必须配伍人参君臣相辅，方能匡扶衰惫之肾阳。肾阳虚损严重者，则换鹿角胶为鹿茸以生精补髓，养血益阳，强筋健骨。临床症状复杂多变，处方遣药贵在圆机活法，知常达变。例如，患者肢体无力，如出现肌肉萎缩，方中则要加入黄芪、党参、黄精等补气健脾的药物；肢体麻木严重者虽责之气血不足为主，但"血得温则行"，常在益气养血药中加嫩桂枝使疗效倍增；由于病情反复，逐渐加重，患者常伴有心情抑郁，焦虑失眠，心理病与躯体病交织而处于恶性循环状态，必于方药中酌用柴胡、凌霄花、代代花、麦冬、五味子、酸枣仁等药疏肝解郁，养心安神以兼顾调理，扭转枢机。

第七章　治痰药物的应用技巧及治痰对药

第一节　常用治痰药物

中药的发展主要应在实践中积累经验，不断提高和扩大中药的效应和适用范围。这种情况已为历代本草相关文献所证实，今后必将进一步得到证实和发展。在化痰、祛痰药方面也应该在临床实践中不断发展更新。现在教学和临床方面对治痰药物的讲授和运用有很多不足之处，同时许多临床医生对于治痰药物的经验常常是零星、片段的，以个人经验为多，没有系统的整理和发掘，这不能最大限度地发挥治痰药物的疗效，例如，对于石膏、芒硝等，现在主要讲授为清热、攻下作用，很少提及其祛痰功用。笔者体会其实这类药物的作用是通过强有力的化痰作用达到的，动物类药蜈蚣化痰涎之功尤佳。有鉴于此，适当掌握一些药物的特殊治痰效能及其特定的用法，既可布阵组方，又可单骑独战，对提高临床疗效、扩大药物的应用范围是很有好处的。笔者根据多年治痰心得，参考历代名家经验，从寒热、气、水、血的角度解读临床常用的治痰药物，望后来者验证和更多的补充。

（一）以治寒痰为主

1. 厚朴

《神农本草经》载："厚朴，味苦、温。主中风，伤寒，头痛，寒热，惊悸，气血痹，死肌，去三虫。"《中药学》第六版教材指出："厚朴，苦、辛、温。归脾、胃、肺、大肠经，行气、燥湿、消积、平喘。"现在有部分医家认为厚朴仅能行气消胀，而李杲说："厚朴，苦能下气，故泻实满，温能益气，故能散湿满。"《汤液本草》说："厚朴消痰下气。"张锡纯说："厚朴，为温中下气之要药。善开寒痰凝结。"（《医学衷中参西录》）。笔者认为厚朴也能解表化痰，凡温中、下气、燥湿、消痰，皆可用之。不过本品苦温，多用于湿痰、寒痰、气痰之症。

2. 橘红

化州著名特产药材，因其疗效卓著，明、清两朝被列为宫廷贡品。清代黄锡宝谓“橘红治痰如神。”清代江世琳在《橘红辨》中谓：“化州所产橘红以理气化痰功效优于橘、橙皮。”《化州志》云：“化州城内宝山有礞石土质，礞石能化痰，橘红树得礞石之气，故化痰力更胜。”笔者认为橘红消痰利气，宽中散结。《本草纲目》记载：橘红“下气消痰”。《药品化义》记载：“橘红，辛能横行散结，苦能直行下降，为利气要药。盖治痰须理气，气利痰自愈，故用入肺脾，主一切痰病，功居诸药之上。”《本草纲目拾遗》云：橘红别名芸红，为芸香科植物橘红果皮，辛、苦、温。理气燥湿、温肺化痰，治肺寒咳嗽多痰，胸膈胀闷，呕吐嗳气等症。《古金医鉴》云：橘红丸，治脾肺湿热，咳嗽痰盛，胸中痞满，饮食无味，被历代医家所喜用。从以上古籍资料说明，橘红有良好的理气化痰、除湿等功效。橘红、枳实，皆有行气化痰之功，橘红则偏横行而散；枳实则长于破而降。

3. 猫爪草

猫爪草，甘、辛、微温，治疗由痰瘀聚结所形成的颈项和皮下痰核结节诸症效果较好，但运用者不多，尤其是我国南方医家运用者更少。

4. 蜈蚣

蜈蚣常归属息风镇痉药而运用于临床，一般医生非重症，难症常不应用。因常说蜈蚣有毒故更有医生惧而不用。其实蜈蚣不仅能祛风定惊，而且能散结化痰涎。笔者认为祛风定惊的作用其实是通过良好的化痰作用实现的。张锡纯说：“蜈蚣走窜之力最速”，治“癫痫眩晕”“治噎膈者，蜈蚣当为急需之品矣。”(《医学衷中参西录》)张锡纯说蜈蚣是治噎膈急需之品是对的，但张锡纯所指的噎膈，系专指瘀血，这不免失之片面。笔者曾在治疗肿瘤疾病时，所见噎膈之症甚多，而噎膈多系痰涎阻膈，或由顽痰死血胶结而成，笔者亦常利用蜈蚣走窜化痰涎之性开闭通膈，对于形体尚旺盛、胃气未衰败之患者(指确诊为食道癌、胃癌之患者)，常可在短期内起到开塞通膈之效。蜈蚣对周身内外停聚之痰涎，皆有破散作用。笔者治疗泌尿系结石属于痰瘀聚结之症，每用蜈蚣1～5条研粉吞服，效验颇佳。

临床实践证明，蜈蚣还有补虚扶正的作用，因此，蜈蚣不但祛邪甚效，且不伤正，是扶正祛邪的良药，其毒性微弱，不足为惧，值得推广和应用。自古以来，蜈蚣就被列为有毒之虫，而对其用量加以限制，一般只用1～2条，以防中毒，但研究发现，原来蜈蚣的毒性存在于头部颚齿中。这种毒在活体蜈蚣内有较强的毒性，用在自卫和捕食时麻痹猎物。但蜈蚣死后，它颚齿中的毒素会被迅速氧化，变形为无毒的成分。因为蜈蚣毒是一种蛋白质，在一定的空气、湿度、温度下变形而失去活性。特别是药用蜈蚣，均是先将蜈蚣处死，加热干燥，这个加工过程已使蜈蚣毒完全被破坏，因此重用时不会中毒。试验表明，成年人每次服用蜈蚣数量最多可达25条，长期服用无不良反应。笔者每月临床应用蜈蚣达千条之多，并无不良反应出现，确为除痰行瘀通络之妙药。

5. 夏枯草

夏枯草，味苦辛，性寒，入肝、胆经，功擅清泻肝火、散结消肿。《本草求真》称“一切热郁肝经等证，得此治无不效，以其得藉解散之功耳”。有医家指出该药兼甘之味，具有补血和脉之功：《本草通玄》称：“夏枯草，补养厥阴血脉，又能疏通结气”；《重庆堂随笔》中记载“夏枯草，微辛而甘，故散结之，兼有和阳养阴之功，失血后不寐者服之即寐，其性可见矣，陈久者其味尤甘，入药为胜”。本药性寒，医家大多畏之苦寒伤胃，不宜久用。《本草通玄》提到：“久用亦防伤胃，与人参、白术同行，方可久服无弊”。然《本草正义》指出：“夏枯草之性，《神农本草经》本言苦辛，并无寒字，孙氏问经堂本可证。而自《千金备急方》以后，皆加一寒字于辛字之下，然此草夏至自枯，故得此名。丹溪谓其禀纯阳之气，得阴气而即死，观其主瘰疬，破癥散结，脚肿湿痹，皆以宣通泄化见长，必具有温和之气，方能消释坚凝，疏通窒滞，不当有寒凉之作用。张石顽《本草逢原》中改为苦辛温，自有至理，苦能泄降，辛能疏化，温能流通，善于宣泄肝胆木火之郁窒，而顺利气血之运行”。临床实践体会到，本药苦中蕴甘，泻中兼补，性寒而不伤阳气，味苦而不碍脾胃，善清肝热，尤其散结之力甚宏，可用于临床各种有形痞块、瘰疬、瘿瘤等症，而几无伤阳之弊，凡肝郁热结者，不论新疾沉疴，亦不论体质强弱，均可酌情配伍，未见不良反应。本药常规用量为10～15 g；清解热痰用量相对较轻，用至10～15 g；软坚散结用量宜大，可用至15～30 g。并根据临床辨证适当调节剂量。

6. 半夏

半夏为天南星科植物半夏的干燥块根，辛温有毒，有燥湿化痰、降逆止呕、消痞散结的功能。《神农本草经》载其味辛平，主伤寒寒热心下坚，下气，喉咽肿痛，头眩胸张，咳逆肠鸣，止汗。《伤寒论》与《金匮要略》运用半夏的方剂甚多，两书中共计43首，其中以半夏命名的方剂21首。运用半夏治疗的各类疾病无不用其化痰消痞调畅中焦气机以及降逆止呕之功。由症达证，以病相参，灵活应用。半夏燥湿化痰，降逆止呕，消痞散结，是历代医家治疗喘满痰多、呕吐反胃、胸膈胀满（多因于痰）以及痰厥头痛必用之药。故《医学启源》说：“半夏‘大和胃气，痰厥头痛，非此不能除’。”对呕吐、呕恶不止，诸药无效，或噎膈痰涎梗阻之症（如食管癌），可以在适用方中加生半夏和胃化痰（视患者体质强弱，每剂药用3～6 g无妨）。另外，凡适宜用生半夏化痰止呕之症，亦适宜于用较大剂量生姜（笔者常用50～100 g），这样既能加强生半夏化痰效果，也能解半夏之毒，因此更不必以生半夏有毒而畏缩，应广其用。古代和现代医药书籍中，皆认为生半夏有毒，笔者在用中药治癌工作中，常用生半夏化痰通膈、和胃止呕，在控制症状方面，生半夏优于法半夏，并未发生中毒现象。现在内科应用多为炮制之品。笔者却喜用生半夏来治疗许多内科疑难杂症而每获特效，且认为半夏炮制后毒性虽去，但药力亦大减。轻证初病或可取效，但重病痼疾则力不从心。现生半夏虽有如此妙用，应用时仍需辨证施治，配伍得当，才能取其长而避其短，方能药到病除。《本草经疏》曰："半夏'古人立三禁，谓血家、渴家、汗家也'"。对此三者，临床虽非绝对禁用，但生半夏终属辛燥之品，其用量也不宜太大。对阴虚、血枯、虚痨羸弱者，生半夏也仍应慎用为妥。

7. 白芥子

白芥子，辛温，味厚气锐，内而逐寒痰水饮，宽利胸膈，用于咳嗽气喘，痰多不利，胸胁咳唾引痛；外而走经络，消痰结，止痹痛，除麻木。诚如《本草经疏》曰："搜剔内外痰结及胸膈寒痰、冷涎壅塞者殊效。"白芥子除作为祛痰平喘咳之剂(如三子养亲汤)外，对机体组织中不正常的渗出物之吸收，尤有殊功。白芥子、甘遂、大戟组成的古方控涎丹(又名子龙丸)治疗慢性淋巴腺炎、湿性胸膜炎、胸腔积液、腹水、气管炎或肺炎痰涎壅盛者，及瘰疬、流注有较好疗效。白芥子辛热，温中散寒，利气豁痰，消肿散结，凡因寒痰阻滞所致之心、腹疼痛，痛痹、阴疽、流痰等症皆可用之，对豁利皮里膜外、胁肋以及体内空隙中所凝聚之痰涎效果尤佳。《本草正》有言："白芥子，消痰癖疟痞，除胀满极速，因其味厚气轻，故开导虽速，而不甚耗气，既能除胁肋皮膜之痰，则他近处者不言可知。"本品用量，现代文献记载，一般在3～9 g。根据笔者多年运用本品的体会，只要辨证无错，剂量可加大，至少在15 g以上。

(二) 以治热痰为主

1. 大黄

大黄素有"将军"之称，为历代医家所推崇，明代张景岳推其为"良将"。张仲景有30个方用到大黄，可见古人应用之广。对于寒、热、虚、实之证均可配伍。如治寒证用大黄附子细辛汤，治热证用三黄泻心汤，治虚证用人参鳖甲煎丸，治腑实证用三承气汤。大黄既能清热泻火利湿，又能利胆退黄，活血祛瘀，痰瘀同治，促进新陈代谢，既有促进胃液分泌而健胃助消化，又有促进大肠蠕动，排除有形积滞而起到缓泻作用，可谓"荡涤肠胃，推陈致新"。大黄不仅是泻下、行瘀(酒制)剂，而且也是祛痰剂，运用得当，借其泻下作用，并不失一味逐泻痰热的佳品，著名的礞石滚痰丸就有大黄，其他如大黄甘遂汤、大黄牡丹汤、大黄附子汤等，不难发现大黄寓泻逐水饮痰浊之功。因此历代不少医家对大黄逐水祛痰功用，作了大量的记载，如大黄治"膈上热痰"(《东垣十书》)、"泄壅滞温瘴热痰"(《日华子本草》)、"除痰实，诸老血留结"(《名医别录》)、"破痰实冷热积聚"(《药性论》)、"破积聚涤实痰"(《本草正》)

等即是。

2. 苏子

苏子有紫苏子、白苏子两种，性味，功用相同，味辛性温无毒，入肺、大肠经，功能“下气，消痰，润肺，宽肠”，善治“咳逆，痰喘，气滞，便秘”。《药品化义》谓：“苏子主降，味辛气香主散，降而且散，故专利郁痰，咳逆则气升，喘急则肺胀，以此下气定喘”。《本草汇》谓：“苏子，散气甚捷，最能清上下诸气，定喘痰有功”，故紫苏子对凡因气逆、气滞而致的咳嗽、喘满、二便不通者，均可用之。《药品化义》曰：“苏子主降，味辛气香主降，降而且散，故利痰郁。”《日华本草》记载：“苏子‘破癥结，消五膈，消痰气’”。因此苏子不仅下气而消降胸、脘之痰，由于“味辛气香主降”，故对于痰气郁滞、腑气不通之便秘等症，用之亦佳。凡欲使痰气下降或化散郁痰者皆可用之。

3. 莱菔子

莱菔子也称萝卜子，味辛、甘，性平，入肺、胃经，功能“下气定喘，消食化痰”。《丹溪心法》保和丸中用本品治“一切食积”。它适用于暴饮暴食伤于脾胃而致的腹胀满，便秘。张锡纯盛赞此药“无论或生或炒，皆能顺气开郁，消胀除满”，可见本品主食的作用，早就被认定。莱菔子甘、凉，消积滞，化痰热，下气，宽中，消食，解毒。《新修本草》记载：莱菔子“散服及包煮服食，下气，消谷，去痰癖”。《日用本草》亦记载：莱菔子“宽胸膈，利大小便，化痰消谷”。朱丹溪还说：“莱菔子治痰，有推墙倒壁之功。”朱氏之言，虽失之过激，但说明本品化痰消积下气的作用是好的。葶苈子主饮：葶苈子（分苦葶苈子和甜葶苈子两种，前者北方多用，后者南方多用，功用相同），味辛、苦，性寒，入肺、膀胱经。《神农本草经》《名医别录》皆谓其能“通利水道”“下膀胱水”，善消水肿。《药性论》《开宝本草》谓其能定“喘息”“除胸中痰饮”，凡水肿、痰饮，皆饮之类，均可用之。草苗主饮，正如《本草经百种录》所谓“葶苈子滑润而香，专泻肺气，肺如水源，故能泻肺即能泻水”。《伤寒论》方陷胸丸、《金匮要略》方葶苈大枣泻肺汤中均用草苗，其逐饮之功。

4. 连翘

连翘清上焦心肺之火，历来用于清热解毒，散结，疗疮疡诸症。李杲说：连翘乃“十二经疮药中不可无，乃结者散之之义”“一切血结气聚，无不调达而畅通也”（《药品化义》）。“血结气聚”肺热郁而不化，就容易产生热痰；而热痰不清，又容易化痰毒。笔者治疗热痰聚结以及热痰化毒之症，每每选用本品，疗效颇佳。

5. 玄参

玄参降火除烦，解毒软坚化热痰。张山雷对本品的功用讲得好：“玄参，此药味苦而甘，苦能清火，甘能滋阴，以其味甘，故降性亦缓，《神农本草经》言其惟入肾经，而不知其尤走肺脏，故能退无根浮游之火，散周身痰结热痈。”（《本草正义》）。

6. 玄明粉

玄明粉又称元明粉，可润燥软坚泻热痰。《医学入门》记载："元明粉治一切痰火"。《本草正》记载："本品'降心火，祛胃热，消痰涎'"。《本草蒙荃》记载："风化消轻而不降，乃膏粱易化顽痰捷方。"因此本品历来都是润泻热痰之剂，尤其是由于热痰壅闭而形成的急性病尤为要药。但要注意服法：应用汤药冲服。还要根据患者体质强弱、病情缓急而酌定剂量。痰热泻清后应注意停药，以免过利伤正，但对某些痰热胶着病证，也可反复泻下，全在医者善用耳。

7. 枇杷叶

枇杷叶清肺和胃，降气化痰。《滇南本草》记载："本品'能断痰丝，化顽痰，散吼喘，止气促'"。《本草再新》亦云："本品'降肺火，止咳化痰'"。因此，本品清热化痰的功效，突出的是降气，凡因肺胃郁热、因热生痰之症，皆可选用。

8. 竹茹和竹沥

竹茹清化热痰，除烦止呕，对胆热挟痰引起之胸闷痰多、心烦难寐等症尤为适宜。竹沥甘寒，清化热痰功效尤佳，治中风痰闭、昏迷不醒以及痰热闭心等危重症，可以灌服。近年来有用安瓿密封制剂，可以随时启用，提高治痰热重症疗效。

9. 贝母

贝母是解郁散结、清热化痰止咳要药，对心胸痰涎郁结、肺痿、肺痈、瘿瘤、瘰疬、喉痹、乳痈皆可用之。《本草别说》记载贝母能散心胸郁结之痰气。《本草会编》言及贝母"能解诸郁之症"。《本草汇言》记载："贝母，开郁、下气、化痰之要药也。"贝母有川贝母、浙贝母两种，均为化痰要药，区别在于：川贝母润肺化痰止血宁心，长于治虚热痰嗽之症，浙贝母则长于治痰火郁结、硬结肿痛及内痰疾病。

10. 冬瓜子

冬瓜子甘凉，润肺，化痰，消痈，利水。适用于治疗肺热咳嗽、肺痈、肺脓肿、肠痈(阑尾炎)等常见病，每次用量 15～30 g。陈念祖说冬瓜子"润肺化痰，兼益胃气"。对年事已高、体质虚弱之热痰病患尤为要药。

11. 天南星

天南星始见于《本草拾遗》。据《本草纲目》中记载："天南星即本草虎掌也，小者名由跋。古方多用虎掌，不言天南星。南星近唐人中风痰毒方中用之，乃后人采用，别立此名尔"。其性味辛苦、温，有大毒，乃入手足太阴肺、脾经之药。味辛而麻，能治风散血；气温而燥，能胜湿除涎；性紧而毒，能攻积拔肿。由此可见天南星尤善燥湿化痰、开窍定惊、祛风止痉。中医传统认为：天南星具燥湿化痰、镇咳平喘、祛风定惊、散结消肿之功。现代药理研究证明，天南星含三萜皂苷、苯甲酸、氨基酸、右旋甘露醇等，有祛痰、镇静、镇痛、抗惊厥、抗肿瘤之作用。因为有毒，故历来入煎剂多用制南星。天南星经炮制后毒性虽减，但有效成分大为减少，药效亦明显降低。笔者以生天南星广泛应用于临床，收效颇佳。掌握“有病病受之，中病即止”之要则可。总之，天南星是清火化痰，治中风痰迷、惊风癫痫及一切内外热痰的要药。以胶囊分装，用药液吞服为宜，这样既可适当减少用量和难闻之气味，又可提高疗效。

12. 桔梗

桔梗始载于《神农本草经》，曰：“主治胸胁痛，如刀刺，腹满，肠鸣幽幽，惊恐悸气。”味苦辛，性平，归肺经，具宣肺、祛痰、利咽、排脓之功。另有利五脏、益气血、补五劳之效。临床多用于咳嗽痰多、胸闷不畅、咽喉肿痛、失音、肺痈吐脓等证的治疗。《名医别录》载：“桔梗，味苦，有小毒。主利五脏肠胃，补血气，除寒热风痹，温中，消谷。治咽喉痛，消蛊毒。”其为桔梗科多年生草本植物桔梗的根。因其根结实而梗直，故名桔梗。其味苦、辛。长于开提肺气，为肺经气分主药。经云：“诸气膹郁，皆属于肺”。故桔梗适合于肺气失其治节所致的各种症候，是临床常用的一味中药，广泛应用于内科、外科、妇科、儿科疾病的治疗。桔梗专入肺经，兼入心、胃、脾、肝、胆经。桔梗为舟楫之剂，具开提肺气、载药上行之特点。其宣利肺气，通调水道达祛痰、化饮、利水之功；肺主一身之气，肺气宣调，治节有权，血运通畅，用于血瘀证的治疗；调节全身的气机，从而调节脾气的运化、肝胆之气的疏泄、心气的推动、肾与膀胱之气的开合。其实不同医家用桔梗作开宣肺气、祛痰排脓之剂已久。《伤寒杂病论》治寒痰结胸用桔梗，治肺痈唾脓血亦用桔梗，皆取其苦辛清肺泻火。《本草求真》记载：桔梗系开提肺气之药，清气既上升，则浊气自克下降。因此降气升清之剂，于痰浊聚结之症，当有效验。

13. 石昌蒲

天南星科多年生草本植物石菖蒲的干燥根茎，味辛微温，入心肝脾胃经，气薄清香，辛开芳化。功能化痰开窍、醒神益智、化湿行气、和中开胃、辟秽泄浊，临床应用广泛。常用于治疗健忘、多寐、神昏、癫狂、惊痛、中风失语等神志方面的疾患，而究其主要作用，乃在于入心涤痰，痰浊去，气血通，神明自复矣。

石菖蒲辛温芳香，为开窍要药，有涤痰开窍的卓越作用，被广泛用于治疗急性热病及杂病之痰蒙清窍证，急性热病之神昏，多系热那内陷所致，邪热，极易熏灼津液，炼而为痰，痰热蒙蔽心窍，则谵妄神昏作矣。王秉衡《重庆堂随笔》云：“石菖蒲舒心气，畅心脉，怡心情，益心志，妙药也。”认为其功乃在于“祛痰秽之浊而卫宫城”“宣心思之结而通神明”。可谓一语破的。特别注意的是九节菖蒲与石菖蒲明显不同，其误作石菖蒲应用的原因皆由于石菖蒲生长于山间石缝中，生长缓慢，质地致密，根茎坚小节密。因历代本草相关论著均云：石菖蒲以“一寸九节者良”，故石菖蒲又有九节菖蒲之名。而现代所用之九节菖蒲为毛茛科多年生草本植物阿尔泰银莲花的根茎，两者来源于不同的植物。两者之间有明显的区别，不应混淆应用。

（三）水、痰、血兼治

1. 薏苡仁

薏苡仁味甘、淡，性凉，归脾、胃、肺、肾经，功能有利水渗湿，健脾止泻，除痹通淋，清热排脓，为清补淡渗之品。《本草述》云“薏苡仁，除湿而不如二术助燥，清热而不如芩连辈损阴，益气而不如参术辈犹滋湿热，诚为益中气要药”。《本草新编》曰“薏仁最喜利水，不至损耗真阴之气，凡湿盛在下者，最宜用之”。明代李士材认为本品“能燥脾湿，善祛肺热”。薏苡仁有利湿排脓、健脾舒筋功用。本品化痰系通过“健脾益胃”（《本草纲目》）而起作用。薏苡仁经提炼制成的针剂名康莱特，有抗肿瘤及减轻晚期癌症疼痛作用，常用于不宜手术的气阴两虚、脾虚湿困型原发性非小细胞肺癌及原发性肝癌等。《本草经疏》记载：“薏苡仁入脾补脾，兼淡能渗泄。”“补脾”“渗泄”，即能祛湿化痰。本品既是药品，又是食品，久服、重剂亦无妨。笔者治疗属痰浊凝聚成癌之症，皆重用本品达 200 g 左右，即益脾胃，又有助于治疗癌肿，肺癌、子宫癌尤应选用。

2. 益母草

益母草最早载于《神农本草经》，其性微寒，味辛、苦；归心、肝、膀胱经；其基本功效有活血调经，利水消肿，清热解毒。用益母草利水消肿，必须用大剂量。笔者曾验证：若每天用 30～45 g 时，利尿作用尚不明显，用 60～120 g 时（儿童酌减），始见佳效。鉴于其活血、利水之双重作用，故对于水血同病，或血瘀水阻所致之肿胀，堪称对之佳品。

3. 车前子

车前子利水清热祛痰。《药品化义》记载：车前子，味淡入脾，渗热下行，盖水道利则清浊分。盖痰由湿聚而成，故本品系利湿而祛痰，将本品功用归纳为“镇咳，祛痰，利尿”（《科学的民间草药》），是比较确切的。

4. 泽泻

泽泻祛泻痰饮，亦系通过利水渗湿泄热而起作用。因此《本草纲目》说：泽泻“泄湿热，行痰饮”。《金匮要略》泽泻汤治痰饮上犯“其人苦冒眩”，其理亦然。《本草正义》将本品消痰作用讲得比较透彻：“泽泻，最善渗泄水道，专能通利小便。其兼能滑痰化饮者，痰饮亦积水停湿为病，惟其滑利，故可以消痰。”

5. 茯苓

茯苓是益心脾之剂，唯其能健脾益气，而性味又平淡，因此对实不耐补，虚不耐攻之各种痰证，尤为适宜。《本草正义》有言：“茯苓，能利窍去湿，祛惊痫，治痰之本，助药之降。以其味有微甘，故曰补阳。”此理甚当。

6. 旋覆花

旋覆花能“消膈上结痰，唾如胶漆，心胁痰水”(《名医别录》)。“旋覆花，消痰逐水，利气下行之药也。热痰、湿痰、冷痰、饮痰、食积痰，种种变症，用旋覆花，虚实寒热，随症加入，无不应手获效”(《本草汇言》)，故凡需消痰行水、下气软坚，皆可用之。

7. 槟榔

槟榔习用于破气消虫积。本品除了有上述功用外，还能下气行水化痰。正因为槟榔破气行气，因而对水湿聚结而成痰癖、癥结之症皆可用之，故李时珍说：槟榔治“痰气喘急、大小便气秘”(《本草纲目》)。临床上应广其义，毋狭其义。

8. 威灵仙

威灵仙祛湿通络，消痰涎，散癖积。《神农本草经疏》记载：“威灵仙宣导善走，(治)心膈痰水，及日久积聚癥瘕，痃癖，气块。”《药品化义》记载：“威灵仙，性猛急，盖走而不守，主治风、湿、痰壅滞经络中。”《本草正义》记载：“威灵仙，以走窜消克为能事，积湿停痰，血凝气滞，诸实宜之。”因此，临床运用威灵仙化痰，重点是治积湿停痰癖积之症。

9. 海藻

海藻软坚消痰，利水泄热，治“气痰结满”(《药性论》)。《本草新编》记载：“海藻专能消坚硬之病。”所谓“坚硬之病”，大都是痰结不散之症，故《本草便读》说：“一切瘰疬瘿瘤顽痰胶结之症，皆可用之。”

10. 昆布

昆布软坚、行水，消积破结而化热痰。缪希雍《神农本草经疏》说：“瘿坚如石者，非此不除，正咸能软坚之功也。详其气味性能治疗，与海藻大略相同。”古代医家在实践中已感到海藻、昆布软坚化痰的功用“大略相同”，现在临床上运用软坚化痰药，也大体依据古人的经验，常将两药同时使用。但两药相比，海藻药力比较缓慢，昆布药力较强，且有滑利痰涎之功。据古代文献记载，过服海藻、昆布“令人瘦”，因此临床上可以利用其化痰软坚之功来治疗躯体肥胖、动脉硬化以及高血脂等症属于热痰见症者，颇为适宜。古医籍中有海藻反甘草之说，言其海藻不可与甘草同用，此说不足置信。笔者用大剂量海藻软坚化痰治瘿瘤、颈淋巴结核诸症时，特以甘草佐使其间，一则取其调和诸药，再则取其两药药力相激，提高药效。

11. 牡蛎

牡蛎化痰软坚，是治痰浊结聚之瘰疬和腹中肿块常用之剂。同时还可“主气结心痛，心胁下痞热等症”(《神农本草经疏》)。本品生用、煅用功效不同，煅用则偏于摄精止汗，生用才能化痰软坚。海蛤粉与牡蛎同类，也有化痰作用，但两者又有区别：牡蛎偏于软坚散结化痰，治痰核、癥瘕诸症；海蛤粉则长于治热痰黏稠不易咳出诸症。

12. 白矾

白矾酸涩而寒，消痰、利痰之力较强，凡痰涎壅塞较甚之症皆应选用之。《本草纲目》记载："白矾'能吐下痰涎饮澼，追痰'。"《长沙药解》记载："矾石（指白矾）善吐下老痰宿饮，缘痰涎凝结，黏滞于上下窍隧之间，牢不可动，矾石收罗而扫荡之，离根失据，藏府不容，高者自吐，低者自下。"因此本品乃消利顽痰饮澼之剂。临床运用，可装胶囊内，空腹吞服 1 g 即可。

13. 水蛭

水蛭除破血外尚有利水化痰之功。《神农本草经》所谓："利水道"，实是化痰水。笔者经验，痰水内结，诸药少效，佐以水蛭 5 g 左右，有明显利水化痰之功。凡痰瘀互结之证，水蛭亦不可缺，故其化痰利水之功不可忽视。水蛭破血而不伤正，利痰水而不伤津。近代药理研究，水蛭具有水蛭素，有抗凝血作用，类似中医所谓活血化瘀之功。其中含有蛋白质等物质，尚有营养人体的作用，中医认为，动物药多为"血肉有情之品"。因此，其还有补益作用，故前人认为其破血而不伤阴是有一定道理的。且水蛭祛痰活血之功优于桃仁、红花。桃仁、红花对消化道有明显不良反应。如红花量大，或久用，可引起胃部不适，桃仁有滑肠之弊。虽前辈医家喜用桃仁、红花，如清代王清任善用桃仁、红花而著称于世，但其活血化瘀之功尤不如水蛭，一般 3～5 g 水蛭可代桃仁 10～15 g。前人和今人有畏其毒而不敢用者。笔者经验，认为水蛭是无毒之良品，可大胆使用。为了便于患者服用或不使患者有见而畏之之弊，可将该药粉碎入药，直接吞服。在剂量上，笔者认为《中华人民共和国药典》（2015 版）标注的用量为 1.5～3 g，可用于儿童，但成人吞服可用 5 g 左右，煎水用 10 g 左右。在用药时间上，一般长短不限，如曾治一截瘫患者，前后用药百余剂，约 80％方中用水蛭，愈后未见不良反应。

14. 壁虎

壁虎即守宫，俗称蝎虎。其性寒、味咸，有小毒，归心、肝、脾肾经，具有散结解毒、凉血消肿、息风镇痉、通经活络、止痛攻毒等药用价值。《本草纲目》记载壁虎主治中风瘫痪，抽搐痉挛，脑血管痉挛，半身不遂，风痰惊痫，小儿疳痢，血积成痞，疠风瘰疬，治蝎螫。《中国大百科全书·中国传统医学》记录壁虎主治风湿关节剧痛，中风手足不遂，破伤风，惊痫，瘰疬，恶疮，食管癌。清赵其光《本草求原》中提到壁虎有滋阴降痰的功效。壁虎用量为 2～5 g，煎汤服；研末吞服，每次 1～1.5 g。外用适量，研末调敷。气血虚弱者不宜服用。临床用于治疗此外，值得一提的是临床应用研究发现壁虎确有抗癌功效。近 20 年来，我国多次报道用放疗、化疗及手术配以壁虎治疗肝癌、肺癌、胃癌、食管癌等多种恶性肿瘤并且获得较好疗效的案例。对于晚期癌症患者，医生倘若不能用放疗、化疗及手术，则可使用壁虎来缩小肿瘤实体，不仅毒副反应较小，能减轻疼痛，提高患者存活质量，延长生命。壁虎功于祛风定惊，解毒消坚，通络起废，对于痕病结核、历节风痛，中风瘫痪、风痉惊痛、小儿疮痢，尤有著效。因其以蜘蛛、蝎蚕为食饵，故解毒治风之力殊强，且人血分，善于攻散气血之凝结，治恶疽肿瘤，更为应手。并有排脓生肌，促进组织生长的作用，对于疮疡久不收口而形成瘘管者，具有良好的功效。

（四）寒痰热痰兼治

1. 枳实

《本草衍义补遗》记载："枳实泻痰，能冲墙倒壁，滑窍泄气之药也。"《药品化义》说："枳实专泄胃实，开导坚结，消痰癖，祛痰水，逐宿食。"《世医得效方》还记载了用枳实、皂荚为末，米饮为丸，米饮下，治疗痰结腑气，导致大便不通的经验。笔者用本方略事加减，治痰滞腑气大便秘结不爽，从而导致脘腹不适、浑身困胀不适（包括冠心病心前区憋闷不适）之症，亦常获效验。故本品是泻痰消积、破气散痞要药，还有治痰气遏阻腑气、大便秘结不爽之功。

2. 皂荚

皂荚除顽痰，涤垢腻，功力最强。"凡肠胃有垢腻秽恶之气，皂荚专能荡涤垢腻，宣通秽积，肠胃净洁，则诸症自除也"（《神农本草经疏》）。《本经逢源》亦记载："皂荚，除顽痰垢腻。"所谓肠胃垢腻秽恶之气，就是痰浊。皂荚不仅对肠胃之痰浊有效，对化散上焦胶固之痰亦有效，《金匮要略》皂荚丸治"时时吐浊，但坐不得眠"，就是用皂荚祛痰。不过皂荚祛痰涤垢之力较强，若重剂单行，往往胃中不适，故可配合"饮以枣膏，安其正也"。

3. 礞石

礞石不仅治顽痰、老痰胶结不化之症，而且有平惊悸的作用（气惊不平又容易生痰）。《本草纲目》记载礞石"治积痰惊痫治惊利痰"。笔者用本品治顽痰、老痰胶结之症，察其痰之寒热而使佐他剂：属热痰胶结者，仿王隐君礞石滚痰义，佐加大黄、芒硝、瓜蒌；属寒痰沉冷痼疾，加白芥子、枳实、沉香粉（吞服）。

4. 杏仁

杏仁祛痰平喘润肠。本品能化上焦痰浊，由于善降肺气，多滋腻，因此对痰气遏阻腑气之便秘亦有良效。本品确有小毒，用量不宜过大。

5. 前胡

前胡降气，散风热而祛痰，凡胸膈、胁肋不利，咳痰不爽，皆可用之。由于有降气之功，内痰亦可选用。

6. 远志

远志祛痰解郁，益智安神。《滇南本草》记载远志"行气解郁，并善豁痰"。《本草正义》说："远志又有消痰饮、止咳嗽之功"。《名医别录》去心下膈气，亦即此意。《外台秘要》载《古今录验》胸痹心痛一方中有远志，颇合此意。可见远志祛痰益智之功颇著。

7. 焦山楂

焦山楂消食积，散瘀血，治肉积、癥瘕、痰饮。食积、肉积，都是生痰之源，因此用本品化痰甚好。李时珍说山楂"化饮食，消肉积、癥瘕、痰饮痞块"(《本草纲目》)。本品还有散瘀血的作用，因此痰瘀相兼之症，用之最宜，但一定要炒焦入药。

8. 炒麦芽

炒麦芽消食、和中、下气，此三者即是治痰之本。《药品化义》说："大麦芽，炒香开胃，主癥瘕气结、胸膈胀满、郁结痰涎。"《本草求真》记载："麦芽，得生升之气，达肝以制脾土，故能消导。凡怫郁致成臌膈* 等症，(麦芽)用之甚妙，人知其消谷而不知其疏肝也。"因此，对体质虚弱，肝郁脾陷，食欲不馨之诸痰证，用之颇效。

9. 神曲

神曲健脾和胃，消食调中。健脾和胃，消食调中，即可化痰。《本草求真》记载："其性六味为一，故能散气调中，温胃化痰，逐水消滞。"《本草正》记载神曲"逐痰积，破癥瘕"。《本草经疏》说："古人用曲，即造酒之曲。神曲乃后人专造，以供药用，力培于酒曲。"但现在市售之所谓"六曲"，常因制作不良，并有煎煮后仍如顽石者，往往达不到预期的疗效。因此笔者对痰积壅塞于胃肠胸膈之间者，常以农家制作之甜酒曲随药吞服(每次 0.5～1 g)，常常疗效卓越。

10. 郁金

郁金为治内痰郁生之妙剂，治气郁、血郁之佳品，故有"郁金"之称。正因为郁金具有良好的解郁作用，解气血之郁，因此《本草汇言》说："郁金，清气化痰，散瘀血之要药。其性轻扬，能散郁滞，顺逆气，上达高巅，善行下焦，心肺肝胃气血火痰郁遏不行者最验。"综合言之，此品为善治气、血、痰、郁之良药。清末民初年间，绍兴医家凡善治湿热病者多参用郁金。现在郁痰内生之症日益增多，因此本品化痰解郁之功亦当引起广泛的重视。

11. 黄药子

黄药子苦平而凉，化痰散结、解毒凉血功用较强，治疗痰聚瘿气、瘰疬疮疡较好。《开宝本草》记载黄药子治"诸肿疮瘘，喉痹"。李时珍说黄药子"消瘿解毒"。《滇南本草》记载黄药子："味苦涩性寒，攻诸疮毒，痰火。与古方仅治项瘿、咯血者不同。"本品虽性平味苦，但化痰软坚功效甚好，是治疗瘿瘤结肿诸症之要药，若与夏枯草、浙贝母等配伍则效果更佳。唯本品有毒，不宜过量久服，可以研末和提炼

---

* 按：气机怫郁致成臌膈，多系痰积之候。

后外用。

12. 巴豆

巴豆是辛温大热有毒之药，其毒在其种仁之油质上，服 0.1 g，足以大泻不止。去毒之法，将巴豆炒香碾面，包入吸油之草纸数层中，压之以去油，草纸吸油已透，再换新纸压吸之，换至纸上压之无油迹为止，这就是精制之巴豆霜，其大泻之力，基本去掉，用治主治各症，更能起到搜刮削磨之效果。笔者临床应用巴豆较多，应用关键点在于顽痰，寒痰，从小剂量递增，间断服用。李中梓治王肯堂之痰喘痼疾，濒临绝气身亡之际，李中梓用巴豆霜投之，立起沉疴，从此两位大名医结为挚友，传为医林佳话。

综上所述，用传统的分类眼光看，有些似乎不属于化痰药，但不要囿于书本和已有知识，要从实际疗效和发展的眼光来判断药物的类属。要在实践中不断补充和观察中药的实际效能，日新其用，有所发展，不要自己来约束自己手脚。明代药学著作《药鉴》有言："用药之难，非顺用之难，逆用之难也。非逆用之难，逆用而与病切合之难也。故曰：病无常形，医无常方，药无常品，在人之善学善用耳。"此论甚精辟。因此，临床上各种治痰药物可配伍使用或单独使用。上述药物，根据笔者多年运用的体会，除了猫爪草、大黄、皂荚外，一般都是比较平和的，对于实不能补、虚不耐攻的痰病和痰证都可随症选用。其中特别是旋覆花、橘红、枳实、海蛤粉、瓜蒌、浙贝母、夏枯草等轻扬之品，"轻可去实"，具有化重浊之痰的特点，适应范围很广，应注意选用之。如阴气隆盛，寒痰凝结，诸药不效，胸腹不适，大便秘结(但粪便并不干结)，可用巴豆霜(少)、牵牛子(多)研末，以姜汁面糊为丸，每天空腹服 1 g，导下痰浊，诸症自愈。如顽痰、死血胶着而形成的结肿积聚，又要化痰逐瘀和搜剔血脉并举[兼用麝香、水蛭粉(吞服)、土鳖虫、莪术、鳖甲、王不留行等]。同时特别需要重视的是现在药材质量堪忧，医院进一批新药要一一鉴别，确定其真实性能。

第二节 治痰对药

良好的治痰药物配对，常常可以获得药简力宏的效果。对药的运用既可吸取古方经验，也可从前人医案及医疗经验记录、医话中悟得，并结合自身的长期反复临床实践去体会证实和总结。

1. 海藻—甘草

本草明言十八反中，注明海藻与甘草相反，故使后世不少医者畏而不敢同用。然而笔者常取海藻、甘草与其他活血化瘀、软坚消瘤药物同用，佐以止血之品相配伍，不仅无不良反应，而且疗效卓著，因此，笔者认为病情须以海藻和甘草配伍，仍可配伍使用。李杲治瘰疬马刀时，便是海藻与甘草同用。海藻、甘草等相反、相畏同用，并不自李杲始，"医圣"张仲景即有甘草、甘遂同用之例，类似的配伍方剂还很多。据笔者的体会，用海藻软坚化痰，配伍甘草，不仅不会相反，反可借两药之药力相激，以增强其海藻较坚化痰之功用，提高临床疗效。

2. 石菖蒲—远志—郁金

石菖蒲虽是辛、温之品，但温而平和，因其芬芳清爽，是化痰开窍、祛秽理气之佳品，适用于痰湿蒙蔽、清阳不伸所致之神志不清、癫痫痰厥、胸脘呆闷以及耳目失聪诸症。《本草本义》说石菖蒲："凡停痰积饮、湿浊蒙蔽，非此芬芳利窍，不能疏通，非肺胃燥咳及肾虚之咳逆上气可比。"石菖蒲化痰，重在豁心中之痰，这已为古、今医家在长期实践所证实，故《重庆堂随笔》记载："石菖蒲，舒心气，畅心神，怡心情，益心志，妙药也。清解药用之，赖以祛痰秽之浊而卫宫城，滋养药用之，借以宣心思之结而通神明。"张山雷说石菖蒲"开心孔"。石菖蒲治心中之痰，与远志配伍，发挥其对药作用，豁痰开窍、宁心镇静功用更强，若再与郁金同用，则又可扩大其化痰解郁作用。石菖蒲气味芳香，辛温行散，化湿除痰，开窍醒神；郁金体轻气窜，入于气分，行气解郁，达于血分，清心凉心，散瘀止痛。两药配伍，出自《温病全书》菖蒲郁金汤，主治湿温病，热入心包，或湿浊蒙闭清窍而致的神志昏迷。盖胸痹痰浊为患者，亦为良方，解郁开窍、宣痹止痛之功益彰。远志芳香清冽，辛温行散，散瘀化痰，交通心肾，益智安神；石菖蒲辛散温通，利气通窍、辟浊化湿、理气化痰、活血定痛。远志苦降以泄上逆之痰浊为主，石菖蒲辛香，辟秽涤痰为要。两药配伍，化痰开窍，宁心安神之力益彰。两药参合，名曰远志汤，出自《圣济总录》，以治久心痛。

3. 瓜蒌—薤白

瓜蒌化痰散结，是治痰浊痹阻胸阳之心痛要药。笔者治疗冠心病属痰浊痹阻者，每必用此，疗效亦佳。《本草思辨录》说："栝楼（即瓜蒌）实之长，在导痰浊下气，故结胸所至胸痹，非此不治。然能导痰之使行，不能逐之使去。"周岩的讲法，正误参半，瓜蒌实不仅能导痰下气，治热痰之症，而且能逐润痰热下渗从大便出，并非"不能逐之使去"，因此张山雷说："盖蒌实能通胸膈之痹塞，而子善涤痰垢黏腻，一举两得"（《本草正义》）。薤白理气宽中，通阳散结，辛温滑泽而化痰。《金匮要略》之"瓜蒌薤白白酒汤""枳实薤白桂枝汤"都是治疗痰阻胸阳、胸痹心痛的著名方剂，至今仍在有效地运用于临床。从长期用药的经验证明，瓜蒌、薤白两药同用，相得益彰，化痰散结的效果尤好，堪称化痰散结之一对良药。瓜蒌甘寒滑润，以清降为主，宣通胸阳，开胸除痹；薤白辛温滑利，以辛散温通为要，散阴结，除胸痹，为治胸痹之要药。两药参合，上开胸痹，下行气滞，清肺化痰，散结止痛之力益彰。

4. 葶苈子—蒲黄

葶苈子味苦、辛，性大寒，归肺、膀胱经，具有泻肺平喘、利水消肿之效，可用于痰涎壅肺、喘咳痰多、胸胁胀满、不得平卧、胸腹水肿、小便不利等病证。《神农本草经》谓:“主底底积聚结气,饮食寒热,破坚逐邪,通利水道”;《名医别录》谓:“下膀胱水,伏留热气,皮间邪水上出,面目浮肿。身暴中风热痒痒,利小腹。”蒲黄始载于《神农本草经》,味甘,性平,具有止血、化瘀、通淋等功效;用于吐血,衄血,咯血,崩漏,外伤出血,经闭痛经,脘腹刺痛,跌仆肿痛,淋沥涩痛等病证。葶苈子和蒲黄合用具有化痰利水、活血祛瘀作用,可用于胸闷、胸痛、气喘、水肿等病证。

5. 牡蛎—花蕊石

牡蛎味咸、涩,性微寒,归肝、肾经,有平肝潜阳、软坚散结、收敛固涩之功效;主治眩晕耳鸣,惊悸失眠,自汗盗汗,遗精,崩漏,带下等病证。花蕊石具有化瘀止血之功;主治吐血、衄血、便血、崩漏,产妇血晕,死胎、胞衣不下,金疮出血;《本草纲目》说:“花蕊石,其功专于止血,能使血化为水,酸以收之也”;《医林纂要》言其能“泻肝行瘀血,敛肺生皮肉”;《血证论》谓:“此药独得一气之偏,神于化血。他药行血,皆能伤气,此独能使血自化,而气不伤,真去痕妙品。”牡蛎与花蕊石两药合用具有化痰软坚、化瘀止血作用。

6. 姜黄—半夏

姜黄行气破瘀,通经止痛,用于胸胁刺痛、经闭、风湿肩臂疼痛、跌仆肿痛;《本草经疏》曰:“主心腹结积之属血分者。兼能治气,故又云下气。总其辛苦之力,破血除风热,消痈肿,其能事也。”半夏燥湿化痰,和中健胃,降逆止呕,消痞散结;《药性论》曰:消痰涎,开胃健脾,止呕吐,去胸中痰满,下肺气,主咳结。姜黄与半夏合用为治疗心系疾病常用药,合用除保留各自原有的功效外,又具有化痰活血作用,适用于高脂血症之痰瘀互结证。

7. 泽泻—白芎

泽泻具有利水、清湿热的功效,可与其他中草药配伍组成多种方剂。《药性赋》曰:“泽泻利水通淋而补阴不足”;《本草衍义》云:“泽泻其功尤长于行水”;《本草蒙鉴》曰:“泽泻泻伏水,去留垢”;《名医别录》曰:“逐膀胱三焦停水”,可见泽泻能泻体内既停之水及已伏之水,适用于水肿、小便不利、泄泻、痰饮等病证。水液之停伏咎由肺、脾、肾三脏之病,今以泽泻利水,若《药品化义》云:“以此清润肺气,通调水道,下输膀胱,则脾气自健,能利水道。”川白芎为伞形科植物川白芎的干燥根茎,具有活血祛瘀、祛风止痛、镇静解痉的功能。川白芎辛温而燥,善于行走,能活血化瘀,行气祛风。《本草汇言》云:“芎药,上行头目,下调经水,中开郁结,血中气药。”

8. 郁金—白矾

郁金辛而不烈,先升后降,既能入于气分以行气解郁,又可入走血分以凉血清心、破瘀散结,善治痰浊蒙闭心窍;白矾气味酸寒,既能燥湿又能化痰,又善祛风痰。郁金以开郁为主,白矾以化痰为要。两药伍用,其功益彰,豁痰开窍、抗癫痫甚效。

郁金、白矾伍用，名曰癫痫白金丸、白玉化痰丸、矾郁丸，出自《外科全生集·马氏试验秘方》。治痰阻心窍而致的癫痫痴呆，突然昏倒，口吐白沫。笔者曾治一位少女，因情志不遂，用脑过度，以致闷闷不语，彻夜不眠，不知寒热，时穿湿衣而卧，甚则外出奔走，痰涎颇盛，吐之不尽，表情淡漠，舌白苔滑，脉弦滑。主取郁金、明矾，伍以远志、石菖蒲、半夏、茯苓、陈皮、枳壳、竹茹、甘草，水煎服。药服 6 剂，痰涎减少一半，已能入睡，不再外出奔走。又服 6 剂痰涎已除，精神即能自制。笔者在治疗精神分裂症狂躁发作的时候，常采用治痰的代表方剂是礞石滚痰丸和导痰汤。但在其癫狂发作时不应服用滚痰丸，应用导痰汤，用后患者大便伴有黏液性物质，类似赤白痢，称为痰。痰排出后，疾病慢慢好转。

9. 茯苓—白术

茯苓甘淡渗利，健脾补中，利水渗湿，宁心安神；白术甘温补中，补脾燥湿，益气生血，和中消滞，固表止汗。茯苓以渗湿利水为主，白术以健脾燥湿为要。两药参合，一健一渗，水湿自有出路，故脾可健，湿可除，饮可化，痰可除。善治痰湿滞留中焦，清阳不升，浊阴不降，眩晕乃作诸症。

10. 天麻—钩藤

天麻甘平，质重坚实，入走肝经气分，功专平肝息风，通血脉、疏痰气，改善脑部血液流通，以治眩晕；钩藤甘而微寒，清肝热、息肝风，除眩晕。两药伍用，平肝息风之力倍增。

11. 桔梗—枳壳，薤白—杏仁

两对对药组成调气汤。调气汤运用范围很广，例如，冠心病如以气滞为主，就可以用，还有胃肠病有心下逆满症状的时候，也可以用调气汤治疗。中医认为“百病生于气”，很多慢性病是由于气机失调引起的。调气汤针对气郁气结疗效良好。梅核气按照《金匮要略》上的描述：咽喉像有痰一样，吐不出来，咽不下去，感觉喉咙部有物梗阻。笔者常用乌梅配伍威灵仙治梅核气。乌梅可以增加津液。威灵仙则可通行十二经脉，通行经脉就可以解决咽喉的痉挛问题。治咽喉不适要先用疏通气，津液才能上达。

治疗痰病、痰证，古代医家提出了不要滋腻、酸收、寒凝，以及补气养阴，其目的是避免滋腻、助邪生痰。但若系燥痰、虚痰，则仍需滋燥化痰，补虚化痰，有是症，用是药，从病情实际出发，在实践中不断检验、验证、发展。

治疗痰病、痰证，不仅要注重立法遣药，适当掌握一些治疗痰病的药物，而且要注意药物的剂量。药量既要适当，又要懂得变通；药量的轻重对治疗的效果影响很大，故有“中药不传之秘在量上”的说法。很多古方，药味虽同，由于剂量不同，适应证也不一样，这是中医学的又一特色，治疗痰病、痰证也应注重这一特色。对于一般的痰病、痰证，采取轻剂祛痰、化痰，或佐以疏导宣达即可，而对于某些顽痰痼疾，应及时随症施治，以免贻误病机。在用药上，有的可以径用大剂攻逐，直捣顽痰、老痰巢穴，但有的只宜先理气疏肝通络以折其势，待其顽痰胶固之势松解，然后再歼其巨魁。这些都是治疗内痰疾病和顽痰痼疾立法遣药时必须掌握的。

第八章　常见病多发病从痰治疗

第一节　痛　　风

痛风(gout)是由高尿酸血症引起的。继高血压、高血糖、高血脂这“三高”之后，高尿酸血症已成为威胁国民健康的“第四高”。很多人误以为痛风只是手脚痛、变形，只要不疼痛，尿酸高不用治疗，却不知道隐藏在痛风背后的高尿酸血症可导致肾脏、心脑血管严重受损，导致尿毒症等可致命的并发症，给家庭和社会带来沉重负担。痛风有明显的性别偏好。患者以男性居多，占 81.51%，女性占 18.48%。这与女性受雌激素保护有关。尿酸越高，痛风发病的年龄越早。更糟糕的是，高尿酸血症患者往往同时患有其他疾病，如肥胖、肾功能不全者、高血糖、高胆固醇、高甘油三酯、高血压病等。

【临床表现】　以中老年，形体丰腴，或有饮酒史，喜进肉类肥甘之人为多；关节疼痛以夜半为甚，且有结节，或溃流脂液。急性痛风性关节炎发作之时，关节局部存在红肿、热、痛；同时伴有咽干、口苦、尿赤、便干，舌质红，苔腻，脉弦滑或脉滑数。

【病机分析】　现代医学的痛风之说，系指嘌呤代谢紊乱引起的高尿酸血症，由于尿酸盐结晶在关节附近的软组织中沉积并与软组织摩擦，造成局部组织的损伤，出现红、肿、疼痛等关节炎症，因此又名为痛风性关节炎。中医之痛风说，始于李杲、朱丹溪，是指广义的历节病。其主要病机为湿浊内生，瘀滞经脉，而非寒湿外侵。痰瘀内生，导致脏腑功能失调，升清降浊无权，痰湿不能泄化，并与血相结为浊瘀，滞留于经脉，则骨节肿痛，关节畸形，甚则溃破，渗溢脂膏。若浊瘀久聚成毒，损及脾肾，初则腰痛，尿血。久则三焦壅塞而成关格危候，即痛风性肾炎的肾衰竭之症。凡此皆痰浊热瘀内阻导致，而非风邪作祟，亦非外感寒湿。综上所述，痰浊热瘀是痛风发生发展的病机关键，本病以脾肾亏虚为本，痰浊瘀热痹阻经脉骨节为标，本虚标实，脾肾亏虚，浊痰内蕴，湿热搏结，痰瘀交结贯穿了整个疾病的始终。

【治疗法则】　以泄痰化浊瘀，调益脾肾为法。

【治疗方法】　先控涎丹 6 g 服 3 天，泻下痰饮结聚，湿热潴留，再采用汤药。处方：木瓜 30 g，土茯苓 90 g，威灵仙 30 g，广金钱草 30 g，鸡内金 15 g，海金沙12 g，生大黄 10 g，制马前子 1 粒，3 剂，每天 1 剂，水煎服。急性发作期，宜重用土茯苓以清热祛湿泄浊。① 若关节红肿热痛者，配伍生地黄、知母、虎杖等清热通络。② 若肢节漫肿，畏寒怯冷者，配伍制川乌、桂枝、细辛、淫羊藿等以温经散寒。③ 痛甚者加用全蝎、蜈蚣、延胡索化瘀定痛。④ 肿甚者加用僵蚕、山慈姑、车前子、胆南星等化痰消肿。⑤ 关节僵硬者加用炮穿山甲、蜣螂、露蜂房等软坚消瘀。⑥ 慢性期或间歇期加生白术、生薏苡仁、何首乌、女贞子调益脾肾。中医学认为痛风系痰浊瘀阻，停着经隧而致骨节肿痛、时流脂膏之症，应予搜剔湿热痰毒，故取土茯苓健胃、祛风湿之功；脾胃健则营卫从，风湿祛则筋骨利。土茯苓剂量需突破常规，一般每天用量 60～120 g，泄降浊痰，通利关节，激浊扬清，宣通气化。同时可在处方中加入虫类药，如蚕沙、地龙等，往往药力倍增，收效显著。

痛风日久，绝非一般祛风除湿、散寒通络等草木之品所能奏效，必须借助血肉有情之虫类药，取其搜剔老痰、通闭解结之力。

【病案】 右侧跖趾关节及内踝关节反复肿痛 4 年。

黄某，男，49 岁，主诉：右侧跖趾关节及内踝关节反复肿痛 4 年，本次发作加重 10 小时。患者平素工作应酬较多，嗜酒。2009 年开始，时感右侧跖趾及内踝关节疼痛，无红肿，常在休息后自行缓解，未予重视。此次因长跑后原来疼痛部位突发肿痛明显，局部皮肤发红，并发现皮下硬块，逐步加剧，不能走路，遂来就诊，测血尿酸 896 mol/L，诊断为痛风性关节炎。予以秋水仙素治疗，随后发生腹痛，伴呕吐，解黑便，经胃镜检查，发现胃溃疡(活动期)，只能终止口服抗痛风类药治疗，随后对症治疗好转。本次发作 10 小时来诊，症状如前，查血尿酸 857 mol/L，血沉 28 mm/h。患者因 2 年前有服抗痛风类药致胃溃疡合并出血病史，拒服西药，故来寻求中医药治疗。查体：右侧内踝及大跖趾关节皮肤红肿，右内踝关节皮肤高凸，皮温升高，触及皮下硬块约 2 cm×3 cm。诊见：舌淡胖有瘀斑，苔黄腻，脉细弦。西医诊断：痛风性关节炎；中医诊断：浊痰瘀痹。

[治疗法则] 急则治其标，治以泄化浊痰，蠲痰通络。

[治疗方法] 控涎丹 6 g 服 3 天，每天泻下 3～5 次。处方：木瓜 30 g，土茯苓 90 g，威灵仙 30 g，广金钱草 30 g，鸡内金 15 g，海金沙 12 g，生大黄 10 g，土鳖虫 12 g，全蝎末 3 g(冲服)，5 剂，每天 1 剂，水煎服。1 周后二诊：服上方第 2 剂时，疼痛即减半。现不觉跖趾及踝关节疼痛，局部硬块缩小为 1 cm×2 cm，质变软，舌淡胖瘀瘢已消，苔薄白腻，脉细弦，复查尿酸 468 mol/L。此乃急症渐去，效不更方，原方继进，3 剂后三诊：已不觉足跖及踝关节疼痛，局部无红肿，硬块消失，舌淡胖，苔薄白稍腻，脉细濡。要求巩固治疗，随守缓则治其本，调益脾肾为法。处方：土茯苓 60 g，炒薏苡仁、威灵仙、山药各 30 g，泽泻、白术、茯苓各 12 g，陈皮、熟地黄、何首乌、山茱萸、补骨脂、骨碎补各 10 g，14 剂，每天 1 剂，水煎服。2 周后电话随

访，患者药已服完，未有症状，嘱其少食荤类食物，注意生活调摄。3 个月后随访，疼痛未再发作，复查血尿酸 385 mol/L，血沉 12 mm/小时。

［治疗思路］　本患者因饮食肥甘厚味，日久酿生湿热瘀痰流于关节脏腑，引起痛风发作，同时血脂增高，轻度肾功能不全，急性期以治标为主，采用控涎丹峻下内痰、浊水，达到快速缓解患者症状的目的。现代研究证实：① 土茯苓可有效降低血尿酸水平。② 炒薏苡仁、泽泻渗湿利尿，促进尿酸由小便排出。③ 缓解期标本兼顾，加陈皮、熟地黄、何首乌、山茱萸、补骨脂等以补肾健脾，肾阳乃一身阳气之根本，阳气宣通，痰浊湿瘀之邪才不会蓄滞体内。嘱患者注意饮食，适量运动，促进疾病恢复。

第二节　慢性腹泻

腹泻是一种很常见的临床症状，诊断并不困难，关键是明确引起腹泻的病因。依据病程分为急性腹泻和慢性腹泻，病程少于 2 个月者为急性腹泻，超过 2 个月者为慢性腹泻。慢性腹泻(chronic diarrhea)(中医为胃肠型“感冒”)是指长期反复发作的大便次数增多，粪便溏薄，甚或泻出如水，属于中医“泄泻”“久泻”范畴。此处主要讨论痰饮内伏所出现的形似胃肠型“感冒”样慢性腹泻的症治。“感冒”病邪传里之后，根据其主要症状，西医分为单纯型、肺炎型、中枢神经型、胃肠道型。本证就近似胃肠道型。当然中医治病要突出中医的特色。如果说西医治疗胃肠型流行性感冒，只是对症治疗的话，那么治痰化饮，使病毒随痰邪化散，这就显示了“痰派中医”理论在治病求本时既统一也辨证的优势和特色。

本证的症状和发病，乍一看，颇似风寒外感症，因而患者常以“经常感冒”自谓(此类患者非常多见，患者长期认为自己体质差，医生也误诊误治)。若不仔细观察和思考，会误诊为外感症，以发汗解表之法来施治。当然发汗解表之法效果好，但患者总是容易复发，这值得人们深思。分析其中的原因是仅治其标，未治其本(即不能化内伏之痰)，故效果往往不佳或总是复发。

【临床表现】　发热，怕冷，头痛重，浑身酸楚重滞；时时呕吐恶心，或常吐痰涎；腹泻，大便稀溏，或腹部疼痛；胸脘满闷，背部、额部冷凉而喜热熨；也有发热、怕冷、头痛减轻或消退后，仅存便溏、呕吐恶心、腹疼等症。本证常在气候凉冷、潮湿时发作，或因感受风寒和流行性感冒时发病或加重，也常有因恣食豪饮或过食油腻汤水而发病者。舌苔白薄，舌面津津湿润，或覆白腻苔，脉滑。

【病机分析】　本病的发生，多缘于素体脾胃气虚，运化不及，水谷精微停滞而凝聚为痰。痰饮停伏中焦，复受寒凉、冷饮冷食等外因诱发；外邪引动内伏之痰饮，故稍有外感而发。也有脾胃之气不衰，由于饮食不节，过食甘肥油腻，或恣食豪饮水浆，损伤脾胃，导致运化失司，积食成痰、积饮成痰而为病，故本证亦并非完全是伤寒派认识的阳虚兼外感证，如果仅采用麻黄附子细辛汤等温阳扶阳，鼓舞阳气升腾敷布，达到散寒解寒凝的作用，患者也常常只是短期的疗效，因此好的医生应该是师古，但不泥古，也不能为具体一大师名家所束缚，不能为具体一流派的观点所左右，患者才是最好的老师。盖痰之为患，痰来源于水，水则变动不居，无处不到，体内痰饮内伏，痰遏卫阳，卫气郁闭，则畏冷恶风，浑身酸楚。内伏之痰涎既已引发，有升无降，则为呕为眩，导致胸脘痞闷，甚或频频呕吐恶心，吐痰涎（随地吐痰，其实很多人是由于痰病的原因，而不是卫生习惯不好）。痰为阴邪，易遏阳气，如痰停背额则背部、前额等处凉冷。暖热之气为阳，阳化气，阴成形，故背、额凉冷之处喜热烫热熨。腹痛腹泻，胃中凉冷，喜热熨或索热饮以自解救，其理亦然。大便稀溏，系痰饮内盛，自行下泻，以缓解过多的内痰聚集。有诸内必形诸于外，脉滑、苔润，提示痰饮内伏。痰为阴邪，得阳气则化解，遇阴气则凝聚更甚，故本证常在气候凉冷及恣食豪饮，饮食不控，新到外地环境变化等情况下发病。是症形同外感，然实非外感症。古代医家对此颇为重视，并做了详细和形象的记载。如宋代朱肱说："中脘有痰，亦令人憎寒发热，恶风自汗，胸膈痞塞，有类伤寒，但头不痛，项不强，脉浮滑，但不浮紧耳"（《类证活人书》）。明代李梴也有类似的见解，他说："痰证初起，头痛发热，类似外感表证，久则潮热夜重，类似伤寒阴火。"（《医学入门》）清代李用粹也认为："痰饮恶寒，由痰滞上焦，营卫阻滞，抑遏清道，不能固密腠理而恶寒，肥人多有此症。脉滑或沉，周身沉重，胸满食减，肌肉如故。"他主张"以苍术、南星、姜汁为丸"（《证治汇补》）为治。可见历代医家对痰饮内伏，导致卫气郁闭而形成的"恶寒发热""周身沉重""有类伤寒""阴火"等形同外感症的病因证治，是十分重视的，并积累了宝贵的经验。这些经验和论述，对临床辨识和治疗疑似症很有启迪。"感冒虽小，医生棘手"，原因固然很多，痰饮为其根本，即是其主要原因之一。

【治疗法则】 化伏痰、散寒饮，兼以透表。

【治疗方法】 藿香、紫苏叶、半夏、干姜、生姜、陈皮、苍术、桂枝、茯苓、甘草，水煎热服。

处方：① 藿香、紫苏叶，辛香散寒，开胸行气，醒脾胃，宣化痰饮。② 半夏除湿化痰止呕之力很强。本证乃素有痰湿内伏，受外因诱发而作，故半夏量宜重。清代周岩在《本草思辨录》中说："半夏味辛气平，辛能开结，平能降逆，然体滑性燥，是治疗痰湿留饮、清宣胸廓之要药"，又说："半夏之燥，燥而滑者也。"《药品化义》谓半夏是治"湿痰冷饮要药"。且方中有生姜配伍，重用无妨。③ 生姜虽是调味之品，并有不得姜食不食之说。如仅信其言，则会认为生姜只是佐料食品。然而生姜却是治疗痰饮水气内伏之要药，故古代医家称生姜为引胃肠水气，止呕之"圣药"。《本草纲目》记载，生姜能化痰下（水）气。《药性类明》说生姜其味辛辣，有开豁冲散（水气）之功。干姜辛温，振奋中阳以化停痰伏饮，其所以干姜、生姜同用，旨在守散并行：一以温中而化留伏之痰饮，一以散水下气而止呕恶。两者相互为用，协而为功而又各逞其性，对于痰饮呕恶等症，达到协同相加的效果，并非药味虚设、重叠，实为病情所求耳，医者应明乎其义。④ 茯苓甘淡平和，健脾化饮，量亦应重。⑤ 苍术“燥湿以宣化痰饮，胜四时不正之气。凡湿困脾阳，痰饮弥漫，非此不化”（《本草正义》）。⑥ 陈皮理气调中，燥湿化痰，《本草正》有言：“气实痰实必用陈皮”。⑦ 桂枝功用甚广，不仅仅是解肌发汗剂，亦能通阳化饮。《本经疏证》说：“凡药须究其体用”，桂枝温经通脉是其体，调和腠理、下气散逆是其用。又说，桂枝功用有六：“曰和营，曰通阳，曰利水，曰下气，曰行瘀，曰补中。”其中通阳、利水，即有助于外散风寒、内化痰饮之功。故《长沙药解》记载桂枝能除“痰凝血滞”。古方中凡痰饮停伏呕吐、呕恶而兼恶风恶寒之症，常以桂枝配伍半夏、生姜等味而立法组方。前辈胡希恕认为“桂枝治气上冲”，黄杰熙对桂枝治吐吸的注解均为有得之言。

寒痰内伏之证，药应热服，且药液越热越好，俾收“离照当空，阴霾自散”之妙。痰饮内伏之躯，为求解救，患者亦喜热而恶凉，往往热药入胃，恶心呕吐、腹痛腹泻、发热恶风诸症顿释。待患者气化功能正常，痰饮化散，病毒无以附骊，病证愈出自然。

如禀赋素弱，脾胃虚衰较甚，平时食纳不佳，应兼顾脾胃，上方半夏、藿香、紫苏叶药量宜小，苍术易白术，再选加党参（或太子参）、秫米、薏苡仁等以扶胃气，宣化与滋养并调。

【病案 1】 反复腹泻、腹胀、腹痛、呕恶 7 年。

周某，女，38 岁。腹泻、腹胀、腹痛、呕恶 7 年。7 年前时而食欲不香，时而腹泻、腹胀、腹痛。如果膳食中油腻腥荤过多，则腹泻稀溏黏液大便，并伴有腹胀、腹痛、呕恶。7 年来中西医治疗从未间断，止泻、止呕偏方、单方亦服用甚多：初期多为抗生素和维生素等对症药物治疗；继而以中医治疗为主，其立法用药有主健脾化湿者，有径直止泻、止呕者，也有主温肾化痰者。单方、偏方中，中肯而不愦事者有之，偏奇无益者亦有之，虽经治数年，专家名医数人，省城三甲大医院数家而终无寸效。近 2 年来上述诸症更为严重，不仅食油脂类物质稍多腹泻、呕恶等症即发，即使是鼻闻油腻之气，腹泻、呕恶之症亦立即发作。病久胆怯，外出时为避免闻到油腻腥荤之气，因而凡遇煎肉店铺和肉食菜场，必绕道而过；如需径直通过，须掩鼻屏气而行。由于长期腹泻呕恶，影响进食，因而精神困倦，面色无华，常头重头晕。此外，尚伴有口渴，口黏，但不欲饮水，白带多（多次检查，排除阴道滴虫和霉菌），舌质红，舌根部常年覆少许白腻苔不化，脉弦而见弱。

［治疗方法］ 先控涎丹 6 g 服 3 天，泻下痰饮结聚，再采用汤药。处方：防风

10 g，柴胡 6 g，羌活 10 g，白芷 6 g，生麦芽 15 g，炒吴茱萸 6 g，川花椒 6 g，党参 15 g，黄芪 10 g，当归 15 g，炙甘草 6 g，制附片 6 g，陈皮 10 g，生姜 3 片，麦冬 15 g，3 剂。

[治疗思路] 病程 7 年，《黄帝内经》云"六经为川，肠胃为海"。久病则肠胃必有大量痰饮结聚。先控涎丹去掉大部分不正之物，为后面的汤药应用开辟直达病灶的道路。控涎丹系由十枣汤去芫花、大枣加白芥子而成。

处方：① 控涎丹中大戟能泄脏腑水湿，甘遂能行经隧之水湿，白芥子能散皮里膜外之痰气。主治"胸背手足、腰项筋骨牵引痛，走注不定，或手足冷痹、气脉不通"，实为除痰之妙药。② 本方仿东垣"升阳益胃"法义组成，前五味，取其舒肝升陷，是方中主药，其中尤其是麦芽，系升发、舒肝之佳品，肝郁得解，脾陷自升，运化痰湿之功即可恢复正常，腹泻、呕恶诸症亦随之而解。③ 然本病毕竟迁延日久，病久多虚，形成虚实夹杂之症*，故用党参、黄芪、当归、甘草等扶气虚气陷之机，用炒吴茱萸、川花椒、制附片散肝寒，暖肾阳。④ 陈皮、生姜，辛香健脾以止呕恶，其所以用麦冬一味，乃为久泻、带下耗损津液而设；因不能置患者口渴、舌红等津液耗损于不顾。

油腻腥荤之气，资生痰湿，患者鼻闻油腻腥荤之气，病即发作。此乃痰湿遏阻太盛，内外合邪，故一触即发。患者腹泻稀溏黏液粪便，腹胀、呕恶，并伴有口渴、白带多等症，断为脾虚运化失司，治以健脾化痰湿；久泻不止，穷必及肾，温肾化痰和径直收敛止泻亦不为过。笔者认为其所以屡屡更医更药而不效者，关键在于没有适时采取疏肝启脾，忽视了"肝能生痰"这一特有的发病机制。痰湿之生虽多缘于脾阳(气)不运，但脾阳(气)运化功能之正常与否，又必须有肝气之疏泄为之佐助。故张仲景有"见肝实脾"之论，从反面讲清楚了这一机制。久病不已，心情抑郁，肝气也更加郁结，因而脾胃升降功能便进一步受到遏制，故腹泻、腹胀、呕恶之症迁延不愈。若以脏腑病变而言，本病其本在"肝"，其标在脾胃，是肝郁导致脾(胃)陷、肾气虚馁而内生痰湿。清代魏之琇在《续名医类案》中讲"肝为万病之贼"，虽过甚其词，但却颇有道理，故立舒肝升陷，兼化痰湿之法为治。明代王纶在《名医杂著》中说东垣用药"如韩信用兵，多多益善"，对东垣药味多、分量轻、综合性强的立法遣药原则，倍加赞赏，这是颇有见地的。笔者认为用药，应力求药少力专，但也不能死板硬套古方，当多者多而有益，当少者应少而功宏。本方的特点是"见痰休治痰"和治其"肝生痰"服上方 3 剂，诸症均有好转，嗣后大法不变，药物略有增减，复诊 5 次，腹泻、呕恶之症痊愈。食欲增加，精力旺盛，从此再未病休。

【病案 2】 少腹隐痛、泄泻黏液便 4 年。

---

* 按：虚，指脾气、胃气、肾气、津液亏虚；实，指肝气郁结、痰湿遏阻诸症。

谭某，男，62岁，工程师。少腹隐痛、泄泻黏液便4年。4年前少腹经常隐痛，肠鸣辘辘有声，日晡后必解夹杂黏液稀便三四次。若稍食生冷、腥荤则益甚，4年来反复发作，身体健康，舒心愉悦的日子屈指可数。以至面晦消瘦，神气不振，常常怀疑患癌症而心情沉重，检查无数，多方治疗无效。此类患者非常多见。有的诊断为功能性肠炎、克罗恩病等。给予对症治疗，依然无效。经人介绍于笔者处。舌质淡，根覆白腻苔，脉软滑无力。

［**治疗方法**］　先小胃丹3 g服6天，泻下痰饮结聚，再采用汤药。

处方：附片10 g，肉桂6 g，淫羊藿20 g，蜀椒6 g，白术20 g，炒扁豆20 g，焦山楂20 g，浙贝母10 g，法半夏10 g，黄芪15 g，防风15 g，甘草10 g，浓煎，频频热服，5剂。

［**治疗思路**］　泄泻，古今皆为多见病、常发病，其证治古今医家议论甚多，李中梓有治泻十一法之论，可师可法之处殊多，即如逆流挽舟，和中化滞，清肠消导、分利、兜涩等法，如果药病相投，皆能获效。本例患者何以迁延4年之久，百治而无寸效！详其病起于八八阳衰之后，肾中命火不充，脾土则不得养。患者面晦色夭，泄泻在日晡后始作，足证阳气始衰，其身阳气则应之愈疲，痰湿阴霾四合，病即显露。脾主湿，肾主水，今两脏阳衰，何能转津布液于周身。津液凝而痰饮作。正如赵献可、张介宾所言“肾虚水泛为痰”，虚痰上行于舌则苔腻不化，流于肠则辘辘有声，滞于下则黏液夹杂。《金匮要略》云：“水走肠间辘辘有声，谓之痰饮。”故本病治法，欲止其泻必先除其痰饮，欲除其痰饮必补其阳，故拟温阳除痰之法为治。

前贤论脾肾补法有云：“补脾不若补肾”“补肾不若补脾”，因立论角度之异，故各有至理存焉。即就本病而言，似又不可执一废一，处方：① 以附片、肉桂、淫羊藿补命火而暖土。② 用蜀椒、白术、炒扁豆健脾暖胃和中，水津四布，则有再生之理。③ 更佐以浙贝母、法半夏、焦山楂化已成之痰，黄芪、防风升补脾土之清气而止泻。

全方综合火土相生、温中化痰、升清提陷诸方法于一炉，宗仲景治痰饮“温药和之”之旨。服药5剂后，腹泻肠鸣俱减。投药既已中病，不须改弦易辙，唯虚痰久病，守方常服勿怠，嘱继服原方10剂。3个月后患者诉诸症悉除，曾试食少量腥荤亦未见不适。追访年余，病未发而神气渐复。

【病案3】　腹泻腹痛3年。

伍某，女，40岁。因“腹泻腹痛3年”就诊。患者诉大便溏烂，带黏液，伴有左下腹痛，每天三四次，常有排不尽感，稍有饮食不慎，即出现左下腹痛剧，腹泻如水样，完谷不化，纳少，食后腹胀，时感疲惫，口淡口苦，舌淡胖有齿印，苔黄滑，脉弦滑。肠镜提示乙状结肠呈慢性炎症改变。西医诊断：慢性结肠炎。一直采用中西药治疗未见好转。闻名而来求诊。诊断为泄泻，证属顽痰胶痰内停，湿热蕴结，治以攻痰除饮，健脾行气导滞，清化湿热。

［**治疗方法**］ 先十枣汤 1.5 g 服 3 天，泻下痰饮结聚，再采用汤药。处方：白术 15 g，苍术 12 g，茯苓 30 g，香附 10 g，陈皮 10 g，木香 10 g(后下)，藿香 10 g，黄连 12 g，火炭母 30 g，猪苓 15 g，神曲 15 g，山楂炭 15 g，共 7 剂，水煎服，每天 1 剂。1 周后二诊：自诉药后大便每天二三次，偏烂，腹痛腹胀减轻，口淡，舌淡胖苔白腻，脉弦滑细。将上方调整为党参 15 g，白术 15 g，苍术 10 g，煨肉豆蔻 10 g，神曲10 g，茯苓 15 g，陈皮 10 g，山楂炭 10 g，猪苓 15 g，木香 10 g(后下)。2 周后三诊诉：上方服用 14 剂，现诸症减轻，大便已成形，每天一二次，舌淡胖有齿印，苔白，脉细滑。续以参苓白术散合理中汤加减善后：党参 15 g，黄芪 15 g，干姜 10 g，白术 15 g，苍术 10 g，藿香 10 g，陈皮 10 g，炒扁豆 30 g，薏苡仁 30 g，砂仁 15 g(后下)，炙甘草 6 g，坚持服药治疗 1 个月。大便转为正常，无腹痛不适，纳可。随访半年，未有复发。

［**治疗思路**］ 本病案起病日久，现主要症状为腹痛，腹泻，夹黏液便，大便不尽感。其属脾胃气虚，水湿不运，湿邪积滞蕴结，蕴而化热。故强调凡病之治当究标本，分主次，明缓急。故第一方以急则治其标为原则。患者体质尚可，年龄不大。处方：① 采用十枣汤峻下逐水之剂，具猛、毒之性，在运用中，遵循“衰其大半而止”，也就是“大毒治病，十去其六”的原则，常常事半功倍。然后以行气导滞，清化湿热为主。因此热乃湿遏阻滞而郁成，故祛湿为主，清热次之。② 以木香、香附、陈皮行气止痛。③ 白术、苍术、藿香健脾燥湿。④ 茯苓、猪苓渗湿健脾。⑤ 黄连、火炭母清利湿热。⑥ 神曲消积导滞。酌加山楂炭既能开胃助运，又增止泻之功。二诊时诸症改善，湿热之邪已去，遂以缓则治其本为原则。以四君子汤、参苓白术散、理中汤方加减以取其益气健脾、和中渗湿之效。

治疗久泻着眼点应在于脾虚和湿浊，治疗的重点在于如何使脾胃恢复其运化水湿的功能，因此遣方用药应注意对脾胃功能的维护，不能过用苦寒或香燥之品，以免重伤脾胃对于湿浊之邪。同时湿为阴邪，非温不化。故大凡泄泻，必用甘温辛燥除湿之苍术。苍术多与白术配对使用，以增加其健脾运湿之功；亦常与黄连配对，则取辛散泄热之效；与陈皮、藿香配对，则能化湿辟秽止泻。

第三节 头　痛

头痛(headache)是一个常见的症状，可见于多种急、慢性疾病之中。其中慢性反复发作的头痛非常多见，据统计，在普通人群中慢性顽固性头痛发病率在 5%～10%，严重影响现代人的生活和工作。中医根据以头痛为主的不同见症，将头痛分为风寒头痛、风热头痛、肝阳头痛、阴虚头痛、痰浊头痛、痰厥头痛等多种症型。临床治疗中发现痰浊内阻导致的头痛非常多见，在此讨论以痰浊上犯为主所导致的慢性顽固性头痛。

【临床表现】 头部沉胀疼痛。病情延绵，或时发时愈。常胸脘满闷，食欲不振，大便时稀时干。口腻、身重，少气，嗜睡。头痛严重时，口中黏腻或呕吐痰涎，尿液短少，有时可出现重听。阴雨、闷热、气候寒冷、潮湿时上症加重。天气晴朗，气候适宜时上症减轻。有的患者血压偏高，服降压药虽血压下降，但头部沉胀疼痛等症状不减。厌恶油腻汤水，甚至眼见鼻嗅厚味之腥臭物，即感头痛、恶心不适。苔贰，脉沉或脉弦。

【病机分析】 头痛是一个极为常见的病证，久痛不愈，影响工作、学习，患者极为苦恼。临床上有以头痛为主症者，也有头痛和其他病证相兼，或由其他疾病而引起者。本证系论述以痰浊上犯而呈现以头痛为主的病证。朱丹溪说："头痛多主于痰。"李时珍、李中梓等人亦宗其说。可见因痰浊上踞清空而引起的头痛，从来就是比较多见的。现在由于生活饮食条件不断改善，加之情志失于疏泄者多，故痰浊头痛之症亦逐渐增多。由于头痛是一种常见的病证，因而中医对各种头痛的病因证治积累了丰富的理论知识和临床经验。如对气血虚头痛，肝阳头痛，瘀血头痛，风寒头痛，风热头痛，痰厥头痛、头风以及按部位划分的"三阳"头痛和"厥阴头痛"、偏头痛等都有其独特的论述和治法。《素问・举痛论》虽不言及头痛，但在论述痛症的一篇专门的论文，分析、讨论了十多种痛症的病因病证，也对探讨头痛的病机有一定的意义。本证头痛，由痰浊所致。其致病之因，或缘于饮食不节，或过食油腻、生冷，积湿生痰，或平时豪饮茶、酒过度，聚成痰湿，或缘于脾胃气馁，运化不及，复因肝失疏泄，以致水谷精微化失其正，资生痰浊，痰浊上扰清空而头痛作。也有长期居处雾露、潮湿环境之中，或先受风寒之邪侵袭，逐渐演变成痰浊遏阻清阳而头痛者。

中医认为，头为清灵、清虚之府，不能有任何的病邪盘踞和干扰。今痰浊上犯，干扰清阳，故头痛作矣。痰浊之邪，其性黏腻难化，若上犯，盘踞于头部后，故头痛而兼重胀为其特点。痰浊者，阴邪也。阴雨、凉冷、潮湿、闷热天气，阴气相对隆盛，同气相加而类聚，两阴相合而发病。故头痛往往在气候凉冷、潮湿天气发作或加重。痰浊中阻，有碍升降，故患者头痛时常恶心欲吐，甚至频频呕恶痰涎。如脾胃气虚，痰浊停聚过盛，则外界油腻、腥晕之物一触即发。故一见油腻荤腥，即头痛、呕恶之症作。痰湿内伏，遏阻阳气则嗜睡。痰气充斥肢体，则肢体困重。痰湿之邪属阴，暖热之气属阳，阳可散阴，故头痛而喜热熨。痰浊之邪，既黏腻，又滑利，痰湿由胃肠下渗，则大便稀溏。若痰湿遏阻肠胃，复因肝失疏泄，导致腑气不顺，则大便亦可见秘结不爽(但粪便不干结)。痰湿乃水谷精微所化生，津液既害化成痰，则小便反小，故本证患者，往往尿液短少。痰湿乃有形之牙邪，聚结过盛，盘踞不散，亦可使血脉受阻，从而导致血压偏高。本证血压偏高，实由于痰浊之为患，非化痰不能降压，故单纯服降压药无效；纵使血压下降，然痰浊不去，头痛、呕恶之症亦难解除。导致头痛久治不愈或短暂有效，但经常发作。脉滑脉弦，示痰浊内伏；苔腻，示痰浊上聚。本证初起，不论其痰浊内盛，抑或脾胃虚弱，如能适时采取化痰健脾治本之法，则痰浊消散，脾（胃）复健运之常，本可很快痊愈，但往往由于长期口服止痛药、降压治标，以致老痰、顽痰越聚越盛，由微至渐，留伏体内而成为痼疾，以致年复一年经常发作，越来越重。

【治疗法则】 化散痰湿，健运中阳，兼以舒肝。

【治疗方法】 半夏、陈皮、白术、白芷、川芎、车前子、神曲、生姜、羌活、蔓荆子、刺蒺藜、蜈蚣、甘草。

处方：① 半夏、生姜、陈皮，和胃降气，化痰止呕，胃和气降痰亦降。《医学启源》说："痰厥头痛，非半夏不能除"，故半夏是为主药。② 白术、神曲健脾化痰，杜绝生痰之源。"高巅之上，惟风可到"，原本系指风邪致病而论，然广其义而言，当不只此。③ 本方用羌活、蔓荆子、刺蒺藜等祛风药，取其宣畅阴中遏抑之阳，引化痰浊药而上巅顶，祛风而止头痛。痰浊遏抑脑中，如坚冰凝雪。④ 羌活、蔓荆子辛温芳香之剂，宛如暖风拂煦，可使痰湿化散。⑤ 白芷是治头痛常药，古方治头痛，尝谓"阳明头痛加白芷"，本方借鉴之。白芷辛温芳香，有助于化痰清窍。⑥ 川芎治头痛，在古医籍中近乎是必用之药，故有以川芎命名治头痛之川芎茶调散。现代药理研究，川芎对中枢神经系统有镇静止痛作用，这些资料符合中医辨证施治原则，可资借鉴。

本方药物，性味辛香而温燥；辛燥可化散痰浊，辛香上行，药力易达病所。① 须要言及的是，痰浊头痛经久不愈，常可出现血压偏高，然应本诸"治病求本"原则而立法遣药，不可因血压偏高而惧用川芎、羌活、白芷等芳香升散药。② 要知本证血压偏高，乃痰浊遏阻脉络使然。痰浊得化，血脉通畅，血压自可下降。③ 蜈蚣不仅通络止痉，亦有搜剔痰涎止痛功用。笔者对痰浊头痛经久不愈，本痛久夹瘀之说，在上方中酌加蜈蚣，颇见功效。④ 车前子既能化痰，又能利水，一药俱二功，使痰浊假下渗而去。⑤ 天麻本为治疗痰湿头痛佳品，然经常缺药，不用亦可。⑥ 对于痰浊壅盛之症，方中药物应以半夏、生姜、陈皮、车前子、白术、白芷、川芎为主，羌活、蔓荆子、刺蒺藜、神曲、甘草次之。"中药不传之密在于量"，药物比例要适当。如气虚痰浊上蒙，症见气短乏力，食欲不香，舌质淡，苔薄腻，头晕头重，绵绵不休，应健脾以化痰湿。上方药量宜轻，去羌活、蔓荆子、刺蒺藜，加茯苓、党参、薏苡仁、砂仁等，健运脾胃以化痰。⑦ 不论痰浊壅盛头痛，抑或脾失健运生痰头痛，均可以生天南星、白芷、羌活、半夏（四味等量）研末，布包外敷痛胀处（布外加热熨更好），促使其凝聚之痰湿化散。审症、敷药得当，往往有药到痛消的效果，头痛、恶心等症即平。如呕恶痰涎特甚,加炒吴茱萸、生姜,暖肝化痰涎,并可用明矾少许随药吞服,使痰浊随下渗而去;痰浊下返,头部清旷,头痛自止。

【注意事项】 痰浊头痛者有之,热痰壅盛而痛者亦有之。症见头胀痛,口苦口干,舌苔黄腻,小便短黄,头额光亮如涂油,厌畏暖热之气,如温度较高,或在温度较高环境中工作,即头脑胀痛加重,此乃热痰上壅于头。果如是者,当以清化热痰为治。

【应用技巧】 ① 痰热头痛一症与热痰上扰高血压症相似,可以举一反三。② 痰浊头痛,亦可见于偏头痛和眼部疾患引起的许多头痛症中,只要主症相符,亦可按上方治疗。③ 甚至对某些颅内肿瘤引起的头痛,亦可用化顽痰之法(突出外治法)为之救治。

【病案 1】 反复头痛 12 年。

邓某,男,38 岁。反复头痛 12 年。7 年前,在一次晚间开会,突然头部剧痛。满头皆痛,而以头顶及前额为甚,有时剧痛难忍,伴恶心。严重时呕吐,怕光怕声音。此后即频频发作,每月必剧痛四五次。小痛则一二天一发。剧痛时除服止痛药外,非卧床休息,其痛难止。有三五天不痛,堪称一大幸事!然头痛停止后,却亦如常人。病前病中,食欲旺盛,且喜食油腻厚味。切其脉,弦劲有力,舌质正常,然舌根部覆少许白腻苔,多年不化。中西医均以血管神经性头痛为治,然均无寸效。

[治疗方法] 控涎丹蜜丸,每天 2 次,每次 6 g,热水送服。处方:浙贝母 10 g,法半夏 15 g,蜈蚣 2 条,全蝎 10 g,白芷 10 g,羌活 10 g,蔓荆子 10 g,延胡索 20 g,甘草 6 g。5 剂。水煎,热服。

[治疗思路] 头为清旷之区,不容有任何内、外邪气干扰,一有即痛,故中医将头痛分为外感、内伤两大类十多种症型的头痛。本证病情,四季如斯,且突然发作,久治不愈,常被误诊为血管神经性头痛,不无道理,但服止痛活血药罔效,足见本证不能简单地以血管神经性头痛的诊断。本证剧痛日久,但形态、形体久病不衰,且喜食油腻厚味(只是在剧痛不止、水浆不进时才少进油腻厚味),自属痰浊内伏无疑。风,乃泛指发病迅速之概词。癫顶之上,唯风可到,风邪携痰浊上犯,遏阻清阳,故头痛骤然而作。舌质正常,舌根部常年覆白腻苔,示体内素有痰浊停伏。头痛虽久宕不愈。然病久不衰,正盛邪实,以搜剔风痰为主,少佐活血通络。

处方:① 浙贝母、法半夏,化中焦停伏之痰。② 蜈蚣、全蝎搜剔脉络之痰(蜈蚣是一味逐化痰涎的佳品)。③ 白芷、延胡索、羌活,祛风活血止痛,而羌活、白芷,既是祛风止痛药,又有入血活血止痛之功,少佐甘草以协调诸药剽悍之性。全方以化痰祛风为主,而本方药物中又有一药多效之功能,故化痰剂中又有搜剔活血之效。中医治痰,除了正确地辨症之外,还要掌握药物性味功能的多样性。1 年后言其服完水剂、丸剂后,头痛一直未发,即使偶尔工作通宵达旦,亦无头痛之感。

临床上确有血管神经性头痛，从目前的临床疗效看，中医中药优于西医西药，但即使是血管神经性头痛，然习中医者也要注重辨证施治。造成血管神经性头痛者，决不仅是血脉阻滞一途，津血同源、痰瘀相兼，患血管神经性头痛，亦有以化痰降浊取效者。有是症，用是药，不要盲目向西医病名靠拢。现在临床上所谓血管神经头痛患者较多，笔者诊治亦不少，当然并非病病均愈，症症皆瘥。

【病案 2】 头痛，头脑重坠，头面时肿时消，心悸不宁 5 个月。

常某，男，58 岁。头痛，头脑重坠，头面时肿时消，心悸不宁 5 个月。5 个月前始觉头脑内常有不适之感，时而心烦，睡眠不稳。不久则感到头脑内重坠，惊悸烦渴，自觉腹中有气上冲心胸，直至头脑，并发现头面部时而肿胀膨大，时而自行消失。上述症状每月数发，严重时甚至彻夜不寐，患者极为紧张。住院期间，曾经 3 个医院多次会诊，诊断不明，采取一般对症治疗无效。3 次拍 X 线片检查，均发现大脑颞叶部有一蚕豆大阴影，疑似某种赘生物压迫脑神经而引起的病变。患者因肺内有阴影和赘生物，而情绪更加紧张恐惧。由于症状日益加重，发作频繁，对症治疗无效而恐惧。患者形体魁梧壮实，语言、思维清晰，除表情紧张苦楚外，饮食、二便均可。脉滑数，舌质红，苔微黄而薄腻。

[治疗方法] 处方：茯苓 24 g，全瓜蒌、生龙骨、生牡蛎各 30 g，杏仁、天花粉、紫苏梗各 9 g，旋覆花、合欢皮各 15 g，土贝母 6 g，全蝎 7 只，蜈蚣 1 条。炒枣仁、柏子仁各 60 g，朱砂 9 g，共研为极细末，每次 6 g，用方药液送服，每天 4 次。橘红、薄荷、苍术各 150 g，共研为末，加适量面粉，装于布袋内枕头。

[治疗思路] 患者病前工作繁重，思虑操劳太过，“思则气结”“思则伤脾”，以致肝郁脾陷，疏泄运化功能减弱，加之进食甘肥之品较多，静多动少，中焦阳气虚衰，体内精微及油腻食物“化失其正”，精微没有化为机体正常需要的气血津液，反聚而为痰。而“痰之为物(患)，随气上升，无处不到”，既可凌心、犯脑，也可凝聚停留于机体各个组织器官之中。痰气凌心，则心悸、恐惧、失眠；痰气犯脑，则头脑中重坠不适、疑虑恐惧(思维活动系脑之功能。李时珍云：“脑为元神之府”，故中医常将心脑功能和病态并论)。如痰浊盘踞，结而成形，拍片时也可出现所谓阴影。罹病之后，久治不愈，焦急恐惧，“气郁化火”，火邪进一步灼液成痰，形成热痰留伏难去，故有心中烦急，舌黄质红，脉象滑数等。头面部时肿时消，一是痰气时聚时散之病变特点，二是兼夹风邪使然(古医籍中所言之“风痰”，其中有一部分即指此类病证)。风邪善行数变，痰气时聚时散，风动痰升，夹痰上壅，故头面部肿胀；风静痰伏，则头面部肿胀消失。按照痰病机制，则属热痰壅滞之症。病证虽怪，然病机甚明，诚可谓见怪不怪。患者情绪越是紧张恐惧，则气机越抑郁不畅，痰气也越加留伏难去。本证久治不愈，屡屡更医更药而终不奏效者，无非痰气留伏之为患耳！以化散痰热，舒展气机为治。

处方：① 茯苓养心健脾以化痰。② 紫苏梗、合欢皮舒肝解郁以化痰。③ 全瓜蒌、天花粉开胸散结消化热痰。④ 龙骨、牡蛎镇惊安神以化痰，不使痰气上冲。⑤ 杏仁、土贝母、旋覆花利肺气，散痰结。⑥ 方中用全蝎、蜈蚣，一则祛风镇静，同时也取其搜透经络中之痰浊，即使痰浊有一部分盘踞聚结于脑，亦可消散。⑦ 以炒枣仁等为末吞服，取其养心安神，消除心悸、恐惧和情绪不安之症。心神内守，情绪安定，从而可使痰气消匿，避免或减少发生并发症。⑧ 用橘红、苍术等作枕头，乃仿古方外治法之义，取芳香行气之品，收"气行痰消"之功，同时又借鉴中医外科学中"以消为贵"的经验，故采取以橘红、苍术等芳香之品作枕头，内外兼治，使之能较快地消除头脑重坠之症，使脑内凝聚之痰浊得以消散。本方集中多种化痰药物于一方，使化痰之剂药专力宏。

服上方 5 剂后，诸症大为减轻。药既对症，应予守方，嘱其再服 5 剂。三诊时，头脑重坠、面部时肿时消诸症已基本消除。由于临床症状消退较快，心情舒畅，疑虑恐惧(唯恐是脑内肿瘤)之症已基本解除，四诊时，减去全蝎、蜈蚣。唯睡眠欠佳，再加首乌藤 24 g、枣仁 9 g、柏子仁 9 g 于煎剂中，以养血安神。此后大法不变，药味稍事增减，连续诊治 8 次，临床症状已消失。3 年后经某医学院附属医院复查，告知头脑重坠、面部时肿时消诸症从未再犯。痰病痊愈后，又拍 2 次 X 线片，均未见任何阴影。

第四节　高　血　压

高血压(hypertension)是一种世界范围内的常见疾病，世界各国人群高血压的患病率均高达 10%～20%，是危及人类健康的重要疾病。随着人民生活质量的提高及生活节奏的加快，高血压的发生率呈逐年上升趋势。长期高血压，能导致心、脑、肾等重要器官的严重损害，威胁人类健康。因此积极防治高血压病有着重要的科学价值和社会意义。在治疗方面，目前尚缺乏有效的药物，多主张长期服降压药，或采取药物和气功、体育锻炼、休息等综合治疗。但经久不愈，又会有累及脑血管、心脏以及肾脏等疾病的危险。2004 年中国高血压防治指南中关于高血压的诊断标准：非同日 2 次收缩压≥140 mmHg 和(或)舒张压≥90 mmHg。

笔者观察发现，热痰上壅导致高血压者十之七八，也可出现高血压和表现出高血压的某些症状，但人们往往忽视按痰论治(包括痰湿)。从西医的理论讲，血压高是一种症状，高血压是一种疾病。"痰派中医"理论则强调统一与辨证的有机结合，先统一于痰湿，再注重辨证论治，因此，凡具备痰热壅遏而引起的血压高和高血压，都可参照本证进行治疗。

【临床表现】 头脑胀痛。前额、颜面常光亮如涂油。口苦、口干、口腻。畏热喜凉(如在气温较高,或太阳下曝晒,即感头胀、头痛加重,难忍)。时而情绪急躁(俗称脾气大,易发火)、心烦难寐、胸脘痞塞不快。形体多肥胖。小便短黄,大便常干结。脉弦滑有力,舌苔干黄或黄腻。血压偏高,服西药降压药虽能使血压下降,但口苦、头胀、心烦、畏热等症鲜有减轻者。

【病机分析】 高血压日益增多,用中医审证求因的学术观点看,造成高血压的因素是很多的,诸如情志、膳食,以及工作之激烈程度等,都有一定关系,因此,中医治疗这种长期非药物控制不可的疾病就应发挥本身理论体系的优势。本证多见于素体阳热内盛之人,或因恣食辛辣厚味,或长期在高热和情绪激烈环境中工作;气机郁结,复加重体内痰热聚集之势。痰随气行,无处不到,热痰上壅,遏阻清阳,故头脑胀痛。如上壅之痰热外溢,则前额、颜面光亮如涂油,畏热喜凉。热痰中阻,故口苦、口干、口腻;其甚者,则见情绪急躁、心烦难寐、胸脘痞闷。小便短黄,大便干结者,示痰热阻滞腑气。舌脉之变亦系痰热壅遏之候,服降压药血压下降而自觉症状不减者,是降压药只能使血压暂时下降,而痰热不去,热痰壅阻之势不减,自然痰热之症难瘥。本证常以"高血压"而就诊,就血压高这一指征而言,称之为高血压并不为错,然导致血管压力增高的因素并非一端,热痰膨胀、壅塞阻滞,使血管痉挛压力升高当是一途。故痰热之变而致高血压者,其理洞然,并非玄妙莫测。习中医者,将本证目之为"高血压"者,亦不为错,然务必穷其理而明其义,并要使理法方药一以贯之,以提高临床疗效。

【治疗法则】 清化热痰,清肝降压。

【治疗方法】 夏枯草、栀子、龙胆草、苦丁茶、竹茹、牛膝、生牡蛎、玄参、菊花、车前子、甘草。

处方:① 夏枯草、栀子、龙胆草、苦丁茶,清少阳之火热,少阳火热得清,火热炼液成痰之势亦减,火热清,痰热减,头部清阳得伸,则头胀头痛、口苦、心烦之症可除。② 复以竹茹、夏枯草、玄参、生牡蛎化痰散结,热痰壅结盘踞之势一解,则血管松弛柔软,血压自当下降。③ 再以牛膝、车前子撤痰饮下走,使血压下降出于自然。周长征等研究表明夏枯草、栀子、菊花、牛膝、龙胆草、苦丁茶等有降压作用,这种治疗无疑是有益的。然简言之,上述药物的降压,实属清化痰热之功耳!如口苦、心烦特甚,可用胶囊装胆南星吞服(每次 0.5 g 即可)。如头部跳痛、掣痛明显,加钩藤、石决明,潜阳止痛。

【注意事项】 ① 血压下降,自觉症状缓解后,可常用荸荠、海蜇皮(必须洗净成味)佐食,清散痰热,柔养筋脉。② 继之以调摄,饮食宜清淡,远辛辣厚味,使痰热不复再生,除热痰之务尽,稳定血压,愈而不发。

【病案 1】 发现血压高 6 年,头晕、头痛 3 月余。

张某,女,45 岁。以"发现血压高 6 年,头晕、头痛 3 月余"就诊。平时血压波动在 160～180/90～100 mmHg，在某医院按高血压口服卡托普利、维拉帕米等药物治疗，疗效不佳。诊见：血压 170/100 mHg，头晕、头痛，形体微丰，面红目赤，急躁易怒。双肺(—)，心率 85 次/分，律齐，$A_2 > P_2$，各瓣膜听诊区未闻及病理性杂音。唇舌紫暗，舌下可见瘀点瘀丝，苔黄腻，脉弦滑。辨证诊断：肝阳上亢，痰瘀交结滞络。

［**治疗法则**］　平肝活血，化痰通络。

［**治疗方法**］　处方：天麻 10 g，钩藤 30 g，决明子20 g，龙胆草 10 g，益母草 30 g，川芎 10 g，地龙 10 g，全蝎 6 g，生牡蛎 30 g，水蛭6 g，白芷 8 g。水煎服，同时给予控涎丹 6 g 口服，每天 2 次，1 周。疗效：经汤药调治 1 个月，头晕、头痛消失，血压基本恢复正常，半年后随访无复发。

【病案 2】　眩晕、胸闷、血压增高 2 年余。

田某，男，33 岁。因眩晕、胸闷、血压增高 2 年余就诊。平时血压波动在 160～180/95～110 mmHg，久治欠效。诊见：血压 172/100 mmHg，形体肥胖，面红目赤，急躁易怒。双肺(—)，心率 67 次/分，律齐，$A_2 > P_2$。实验室检查：三酰甘油 11.2 mmol/L，血液流变学检测示高黏血倾向。唇舌紫暗，舌体紫胀，苔黄腻，脉弦滑。辨证诊断：肝热血瘀，痰浊滞络。

［**治疗法则**］　清肝活血，化痰通络。

［**治疗方法**］　处方：龙胆草6 g，决明子 10 g，丹参 15 g，赤芍 10 g，菊花 12 g，山楂 15 g，神曲 30 g，姜半夏 12 g，甘草 6 g，茯苓 12 g，生地黄 12 g。水煎服。加服十枣汤(1.5 g，3 日 1 次)。经调治 2 个月，头晕、胸闷消失，血压、血脂基本恢复正常，一年后随访无复发。

【病案 3】　眩晕、头痛、血压增高 3 年余。

王某，男，62 岁。因眩晕、头痛、血压增高 3 年余就诊。诊见头晕、视物旋转，如坐舟车，伴有搏动性头痛，持续不缓解，口气秽浊，大便干结，无恶心、呕吐、肢体无力等不适，血压：180/120 mmHg。舌质紫暗，苔黄腻，舌下脉络迂曲，脉弦。血脂示总胆固醇：9.2 mmol/L，三酰甘油 5.4 mmol/L。辨证诊断：痰浊滞络，痰瘀交结。

［**治疗法则**］　化痰降浊，活血通络。

［**治疗方法**］　处方：龙胆草 18 g，丹参 15 g，姜半 12 g，天麻 18 g，石菖蒲 15 g，山楂 15 g，水蛭 6 g，地龙 8 g，玄参 12 g，鹿衔草 30 g，姜黄 12 g，水煎服。加服控涎丹 3 g(3 日 1 次)。经调治 3 月余，上述临床症状基本消失，血压波动在 130～145/70～90 mmHg，血脂基本恢复正常，半年后随访无复发。

［**治疗思路**］　津液与血液生理上同源而生，病理上相因为患，痰是人体津液不归正化的病理产物，瘀血是人体血运不畅或离经之血着而不去所成，“痰瘀同源”不

论是临床上还是实验研究都发现脉络瘀阻多兼有痰浊形成，两者互为影响，同源相关。脑病痰瘀易生，在高血压病的发生发展中也不例外，痰瘀是两个重要的病理产物。由于生理上津血同源，气血相关，从而决定了病理上的因痰致瘀或因瘀致痰的相互交结格局。在"久病多痰瘀"的理论前提下，提出"见痰及瘀"及"见瘀及痰"的观点，认为在高血压病的发生发展过程中，见到"痰"的病理特征，需考虑到是否有"瘀"的病理特征；见到"瘀"的病理特征，需考虑是否有"痰"的病理特征，治疗上倡导痰瘀同治，双管齐下。处方：① 控涎丹是针对痰瘀交结证的病机精心研制而成。控涎丹组方严谨，在治疗高血压病的过程中既能有效地调节血压，还可能达到保护血管内皮及延缓动脉硬化的作用。② 丹参具有扩张血管，改善外周血流灌注，抑制缺氧时内皮细胞合成分泌，促进动脉平滑肌细胞增生和胶原蛋白合成的细胞因子过程，提高心脏细胞内 ATP 含量等作用发挥其耐缺氧作用和减轻心、脑缺血损伤作用。③ 半夏对高血脂症有一定的治疗作用。④ 石菖蒲能保护大脑因缺血、缺氧引起的脑功能减退。⑤ 水蛭具有抗血小板聚集和抗血栓形成作用。⑥ 地龙含有高度不饱和脂肪酸和磷脂，可以通过降低血脂而降低血黏度。⑦ 冰片能增加血脑屏障的通透性。治病求本，痰瘀同治，气血兼调，达到既降低血压、保护血管内皮，又防止脑低灌注的作用。

【病案 4】 高血压 2 年，头痛，睡眠不安，梦多，腰痛，双下肢酸重 1 年。

万某，女，62 岁。高血压 2 年，头痛，睡眠不安，梦多，腰痛，双下肢酸重 1 年，时喉中有痰，舌质红，苔黄厚腻，脉弦。高血压病 2 年，血压波动不稳。今测血压 150/90 mmHg。辨证诊断：瘀痰阻滞，肾气不足。

[治疗法则] 活血祛痰，兼以补肾强腰膝。

[治疗方法] 处方：天麻 12 g，钩藤 12 g(后下)，夏枯草 30 g，丹参 15 g，赤芍 12 g，郁金12 g，土茯苓 15 g，黄芩 12 g，荷叶 15 g，龙胆草 12 g，菊花15 g，竹茹 12 g，狗脊 12 g。加服小胃丹(每天 2 g，连服 3 日)。二诊：头痛消失，睡眠好转，乏力，近 4 日受冷后肠鸣、腹泻，舌质红，苔厚转薄，脉弦。血压有所好转，今测血压 140/80 mmHg。因患者近有腹泻，故今以健脾利湿。处方：天麻 12 g，焦三仙(焦山楂、焦麦芽、焦神曲)15 g，薏苡仁 15 g，佛手 12 g，玫瑰花 10 g，法半夏 10 g，白术 12 g，茯苓 15 g，厚朴 10 g，五味子 10 g，陈皮 10 g，杭白芍 12 g。三诊：已无腹泻。今日血压有波动，测血压 145/90 mmHg，心率 64 次/分。因脾胃症状好转，故今仍以补肾活血祛痰为法治疗，服初诊方。

[治疗思路] ① 小胃丹参照朱丹溪的经验，对热痰内伏效果好，该患者舌红，苔黄腻说明内有热痰。脾主运化，多食肥甘厚味、素体脾虚、形肥痰多，均可致痰湿中阻，清阳不升而出现眩晕。②《金匮要略》的痰饮内停诸症，方如苓桂术甘汤、泽泻汤、小半夏汤等，均为治疗眩晕名方。朱丹溪有"无痰不作眩"之说，认为治痰之

本是燥脾湿、实脾土，以二陈汤为基本方，再结合痰的不同性质、病位给予配合用药。李杲认为恶心呕吐、不食、痰唾黏稠、眼黑头眩、目不能开，即为脾胃气虚，痰浊上逆之眩晕，以半夏配合天麻治疗眩晕，认为“足太阴痰厥头痛，非半夏不能疗；眼黑头眩，风虚内作，非天麻不能除”，痰湿与血瘀互结，形成痰瘀互阻证。临床症状如头晕、头如裹，恶心欲吐，腹泻痞满，多眠，舌暗，舌苔白腻，治宜健脾利湿，活血化痰。方如温胆汤、半夏白术天麻汤（《医学心悟》）等。③ 脾虚是形成痰湿的关键，用药常以陈皮、法半夏祛痰，配合白术、茯苓健脾。本患者有上盛之头痛、睡眠不安、梦多、舌红等，有下虚之腰痛，有痰浊之喉中痰鸣、苔黄厚，治以祛痰湿、活血补肾。④ 二诊时患者受寒后腹泻，则更为脾虚佐证，故加强了健脾祛痰湿之品。经上述治疗后，患者血压下降，临床症状明显减轻。

第五节　梅尼埃病（顽固性头晕、目眩）

梅尼埃病（meniere disease）又名“内耳眩晕病”，是一种突然发作性疾病。临床以突然感到四周景物或自身旋转晃动，常伴有恶心、呕吐及汗出、耳鸣等，多表现为闭目、静卧、畏光、动则加剧的特点。本病多见于中年，尤以女性为甚，平素多体健，因突然发病而痛苦难忍。其病理变化为内耳迷路水肿、积水，这与中医痰饮上犯之眩晕颇为近似。眩和晕，可分为两种症状，眩重晕轻，但临床上往往眩晕并见，约定俗成，故常眩晕并称。历代医家对眩晕的论述颇多，概而言之，不外虚症、实症及虚中央实三大类。本证眩晕虽来势迅猛急骤，但本虚标实者多。而中医撤痰饮下渗之法则比用西药镇静止呕等对症治疗为好。眩晕、呕恶的控制，根据病情以治本，其疗效尤为优越。

【临床表现】　眩晕而头重如蒙，发病突然，如坐舟车，景物旋转，耳聋耳鸣，改变体位则眩晕加剧。平时常有胸闷不适；泛恶欲吐，甚或呕吐痰涎，常由于闻油腻厚味、腥臭或外受寒凉而发病。口中黏腻，纳呆嗜卧，小便短少，舌苔白腻。脉滑、弦或濡缓。

【病机分析】　眩晕一症，临床较多。经云：“眩，悬也。目视乱动，如悬物，摇摇然不定也。”宋代《仁斋直指方》亦云：“眩言其黑，运言其转，冒言其昏。眩晕与之冒眩，其义一也。”将眩与晕作了一定的鉴别，实际上眩与晕往往同时出现，故眩晕又有头眩、眩晕、冒眩等名称。可见眩晕在古代已经是一种常见多发病。究其眩晕发病之因机，古代医家言虚、言风、言痰不一。就本证发作时而言，实不越虚实二大类，虚者属气血亏虚不能上荣于脑，其症先重后轻，闭目静养则缓。实者不外痰火、风痰之为患耳！总以痰饮上蒙为多见（本证以探讨痰饮眩晕为主），历代医家论述亦多。《金匮要略》云："心下有痰饮，胸胁支满，目眩。"即以痰饮立论。朱丹溪则明确指出"无痰不作眩"，主张以"治痰为先"。痰浊内生，多缘于饮食乖度，饥饱失常，或恣食肥甘、油腻荤腥，或酗酒无度，过食生冷、辛辣厚味，均可损伤脾胃，运化不及，聚湿生痰。或由七情怫郁，气结津液运行不畅而生痰。或大病久病之后，伤及中州，升降失司，清阳不升，浊阴上犯，痰随气逆，上蒙清窍而为眩晕。痰浊眩晕的辨证要点：痰浊为阴邪，其性重浊，清空之窍为浊邪所阻，眩晕而头重如蒙，此其一也。脾不升清阳，胃不降浊阴，痰随气逆，胃失和降，故眩晕而见呕吐痰涎、清水*，此其二也。正如《普济方》云："头眩欲吐，心中温温，胸中不利，但觉旋转，由此痰饮"是也。此类患者多系痰浊素盛之体或肥胖气虚之辈，且多突然发作。《医学正传》说："气虚肥白之人，湿痰滞于上，故忽然眼黑生花，若坐舟车而旋运"，此其三也。因此，从痰治疗眩晕实为直取病机之法。其他兼症如脘痞胸闷，乃痰阻中焦，气机不宣之故；痰湿困脾，脾阳不振而食少多寐；脾失转输之职，水聚为痰而小便短少。苔腻、脉滑、脉弦，乃痰湿内扰之明征。

【治疗法则】 健脾化痰，降浊眩晕，控制后继之以健脾和胃调肝治本。

【治疗方法】 半夏、天麻、茯苓、白术、泽泻、甘草、薏苡仁、陈皮、车前子、生姜、菊花、芦荟、山楂。

处方：① 半夏燥湿和胃化痰，寓疗眩晕当以"治痰为先"之意。② 天麻为息风定眩之要药，对于痰湿上扰眩晕，笔者尝谓"治痰先治风"，证之临床，颇多效验。《脾胃论》载："足太阴痰厥头痛，非半夏不能疗，眼黑头旋，虚风内作，非天麻不能除。"《医学心悟》说："有湿痰壅塞者，书云：头旋眼花，非天麻，半夏不能除是也。"说明半夏、天麻为治痰饮眩晕之要药。但天麻常缺药，笔者用以研细末吞服，这样则可以减少药用量。③ 治痰须健中，故以茯苓、白术、薏苡仁健运中阳以化痰湿，杜绝生痰之源，痰祛晕自缓。④ 气机不畅则痰凝，陈皮理气宽胸，气畅则痰除。⑤ 生姜助半夏降逆温胃止呕，用泽泻、车前子者，乃仿仲景治眩之法，使痰浊饮邪从小便而去。⑥《金匮要略》云："呕涎沫而颠眩，此水也"，"心下有支饮，其人苦冒眩，泽泻汤主之"。笔者于临床治疗眩晕症，每重用泽泻 40～60 g(后下)，即宗仲景之意。李时珍亦推崇泽泻定眩之功，《本草纲目》载："泽泻气平，味甘而淡，淡能渗湿，气味具备，所以利水而泄下，脾胃有湿热，则头重而目昏耳鸣，泽泻渗去其湿，则热亦随去，而土气得全，清气上行，天气晴爽，故泽泻有治头旋聪耳明目之功。"方中重用泽泻，伍以车前子，使停阻中焦之痰浊从小便而去，痰湿下走，清阳上升，则眩晕可定。⑦ 菊花平肝明目，芦荟苦寒直折肝火，釜底抽薪。⑧ 山楂活血化痰。如眩晕、呕吐较甚，舌腻、脉弦滑有力，方中半夏、生姜量应加重(半夏 30 g 无妨)，再

---

* 按：清水未成痰，乃系痰之属。

加代赭石、炒吴茱萸降逆镇肝制呕吐。⑨ 并可吞服少许明矾，使痰浊从速下渗。⑩ 若见胸闷纳呆，可酌加蔻仁或神曲以化浊开胃。⑪ 若痰郁化火，症见眩晕头胀，心烦而悸，口苦，苔腻而黄，脉弦滑者，则应清化热痰，宜黄连温胆辈，药随症变，临床当因症而变通之。

本证除用药物积极治疗外，平时还应注意调养，如节饮食，薄滋味，对防止眩晕复发有着重要意义。朱丹溪说："眩晕乃中风之渐，中年之后，大病之余，必加补养，断酒色，方保无虞。"这虽然讲的是中风症的先兆，但"断酒色"而不使痰饮中生，对防止梅尼埃病也是应该注意的。治疗梅尼埃病，注意调肝和胃也是一法。《临证指南医案》中有一段精辟的论述："头为六阳之首，耳目口鼻，皆系清空之窍，所患眩晕者，非外来之邪，乃肝胆风阳上冒耳。其证有夹痰、夹火、中虚、下虚、治肝、治胆、治胃之分。"这就是说，眩晕因于痰，然多因肝风上逆和胃失和降而作，因此调肝和胃，肝胃静靖，痰饮自当下返。

【注意事项】

(1) 痰浊头痛与痰饮上犯眩晕，病因病机基本相似(后者有肝风上扰)，然临床症状各有侧重；痰浊头痛则重在痛，痰饮上犯眩晕则重在眩，故立法遣药尚有差异。

(2) 头痛则重用川芎、白芷、羌活祛风化痰以定痛，眩晕则重用半夏、天麻、泽泻健脾辙痰饮下渗以制眩。临证时当细审之。

【病案 1】 眩晕、心悸 1 年余。

刘某，男，45 岁，眩晕、心悸 1 年余。1 年前开始作眩晕、心悸，逐渐加重，气候凉冷时，病状尤其明显。近半年来动辄如坐舟车，心悸不宁，不能上船工作，经多次医治无效。面色暗淡，形体不衰，精神好，语言、饮食、二便正常，血压不高，脉滑，舌苔根部白腻。复诊时，自称服药 6 剂，眩晕、心悸已基本痊愈，能上船工作。原方略有加减，再服 3 剂，嘱其注意保暖以防外来寒冷水湿侵袭，痰饮复聚。

[治疗方法] 小胃丹 3 g，连服 6 天。处方：天麻 9 g，泽泻 45 g，制附片 9 g，茯苓 30 g，焦白术 15 g，法半夏 9 g，神曲 15 g，陈皮 9 g，远志 9 g，3 剂。

[治疗思路] 眩晕一症有血虚、阴虚、肝阳上亢、痰饮上犯等不同证型。历来论述频多，有"无虚不作眩"(张景岳)；有"风火相搏而为眩转"(刘完素)；有"有风动于上而眩"(喻嘉言)；有"头眩乃痰饮夹虚并火"(徐春甫)；有"无痰不作眩"(朱丹溪)等多种学术见解，这些论述各适其适，各有千秋，体现了中医对眩晕不囿于表面的证、重视病因病机的整体辨证思想，也体现了中医学术的优势和特色。然而由于古代医家各自的局限性，因而在论述眩晕时也不可避免的有其片面性。本证无阴虚、血虚及肝阳上亢等见症，患者虽罹病日久，但形体不衰，精神好，饮食、声音、二便如常，血压不高，可见不足各种虚性眩晕，显然与痰湿上犯有关，应按痰湿上犯论

治。导致痰湿为患者，有脾阳不健，精微“化失其正”，聚而为痰；也可由水湿之气浸淫，湿从外袭，困遏阳气(主要是脾阳)，在体内阳气虚弱的情况下，逐步聚积成为病理产物，发为痰饮之患。本证以外湿浸淫为主，然而外因在一定的条件下亦可起主导作用；外湿时时相加，郁遇遏气，致使湿邪逐渐凝聚为内痰，这与患者长期在水上作业，餐风露宿有一定关系。“痰随气行，时聚时散”，动时痰随饮气而动荡，上犯于头则眩晕；凌于心则心悸心慌。面色暗晦，并非气血虚少之候，是痰湿停滞、遏阻阳气的表现。脉滑示痰饮停于内，舌苔根部白腻为痰饮聚于下。患者以往治疗中，越服滋补剂，眩晕、心悸越甚，因滋补剂不仅不利于痰饮之消散，反而助痰恋邪之故。治以温肾健脾化痰湿。

治疗痰饮疾病，自从《金匮要略》提出了“病痰饮者，当以温药和之”的治则之后，中医历来主张温肾健脾，特别是病程日久不愈者，尤应如此。但临床中也应独立思考，当今社会，热痰、老痰患者日益增多，所以须学中有创。笔者体会对于热痰明显的患者应用朱丹溪的小胃丹比较切中病机。张景岳说：“夫人之多痰，悉由中虚使然。盖痰即水也，其本在肾，其标在脾。在肾者，以水不归源，水泛为痰也；在脾者，以饮食不化，土不制水也。”张景岳这一段话，除了缺乏“气行则水消”“气行则痰消”的观点外，可谓继承发展了中医关于痰饮病的论述，也有他自己的经验，可资借鉴。故处方：① 制附片等温肾化痰饮于下，不使上泛。② 茯苓远志健脾除痰宁心，茯苓甘淡唯重用效果方好。③ 焦白术、法半夏健脾和胃，燥湿化痰。④ 陈皮行气，俾气行痰消。⑤ 神曲不仅化食积，也消痰积，故用之以佐。本方集“真武汤”“二陈汤”“苓桂术甘汤”于一方而加以变通，均为化痰除饮而设。方中药物可分为两组：一是温肾养肾镇化痰饮于下，二是扶助脾气增强健运之力，上下配合，有镇摄，有温化，有健运，化痰除饮之效自宏。

【病案 2】 恶心，呕吐黄色水液，头晕 4 月余。

杨某，男，14 岁。恶心，呕吐黄色水液，头晕 4 月余。时作恶心，呕吐黄色黏稠痰涎。数天后，恶心、呕吐之症益甚，遂致食减、神疲、头晕，面色淡白无华。可怪者，恶心、呕吐之症，静发而动止，稍一静止，即作恶心、呕吐及眩晕，因病而辍学。又因医治罔效，特由外地赴沪就医。除上述见症外，舌质淡，舌根部覆白腻苔不化，脉虚弱，尿量短少。西医检查，未发现有关阳性指征，余无有关记载。

［治疗方法］ 处方：枸杞 30 g，制首乌 15 g，熟附片 6 g，茯苓 30 g，姜竹茹 30 g，泽泻 45 g，炒吴茱萸 6 g，法半夏 10 g，藿香 10 g，柴胡 30 g，甘草 3 g，5 剂，水煎服，少量随意频饮。控涎丹 4 g，间服 2 周。

［治疗思路］ 举凡恶心、呕吐之症，一般而论，多由胃失和降，或脾胃升降失司，或缘于肝逆犯脾(胃)而致。此皆言其常也。本证俱非其然。本证病本在肾。患儿肾气不充，加之攻读过劳，肾气再伤。肾气虚馁，不能化气行水，致使水气聚而

为痰，痰饮再犯脾胃肝胆，合肝胆之本热，遂致恶心、呕吐黄色黏稠痰涎不止。何以然其哉？盖舌淡、脉虚、面色淡白，皆为肾气虚馁之外候；舌根覆白腻苔不化，乃肾不化气、痰饮停积于内之征。是证静发而动止者，盖静则助阴生阴，肾阳匿伏，痰饮动荡不居，故静时恶心、呕吐之症作。动时机体阳气假动而运行，故动时恶心、呕吐可暂止，此系中医阴阳学说中所包涵之动静平衡观，亦是中医阴阳学说中极其科学的理论特色，是当全面、正确领悟之。本证纯服止呕降逆之剂，有静无动，故对症治疗罔效，以益肾化痰、扬静抑动为治。处方：① 枸杞、制首乌、熟附片温养肾气，为方中主药。② 茯苓、泽泻，渗饮杜痰，使痰饮假渗利而从小便去，正所以不治痰而痰自消。茯苓性平而甘淡，能镇能渗，然用量宜重。③ 法半夏、藿香，和胃悦脾，降逆化痰止呕。④ 姜竹茹、炒吴茱萸，凉热协合，辛苦并施，以治肝胆之痰热。⑤ 佐柴胡疏泄肝胆以治标。⑥ 甘草调和诸药，但用治呕恶症，量宜轻。是方宗古方"真武""温胆""柴胡"等诸化痰镇饮方而又消息之，融温肾镇饮、补泻（降）兼施，和胃（和剂）、化痰、止呕于一炉，一病而分治之，庶几而愈疾速。⑦ 而深一层看，方中藿香、柴胡、炒吴茱萸辛温香窜属阳药，阳主动，是为扬静之剂。⑧ 枸杞、制首乌、茯苓、泽泻，滋腻下渗属阴药，是为抑动，故本方又具有扬静抑动之意而与其病主对焉！呕吐之症，药宜少与服，重药轻用，在患者不厌药时进药为宜，故嘱其随意少少频饮。服药一剂，诸症减轻；服药3剂，病去八九；5剂毕，病愈，养息数日即返沪攻读。半年后，曾2次致函称谢，言及患儿一切正常，且体质日趋旺盛。

第六节　高脂血症

高脂血症（hyperlipemia）是西医病名，是常见的老年性疾病之一，它可导致心脑血管疾病及微循环障碍，是形成动脉粥样硬化的主要原因。近年来随着饮食结构变化精神因素药物等原因，高脂血症患者的检出率不断增加，降低血脂水平是冠心病、脑卒中等疾病的一级和二级预防的有效疗法，但降脂西药因其存在不良反应，患者依从性较差。本证患者常有头胀头昏、肢体沉重、胸脘满闷等症状。但有的患者临床表现并不明显，但只要血脂达到诊断标准，也要适时进行治疗，防微杜渐变，以免发展和演变成其他病证。中医虽然没高血脂症这个病名，但患者却常常以此症来就医，这就需要利用西医的诊断来发挥中医辨证施治的优势。这样，不仅不是弃中就西，恰恰是"西为中用"，推动中医学与时俱进、使其本身的理论体系进一步向纵深发展。脂，膜脂、膏脂，作为一种病理产物，在中医古典医籍中，很早就有了记载。血中脂类物质过高，无疑可以视为痰浊，或称之为脂混血中，因此按"痰派中医"理论的观点，从痰来治疗高脂血症，临床疗效较好。

高脂血症诊断标准按中国成人血脂异常防治指南的标准判定，符合下列条件之一者为血脂异常：血清三酰甘油（TG）＞2.26 mmol/L，总胆固醇（TC）＞6.22 mmol/L，高密度脂蛋白（HDL－C）＜1.04 mmol/L，低密度脂蛋白（LDL－C）＞4.14 mmol/L。中医参照《中药新药治疗高脂血症的临床研究指导原则》制订，主证：形体肥胖，头重如裹，胸闷，呕恶痰涎，肢麻沉重；次证：心悸，失眠，口淡，食少，舌胖，苔滑腻，脉弦滑。

【临床表现】 头脑昏重，胸脘痞闷，或泛恶欲吐，或形体丰腴而短气。身困重滞，肢麻沉重，舌苔白腻或润滑，脉弦滑。或因病而引起激忿易怒，头胀跳痛，夜难入寐，口干心烦，焦虑不安。舌苔黄腻，脉多弦滑而数。也有血脂偏高的患者无特殊不适。

【病机分析】 由于膳食条件的改善和提高，及人们情绪等方面的影响，高脂血症的发病率日渐增高，根据中医审症求因、治病求本的原则以及据症立法所取得的疗效看，本证与痰浊凝聚留滞血液中的关系很大。

血脂犹如营血津液，为人体水谷所化生之精微物质，布输全身，贯注血脉，温煦肌肤，濡养脏腑百骸煦濡相得，水精四布，五经并行，痰浊无由生聚。如果脏腑功能失调，脂类代谢紊乱，水律停而成饮，凝聚成痰，精化为浊；痰浊内聚，致成斯症。过量之血脂，本质是痰浊也。痰浊形成之因，概言之，不越两端，一曰外因，当代社会物质极大丰富，乃饮食失节，恣啖肥甘、膏粱厚味、醇酒癖饮，戕伤脾胃，运化失司，逐生痰浊。二曰内因，主要责在脾肾功能虚衰，精微化失其正（其实也是内生的痰浊抑制了五脏功能的结果）。脾气虚弱，健运无权，斡旋乏力，水精不能四布，浊阴弥漫，则痰浊生焉。肾主五液，“痰之源，水也，其本在肾”。肾气畅达，则阳和布护，设若肾阳温煦蒸化之功障碍，阴凝为饮，浊脂由生*。痰浊之成与肝胆疏泄失职亦关至切。脾之运化过程，实有肝胆作用参与其间。肝主疏泄，助脾运化，胆为清静之府，泌输精汁，能净浊化脂，一旦情志失常，肝胆疏泄失司，则气机逆乱，清浊混淆，津结为浊而脂浊内生。以上简言痰浊形成之因，亦高脂血症之所由来也。这与现代医学认为高脂血症的发病因素，有外源性（进食高胆固醇、高糖食物）及内源性（机体本身内在的脂肪代谢失调）两种，颇有相似之处。

痰浊具有黏滞、凝聚的特点，痰浊为患，流注全身而有困遏重滞之感。浊阴上泛，蒙蔽清窍，而觉头脑昏重，痰浊中阻，升降失司，窒塞胸脘。而为痞闷不舒。痰脂阻遏脉道，血循不畅，则四肢麻木，沉重困楚。《灵枢·卫气失常》篇说：“脂者，其血清，气滑少。”脂浊沉积血府，可致血压升高。痹阻心脉，不通则痛，可产生胸痹心痛。《类证活人书》记载：“包络之痛，有痰涎停伏，窒碍不通而痛。”朱肱的认识，与

---

* 按：临床上有肾实症即是其例。

高血脂患者心痛颇近似，故西医认为，血脂增高，易致冠状动脉粥样硬化，心肌缺血、缺氧而致心绞痛等一系列症候。

高脂血症并不一定都是肥胖之体，正如《黄帝内经》所云："脂人者，虽脂不能大也。"此类患者，多缘于肝阳素旺，或痰火燔灼；肝火内扰，则性急善怒；阳亢于上，清窍受扰，而头胀跳痛。肝藏血，魂不安舍而寐难。亦有肾阴不充，脉络失柔，清从浊化，脂浊存积，蓄积日久，动脉硬化，隐患无穷。

【治疗法则】 化痰祛脂，开清降浊。

【治疗方法】 瓜蒌、半夏、焦山楂、薏苡仁、郁金、泽泻、茵陈、茯苓、陈皮、甘草。

处方：① 痰湿郁阻，清浊不分，血中浊气壅遏，血脂因而升高，故用瓜蒌化浊痰之胶结。瓜蒌上能通胸膈之痹塞，下能泻肠胃之积滞。半夏性温治脾湿不化，聚而生痰者最为合拍。两药温凉相济，对消祛痰浊尤为适宜，笔者常作为对药运用之。② "脾为生痰之源"，故以茯苓、薏苡仁健脾化湿，湿化则痰浊净。③ 泽泻渗泻水湿，《本草正义》谓其"能滑痰化饮"。现代实验证明，泽泻是一种很好的降血脂药物。此说可借鉴之。④ 茵陈利胆祛湿，亦有降脂之功。脂浊沉积于血府之中，当消之祛之。⑤ 焦山楂是一味化脂消积的良药，自当选用。《本草纲目》记载："化饮食，消肉积症瘕，痰饮痞满。"《本草备要》谓山楂能"行气散瘀化痰消饮"。现代实验证明，山楂有调节血脂代谢失常的作用，其降脂作用，是对脂质的清降，并能减轻血管粥样改变。现代实验所证实的作用，无疑是借鉴了古代医家长期临床的经验，不厚古，不薄今，习中医者也应在辨证施治的基础上，有选择地运用现代科研成果。⑥ 郁金不仅能活血行气解郁，且有利胆之功。肝胆疏泄正常，有助于脂类物质的代谢，故应选用之。⑦ 气滞则痰凝，气顺则痰消，故用陈皮理气燥湿以化痰，配入本方中而具升清降浊之功。陈皮的功效，李时珍颇为推崇："橘皮苦能泻能燥，辛能散，温能和，其治百病，总是取其理脾燥湿之功，同补药则补，同泻药则泻，同升药则升，同降药则降，但随所配而补泻升降也。"综观本方大意，旨在行气化痰，升清降浊而祛脂。

【应用技巧】 如喜食大蒜或对大蒜头不反感的患者，每次服药时，可吞服大蒜头 0.5～1 g。大蒜辛香化浊，虽属调料食品，然却有多种治疗作用，对化散痰涎秽浊颇有效验。特别严寒酷暑季节，兼服大蒜，可同时起到药疗、食疗的双重效果。

【注意事项】 但必须明确，高血脂症痰浊系其标，而其本则不一，故立法遣药应随症而化裁之。① 如肝气逆乱、肝阳上亢，可加决明子清泄肝胆郁热。② 伴有高血压动脉硬化，脉道不利，加葛根、槐花以舒筋柔脉，也可吞服少许水蛭粉以活血行血。③ 年高体衰、阴亏损者，脉络失柔，清以浊化。既要滋阴又要化浊滋阴，使脉络柔和，血流通畅，化浊，使精血流畅，消除浊滞，可酌加何首乌、黄精、杜仲等。

何首乌、黄精补肝助肾而益精血。有资料报道,何首乌能阻止胆固醇在肝内沉积,有减轻动脉粥样硬化的作用。黄精补阴柔润填精,对防止动脉粥样硬化及肝脂肪浸润也有一定作用。杜仲补肝肾,强筋骨,缓经脉,对年老血脂偏高颇相宜。《本草经疏》有言:"杜仲辛甘具足,正能解肝肾之所苦,而补其不足。"近年笔者体会:绞股蓝、山楂叶比山楂有更好的降脂作用。

【病案】 眩晕头痛、头重如蒙2年余。

默某,男,45岁,已婚。眩晕头痛、头重如蒙2年余,近日加剧,伴胸闷腹胀,便溏不爽,舌淡红而暗,苔白腻,脉弦涩。体温37℃,脉搏73次/分,呼吸18次/分,血压130/80 mm Hg。血脂检查:总胆固醇5.73 mmol/L,TG 2.79 mmol/L,HDL-C 0.87 mmol/L,LDL-C 3.77 mmol/L。西医诊断:高脂血症。中医诊断:眩晕(痰瘀兼夹证)。

[治疗方法] 处方:全瓜蒌60 g,炙黄芪15 g,炒白术10 g,清半夏10 g,泽泻10 g,丹参15 g,姜黄10 g,虎杖15 g,茯苓15 g,薏苡仁30 g,陈皮10 g,茵陈30 g,莱菔子、郁金各20 g。15剂。日1剂,水煎服。控涎丹6 g,连服7天。嘱患者少食肥甘厚味及辛辣之物,忌酒。2周后复诊:眩晕头痛已减,仍胸闷腹胀,便溏不爽,舌淡红而暗,白腻苔渐退,脉弦略涩。上方加薤白10 g,神曲10 g,山楂6 g。1周后三诊:眩晕头痛、头重如蒙、胸闷腹胀诸症明显减轻,舌淡红稍暗,苔白略腻,脉弦。复查各项指标:TC 5.35 mmol/L,TG 1.87 mmol/L,HDL-C 1.72 mmol/L,LDL-C 3.26 mmol/L。前方减全瓜蒌、薤白、砂仁,加莱菔子20 g继服7剂。1周后四诊:眩晕头痛,头重如蒙,胸闷腹胀诸症皆无,舌淡红,苔薄白,脉弦。复查各项指标:TC 4.96 mmol/L,TG 0.69 mmol/L,HDL-C 1.75 mmol/L,LDL-C 3.11 mmol/L。该患者经1个月左右治疗,诸症悉平,随访2年未复发,达到临床控制标准。

[治疗思路] 痰浊蒙蔽清阳,故眩晕头痛,头重如蒙;痰浊中阻,浊阴不降,气机不畅,则见胸闷;湿盛困脾,脾失健运,则腹胀,便溏不爽;舌淡红而暗,苔白腻,脉弦涩为痰瘀互结,气机不畅之证。治宜健脾化湿,祛痰降浊,活血化瘀。高脂血症的形成与脾"脾主运化"的关系密切。膏脂源于水谷精微,而水谷精微的输布无不依赖于脾的运化功能。《证治汇补》言:"脾虚不运清浊,停留津液而痰生。"痰浊留于津血中,致脉道不通,血运不畅,痰浊滋生,导致高脂血症,久则成瘀,终至痰瘀互结。可见其病位在血脉,脾虚是影响脂浊成化之关键,主要病机是痰浊内阻、瘀血积聚,痰浊、瘀血是病理因素也是病理产物。根据高脂血症的病机特点,笔者在长期临床实践中从脾论治,取健脾化痰、降脂排浊法治疗,目的是健脾。脾健则气旺,气旺则帅血有度,血行流畅,脂质类物质不易沉积。处方:① 陈皮具有理气健脾、燥湿化痰的功能。现代研究表明陈皮抗动脉硬化、抗高血脂。② 山楂性甘、微温,

健脾活血通络，化浊行气散瘀，为消化油腻肉食积滞之要药，既可直接入药，又可水煎代茶饮。山楂有效主要成分为山楂总三萜酸和山楂总黄酮，可降低 TC、TG 和 LDL-C，并同时升高 HDL-C，具有抗氧化作用，而无明显的毒副反应，其降脂作用明确而有效。神曲甘、辛、温，消食和胃。③ 郁金具有活血、行气解郁之功，药理研究显示郁金具有保肝、利胆和降血脂等作用。④ 莱菔子消食除胀、降气化痰。朱丹溪称赞莱菔子“治痰有推墙倒壁之功”，现代研究证明莱菔子总生物碱能提高 HDL-C 的含量，具有降脂作用。方中陈皮、莱菔子、郁金三味相伍，升降相合，疏理气机，化浊行气散瘀。本方组方严谨，标本兼顾，共收健脾化痰、降浊之功，实为治疗高脂血症又一良方。高脂血症的形成与肝、脾、肾的功能失调密切相关，肝脾肾功能失调为本，痰瘀阻滞为标。本虚标实相互作用形成恶性循环，日久脉络受损，引发心脑血管病，因此，强调有效的降脂治疗和积极的控制饮食是治疗高脂血症的两大关键。

第七节　肥　胖　病

在全球范围内，肥胖病（obesity）已成为一种严重威胁健康的流行病，肥胖病会引发其他一些疾病发病率的上升，其中最为显著的是心血管疾病、糖尿病和癌症。根据世界卫生组织（world health organization，WHO）的定义，超重和肥胖是指可能损害健康的体内脂肪过多和（或）异常积累。早在 1948 年，WHO 将肥胖定义为一种疾病，并增加到国际疾病分类（international classification of disease，ICD）中，直到近年来，人们才逐步意识到其严重性 2013 年 6 月，美国医学会协会（American Medical Association，AMA）在其历史上第一次正式宣称肥胖为一种疾病，需要医学干预措施来预防和治疗。超重和肥胖是多种疾病的危险因素，包括心脑血管疾病（心脏病、高血压、血脂异常、脑卒中），2 型糖尿病，肌肉骨骼疾病（骨关节炎等），消化系统疾病（胆囊疾病），睡眠呼吸暂停或呼吸障碍及某些癌症（子宫内膜癌、乳腺癌、结肠癌）等。WHO 的数据显示，2014 年，全球共有超过 19 亿成人超重，其中超过6 亿人为肥胖。我国成人超重率为 31.5%，肥胖率为 12.2%。超重和肥胖已成为影响居民健康的重要疾患。

临床上，主要通过测量身体外部特征间接反映体内脂肪，常用的测量指标有体质指数（body mass index，BMI）和腰围（waist circumference，WC）。BMI 是诊断肥胖病最重要的指标，腰围可以反映腹部脂肪的积累程度。2003 年《中国成人超重和肥胖症预防控制指南（试用）》提出以 BMI>24 为中国成人超重的界限，BMI>28 为肥胖的界限；2011 年《中国成人肥胖症防治专家共识》提出男性腰围

＞90 cm，女性腰围＞85 cm为腹部肥胖的判断标准。

中医认为肥胖是指形体逐渐肥胖超乎常人而言，并伴有乏力、气短、头晕、懒言少气等症状，或肥胖而有碍行动。中医对肥胖形体早有论述，《黄帝内经》称“肥贵人”，《金匮要略》称“肌肤盛”。其实大部分肥胖患者自己均能体会到，患者感觉很重要，也很有指导意义。笔者体会，肥胖患者以脾气虚和肝胆疏泻异常导致痰浊内停最为多见。

一 脾气虚痰湿壅滞为主型肥胖病

【临床表现】 形体逐渐肥胖，肢体重滞，肥肉松软，有碍行动。女患者常自腹部隆起。胸脘满闷，气短，倦怠，懒动少言，嗜睡，纳差，厌油腻，口黏口腻，口中时时泛溢痰涎或痰水。有的患者，与胖前相比，显得指短掌厚。大便稀溏，或秘结不爽(但大便并不干结)。尿液短少，脉象缓滑，或沉滑有力。

【病机分析】 “肥人多痰”“肥人多痰湿”的说法，不仅是中医识别肥胖病的一种可贵理论，而且很多患者也知道这些道理。躯体肥胖，是脂肪积聚而形成，而过多的脂肪确实是中医所指的痰湿和痰浊*。而痰湿痰浊的产生，又多与中焦脾胃气虚，运化不及，饮食物不能正常化为精微有关。这一点明代的张介宾在《景岳全书》中讲得很形象，他说：“人之多痰，悉由中虚使然。”中虚，就是指中焦脾胃运化功髓不及。他又说：“痰即人之津液，无非水谷之所化，此痰亦既化之物，而非不化之属也。但化得其正，则形体强，荣卫充，而痰涎皆本血气；若化失其正，则脏腑病，津液败，而血气即成痰涎，盖痰涎之化，本因水谷，果使脾强胃健如少壮者流。则随食随化，皆成血气，焉得留为痰，惟其不能尽化，而十留一二，则一二为痰矣；十留三四，则三四为痰矣。”本证肥胖，就是这种情况。看起来肥胖过人，但并不是“发福”，而是脾胃虚弱，运化不及使然。因此患者有精力不够、肌肉松软、倦怠、纳差、嗜睡、懒言等脾气虚馁之候。为什么肥胖多有先从腹部隆起症状比较典型？笔者认为从中医理论讲，腹部属脾，现脾气不及；气虚之处即是痰湿停聚之处，故多从腹部隆起。同时患者常指短掌厚，是痰湿壅滞之候，是痰湿壅滞患者常有的临床体征，对诊断是否有痰浊内停很有参考价值。

【治疗法则】 化痰祛脂，兼以扶脾益气。

【治疗方法】 绞股蓝、焦山楂、荷叶、泽泻、薏苡仁、茯苓、黄芪、昆布、海藻、橘红、莱菔子、甘草。

随症加减：① 嗜睡症状突出者，加茉莉花茶叶适量于药中；妇女月经少、白带

---

* 按：痰浊，除指痰湿之病理产物外，也指脂混血中之瘀血，因此中医有“血浊”这个词。

多，为血走脾经，加红花、莪术。② 如形体壮实，食纳旺盛，肌肉丰满而紧实，是痰浊壅盛，正盛邪实，方中去黄芪、茯苓，再适当加重荷叶、橘红分量，以增强其行气化痰功用。③ 如神情疲惫，步履重滞，乏力，气短畏冷等症突出，食纳不馨，则是脾肾气虚，此种患者多见于中、老年，方中黄芪剂量再加重，再加制首乌、桑寄生，补肾助阳以化痰。

现在由于生活、膳食条件的改变，离休退休及静多动少者日多，因此由消瘦而肥胖“发福”的人越来越多。“肥人多痰”“肥人多痰湿”，已成为医家和肥胖患者的口头语，这说明肥胖确与痰湿内盛有关，但生痰致肥的原因及其病证则有虚有实，因此治痰减肥又要因症施方。此方醒胃，健脾化痰除食积。古有海藻反甘草之说，但笔者认为此言不足置信。本证虽属痰湿壅滞，但兼有脾虚，方中行破之品较多，必须既用甘草以调和诸药，又取海藻、甘草两药相激之功以提高化痰软坚效果。凡遇顽痰怪症，笔者均以海藻、甘草同用，几十年来，尚未见不适反应。

既已发胖，减肥就需要有一个过程，可以上方 10 剂，研成粗末，每天用适量药粉，加水微煎，频频当饮料。也可将药粉置于暖水瓶内，头夜灌入沸水浸泡，次日当饮料，服药方法简单，才便于坚持，以免中途而废。

二　肝胆疏泻失常痰浊(即兼有瘀血)壅滞肥胖病

【临床表现】 形体逐渐肥胖，头胀(或血压偏高)，虽行动迟滞，但时作烦急，或心烦难寐，或情绪抑郁不快，胁肋胀满不适，厌油腻。也有反而喜食油腻食物者。口黏、口干、口苦、尿液短黄，或大便干结。舌苔薄黄，或黄白相兼，或薄黄腻苔时消时著。脉弦滑。

【病机分析】 痰湿痰浊的壅滞，虽然多肇始于中焦脾胃功能运化失常，然脾胃的运化、升降都与肝胆的疏泄有密切的关系。自元代名医朱丹溪首次提出“司疏泄者肝也”的论述之后，“肝主疏泄”，便成为后世医家描述肝的生理功能约定俗成的医学术语。“肝主疏泄”，包括 3 个主要方面的内容：① 帮助周身气机的条达通畅。② 帮助津液的运行流通。③ 帮助血液的运行和调节。因此对血证颇有研究的唐容川说：“心主血，肝行之。”从中医学的生理病理讲，这是很有道理的。津血同源、肝胆疏泄功能失常，不仅可使津液聚而为痰，而且可使血液瘀滞成为“血浊”而兼挟于痰湿之中，壅滞体内形成肥胖。肝胆疏泄失常，郁而化火，因此本证除了肥胖之外，尚有心烦焦虑、胁肋不适等症。肥胖病患者，一般都是厌食油腻食物的，但如果肝郁化火，或素体阳热内盛，肝火可横移于胃；肝胃气火消谷，故有的肥胖病患者反而喜食油腻食物。笔者曾治一位 21 岁肥胖病女患者，形体肥胖，心绪烦急，却喜食猪头肉和禽蛋之类油腻食物。家人为防止摄入脂肪过多加速肥胖，常将肉食类食物密藏之。本证口干、口苦、口腻、心烦不安，均系热痰壅滞之候。

【治疗法则】 化痰祛脂，兼以清利肝胆。

【治疗方法】 绞股蓝、荷叶、郁金、决明子、瓜蒌、昆布、海藻、枳实、莱菔子、柴胡、泽泻、茵陈、丹参、甘草。

用上方 10 剂，研成粗末，每天用药末 50～100 g 微煎，当饮料。并可用大黄 10 g 第一晚沸水泡，次日清晨空腹服 50 mL。也可将大黄研成细末，每天清晨吞服 3～6 g，以泻去痰浊。

处方：① 荷叶、郁金、决明子、茵陈是主药，荷叶清香而散，且可激浊扬清，对肥胖症颇效。现在市面上不少“减肥茶”“减肥冲剂”“轻身冲剂”等，大都有荷叶这味药。服荷叶“令人瘦劣”的记载，在明代虞博、李时珍的著作中可谓俯拾即得。② 方中其他药物，即可渗化痰浊，又可清利肝胆，张勇等研究表明，如决明子、泽泻、茵陈、瓜蒌、郁金等，均有较好的降脂作用。在符合医理法方药的前提下，利用现代医学的某些科研成果，也是发展中医痰病学、提高治疗痰病痰证临床效果的重要手段。

【注意事项】

（1）适当控制饮食：肥胖病患者需要控制饮食，特别是油腻厚味和甜食、咸食，尤其应该尽量少吃（睡前更不宜饮进甜食、咸食）。这一点早在两千多年前中医就有了察觉，认为“肥贵人”，是“膏粱之疾也”（《素问·通评虚实论》）。孙思邈说：“勿进肥浓羹蹄、酥油酪饮等”。《老老恒言》还说：“早饭可饱，午后即宜少食；至晚更必空虚。”情况确实是这样。大凡晚餐多食，或有夜食嗜好者，往往容易肥胖，因此肥胖病控制饮食是很重要的。

（2）适当运动：适当增加运动，增强体内代谢，使积聚之痰浊脂质随着运动而排泄，而达到减肥的目的。对此中医也很早就察觉到了这一点，《素问·宣明五气论》说：“久卧伤气，久坐伤肉（脾）。”就是指的这种情况，因此长期伏案工作，用脑过度以及睡眠不够、睡眠不好者，是容易发胖的。久坐、久卧是与机体经常运动相比较而言的，但运动减肥也要有度。有人进行了一项试验，一个人每天多步行 2 km，只能多消耗一块鸡蛋糕的热能。由此可知为什么不少肥胖患者，为了减肥，每天都强行运动，有的甚至弄到疲于奔命，结果仍体胖。因此，增强运动，一定要在能以耐受的范围。

（3）要防肥于未然，防患于未然：由肥胖而导致冠心病、高血压、高血脂症、中风等症日益增多，曾有人认为，肥胖是加速衰老和死亡的重要原因，民间有“要长寿、先身瘦”的说法，因此肥胖病从痰论治的学术见解，就远远超过了肥胖症本身的范畴，而广泛地涉及心血管、内分泌疾患以及老年医学等各个领域。

【病案 1】 体重 97 kg 2 年余。

宋某，男，22 岁。初诊于体检时发现餐后血糖 11.3 mmol/L 患者平素饮食不节，喜食高热量快餐及可乐等饮品，缺乏运动。症见：形体肥胖（身高 174 cm，体重 97 kg），多食易饥，嗜冷饮，大便质黏腻，小溲色黄，偶有泡沫，体力尚可，颈部酸痛 1 年余，舌质略红，苔黄厚，脉滑有力，糖化血红蛋白 7.4%，有家族遗传糖尿病史。诊断：消渴（胃强脾弱）。

［治疗法则］ 清热化痰，益气泻浊。

［治疗方法］ 处方：泽泻 60 g，苍术 25 g，荷叶 15 g，海藻 15 g，黄连 15 g，酒大黄 10 g，桑叶 20 g，石膏 30 g，知母 25 g，半夏 10 g，橘红 20 g，茯苓 25 g，赤芍 20 g，10 剂，水煎，每天 2 次温服，小胃丹 2 g，服 1 周，嘱其合理饮食，加强运动。二诊：多食易饥有所缓解，大便略稀，尿色淡黄，体重下降 3.2 kg，舌质淡红，苔薄黄，根厚，脉滑有力。方药：前方加黄精 20 g，五味子 10 g。15 剂，水煎，每天 2 次温服。该患用药 10 天，结合饮食、运动等生活习惯调整，初见成效。消渴之疾，古有上、中、下之分，皆起于中焦，旁及上下，思其病源在脾，脾病日久，虚形已成，故加以性味甘温，肺、脾、肾三精具补之黄精健脾益气；五味子酸敛肺肾之精，两者合用培元固本，以图久效增肉桂用量，旨在温通经脉，调畅气血，鼓励坚持锻炼，合理饮食。三诊：多饮多食大减，体力明显改善，大便调和，舌质淡红，苔根薄黄，脉缓小滑。近期饮食已能够做到按时定量营养均衡，每晚坚持跑步 45 分钟以上，前日餐前血糖 6.1 mmol/L，餐后血糖 7.8 mmol/L。方药：前方加僵蚕 15 g，西洋参 15 g，天花粉 25 g，8 剂，共为细末，每天 3 次，每次 10 g，温水送服，以固前效。3 个月后复诊，随机血糖正常，糖化血红蛋白 6.1%。

［治疗思路］ 本例肥胖病日久渐致消渴，两者之间肥胖病为因，消渴为果，饮食不节，劳逸失宜，致使胃强脾弱，湿浊中生，脂不化气，而生肥胖；湿浊日久，生痰化热伤津，终成消渴。正如经云：肥者令人内热，甘者令人中满其气上溢，转为消渴。现代医学研究表明，肥胖人群中痰湿体质发生率为 73.3%，而糖尿病发生在肥胖人群中的比例居高不下。本案处方用药，多以清热、益气、泻浊之品，方中苍术健脾；半夏、茯苓、竹茹、荷叶化痰除湿；黄连、石膏、知母、大黄清热泻浊；佐以海藻、甘草散结除顽痰、祛瘀止颈痛。

【病案 2】 体重 101 kg 6 年。

关某，女，23 岁。自上初中开始逐渐增胖，身高 165 cm，体重 101 kg 6 年，近 1 年月经量少，现已 3 个月未来潮伴头晕乏力，记忆力差，面色少华，倦怠懒言，四末冷，纳食一般，带下清稀量多，舌淡胖，边有明显齿痕，苔薄，脉沉缓。诊断：肥胖，闭经（脾肾阳虚，痰湿内蕴）。

［治疗法则］ 健脾温肾，化痰除湿。

［治疗方法］ 处方：苍术 25 g，莱菔子 20 g，枳实 20 g，半夏 15 g，茯苓 25 g，白

术 15 g,山楂 25 g,附子 10 g,竹叶 15 g,益母草 35 g,海藻 20 g,昆布 15 g,生姜为引,7 剂水煎,每天 2 次温服,十枣汤 1.5 g,间日服,连服 2 周。二诊：头晕稍缓,乏力改善,仍未来潮,四末欠温,结合舌淡,脉有沉缓之象,乃肾阳不足,温化无权之属,思古训：五脏之病,虽具能生痰,然无不由脾肾,盖脾主湿,湿动则为痰;肾主水,水泛亦为痰,故痰之不化在脾,而痰之本无不在肾;经水出于肾(张景岳),本病治疗遵经之意,原方增仙茅 15 g,淫羊藿 15 g,巴戟天 15 g,补骨脂 15 g,桂枝 20 g,附子 20 g,10 剂,水煎服。三诊：主诉：头晕消失,乏力改善,月经来潮,唯量少色淡,四末已转温,体重减至 94.5 kg,精神饱满,二诊方加荷叶 15 g,1 剂服用 2 天,连用 1 个月。四诊：体重 82 kg,月经按时来潮,体力正常,饮食规范,无所苦,疗效满意。

[治疗思路] 该患之肥胖,是因久坐嗜卧,缺少劳作,加之饮食不节,损伤脾胃所致,《黄帝内经》有久卧伤气,久坐伤肉的论述。脾虚则水湿失运,痰瘀渐生,闭阻胞宫,月水不行,属《医宗金鉴》中痰饮子膜病,子宫之疾治以化痰除湿,健脾温肾之法,方中导痰汤燥湿化痰。处方：① 苍术、益母草等行气利湿。② 山楂等活血调经。③ 附子等温肾助阳,以期湿化经通。

第八节 冠心病与心绞痛

冠心病(coronary heart disease)与心绞痛(angina pectoris)常常以胸部疼痛不适为主,与中医的胸痹心痛所涉及的病证比较相似,如胸痹、心痛、真心痛、厥心痛等。此外,在中医古籍中有将胃痛混为心痛者,如《备急千金要方》中讲的 9 种心痛,主要是讲胃脘痛。在古医籍中,胸痛、心痛、胃脘痛就时有混淆。本节主要是讨论痰阻心阳所引起的心痛。痰阻胃脘疼痛另行讨论。由于胸痹心痛与心痛病位同居上焦,在病机和治法上有共同之处,故一并论述。当然中医的胸痹心痛不完全就是西医冠心病和心绞痛。

【临床表现】 心绞痛发作时呈憋闷样剧痛。平时亦常有胸中憋闷,痞塞不舒。气短、头痛头晕,或呼吸不利,或伴有心悸,或喘息多痰。晨起痰涎较多,或进食油腻食物后痰涎多。天冷和气候变化时上症加重,憋闷样心绞痛发作。平时面色暗淡无华,肌肉松软,舌苔白腻或厚腻,或舌面津津润滑。脉沉滑或沉滑无力,也可出现心律失常或结代脉。

【病机分析】 本证心绞痛从发病部位上讲,中西医的认识基本上是一致的,然而对心绞痛的病因病机,中西医的认识则不尽一致。按中医机制而言,心的功能,首先是心的阳气,通过心阳(气)的推动而"主一身之血脉"。因此《素问・六节脏象论》篇指出:“心为阳中之太阳”,《素问·四气调神大论》篇说:“太阳不长,心气内洞。”强调“心为阳中之太阳”,当然不是讲《伤寒论》六经之太阳,而是讲必须心阳隆盛,有强大的心阳(气)为动力,周身上下血脉才能正常运行,“如环无端”,阳气不仅推动血脉运行,也宣布运化津液。因此,如心阳(气)痹阳虚衰,不仅导致血脉瘀滞,而且也无力宣散痰湿,致使痰浊痹阻心脉而发生绞痛。尤在泾在《金匮要略心典》中说:“胸中,心阳,阳痹之处,必有痰浊阻其间。”当然痰浊之成,既可是脾肾阳气虚衰,运化不及,不能蒸发和散布水津,津瘀日久而化为痰饮,弥漫于胸廓,侵及心脏,也可以是心阳式微,自身痰痹阻不通而痛。心肺毗邻而同居上焦,胸中有痰浊凝滞,必然引起肺的肃降功能失常,出现气短,呼吸不利或多痰。痰浊内阻,清阳不升,浊阴不降,故患者平时可出现胸中憋闷、呼吸不顺,以及头重头昏、恶心等症。颜面暗淡无华,肌肉松软,示阳气不充、痰饮停蓄于肌腠之候。舌苔厚腻,或津津湿润,脉象沉滑,系痰浊内伏、阳气痹阻之征。如浊阴凝聚不散,阻遏过甚,心阳完全被阻塞,即可出现心肌梗死,憋闷窒息而死。

【治疗法则】 温阳化痰通痹。

【治疗方法】 桂枝、法半夏、瓜蒌、薤白、杏仁、茯苓、枳实、羌活、化橘红、川芎、水蛭、郁金、沉香粉(冲服,每次 1 g,每天三四次)。浓煎,温服,少少频饮。

处方:① 桂枝通心阳,法半夏、杏仁和降肺胃之气以化痰。本证痰浊痹阻胸中,非桂枝、法半夏而难以温化,切不可见有头晕、心悸而惧用之。尤其重要的是桂枝、法半夏及瓜蒌、薤白配伍,组成治疗胸痹心痛的瓜蒌薤白半夏汤、枳实薤白桂枝汤等著名方剂,充分发挥其通阳宣痹之功效。② 痰浊聚积亦与脾阳不运有关,故用茯苓健脾宁心。还可重用泽泻,泻出浊阴留饮,杜绝生痰之源。③ 羌活辛温开痹,为治风寒湿痹要药,故笔者常用之。张明发等报道,羌活有抗凝血功用;辛香行气开痹又活血化瘀,于中医医理、药理不悖,应借鉴之。④ 化痰先行气,气行则痰消,故用化橘红、枳实行气散痰结。尤其是法半夏、枳实配伍,辛开苦降,和胃降浊、温化痰湿之力更佳。

痰浊痹阻,根据患者素体阴阳盛衰之不同,病情长短和治疗过程的不同,可形成“热痰”痹阻和“寒痰”痹阻等不同症型。① 如热痰壅盛者,平时多口干欲饮,舌苔腻而黄白相兼,或小便微黄而短,心痛有闷热感,应选加全瓜蒌、胆南星、胡黄连、姜竹茹清化之。② 如“寒痰蔽心”,心痛,肢冷,心中有凉冷紧束感,舌苔白润而滑,去胆南星、竹茹,加荜茇、细辛芳香化浊,温散阴寒之气。③ 如平时胸闷痰多,形体肥胖,肌肉松软,血脂偏高者,多为脾气虚弱,饮食厚味化失其正而凝聚成脂类物质积于血液中,加炒山楂、莱菔子、制首乌、水蛭,去脂化痰,不使痰湿聚结。川芎、郁金善行血中之气,既有行气化痰之功,又有入心活血之妙,加入两药,活通心的气血,有助于复心阳,止心痛。沉香香气浓郁,行气壮阳,亦可化痰,其温(通)壮阳以化阴浊，对痰浊痹阻胸阳之症就更为适宜，故解除胸痹心痛化散痰浊，本品当不可少。

下法的应用：痰浊内盛、阳气虚衰者，由于痰饮遏阻，常导致腑气不通，故可发生大便秘结不畅，应兼用缓下之剂，以保持腑气通畅，上病下取，以减少心绞痛发作，可用巴豆仁（去净油）3 g，枳实、荜茇、白芥子各 50 g，共为极细末，加入麝香 0.1 g，制成蜜丸。每天饭前服 3 g，以大便通畅、胸腹舒展为度。如泻利太甚，应暂时停药或减量。

处方：① 巴豆仁虽辛热有毒，但能泻寒积，逐痰癖，使痰涎积聚从大便排出，不能因为有毒而惧其不用，只要炮制如法，去净油，掌握剂量，但用无防。② 枳实下气导滞通大便，长于破泄胃肠结气，推波助澜，故亦可涤痰散结。③ 白芥子豁痰散结，并有利气止痛作用，对涤除寒痰涎饮结聚颇效。荜茇始见于《新修本草》，其功效为温中散寒行气，借其温中散寒之性，行气分之寒，从而收止痛散寒凝结聚之效。④ 麝香为芳香走窜上品，本药入内，借其通透走窜飞扬之性，既开心痹，又促进诸化痰散寒药发挥作用。功以合而宏，药以杂而全，上药合而为丸，对通畅腑气、化散寒痰凝聚之协同作用更强；且丸剂缓投，药效平和而持久，对老年病重体弱患者尤为适宜。

在病情缓解和控制后，也可根据症情配合补肾、健脾、化痰和滋养肝肾等法治疗。

饮食要求：痰浊痹阻之症，脾胃运化功能减弱，平时饮食应以素食为宜，不食或尽量少食油腻厚味和生冷食物，以杜绝其痰湿之滋生。

【病案 1】 阵发性胸口刺痛 6 年。

李某，女，62 岁，诉阵发性胸口刺痛 6 年，曾服用硝酸甘油可缓解，但近日效果欠佳。现症：左胸痛频发，每次持续 15 分钟左右，刺痛，部位固定，胸闷、心悸伴头昏颈项胀，背心痛，平素易汗出，梦多，双下肢乏力，舌质淡，苔白腻或白滑、脉滑。心电图显示窦性心律 T 波轻度改变 AVF 呈 QR 波，辨证属痰瘀痹阻心脉。

[治疗法则] 祛痰化浊通心脉。

[治疗方法] 温胆汤加减治疗，处方：法半夏 10 g，陈皮 10 g，党参 15 g，云茯苓 15 g，竹茹 10 g，炒枳实 6 g，郁金 10 g，藿香 6 g，葛根 18 g，生地黄 18 g，川芎 10 g，豨莶草 30 g，红花6 g，桃仁 18 g，首乌藤 20 g，秦艽 10 g，炙甘草 6 g，服药 7 剂。用巴豆仁（去净油）3 g，枳实、荜茇、白芥子各 50 g，共为极细末，加入麝香 0.1 g，制成蜜丸。每天饭前服 3 g，以大便通畅、胸腹舒展为度。二诊诉胸痛、胸闷等症减轻，今感胸中灼热，时有心慌、汗多、怕冷，自觉头晕、口干，体倦乏力，纳寐可，舌质淡，苔薄腻，脉细滑，前方去豨莶草、首乌藤、秦艽，加石菖蒲 10 g，五味子 5 g，瓜蒌 18 g，麦冬 15 g。

1个月后三诊，诉胸痛、胸闷等症缓解，近日因劳累有所复发，症见心慌、胸闷、胸痛，伴见气促、寐差，体倦乏力，纳欠佳，舌暗红，苔白，脉结代。心电图示：心房颤动，冠心病。处方：柴胡12 g，枳壳10 g，赤芍12 g，当归12 g，川芎10 g，麦冬18 g，太子参20 g，酸枣仁30 g，茯神20 g，生地黄15 g，桃仁10 g，红花6 g，炙甘草6 g，郁金12 g，石菖蒲10 g，桂枝6 g。用巴豆仁(去净油)3 g，枳实、荜茇、白芥子各50 g，共为极细末，加入麝香0.1 g，制成蜜丸。每天饭前服3 g，以大便通畅、胸腹舒展为度，口服1周。半年后因关节麻木、疼痛来诊，告之服上药后病情稳定，胸痛未发。

[**治疗思路**] 祛痰以通心脉，冠心病、心绞痛辨证属痰阻心脉的患者，多胸闷重而兼心痛，痰多气短，遇阴雨天易发作，嗜困乏力，或睡眠不宁，舌质淡苔白腻或白滑，脉滑或结。处方：① 采用祛痰化浊以通心脉之法，选用温胆汤加减，祛痰化浊，行气和中为基础，加入石菖蒲以助豁痰化湿之效，郁金以增行气活血之功，且两药均主入心而以通心开窍见长。② 临证加减：气虚明显者，选加党参、太子参、红参，兼心阳不振而见有心悸、眩晕、畏冷肢凉等症者，再选加桂枝、白术、干姜、附子等，并宜去竹茹；气阴两虚证者，加太子参、麦冬、五味子；痰热重或便秘者，加全瓜蒌、黄连；兼瘀血证者，选加五灵脂、蒲黄、三七、川芎等，或合丹参饮(丹参、檀香、砂仁)；失眠者，加酸枣仁、首乌藤；体肥胖或血脂高者，选加山楂、决明子、泽泻等；头晕或血压高者，选加夏枯草、钩藤、天麻等。

采用丸剂畅通腑气之举，为化散体内痰浊凝聚之势，减轻心绞痛发作另辟一途，不能作一般的泻下通便来理解。痰浊化散或化泄，下焦腑气通畅，又能使上焦阳气活泼舒展，能够有效地回护心脏功能，减少心绞痛发作，临床上，务必重视此法。我国金元时期善于用下法的名医张子和认为：泻下(包括缓下之剂)可以起到利气破结、逐饮化痰、行瘀活血等多种作用。他说："陈莝去而肠胃洁，癥瘕尽而营卫昌，不补之中有其真补存焉。"这种"以通为补"的学术观点，对治疗冠心病属于痰浊痹阻、虚实交错之病证很有意义。不仅"痰浊痹阻心脉症"应注意洁肠胃、杜痰浊，其他如阴虚阳亢、气滞血瘀等症型，只要具有可下之证(即缓下后胸腹舒适其他症状减轻或缓解)，均应考虑兼用通腑之剂。

当然，使用缓下剂，要根据寒痰、热痰之不同而分别采取温下和凉润之剂。笔者认为只要平时运用缓下痰浊之剂得当，减少心绞痛发作，即可有效地回护心脏功能，心肌梗死的情况也可以逐渐好转而日趋痊愈。笔者认为以通阳化痰治疗本病，乍看起来似属治标之举，但只要坚持服药，标而本之，远期疗效是好的。

【病案2】 心悸胸闷，活动后更为明显5年。

张某，男，65岁。因自觉心悸胸闷，活动后更为明显5年，偶有心前区疼痛而就诊。患者7月份突发前间壁心肌梗死。目前服用辛伐他汀(舒降脂)、肠溶阿司匹林、德脉宁、阿替洛尔(氨酰心安)等药。心电图示：STⅡ、STⅢ、STV5 压低，RV1>RV2,3,TV1～5 倒置,TV6 低平。患者口干、口苦,自觉口中燥热、腹胀,大便偏干,舌质紫暗,舌苔黑燥厚腻,脉弦滑。心律齐,双肺清,腹软,肝脾不大,双下肢不肿。中医诊断：胸痹(痰浊血瘀型);西医诊断：急性前间壁心肌梗死恢复期。

[治疗法则] 宽胸理气活血,清热利湿化痰。

[治疗方法] 控涎丹 4 g,间服 1 周。处方：广藿香12 g,佩兰叶 10 g,石菖蒲 10 g,炒薏苡仁 15 g,草豆蔻 10 g,大黄 6 g,全瓜蒌 20 g,薤白 20 g,半夏 10 g,川黄连 10 g,枳壳 10 g,大腹皮 10 g,延胡索 10 g,川芎 10 g,郁金 15 g。水煎服,每天 1 剂,共服 6 剂。二诊：服上方 6 剂后,大便每天 2 次,溏薄,有时有肠鸣,腹胀较前减轻,未有心绞痛发作。心悸、胸闷症状亦自觉减轻。舌质暗,苔黄略腻,舌中心仍有黑燥厚苔(较前减少 3/5),脉沉滑。心率 74 次/分,律齐,双肺清。心电图 STⅡ、STⅢ压低较前改善,RV2、RV3 振幅稍增。处方：石菖蒲 10 g,草豆蔻 10 g,生大黄 6 g,全瓜蒌 30 g,薤白 20 g,半夏 10 g,黄芩 10 g,枳壳 10 g,橘红 10 g,羌活10 g,生黄芪 40 g,川芎 10 g,郁金 15 g,水煎服,日 1 剂,共服 6 剂。三诊：上方后症减,无心绞痛发作。腹胀明显减轻,大便通畅,偶有便溏,舌质暗,苔近正常,脉沉滑。心率 74 次/分,律齐。双肺清,心电图检查同二诊时。处方：全瓜蒌 15 g,薤白 15 g,半夏 10 g,枳壳 10 g,黄芩 10 g,石菖蒲 10 g,厚朴 10 g,大黄 6 g,玫瑰花 10 g,桃仁 10 g,红花 10 g,丹参 15 g,川芎 10 g,生黄芪 45 g,水煎服,每天 1 剂,服 6～12 剂。

[治疗思路] 中医认为,湿为阴邪,易阻遏气机,损伤阳气,且湿性重浊、黏滞,祛浊利湿要一鼓作气,既要祛内湿,亦要除表湿,以使无留存之地,以利恢复气机,助复阳气。从这个病例可看出,治疗心肌梗死病例遣方用药均是在愈梗通瘀汤基础上据证变通。辨证施治是中医理论体系的重要特色,也是中医治疗各种类型冠心病心绞痛的重要方法和特点,明代龚信在《古今医鉴·心痛门》中有言,心痛"是寒则温之,是热则清之,是痰则化之,是血则散之,是气则顺之"。古代医家的这些经验和论述,很有临床价值,应该借鉴。化痰通阳治疗痰浊阻心之心绞痛,可开拓医家治疗冠心病和心绞痛的思路,避免片面地强调活血化瘀的弊端而提高其临床疗效。中医治疗冠心病心绞痛的有效方法很多(特别是在远期疗效和根治方面),此处从"痰派中医"理论的思路考虑,根据笔者平时诊治本病的体会,故对其病因病机及其立法遣药之旨趣作了较多的阐述。由于活血化瘀治疗心绞痛已习以为常,易为人们所接受,而温阳宣痹化痰之治则深究者甚少,而笔者以温阳宣痹化痰治之,取得较好疗效。以期此法能为该病的治疗提供新的方法。

由于本病病理变化复杂,本虚标实或虚实交错者居多,因此立法遣药,贵在灵活,不能拘泥。明代方隅在《医林墨绳·心痛门》中记载:"心之痛者,有寒,有火,有食，有气，有郁等症。”《难经·六十难》讲“厥心痛”时，言及发病可由于“五脏气相干”。古代医家的这些论述，说明心痛之症必须辨证论治，应根据不同病证分别采取温通、活血、豁痰、补虚，及先通后补，或先补后通，或通补并施等相应的治疗大法。治疗冠心病心绞痛，特别是远期疗效和根治方法，中医有很多特色和优势。本病例以祛浊痰利湿兼活血化瘀为治疗大法，痰湿去则阳郁得解，胸阳自振，故临床疗效甚佳。

第九节　背冷、背胀

背冷或背部作胀，主要是指患者自觉背部凉冷或作胀而言，背部凉冷如冰，却检查不出相应的病理变化，西医一般是不作病态概括，但患者却很痛苦。本证临床并不少见，古医籍中亦早有记载，《伤寒论》称“背恶寒”，《金匮要略》称“背寒冷”，刘完素《河间六书》则称“背怯冷”。本证无外感兼症，故不属于外感症，当然也有由外感风寒或恣食生冷而诱发或加重者。无阳虚全身畏冷等症状，故不属于阳虚之症。本证主要讨论痰饮内伏、阳气被阻遏不能伸展之背冷作胀的实症。

【临床表现】　背部凉冷或发胀，其冷、胀部位及其特征，常表现为背心有手掌大小一片寒冷或作胀。少数患者冷胀感呈直线沿背正中沟向下延伸。经年累月，时轻时重，每遇寒凉之季，阴雨之天，或案牍过劳，多卧少动，饱食、恣饮水浆则病显而症重；反之气候燠暖，明静晴朗，体力劳动，体育运动，背部捶打；热敷，则症情缓解，甚至可暂时消失。有的患者并有胸膺满闷、胃脘痞结、纳谷不馨、运化迟滞、咽喉有噎塞感，但不妨碍食纳，时或咳唾清稀痰涎。舌淡，苔微腻或少苔。

【病机分析】　背部凉冷一症，临床上有两种情况；一是痰湿内伏，遏阻阳气不能展布，以致背部凉冷或作胀；二是寒邪客于经脉，阳气被郁而凉冷。然本证特点是背部凉冷仅如掌大，症近乎怪，故不属于后者，而是痰湿内伏之候。类似本证的论述，在《金匮要略·痰饮咳嗽病脉证并治》已有记载：“夫心下有留饮，其人背寒冷如掌大。”王隐君《泰定养生主论》言顽痰怪证时说：“痰证古今未详，或脊上一条如线之寒起者。”明代戴思恭说：“其人素有痰饮，常流注肩背作痛。”脾胃为仓禀之官，职司水谷纳运，脾胃失和纳运失常，水谷津液化失其正，积成痰饮，留着心下胃脘。故本病多有纳谷不香，运化迟滞，胃脘痞结等症。病证初起，人多不以为意，渐至痰饮潜滋暗长，遏积而上渍胸膈。胸膈内居心肺，宗气汇聚其间以为一身之气的流行出入，《灵枢·邪客》篇说：“宗气积于胸中，出于喉咙，以贯心脉，而行吸吸。”《灵枢·刺节真邪》篇又云：“宗气留于海，其下者注于气街，其上者走于息道。”一合经文之义即知胸膈宗气，一合肺气走息道以司呼吸，一合心阳贯注脉中以运血行，周流展布，运化舒展，有如离照当空，旷然晴朗，而痰饮上犯，则宛如地气阴浊升于天际，阴霾重合，失去明朗之性。宗气流行碍滞，于是胸部郁闷，息道喉咙受阻则感噎塞。《脉要精微论》说："背者，胸中之府"，背属阳，心之脉转行于背，痰饮阻膈，宗气不能贯心脉，合心阳转于背，背失温煦，故背部凉冷、发胀。阻滞严重者症情则重，故可一直延伸至尾骶。

【治疗法则】 温阳和胃，行气化痰。

【治疗方法】 薤白、桂枝、杏仁、橘红、郁金、浙贝母、半夏、莱菔子、旋覆花、葛根、威灵仙、炙甘草。

处方：① 薤白性温味辛苦，辛通滑利。自仲景《金匮要略》瓜蒌薤白白酒汤、瓜蒌薤白半夏汤、枳实薤白桂枝汤三方明其用以来，古今皆奉为开胸痹、祛膈间阴邪痰浊之要剂。桂枝甘草汤辛甘化阳，益心阳而助宗气。威灵仙除痰湿，通经络，性急善走，合桂枝辛通，促使胸背阳气展布流行，松弛背部肌肉。上述四药专从温阳行气着眼，即如喻嘉言所谓"补天浴日"，一旦离照当空，何患胸际阴霾不开。② 天气之窒塞因于地气之上升，故还当用化橘红、半夏和胃化痰，以清痰饮之源。③ 旋覆花、浙贝母，郁金化痰散结行气，与橘红、半夏配伍，化痰之力益增。④ 莱菔子化痰积而兼消导，以灭减痰饮再生之势。

此外，本病虽以寒痰冷饮遏阻阳气为多见，但偶也见到因痰饮久郁，气机郁滞渐变化热，症成寒热夹杂，背部作胀时，伴有口苦、小便黄赤。凡此，则可于上述药物中稍事变通，适当加入瓜蒌甘凉清润，连翘清热散结，枇杷叶化痰泄热，亦不难治愈。如病致阳气虚馁者，又当适当选如补脾乃至补肾阳之剂。

【病案】 右侧背部冷痛 4 年余。

刘某，女，32 岁。主诉：右侧背部冷痛 4 年余。4 年前在做手术时，因手术室寒冷而引起背痛。经服用中西药物、针刺、理疗等方法治疗罔效。现在每天右侧背部冷痛，入夜尤甚，夜寐不安，饮食、二便正常。查体见右侧肩胛部相当于厥阴俞、心俞两穴之间处有一宽约食指大小压痛点，皮色正常，舌淡红，苔薄白，脉细弦。诊断：背痛。证属痰湿内伏，不通则痛。治疗上按除饮化痰的原则。方法是控涎丹 6 g，口服 1 周。处方：薤白 12 g，桂枝 12 g，桔梗 10 g，橘红 30 g，瓜蒌子 40 g，浙贝母 15 g，半夏 20 g，旋覆花 15 g，威灵仙 30 g，生黄芪 50 g，7 剂，每天 3 服，并送服制马前子 0.3 g。当完成第 1 周治疗后，患者感到疼痛减去一半，当晚睡眠很好。治疗 2 周后，患者的背痛完全消失。随访 3 年，背痛此后从未复发。

[治疗思路] 本病虽以背冷发胀为主症，但病情初起，背部寒冷发胀，时有时无，时轻时重，经捶打、热敷、阳气暂得流行而症状消失。故患者于此多不经意，或仅以为气血运行不畅，抑或背部偶受风寒而然。就诊时往往忽于主诉，反以纳谷不馨，运化迟滞，胸胃痞闷，喉咽噎塞求诊，则多误为食积、气滞、梅核气等症。采用木

香槟榔丸、枳实导滞丸、半夏厚朴汤等理气消导之法为治，投以上述药物，积饮少去，也可得三五日轻松。但毕竟未中紧要，甚至中气益伤，痰饮旋复凝聚，病情则又依然。患者不明病情真相，求诊不愈则情怀菀结，以致气机越滞，痰饮越聚不化，彼此相因为患，因而本病经年不愈者屡不鲜见。

笔者对该患者运用行气化痰为主治疗背痛取得良效，关键在于从痰入手。提倡“百病多有兼痰者”的治痰大家朱丹溪，他在论述“善治痰者，不治痰而先治气”之后说：“背心一片常如冰冷，皆痰饮所致”（《丹溪心法·痰》）。可见古代医家对由内痰而引起的肩背疼痛、凉冷诸症是很注意观察的，究其病机，乃因寒痰冷饮积留胃中，上凌胸膈，阻遏胸中阳气不得流行展布使然。控涎丹峻攻痰饮，马钱子通络脉中的老痰，再配合汤药温阳通阳，疗效卓越。

第十节　慢性咽喉炎

当今社会慢性咽喉炎（chronic pharyngolaryngitis）患者很多。随着社会的发展，人们面临的竞争压力增加，生活节奏加快，生活方式改变，来自工作、生活和学习等各方面的沉重压力导致使许多人心理负担过重，情绪急躁，肝气郁结，横犯中焦，而致肺气不宣，胃气不降，津液不行，痰浊停滞，蕴于肺胃门户，不得上下，聚而成核，导致现代社会慢性咽喉炎，咽喉不适的患者非常多见，西医采用消炎润喉药，或中医的常规滋阴降火等治疗常常疗效不佳，患者非常痛苦。

【临床表现】　咽喉中初觉有异物黏附，时欲吞吐而不适。如病情缠绵不愈，则咽喉中整天如塞败絮，如有炙肉，吞之不下，吐之不出，极其难受和痛苦。但咽喉中不疼痛，食物能顺利通过。有的患者有胁肋、胸脘胀满不舒，情绪不安，心中烦急，口干，小便微黄。心情舒畅时咽喉梗阻之势可大为减轻，甚至可暂时消失。心情烦躁，或越安静越觉异物着附难忍，因而有的患者时时欲饮水浆以自解救。病情严重者，则影响工作、学习、睡眠和食欲。除极个别咽喉部有轻微红肿外，局部一般无特殊变化。脉弦滑，或弦滑而虚弱，舌苔薄黄或薄白，或干燥少津。

【病机分析】　本证多始于肝气郁结，情怀不畅，或情绪亢奋过激，继而伤肺伤津，使肺失肃降而生燥痰，故有上述不适出现。按中医机制而言，五脏之中“肝”所代表的生理功能和产生的病理变化极为复杂。肝“贯阴阳，统气血，握升降之枢”（清代周学海《读医随笔》）。肝，具刚柔曲直之性，既不能郁，也不能亢；然而肝气却易于亢，也易于郁。《素问·五运行大论》说肝：“在气为柔，其性为暄，其德为和，其用为动。”《素问·五常政大论》说肝：“其用曲直。”清代沈金鳌说肝主“一阳生发之气，起于厥阴，而一身上下其气无所不乘。肝和则生气，发育万物，为诸脏之生化，衰与亢则能为诸脏之残贼”(《杂病源流犀烛》)。因此,工作、情绪、饮食及生活环境改变等皆能使肝功能失调。肝气郁结,津液气血运行不畅,凝滞为痰,随气逆而上扰,致使咽喉中如异物着附,吞吐不利。如肝气亢激过甚,或由郁致亢,肝气化火,气火灼肺津以成痰,亦可出现燥痰郁阻咽喉而出现吞吐不利之症。肝郁不解,气运不畅,则情绪苦闷,胁肋胀痛不适。气有余便是火,肝亢过久,气火扰心,凌肺,则心中烦急,小便微黄,舌苔薄黄或干燥,且时时欲呷饮水浆以自解救。

【治疗法则】 柔肝降逆,润化燥痰。

【治疗方法】 蜜枇杷叶、甘草、僵蚕、玄参、沙参、麦冬、半夏、厚朴、生姜、桔梗、郁金、密旋覆花、浙贝母。

本证病程长,患者非常痛苦,一般解郁化痰剂往往难以奏效,故立法遣药不能囿于常法,而应潜心考究。处方:① 蜜枇杷叶性味苦凉,清肺和胃,降气化痰。其清肺和胃又可反制肝气之亢炎,不得专言本品入肺胃而自隘其用。《滇南本草》认为枇杷叶“能断痰丝,化顽痰,止气促”。此“化顽痰”,是指肺胃气逆、燥痰之症反复发作不已,并非言本品攻破之力特别强悍。《本草纲目》说枇杷叶疗痰病:“大都取其下气之功耳,气下则火降痰顺。”《重庆堂随笔》记载枇杷叶柔金而肃治节,香而不燥,皆可用以澄浊气而廓中州。故枇杷叶实为治疗本病对症之剂,用量宜重。② 玄参滋肾水以制肝亢,又能径化热痰。③ 麦冬脂液丰富,润燥利咽,清心除烦,兹肺清心以柔肝,柔肝则可复平肺金之气火,使痰气无所凭依而潜藏,不能谓本品滋腻生痰而不敢用之,实践出真知。④ 浙贝母、蜜旋覆花解郁散结化痰。⑤ 僵蚕辛平,“入心、肝、脾、肺四经”,古代不少医家皆认为本品是祛风解痉、化痰散结,治喉风、喉痹要药。本证虽不属喉风、喉痹;但取其祛风解痉、化痰散结之功用是必要的,也可研末随药吞服1～2 g。⑥ 本方重用甘草,取其甘以缓急,确有效验,然当要领会其旨趣。李杲说:甘草热药得之缓其热,寒药得之缓其寒,寒热相杂者,用之得其平。本证用甘草,取味甘以缓其急,而缓肝制急,又能资助滋润以清燥痰,故甘草量宜重,不得以甘草助胀生满,资生痰湿是观。《金匮要略》以甘麦大枣汤治妇人脏躁,重用甘草之义自明。《本经疏证》记载:“《伤寒论》、《金匮要略》两书中,为方二百五十,用甘草者,至百二十方,非甘草之主病多,乃诸方必合甘草,始能曲当病情也。”药以合而全其性,又以合而失其性,这是中医用药组方配伍的学术特色,明乎此,则本方重用甘草之义便不难理解。⑦ 桔梗苦平,祛痰利咽之功较好,配伍在玄参、麦冬、甘草等滋缓剂中,使方药润中有散,缓中有升,“滑可去着”。⑧ 郁金苦平,不仅“是血分之气药”,而且有解郁化痰之功。⑨《本草汇言》说:“郁金,清气化痰,能散郁滞,顺逆气,气降则火降,而痰与血,亦各循其所安之处而归原。”治“心肺肝胃气血火痰郁遏不行者最验”。故女性患者,病程长,情绪苦郁极甚者,笔者常在适用方中,配伍郁金一味,疗效颇佳。⑩ 方中以半夏、厚朴、生姜行气解郁化痰,是借鉴《金匮要略》半夏厚朴汤和四七汤（王硕《易简方》）治“妇人咽中，如有炙肉”之“梅核气”而用之。半夏厚朴汤解郁化痰，对病势不重，病情短暂者确有一定疗效。但如病程较长，服药无效，患者整天吞吐不利，口舌干燥，病情由实致虚，即由情志不畅、痰气郁结而转为肝肺气津损伤者，形成肝、肺、胃心气机虚馁，兼挟燥痰为患者，半夏厚朴汤类等辛燥药物，只宜少少使其佐，以防燥伤津液而动情志，助燥痰。⑪ 罹病至此，应以柔肝化痰缓急为主，重用蜜枇杷叶、麦冬、沙参、甘草、玄参缓肝养心以制燥痰。如因病致虚，气虚之症明显，神情疲惫，气短乏力，食欲减退，方中应选加并重用太子参、党参、黄精、玉竹参等扶气以化生津液，并可用罗汉果、柏子仁，柔肝润肺，养血镇静安神。

【病案 1】 咽喉如梅核阻塞，咳之不出，吞之不下数月。

王某，女，22 岁，患者失恋后，复因与同事发生口角，突发昏厥，四肢抽搐，醒后神情淡漠，终日沉默寡言，嗳气叹息，胸闷痞塞，不思饮食，夜不能入睡。半个月后咽喉如梅核阻塞，咳之不出，吞之不下，舌苔薄腻，脉弦。经多项检查无异常，西医诊断：癔球症（咽喉部神经官能症）。中医诊断：梅核气，证属肝郁气机阻滞。

［治疗法则］ 化痰，开郁降逆。

［治疗方法］ 处方：蜜枇杷叶 12 g，甘草 12 g，僵蚕 9 g，玄参 10 g，沙参 9 g，麦冬 15 g，法半夏 12 g，厚朴 20 g，生姜 10 g，紫苏梗 6 g，郁金 12 g，浙贝母 15 g。每天 1 剂，水煎服。服药半个月，配合心理疏导、放松训练等辅助治疗，梅核气消失而病愈。

［治疗思路］ 本例梅核气乃因肝郁所致。病因起于七情失调，所愿不遂，木失条达，气郁不畅。故症见神情暗淡，或抑郁寡欢，胸胁胀闷，嗳气太息；肝气循经上逆，结于咽喉，故喉中如核梗阻；肝气郁结横逆犯脾则不思纳食。治宜开郁降逆。咽喉中如有异物梗阻，吞之不下，吐之不出，或反复发作、久治不愈，因无器质性变化，西医称之为神经官能症。由于咽中梗阻之物自觉如核，中医称之为梅核气。近期出版的中医教材中，以痰气郁滞定为病证，病名冠以痰字，这是一个进步，但病证久延不愈、反复发作；特别是女性患者，多系燥痰为患，应从燥痰论治。处方：① 以采郁金、紫苏梗行气开郁，调其枢机，降其逆气。② 法半夏、厚朴、僵蚕健脾化疾除湿。③ 玄参、沙参、麦冬生津除燥痰助眠，甘草调和诸药，服药半个月即取佳效。

【病案 2】 咽喉如异物梗阻已有数月。

陈某，女，36 岁，患者于 1 年半前患肺结核病，形体羸瘦，经常咳嗽痰多，且黏稠难咯，咽喉如异物梗阻已有数月，用力咯出黄稠痰后稍觉轻松，旋即又梗，伴胸闷气塞心烦，时有胸胁胀痛，便秘，口干苦，苔黄腻，脉弦滑。西医诊断：肺结核病恢复期。中医诊断：梅核气，证属痰热郁结。

［治疗法则］ 清热化痰，肃降肺气。

[**治疗方法**] 方选半夏厚朴汤加味。处方：法半夏、瓜蒌、厚朴、茯苓、紫苏叶各 12 g，川贝母、黄芩、天竹黄各 6 g，海蛤壳 15 g，竹沥 10 g，生姜 3 片。每天 1 剂，水煎服。服 7 剂，咳爽痰减，大便通畅，咽中梗阻已去大半，续守原方去黄芬加旋覆花、郁金各 9 g，再服 7 剂，诸症均愈。

[**治疗思路**] 当代社会人们或因贪凉饮冷，饥饱无常，烟酒无度，戕害脾胃，运化失职，导致痰湿内生，上贮于肺，凝结于咽喉，聚而不散；气郁化火，痰聚生热，煎熬津液，说话用嗓较多或经常熬夜，必暗耗阴血，肝肾阴精日损，子病及母，肺津亦不足，不能上承润泽咽喉，而致咽喉不利。因此，分析当今社会本病患者的病机特点，主要和肝脾功能失调有关，脾虚肝郁，痰气互结最常见，又常合并阴津亏损，其病机可概括为痰凝、气滞、气逆、热壅、津亏。

《金匮要略·妇人杂病脉证并治》曰："妇人咽中如有炙肉，半夏厚朴汤主之。"本例痰结梅核气因久病思虑郁结，肺气宣肃受阻，咽喉之气不畅，气机不宣，郁久痰湿内生，疾凝气结，搏结咽喉，故症见咽梗气阻，痰多黏稠难咯；郁热伤津则口干苦、便秘。处方：① 以法半夏厚朴汤行气开郁，降气化疾。② 川贝母、黄芩、天竹黄、海蛤壳、瓜蒌、竹沥清郁热，肃顺肺气，化痰散结，痰出气舒。③ 待郁热清则去黄芩，以免久用苦寒伤阴，酌加郁金、旋覆花以增开郁、降逆之功。诸药合用病自愈。

【**病案 3**】 喉中梗阻 3 年。

李某，女，40 岁。患者离异后忧思气结，胸脘痞塞，喉中梗阻如梅核，不能吐咽 3 年，但进食时却无梗阻之感，形体消瘦，目眶熏黑，纳减寐不安，月经 3 个月未行，伴少腹刺痛。西医诊断：继发性闭经。中医诊断：闭经、梅核气，证属气滞血瘀。

[**治疗法则**] 理气行滞祛痰，活血化瘀。

[**治疗方法**] 处方：当归、川芎、白芍、泽兰、郁金、桃仁、红花、香附各 1 g，川牛膝、三棱、莪术各 9 g，7 剂。每天 1 剂，水煎服。药后月经来潮，量少色黑，原方继服 5 剂，经血畅行，血块甚多，腹痛胸痞则除，梅核气消失。

[**治疗思路**] 本证系肝气夹痰上扰，其为病也，变动而不居，加之安静时机体敏感性强，故越安静越感咽喉异物梗阻，吞吐不利之症难忍。情怀舒展，气顺痰消，则症情大减或消失。反之则气逆痰动，梗阻大作。本证难言之苦虽表现在咽喉之局部，然其病因病机却与肝、肺、胃诸脏腑有关。由于妇女常阴虚而易于肝郁，或由于生理特点而易于肝亢，肝激化火，津伤而生燥痰，故本病多发于女性。又由于"肝病如邪""肝生风"，因而本证随时随地均可发生。患者罹病之后，往往难以追述其发病之缘由，医者如不按中医机制详察其究竟，故常以"神经官能症"名之，然而临床按调理神经和消炎利咽为治，则难以奏效。

梅核气乃气机失常致病，但气与血每每关联，特别是气郁日久，必致血流涩滞，或素有血瘀，也可引起气行不畅，气血凝滞，咽喉之气痞塞，气病及血，气血互阻，上阻咽喉,下闭冲任,故见闭经及喉中梗阻如有梅核。处方:① 选桃红四物汤加泽兰、三棱、莪术活血化瘀。② 香附、郁金开郁理气行滞。③ 川牛膝引血下行。诸药合用,行气破血效如桴鼓。临证应用此方宜中病即止。

第十一节　慢性咳嗽

本节讲的慢性咳嗽(chronic cough)是指顿咳,即阵发性、慢性咳嗽,时咳时止,说作即作,咳声阵阵难止,故又曰"顿咳"是很形象的。此类患者非常多见,常常自购药治疗,咳嗽时发时停,数年数十年不见改善。

现代医学将以咳嗽为唯一症状或主要症状,时间超过8周,胸部X线检查无明显异常者称为不明原因慢性咳嗽,简称慢性咳嗽。其病因尚不完全明确,现代医学诊断过程繁杂,治疗上无特效性,导致患者反复就医,不仅加重经济负担,影响工作生活,亦增加药物不良反应的发生。中医认为慢性咳嗽有外感、内伤之别,病因病机甚为复杂,有肺气虚损,风邪留恋,六淫未尽,痰浊、瘀血交错为患,治疗亦颇为不易,然详加审之,究其机因,乃可谓风痰,瘀为慢性咳嗽久稽不愈之根源。本证主要是痰涎壅阻,气道不顺之"顿咳"症。

【临床表现】 咳嗽逐渐加剧,痉挛性咳嗽顿咳时涕泪交加,并可导致患儿面色青紫或绯红,气呛而呕恶痰涎。剧烈咳嗽之后吸气时,可听到痰吼和痰鸣声。阵咳停止时,有时有稀薄痰涎,鼻有清涕。精神疲惫,食欲欠佳,大便不爽。舌苔白薄,舌面津津湿润。治疗不当,可延绵数十日乃至百日不愈。

【病机分析】 中医则应发挥辨证施治,乃至发挥验方、单方的优势和特色。肺脏娇嫩,咳嗽又系之于肺,一旦风邪毒气感染,则使肺失肃降,不能正常地输布津液;津液害化为痰涎阻滞气道而至顿咳不止。痰涎由肺胃宣降失和而生,而痰涎壅愈甚,反过来又进一步影响肺胃的宣降功能,彼此恶性循环,致使顿咳延绵不已。肺胃之气顺降时,痉挛性咳嗽可暂止,肺胃之气逆乱(夹痰上逆)时则咳嗽作,并呕恶痰涎。本证虽始于风邪之毒犯肺,而病情演变、发展过程中,则可由于肺胃宣降失常而出现痰涎阻滞之症。故当痉咳不止、痰涎壅甚时(即具有本证主要见症)"急则治标",先当议逐化痰涎之法为急务,以阻断其病情之发展,待咳嗽缓解痰涎化散之后,再根据肺胃阴伤程度和患儿之个体差异,佐以养阴益肺诸法。

【治疗法则】 逐泻痰涎,兼以降肺止咳。

【治疗方法】 处方:芫花10 g,甘遂15 g,大戟15 g,加食醋适量润湿,小火炒至焦黄,再加川贝母40 g,共研极细末,以枣泥为丸,或用胶囊装,每晚睡前及清晨空腹服一丸。3岁以下小儿每次0.5 g;4～8岁每次0.8 g;8岁以上每次1.5 g。如不效，隔 8 小时以后再服一次，尽量远食空腹服。

处方：① 本方系《金匮要略》治水流胁下、咳唾引痛“悬饮症”之十枣汤增贝母而成，对祛逐上焦痰涎水气颇多效验。痰涎得下，肺气得伸，阵咳自止。② 由于芫花、甘遂、大戟有毒，故必须以醋浸炒焦，以去其毒性。本证剧咳使肺胃之气受损，服本方后，又“得快下利”，所以服药后，应徐徐进食稀粥少许。“糜粥自养”，以滋脾胃之阴，“食养尽之”(《黄帝内经》)。再加以养护休息，方能尽善尽美。

治疗顿咳，多年以来，除对素体气阴耗伤或久咳伤阴而主以养阴清肺为治外，并有不少有效的单、验方。笔者浏览过的单方、验方即有五大类、八十余方，如“百部白前合剂”“顿咳煎”“苦胆制剂”“大蒜头浸液糖浆”等即是。这 80 余种方剂，除因地域差异而疗效有所差别外(如南方用北方的方药，则疗效较差，反之亦然)，都有一定的效果，堪称见仁见智，各有千秋。本证所用之方，即是笔者当时采辑单方、验方时所撷取的“百日咳丸”而略作变通而成者，后经多年年连续使用，果收显效。尤其是本方药价低廉、耗药量少，似应引起重视。如属热痰壅阻，症见痰涎黏稠，不易排出，或痰中夹有少许血丝，痉咳时面红握拳，目赤，苔黄，用鱼腥草、大青叶、全瓜蒌煎水(再兑竹沥水)吞服上丸，药量和服药方法同前。

【病案】 咳嗽半年余。

刘某，女，42 岁，咳嗽半年余，经中西药屡治少效，肺功能及肺部 CT 未见明显异常，否认肺系病史，未服用血管紧张素抑制剂。诊见：咳嗽气急，咽痒咳甚，咳痰色白，时有胸闷，偶感刺痛，脘痞不适，纳食不香，夜寐欠安，大便偏溏，舌暗，苔白，脉沉涩。西医诊断：慢性咳嗽。中医辨证：风邪恋肺，痰瘀久稽。

［治疗方法］ 处方：十枣汤加川贝母粉 1.5 g，每天 1 剂，服用 10 天后，诸症均减，继服上方半月痊愈。

［治疗思路］ 中医学对慢性咳嗽有久咳、久嗽、久咳嗽、内伤咳嗽等多种不同表述，在历代医籍中多有记载，《素问・咳论》曰：五脏之久咳，乃移于六腑，久咳不已，则三焦受之。《诸病源候论・久咳嗽候》曰：久咳嗽，是连滞岁月，经久不瘥者也。本例乃风邪犯肺，久恋不去，痰邪内生，于肺系病久不愈，瘀阻肺络终致风痰瘀合邪为患，病及娇脏，若单予祛风或化痰或活血而未能，风痰瘀全面顾及，则疗效多不遂人愿，今合而治之，则医效彰然。慢性咳嗽经久不愈，机因繁杂，脏腑功能失调，风痰瘀交错为患，常表里同病，虚实一体，寒热错杂，临证时当详辨病机，审因论治，咳嗽是因邪犯肺系，肺失宣肃，肺气上逆所致的以咳嗽为主要症状的一组病证，它既是一个症状又是独立的一种疾病。中医对本病的认识是很深刻的，在辨证施治以及运用单方、验方方面尤有其特色。《诸病源候论・卷十四咳嗽病诸候》中“厥阴咳，咳而引舌本”，就近似百日咳。《证治准绳・幼科》中讲“咳嗽上壅，涕唾出血”“咳嗽至极，频呕吐，乳食与痰俱出尽方少定”。《本草纲目拾遗》鸬鹚条下讲：顿

咳，连咳数十声，少住又作，甚则咳发作呕，涕泪皆出，连月不愈，也是指顿咳。清代高士宗《医学真传》说久咳俗名曰呛，连咳不已，谓之顿呛。顿呛者一气连呛二三十声，少则十数声，呛则头倾胸屈，甚则手足拘挛，痰从口出，涕泪相随，大人患此，如同哮喘；小儿患此，谓之时行顿咳。可见中医对顿咳及其辨证施治的论述是比较深刻的。并指出病属“时行”，言其具有传染性。需要言及的是，为什么顿咳严重时要以逐泻痰涎之法为治？当然，完全属肺胃阴伤，或素体虚弱患儿，或久咳伤阴之症明显者，则不宜使用本方。这是因为痰涎阻壅气道，痰涎不去，不仅肺胃之气难以以期如平，而且可因痰涎壅阻而加重病情，所以逐泻痰涎实则是“急则治标”，阻断其病情进一步发展的一大法则。西医认为，梗阻和感染是慢性咳嗽的两种主要因素。所谓梗阻，即是支气管系统充满炎性渗出物，而由于呼吸系统管腔狭窄不易排除大量痰涎，而产生部分和全部呼吸道梗阻。所谓感染，是患者呼吸道黏稠的分泌物未能排出，就为继续感染创造了条件而加重病情或并发其他病证，所以西医在救治急性咳嗽时，吸痰是一种重要手段，明乎此，则中医采取逐化痰涎大法而获效，便不难理解了。当然用中药逐泻痰涎，既是径直逐泻痰涎，又能活泼脏腑机能，调整机体内环境，使痰病尽早痊愈，因此即早以中药逐泻痰涎又比机械地吸痰高出一着，两者不能等量齐观。

第十二节　顽固性口腔溃疡

顽固性口腔溃疡西医名为复发性口腔溃疡(recurrent oral ulcer，ROU)，是最常见的口腔黏膜疾病，常伴有口中碎痛，灼痛。不同年龄阶段，不同种族，不同地域的人都可能患病，一般人群的患病率可高达20%，ROU可能与局部创伤、压力、饮食、药物、激素及维生素和微量元素缺乏等因素有关，主要致病原因仍在研究当中，目前可行的治疗方法只能减少溃疡发生的频率和减轻溃疡发生的严重程度，尚无理想的方法防止其复发。中医则称为口中碎痛之证，少有专门的记载，但古医籍中的“口糜”“口疮”等症与本病的症状颇多近似。对于“口糜”“口疮”的病机，古医籍中多责之于脾胃积热和阴虚火旺，或责之于气虚虚火灼津而致。但仅脾胃积热、阴虚火旺、虚火灼津则不会造成病证迁延不愈或反复发作，只有虚火炼液成痰上犯，口中碎痛诸症才久治不愈。

【临床表现】　满口碎痛，也有仅见内颌、内唇、舌面或舌尖某一局部疼痛。疼痛多昼轻夜重，常因劳累或饮食不慎而诱发或加重(进淡食淡味较好)。仔细审视，患处黏膜常有灰白色、淡黄色之小溃疡，单个或多个不等，溃疡表面凹陷，口中时时烘热，或唾流清稀痰涎，咽喉干涩不利，碎痛反复发作，单纯服滋阴清热或引火归元之剂无效。尿液黄,苔薄黄而腻,脉细滑或滑数。

【病机分析】 痰火上扰、口中碎痛,若兼见口中糜烂,属中医口疮、口糜范畴。口疮多在口颊、舌边、上腭等处,可见白色溃疡的小疮,并见红肿疼痛,间或发热。口糜是满口糜烂作痛,这两种病证多见于小儿,当然成人亦有发生。如迁延不愈,或时发时愈者,多系阴虚火热夹痰为害。

口疮、口糜,古代医家多责之于火,如《素问·气交变大论》中就有"民病口疮"的记载。而《素问·气厥论》则进一步论述了口糜发生的机制,认为"膀胱移热于小肠,小肠不便,上为口糜"。小肠与心相表里,分主丙丁之火,说明古人已认识到此类病证主要与邪火、腐肉有关。心主火,舌为心窍,诸经之热皆应于心,心火上炎,上应于口,故发为口疮口糜。后世医家根据脾脉络于舌,其华在唇四白,进一步认识到此病还与脾经郁热有关。盖脾经积热,应于心火,上扰于口,故发为口中碎痛,或口舌灼痛,口中烘热。舌质红,小便短赤,皆心脾火热之征。《杂病源流犀烛·口齿唇舌病源流》中记载:"脏腑积热则口糜。心热亦口糜。肺热亦口糜。三焦火盛亦口糜。中焦气不足,虚火上犯亦口糜。服凉药不效,阴亏火泛亦口糜。内热亦口糜。"沈金鳌这段论述,虽未径直明言口痛,然口中碎痛之机制已概括其中。

口中碎痛与心脾郁热有关,这无疑是正确的。但本病反复发作,迁延不愈,应认识到不仅只是因火而致,还与痰有关。这是因为脾主湿,心主火,脾湿因火热煎而炼为痰,痰又附骊于火,痰火互结,上扰于口舌,故本病除口舌部位红肿碎痛外,常有口中黏腻不爽,或时时吐出涎沫,甚至流唾痰涎。痰邪性黏滞难化,故本证缠绵难愈,反复发作。舌苔黄腻,脉象滑数皆痰热之象。单纯中医或西医治疗 ROU 都能取得一定疗效,而中西医结合治疗 ROU,病因治疗与对症治疗相结合,疗效更确切,值得在临床上推广应用,医疗工作者仍需继续努力,合理配伍,探索出更多更有效的治疗方案,随着研究的深入,ROU 将会得到更好的治疗。

【治疗法则】 化热痰,泻伏火兼以养阴。

【治疗方法】 玄参、黄连、生牡蛎、龙胆草、僵蚕、贝母、淡竹叶、延胡索、天花粉、甘草。

治疗本证,历来多以清心泻火为法,多用导赤散导心火从小肠而出。若属虚火上浮,则多以"六味""八味"以滋水制火,引火归元,鲜有以化痰来治疗本证者,但应看到,不少患者,恒因痰火兼夹痰火互结而发为本病,以致久延不愈,反复发作,此时只泻火不化痰,碎痛终难克制,只有在泻火方中加入化痰药,俾痰火分消,方能其痛若失,愈而不发。处方:① 用延胡索镇痛镇静活血,虽属治标,但颇有效验。② 方中化痰泻火药应有轻重缓急之分。火邪附于痰,痰化火自清,故方中黄连、龙胆草苦寒之剂量宜轻,以免苦寒伤阴。③ 复入贝母、僵蚕、生牡蛎等化痰药,俾痰火分消。④ 此病就诊时多已迁延时日,火热伤阴,故方中用玄参、天花粉滋其阴,润其燥；在清化热痰的同时又可防黄连、龙胆草苦寒伤阴之弊，亦属见痰休治痰之法。⑤ 如患者素体阴虚，阴虚夹痰火上扰，患者舌质嫩红，舌苔花剥，心烦，可在上方中加知母、柏子仁、竹沥（兑服）等滋阴化痰药，滋阴以制痰火。滋阴化痰是痰病学中又一治疗大法，不得囿于化痰忌滋阴、远滋补之说。

笔者注意到，有些难治的复发性口疮，用滋阴泻火、引火归元诸法不效者，这是因为疏忽了兼清热化痰之法。

【病案】 口腔灼痛 5 年。

王某，女，48 岁。口腔周围以及满舌和上下牙龈等多处溃烂，灼热疼痛 5 年。患者 7 年前始有口腔内个别地方溃烂，但病情尚轻，仅微有灼热和轻微疼痛，经对症治疗，尚可缓解，但愈而复发，从不间断（或一二月一发，或一月二三发）。近 3 年来病情逐渐恶化，口腔内上下左右多处溃烂，甚至溃烂面连接成片，蔓延至舌的上下前后和上下牙龈，且越发越频，自称一个月之中恒三五天不发病，就算是一大幸事！口腔内溃烂时，口中烘热、心烦、尿赤、脚心手心热如火灼。口干，但不欲多饮水。由于口腔内溃烂连年不断，影响进食，因而体重大减（自称 3 年来体重减轻 20 余斤），身体由胖变瘦。面色尚红润，语声高亢，精神较好，脉沉滑有力，舌质红，覆薄黄苔。患者除历来喜食淡菜、淡食外（食物稍咸，口腔内溃烂即发作），无特殊嗜好，亦无特殊病史可供记载。近几年来多方医治无效，极其痛苦。

［治疗方法］ 处方：玄参 30 g，瓜蒌 30 g，土贝母 9 g，杏仁 15 g，生龙骨、生牡蛎、生石膏各 30 g，黄芩 15 g，黄连 6 g，青黛 9 g，牡丹皮 15 g，海蛤粉 30 g，泽泻 24 g，5 剂，每天 3 服，冲服制马前子 0.3 g。间断控涎丹 6 g，1 周。

［治疗思路］ 本证乃热痰久伏体内，波及心、肺、肝、胆、脾、胃、肾等脏腑而发病，病变部位甚广，故名之曰顽痰留伏“三焦”证。按中医藏象学说理论，口腔内之上下左右，上、下齿龈及舌上、舌下、舌尖、舌根等处，归属心、肺所司，因此口腔内各处溃烂，灼热疼痛，且伴有心烦、尿赤，手足心灼热等症状，再结合脉象和舌苔，本证属热痰留伏“三焦”无疑。体内津液聚而成痰之后，可以停留在机体各个组织器官，所谓“痰随气聚，无处不到”是也。热痰留伏导致发病，必有其诱发因素，对于本病来讲，主要是肝肾之火亢动。肝肾之火蛰藏不亢动时，火蛰痰伏，病得暂安；肝肾邪火亢动，诸经之火亦随之而亢动，痰随气升而发作。患者口腔中烘热，心烦是下焦火气上炎之候，而口干又不欲饮水，乃痰浊与津液遏阻之特征。患者素喜淡食、淡味，是淡味淡渗，有利于渗泄痰湿，此点对于识别痰病患者是一个有力的证据。本证之所以经久不愈，其病理机制是：初起由于因病致郁，而气郁化火又复炼液成痰，诚可谓“水沸为痰”是也。如此恶性循环，痰热胶着，故一般之对症治疗是无济于事的。拟清“三焦”诸脏腑之火热，化体内留伏之顽痰以为治。

处方：① 玄参、土贝母、瓜蒌、杏仁等集中于一方，清化痰热，再配以生牡蛎、青黛、海蛤粉，以加强其化散痰热胶着之势。② 生石膏、生龙骨同用，不仅能清肺胃之火热，而且有潜镇下焦火热上犯之功，只有下焦肝肾之火蛰藏，本证诱发因素方可阻断，从而减少其发病机会。③ 黄芩、黄连同用，可清心、肺、肝、胆、脾、胃各经之热，诸脏热势既减，痰热胶着之患必除。患者虽罹病多年，但精神、体质尚旺盛(这是实痰之特征)，痰热标实之症急，故用苦寒之剂无妨。④ 方中牡丹皮凉血泻热，重用泽泻取其泻热渗利，实为分解痰浊另辟一途。

服上方 5 剂，口腔内溃烂之症已十去八九，自觉服药后心中舒展，此乃郁火清、痰热化散之必然现象。二诊时，加旋覆花 15 g，进一步加强化散顽痰之力，服药 10 余剂，口腔内溃烂诸症已基本痊愈。追访 2 年，并未复发。

第十三节　不明原因胸痛

胸痛的病因十分繁杂，临床极易引起误诊和漏诊。胸痛主要由胸部疾病引起，少数由其他并未的病变所致。胸痛也是内科临床工作中常遇到的问题，然而，准确、快速做出胸痛病因的诊断具有一定的困难。一方面，临床收治的很多胸痛患者不是心源性胸痛或高危冠心病患者，给家属及患者带来了很大的精神压力，也浪费了有限的医疗资源。另一方面，经过一系列的检查、评估，认为高危胸痛可能性小的患者在离开医院之后发生了急性心肌梗死或其他致命心血管事件而造成的法律纠纷也占据了医疗诉讼的较大份额。快速筛查出高危患者，及时作出诊断和处理，对降低胸痛患者病死率有十分重要的意义。此节讨论的不明原因胸痛与中医的结胸类似，顾名思义是由于某种病理产物积结于胸中而产生的某些病证。痰热结胸则是讨论以热痰(包括痰水)结于胸中而产生的有关疾病。

结胸，是借鉴《伤寒论》中之病名而来的，因《伤寒论》中论述结胸的理论和名方至今仍有其临床意义(当然也有一定的片面性、局限性)，故借鉴之。《伤寒论》中的结胸症，言病位，指名在“心下”，言病证，是“按之则痛”。这些都有其片面和局限性，也与临床实际相悖。病位，不仅在“心下”，也可波及整个胸肺乃至两胁，“按之则痛”，除了触诊之外，也应包括听诊、X 线和超声波等诊断方法。这样便可进一步发挥中医结胸理论的优势，提高临床治疗各种痰热、痰水结胸的病证(不少是急性病)。

【临床表现】 胸脘疼痛，不喜按揉。也有仅心下痞满不适，或胸膺疼痛，或呼吸时胸疼痛明显(可见于某些冠心病、心绞痛)。口中黏腻，口苦而不欲多饮水，或咯吐黄色稠痰，小便短黄，大便秘结不爽或溏臭，舌苔黄浊或黄腻，脉滑或浮滑。

【病机分析】 结胸病最早见于《伤寒论》，言其多由太阳病误治而成。在伤寒论中，结胸病可以分为热实结胸和寒实结胸两大类型，其中热实结胸又有大结胸病和小结胸病之分。大结胸病的主要病机是邪热与水互结成实，小结胸病是邪热与痰互结成实，因此，本节所讨论的痰热结胸与《伤寒论》中的小结胸病至关密切。结胸，顾名思义，即邪结胸中之义。痰热结胸，也就是邪热与痰互结于胸中的病证。胸部为清阳所处，诸阳皆受气于胸中，故胸中又称为清旷之区，痰热有形之邪阻结于胸中，闭塞气机，或瘀阻络脉，气血流行受阻，从而引起胸痛。因此，胸痛是结胸的主症，分而言之，又有数端，痰热结胸，可因痰热所犯脏腑不同而出现不同主症。胸为心、肺二脏所居，痰热所犯亦主要与此二脏有关，痰热痹阻心脏所引起的心痛属胸痹范畴（包括某些冠心病、心绞痛）。其痛较剧常伴有胸闷、灼热、心悸、口苦口腻。如痰热结于胸肺，则胸痛而呼吸不利或因剧痛而引起呼吸不快，甚则喘息不能平卧。如由于肺中痰热或外感风热，热灼津液为痰，痰热结于胸肺，以致气机痹阻而引起胸痛者。这种病证，多相当于西医所称的大叶性肺炎、肺脓疡、胸膜炎等病证，这种胸痛的特点为持续性疼痛，常伴有咳喘，吐黄稠痰，并可因呼吸咳嗽而使胸痛加剧，但中医均可用“结胸证”名之；按结胸症辨证施治。

痰热结胸的主要部位在胸，而以胸痛为主症，但痰热结胸亦有波及胃者，临床表现为胃脘疼痛，揉按痛甚为其特征。《伤寒论》138条（宋本条文）说：“小结胸病，正在心下，按之则痛，脉浮者，小陷胸汤为主之。”正在心下，即指胃脘部位，由于痰热阻结于胃脘部位故疼痛正在心下，又由于痰热属有形实邪阻结，故按之则痛甚。凡病均有常有变，有轻有重，结胸以痛为主，但亦有心下痞满不适而不痛者，这与痰痞以心下痞满为主但也有表现为心下痛者一样，为医者应知常达变。痰热结于胃，多见于西医所谓胃炎，及胃和十二指肠溃疡之类病变。临床运用小陷胸汤治疗此类疾病确有疗效。

不论结胸的病位是在胸，还是在胃脘，不论是关乎心、肺还是胃、肠，因其病机均属痰热互结为患（或由痰浊聚结而疼痛），故除了局部疼痛之外，多伴有口中黏腻、口苦而不欲多饮水、小便短黄、大便秘结不爽或溏臭等症状。舌苔黄浊或黄腻，脉浮或浮滑等痰热互结之症，均可共同出现或相兼而见。

【治疗法则】 清化痰热，开结散痹。

【治疗方法】 全瓜蒌、法半夏、黄连、桔梗、杏仁、生姜汁（兑服）、甘草。

处方：① 全瓜蒌、法半夏、黄连即主治小结胸证之小陷胸汤，亦是现代临床常用的清化痰热的主方。方中以全瓜蒌实为主药，清热化痰，下气宽胸，用黄连清热降火，用法半夏降逆消痰，散结降痞。法半夏、黄连合用，辛开苦降，两者配合，既可消痰热之结，又开气郁之痞。故本方为清热涤痰宽胸散结之良剂，凡上、中焦有痰热结聚而形成的痛痞诸症，皆可用此方治疗。② 为了加强化痰散结之效，余用此方加生姜汁少许兑服，和胃化痰，再配杏仁、桔梗，一升一降，理肺祛痰。③ 如咳吐黄痰较多、发热，加鱼腥草、薏苡仁，清热化痰。④ 如胸痛喘息甚，舌上津津滑润，可加炒葶苈子泻肺利痰水。临床运用此方法治痰热结胸，不论如何化裁，全瓜蒌、法半夏、黄连三味必须同用，不可移易。按《伤寒论》所载是：“瓜蒌实大者一枚。”瓜蒌子滑痰作用大，而开结宽胸则不如瓜蒌皮，故临床以用全瓜蒌为优。如无全瓜蒌，可以瓜蒌皮和瓜蒌子合用。

《伤寒论》138 条讲“小结胸病，正在心下”，那是失之于隘，举凡痰热结于胃肠，胁肋所产生的急性胃炎、慢性胃炎、胆囊炎、渗出性胸膜炎、胸膜粘连、肋间神经痛，及热痰壅盛之支气管炎等，凡具有上述见症者，皆可用本方为主加减。庞安时、朱肱、王肯堂等观察到服本方后，可有“微解下痰涎即愈”的记载，说明古代医家已注意到上结之痰热，可从下渗而出这一机制。本法治痰热结胸，亦属见痰休治痰之义。

【病案】 间歇性胸闷痛不适 2 年余。

史某，男，39 岁，素患脘腹痞满，间歇性胸闷痛不适 2 年余，2 天前饱餐后劳动，二三小时后，突发上腹部剧烈辣痛，而后弥漫全腹，犹如刀剑，放射至右肩，伴有呕吐，胸部 X 线片见右肺底部类半圆形阴影，突向肺野，右膈运动受阻，腹内肠管明显胀气。经科室会诊，认为属绞窄性肠梗阻，需行外科手术。缘该医院条件所限，加之患者经济困难，遂邀中医诊视治疗。证见：“隔内拒痛”累及心下，按之石硬，便结 3 日未通，并无肛门排气，半卧强迫体位，呼吸急促，口气臭秽，烦躁不安，口唇发绀，发热无汗，小便短赤，舌质红，苔腐腻，六脉沉紧兼有数意。体检：体温 38℃，呼吸 37 次/分，心率 95 次/分，血压 110/85 mmHg，面色暗黄，巩膜有轻度黄染，右胸叩诊浊鼓音，听诊呼吸音减，腹肌紧张，有压痛及反跳痛，未见肠型及蠕动波，2 分钟未闻及肠鸣音，叩诊无移动性浊音，肝浊音区缩小，肝脾未能及。实验室检查：白细胞计数 18.5×10^9/L，白细胞分类：中性粒细胞 0.87，嗜酸粒细胞 0.01，淋巴细胞 0.12。中医辨证属大结胸证，气机逆乱，升降失司。

［治疗法则］ 结胸之高邪，陷下以平之。

［治疗方法］ 予以大陷胸汤攻里破结。处方：大黄 18 g，芒硝 12 g，甘遂末 2 g，先煎大黄去渣，纳芒硝令沸兑入甘遂末，1 次服尽。服药 1 剂，腹部可闻及肠鸣音，疼痛大减，便下 2 次。上方减大黄 6 g，加杏仁 10 g，又服 1 剂，大便 5 次，量多奕秽，心下硬满而痛即得缓解，身热减退，可进流质饮食，腐苔转退，脉沉缓，唯觉心下痞满，肠鸣纳差，继以小陷胸汤合半夏泻心汤化裁，处方：全瓜蒌 50 g，半夏 12 g，黄连 6 g，黄芩 10 g，干姜 10 g，太子参 12 g，甘草 6 g，枳实 12 g，厚朴 12 g，沉香 5 g。5 剂后腹软纳增，二便自调，巩膜黄染渐退，诸症消失。追访年余，病未复发，按《伤寒论》论述大结胸证的条文有 5 条（131、134～137 条）但究其主证，脉沉紧，心下痛，按之石硬，是辨识大结胸的 3 个典型证候，可称之为“结胸三证”。其病机是热

与水邪(痰饮)相搏结而为患,其成因一是有原发者,一是误下所致,其病理机制转为热与水邪(痰饮)搏结后,进而出现郁(气机郁滞),结(实邪结聚),热(实热内),瘀(血行瘀阻),厥(气血逆乱)5 个病理环节。这与西医急腹症主要病理:功能失调、梗阻、炎症、血运障碍及中毒休克等变化的认识颇为一致。因此大结胸证的辨证及诊治要和现代医学的急腹症互相参照,才能为治不殆,或采取中西医结合疗法,早期诊断,早期处理,严防后期气血败乱出现厥脱,导致病情恶化。

第十四节　慢性胃炎

慢性胃炎(chronic gastritis)以胃脘部胀痛不适为主,与中医的痞症类似,痞症最早见于《伤寒杂病论》。但《伤寒杂病论》中治痞的五泻心汤没有提到痰痞。《伤寒论》中为了与结胸等症相对举而言,讲了“但满而不痛者,此为痞”。《伤寒论》的这一论述又在中医界中留下了一千多年的影响;不少医家撰文、著书时也讲痞症不痛(现在仍时有所见)。其实痞症和痰痞也有疼痛的。病证,病名都要从实际出发,接受实践的检验,并在实践中补充、发展、升华、提高。中医自古以来就是在不断补充发展过程中而成为一个独特完整的学术体系的。当今社会何以不治之症越来越多,患者越来越多?笔者认为从医者不创新义,不思考,不革新可以说是其中非常重要的原因。因此笔者认为中医可在实践中按照其自身的理论体系不断发展和提高,其中包括病证、病名的发展和淘汰,“痰派中医”理论的提出和发展正确与否,实践是最客观最公正的裁判。

【临床表现】　胃及胃脘部痞塞不适,或疼痛,个别患者痞塞疼痛可波及胃以上或下及大腹。口中时时泛溢浊气、浊味,或口中黏腻,或时作呕恶。大便稀溏。饮食欠佳,饮水过多或进食稀冷饮食则感胃中痞塞、疼痛加重(个别患者进焦干食物则感胃中舒适)。舌苔腻中兼黄,脉滑而缓,病程一般较长。

【病机分析】　本证病情一般较长,多起于饮食不节,或恣食豪饮而戕伤脾胃。脾胃受伤、运化不及,水谷精微害化而为痰涎;痰涎复停滞胃脘致使胃失和降而痞塞不适之诸症作。痞者痞塞不泰之谓也,如痞塞太甚,波及面大,亦可出现胸脘及腹部不适。痛者痞之渐,痞者痛之轻,因此痰痞阻滞严重,或痰涎壅遏腐蚀胃壁,亦可出现胃脘等处疼痛,只是有隐痛、微痛、硬痛之不同罢了。其实《伤寒论》中已有“痞硬”之说,临床上不少胃痛病证是痰涎停滞所引起的。对此,古代医家倒是颇有体会。《丹溪治法心要·卷四》中记载:“痰因气滞而聚,既聚则凝道路,与不得运,故作痛矣。”虞抟在《医学正传》中论述胃痛时亦认为:“胃痛未有不由诸痰食积郁于中,七情七气触扰于内之所致焉,是清阳不升,浊阴不降而为病矣。”虞抟这里指的

“浊阴”,就是胃中之痰涎。吴鞠通《温病条辨》中焦篇更是径直言明“浊痰凝聚,心下痞者,半夏泻心汤去人参、干姜、大枣、甘草,加枳实、杏仁主之*”。可见由痰涎痞阻而引起痞痛之症,已是临床常见的病证了,故现在常有以半夏泻心汤或以“半夏”“生姜”两个泻心汤互用治疗许多急性胃炎、慢性胃炎和胃溃疡的临床报道。因此口中黏腻、时时泛溢浊气、浊味(即生姜泻心汤之干噫食臭)、舌苔白中兼黄,是痰痞症的一个很典型、很突出的症状,临床当慎审之。胃中既有停聚之痰涎,浊阴盘踞,故多进汤水稀食,外来水饮加凌,则胃中不适等症加重。有的患者(包括不少胃溃疡患者)喜食干焦食物,是干焦食物能取汲附痰涎作用使然。

【治疗法则】 化痰散痞,升清降浊。

【治疗方法】 半夏(量重)、枳实、黄连、黄芩、党参、炙甘草、干姜、鸡内金、厚朴、砂仁。

处方:① 半夏是主药,药量宜重。胃以和降为顺,胃气降,停滞之痰涎亦降,或谓之曰痰涎潜消,故半夏至少要用 15 g 以上,20 g 以上亦无妨。复以枳实、黄芩、黄连配伍,辛开苦降,俾化痰开痞之厥功宏。药以合而全,半夏、枳实、黄芩、黄连配伍,其药效就不能以单味药之功用是观。笔者有这样的体会:有些急性胃炎、慢性胃炎和某些胃溃疡患者,长期服制酸止痛剂无效,经改用半夏泻心汤为主治疗,不仅胃脘痞痛逐步减轻,而且溃疡面亦逐渐愈合,这就是中药升清降浊、化痰开痞、病情愈的作用。② 鸡内金不仅消各种积滞,而且是化痰涎、开痞结之佳品,故不可缺如。③ 如病程过久,胃气虚馁之征明显:胃中空泛,纳差,或食欲不馨,党参量可加大,再加砂仁扶胃快气开痞。④ 邪去则正复,故方中仍应以半夏等药为主,党参、砂仁剂量亦不宜过重,以防喧宾夺主。如口泛清水痰涎不止,可加炒吴茱萸、砂仁改为益智仁,再加生姜以化寒水之气,也可用药液吞服乌贼骨和枯矾粉,及附子、澄彻痰涎下渗。如中焦痞满兼见腹泻肠鸣(所泻之物多系带泡沫之痰涎稀便),可加生姜、白术健脾以化痰水,或加防风、羌活以疏肝启脾。

【病案】 胸部不适 7 年。

陈某,71 岁,胸部不适 7 年。喜欢肥甘,体丰腴,畏热,素患痛痹。本年 8 月份因患下痢,发高热。在某医院服西药,全身冰敷达 1 小时以上,当时痢止热退。2 天后,身热又起,胸部不适,莫可名状,时欲泛恶,口干,喜热饮,胃部时时作痛,舌苔黄腻,脉象滑数,诊断为胸痞。

[治疗方法] 处方:半夏 30 g,枳实 15 g,黄连 12 g,黄芩 10 g,炙甘草 6 g,干姜 10 g,鸡内金 30 g,控涎丹 6 g,隔日服。服药 3 天后,自觉稍好转,但胸部不适依然,口味甜如贻糖,渴喜热欲,纳食呆差,舌苔黄腻罩灰,脉滑。二诊用温胆汤加减:

---

* 按:加枳实、杏仁行气化痰,治痰痞药力更宏。

半夏 30 g，陈皮 20 g，生姜 10 g，枳实 20 g，竹茹 15 g，昌蒲 20 g，郁金 20 g。服后吐黏痰甚多，胸部略松，舌苔灰腻，脉滑。三诊用加：藿香 10 g，佩兰 10 g。控涎丹 6 g，每天 2 服，1 周。服药后胸部稍松，泛恶减少，胃纳稍开，渴喜热饮，大便 4 次，下痰样黏液甚多，腹痛得止，能安睡，苔黄稍化。速服数剂，下痰样黏液甚多，精神日佳，黄苔化尽病亦痊愈。

［**治疗思路**］　患者年高体丰，素有痹痛，平时咯痰甚少痰湿积聚于脾胃之中。入夏吸受暑热，有形之痰浊与无形之暑热，交织一起，潜伏于中导致疾病加重发展。

从中医角度来看，胃肠积滞，当予通导，排除积秽，痢始可愈。但某院见患者发热甚高，神郁模糊，与冰敷法，虽热退痢止，但暑湿痰滞严重，为外寒所遏郁；既不能从表汗解，复不能从里排，凝积胃而成胸痞征，因此，从痰入手治疗此类疾病，常常能达到事半功倍的效果。

痰浊与慢性胃炎：慢性胃炎发病率很高，对患者的身体健康影响极大。西医所称之慢性胃炎，其临床症状，主要表现为胃脘部隐痛或胀痛，或胃脘部呈弥漫性疼痛，嗳气。食后(特别是进食凉冷和不消化食物)或饱食后胃中饱胀不适，胃痛明显或加重。现在由于纤维胃镜的使用，可以直接观察到胃中的病变形态：即慢性胃炎患者胃中病灶，多呈黏膜充血、水肿、糜烂，胃黏膜表层有灰白或淡黄色脓稠黏液，并据以诊断为慢性浅表性胃炎、慢性萎缩性胃炎(有的患者可两种病变同时存在)。这些病态，中医仍可作胃失和降、痰浊残留胃中、胃气痞塞不降是观。

“异病同治”是中医治疗学中一个突出的优势和特色，在中医诊断方法没有真正现代化之前，“异病同治”的情况将要延续一个很多长的时间，因此，举凡急性胃炎、慢性胃炎、胃溃疡、慢性腹泻、妇女带下等症，只要主症相同，亦可按上方增损为治，只要辨证无错，疗效是好的，类似的病证笔者诊治较多，故敢为来者言。当然如确诊为萎缩性胃炎、浅表性胃炎时，上方中可选加山药、生麦芽、太子参、沙参等以补益胃之气阴。

第十五节　心悸、惊悸

心悸、惊悸(palpitation)俗称心跳不适，指心动悸不安，属中医心系疾病中的常见病证，心中惊悸不安之症，大要而言，可以虚实两类概之；属虚者，多由心血不足、胆气虚怯使然。属实者多为痰火扰心，也有由心血瘀阻而成者。虚证多伴有阴血不足和气虚等见症，治其虚，则心悸可安。实证则往往以心中惊悸不安为主症。笔者认为因实证导致的惊悸越来越多，故本节即讨论痰火扰心之惊悸实证。

【**临床表现**】　时时惊悸不宁，有的患者虽症状较轻，但惊悸之症却难以自控。

胸脘满闷，常觉咽喉不利，或间作呕恶。常心烦意乱，情绪不乐；或抑郁，或亢奋。有的患者在安静或睡觉时惊悸亦作。舌上常蒙浊垢，舌苔黄腻，尿液短黄，脉弦滑。一般情况尚好，无虚弱象征。

【病机分析】 惊悸为临床常见症状，多呈阵发性，每因情志波动或劳累而发作，常伴眩晕、失眠、健忘、耳鸣等症，属现代医学心脏神经官能症范畴，女性多见。本病最早见于《灵枢·本神》："惊悸者，心虚胆怯所致"，较系统论述见《金匮要略·惊悸吐衄下血胸满瘀血病脉证治》。古典医籍将其主要分两类：一为因虚而悸（《诸病源候论·虚劳病诸候》），二为因惊而悸（《三因极一病证方论》）。其状为突然心跳欲厥（《医学正传·怔忡惊悸健忘证》《丹溪心法·惊悸怔忡》）。笔者认为病因病机与心虚胆怯、心血不足、心阳衰弱、水饮内停、瘀血阻络等因素有关，但痰瘀为其中心发病环节，在统一到痰的基础上之后，再辨证，或调阴阳、或补气血不足以治虚，或清心泻火，或行气祛瘀，或化痰逐饮以治实。

陈言特从"三因"的角度论述了"惊悸证治"，他说："人之有痰饮，由荣卫不清，气血败浊，凝结而成也。内则七情泊乱，脏气不行，郁生痰涎，涎结为饮，为内所因。外有六淫浸冒，玄府不通，当汗不泄，蓄而为饮，为外所因。或饮食过伤，嗜欲无度，叫呼疲极，运动失宜，津液不行，聚为痰饮，属不内外因。三因所成，症状非一，或为喘，或为咳，为泄，晕眩，嘈烦，惊悸，未有不由痰饮之所致也。"（《三因极一病证方论·痰饮叙论》）。主张"见痰休治痰"、重温补阳气的张介宾在《传忠录》中也言及："心气郁滞，多痰而惊者，加味四七汤。痰迷心窍惊悸者，温胆汤，甚者朱砂消痰饮。风痰生热，上乘心膈而惊悸者，简要济众方。"明代汪机说惊悸怔忡健忘："率为心虚，亦或有痰。虚则宜补，痰则宜芟。"可见临床上确实存在的病证，各派医家都是重视的。惊悸病位在"心"，而因痰致病、因病生痰而成惊悸者亦多。口腻，胸闷，咽喉不利，舌蒙尘垢，脉弦滑，乃痰气中阻之候。本证西医多诊断为神经官能症，笔者按痰气犯心，复审察其寒热虚实，而施治，常收满意效果。

【治疗法则】 顺气化痰，兼以养心舒肝。

【治疗方法】 茯苓、枳实、半夏、郁金、胆南星、姜竹茹、石菖蒲、浙贝母、远志、磁石、丹参、甘草。

本证始于气郁而生痰，发于中青年者，因其脏气不衰，多偏于热痰，故多见心烦亢奋。处方：① 小便短黄，舌苔薄黄者，当重用姜竹茹，配伍胆南星以清热化痰，气郁而不仅生痰，气郁亦可使血运迟缓而兼瘀，故须以丹参入心凉血配伍，其效较著。② 痰之成始于气郁，故用枳实、郁金、浙贝母，一则行气解郁散结为痰，再则又可防痰气复聚，此处设气药，既化已生之痰，复断再生之痰。③ 石菖蒲是入心化痰、开闭解郁佳品，当不可少，再与远志配伍，"对药"之功更良。④ 半夏、茯苓不仅化痰，半夏与枳实配伍，辛开苦降，又能调理气机，不可作一般之化痰剂是观。⑤ 合欢皮有解郁活血之功，亦当用之以佐，女患者尤不可少。⑥ 现在胆南星常制作不良，气味难闻，本证患者多食欲不香，情绪不乐，不愿服药者多，可将石菖蒲与胆南星研末，用胶囊装，吞服。这样，既避免药气难闻，又可减少药用量，提高疗效。

如惊悸突出，加生龙牡、生磁石重镇化痰。龙骨、牡蛎，古称“化痰神品”，不独为镇静而设。如口苦、心烦、小便短黄、舌苔薄黄者，加淡竹叶和少许黄连以泻心火，是泻火即是化痰。如时时惊悸又沉闷不语，静多动少，手足不温，面如蒙尘，睛光冷淡，加淫羊藿、阳起石(布包)、桂枝以通阳化痰。体内阳气振奋患者欲罢不能，肢凉、沉闷、淡漠之症可除。

【应用技巧】 ① 如素体虚衰，病程日久不愈，神怯倦怠，食少纳差，舌质淡，此乃病情由实转虚，虚痰扰心使然，则当以调养心脾为主，佐以祛痰为治。② 如病由情绪抑郁不快，或所欲不遂而起，还应晓以开导，使其怡情畅怀，提高药物疗效。

【病案】 惊悸2年。

王某，女，55岁，惊悸2年。多梦，手颤，头常呈皱、聚感觉，寒热交作，脸肿，手足热，便秘。既往史：动脉硬化、高血压。查体：心率86次/分，血压180/100 mmHg。舌暗、齿痕明显、裂纹深，苔白腻，脉弦。诊断为惊悸，证属瘀湿痰互结，少阳郁滞。

[治疗法则] 化瘀利湿，疏达少阳。

[治疗方法] 处方：茯苓30 g，猪苓10 g，泽泻15 g，枳实15 g，半夏20 g，柴胡20 g，胆南星10 g，姜竹茹15 g，石菖蒲15 g，浙贝母12 g，丹参30 g，蜈蚣3条，甘草6 g，3剂，每天1剂，水煎服。麝香控涎丹6 g，每天2次，服1周。二诊：惊悸减少，寒热振作、头皱、脸肿减轻，以此方为主加减调治1周。三诊：多梦、手颤、手足热减，大便通畅。麝香控涎丹6 g，每天2次，服1周，停汤药。四诊：症状基本消失，血压150/94 mmHg。五诊：血压140/80 mmHg，停药。

[治疗思路] 时时惊悸不安之症，古医籍中又称善惊。对于惊，有两种涵义，一是抽惊、抽搐之类，一是自觉心中惊悸不安。有关惊悸、怔忡症情的轻重区别，《黄帝内经》《伤寒论》等古典医籍中，已有初略的记载，在现在的书籍中分类尤详。本案病机关键为瘀湿痰互结、少阳郁滞，辨治特点：以丹参、蜈蚣活血化瘀，胆南星、姜竹茹、石菖蒲化热痰平肝降压，茯苓、猪苓、泽泻(五苓散法)渗湿健脾，柴胡和解少阳。其中，丹参化瘀宁心、茯苓利湿宁心，不用镇静安神药而止惊悸，可谓极具特色。辨证、辨病用药方面：首先，根据动脉硬化、高血压病史及舌暗、裂纹深，脉弦等血瘀症状，而用丹参活血祛瘀生新之力增强；舌暗酌加麝香以辛散温通，活血通经，祛瘀止痛，对治疗血瘀尤有良效。蜈蚣之效，如张锡纯所言：“走窜之力最速，内而脏腑，外而经络，凡气血凝聚之处，皆能开之。”针对高血压而选用控涎丹有利尿、降压、舒张冠状血管作用，可明显扩张冠状动脉、降低血压阻力。其次，根据手

颤，头常呈皱、聚感觉，寒热振作等典型的少阳郁滞、气血不畅而用小柴胡汤法条畅气机，既能扶正祛邪，又能和解寒热。再次，根据脸肿、便秘、舌苔白腻等典型的湿阻气机而用五苓散法通阳化气、淡渗利水。笔者认为凡属湿邪内积，无论寒热虚实，均可酌用五苓散。五苓散是利湿之首，且利水不伤阴。现代研究证明其在利尿同时不引起电解质紊乱。麝香控涎丹之用尤妙，其通利作用无论对滞气、瘀血、停痰、积水，均可以之为开路先锋，本案用药点睛之处在于麝香与控涎丹同用。笔者通过大量临床观察后认为麝香与控涎丹同用对消化、呼吸及循环系统等多种病证而属阳虚、寒凝、痰湿、血瘀者疗效满意。两者豁痰开结，常将此两药作为药对应用。这些用药经验很值得重视。

引起惊悸的因素，常规思路主要责之于血虚，但本证无血虚胆怯见症，当属痰火扰心之候。《素问·至真要大论》说："疼酸惊骇，皆属于火。"惊病在心，也可由于火热乱血扰神。但仅有火热，一般只见心急心烦口苦尿黄之症，只有痰火扰心才出现时时惊悸，或时惊时止之惊悸症（因火热过盛、持续不减而抽惊者则不属本证范畴）。对此种惊悸，古医籍中记载很多，《丹溪心法》《红炉点雪》中均言及："惊者，痰因火动。"本证多发于中青年。罹病之因，多始于情怀不畅，所求不遂，也有由突受惊吓和恼怒过激而起，或素性沉闷、执拗，如此种种，皆可导致气机郁滞，津液输布不畅聚而为痰，痰气复舍于"心"，扰乱心气，致使惊悸不安、夜寐不宁等心神不安之症作。因此，从痰派中医的视角治疗此病，则难病不难治疗了。

第十六节　顽固性失眠

睡眠作为生命所必需的过程，是机体复原、整合和巩固记忆的重要环节，是健康不可缺少的组成部分。现代社会生活节奏快，压力大，及夜生活、饮酒等不良生活习惯，都会引发失眠。长期的失眠会严重影响人们的生理和心理健康。如果长期服用安眠类药物后，睡眠状况仍得不到改善，就可发展为顽固性失眠（intractable insomnia）。西药治疗顽固性失眠以抗焦虑及镇静催眠药维持，停药则复发甚至更加严重，而且长期服用后易出现头痛头晕、恶心、肠胃不适及身软乏力等不良反应。我国每年有超过 1/3 的成年人遭受失眠困扰。失眠的主观诊断：① 睡眠生理功能障碍（包括难以入睡、睡眠不深、易醒、多梦、早醒、醒后不易再睡）。② 白日头昏、乏力、嗜睡、精神不振等症状是由睡眠障碍干扰所致。③ 仅有睡眠减少而无白日不适（短睡者）不视为失眠。失眠的客观诊断标准是根据多导睡眠图结果来判断：① 睡眠潜伏期延长：入睡时间超过 30 分钟。② 睡眠维持障碍；觉醒时间增多（每夜超过 30 分钟）。③ 总睡眠时间缩短：通常少于 6 小时。笔者体会，凡是古医籍中记载较多，而现在治疗方法尚不理想的病证，尤其能发挥中医辨证施治优势。现在由于生活、饮食条件的改善，以及某些社会因素的影响，痰热扰心导致的失眠症有日益增多的趋势，故进一步探讨本病的辨证施治是非常必要的。

【临床表现】 不眠难寐，或时寐时醒，醒后眼睁难合，再难重复入睡。长期依靠口服安眠药入睡，剂量越来越大。心中烦急，口苦，口干，口腻，小便短黄、灼热、臭秽气甚。若因事不遂，或咸、辣、油腻食物过量，或烟、酒、茶过度则失眠、心中烦急之症更为严重。杂梦纷纭，甚至彻夜难眠。情绪易亢奋。舌边尖红，苔薄黄或黄腻，脉弦滑有力。

【病机分析】 充足的睡眠是人体非常重要的体能休息和恢复的过程。长期失眠可引起患者焦虑、抑郁或恐惧心理，并导致精神活动效率下降，妨碍社会功能。失眠与心血管疾病、精神疾病的发病率和病死率的日渐增多有关，同时带来一系列的社会问题，如事故、旷工等，日益成为威胁人类健康的杀手，因此近年来世界卫生组织及国内外专家非常重视失眠的诊断和治疗。中医根治失眠，因人因病而异，积累了丰富的经验，有很多优势和特色。中医治疗失眠，并不注重径直镇静安眠，而重在审症求因，按因施治。

心为栖神之所，肝为藏魂之地，故诸梦寐不安、失眠多涉及心、肝二经，而论其具体病因病机，则又系于多端。张景岳在繁杂淆乱之中拈出“有邪”“无邪”二纲以扼其枢要。其谓：“不寐证虽病有不一，然惟知邪正二字则尽之。盖寐本乎阴，神其主也，神安则寐，神不安则不寐，其所以不安者，一由邪之扰，由营气之不足耳。有邪者多实证，无邪者皆虚证。”热痰扰心导致的失眠应属于邪实。

由于失眠、不寐自古以来是一种常见病证，因此古代医家的相关论述也很多。《灵枢·邪客》篇说：“夫邪之客人也，或令人目不瞑，不卧出者，何气使然？补其不足，泻其有余，调其虚实，以通其道而去其邪，饮以半夏汤一剂，阴阳已通！其卧立至。黄帝曰：此所谓决渎壅塞，经络大通，阴阳和得者也。”《灵枢》讲的“决渎壅塞”治法，即清化痰热，因为半夏汤中之半夏化痰和中，秫米味甘微寒，利大肠而泻热。两药配伍，委实是一张极精简的清化痰热安寐方。《灵枢》已降，历代医家对热痰扰心不寐续有发明。徐春甫《医统》云：“痰火扰心，心神不安，火炽痰郁，而致不眠者多。”张三锡《医学六要》和《张氏医通》亦云：“脉数实滑有力而不眠者，中有宿滞痰水，所谓胃不和则卧不安也。心下硬闷，属宿滞不化，硬闷兼恶心口干者痰火。”证之临床，热痰扰心失眠一症诚不少见。失眠难寐，本应闭目静养，以待入睡，由于本证乃痰热内扰，痰热之气沿经络而上犯于目，故心中烦急，眼睁难闭，这是痰热实症不寐的重要机制及临床表现。辛辣厚味及烟、酒、茶过量，均可加重痰热之势，故过食辛辣厚味及烟酒浓茶，则心烦失眠更甚。本证乃痰热扰心所致，当以清化痰热为治，不宜直接镇静安眠。越镇静越使痰热不化，抱薪就火，痰火更甚，故长期服用安眠镇静药效果越来越差，剂量越来越大，对身体健康非常不利。

【治疗法则】 清化热痰，清泻肝胆。

【治疗方法】 姜竹茹、胆南星、枳实、半夏、夏枯草、龙胆草、黄连、木通、泽泻、酸枣仁、首乌藤、甘草。

痰饮是导致顽固性失眠的重要病理基础：情志不疏、气机郁滞，导致湿浊内生、积湿生痰，或平素饮食不节、恣食肥甘醇酒厚味，引起宿食停滞，水谷精微运化失常，水液内停，郁火炼液成痰，痰浊上犯，阻遏心窍，扰动心神而致心神不安、阴阳失调产生失眠。正如《景岳全书·卷十八·不寐》引徐东皋语："痰火扰乱，心神不宁，思虑过伤，火炽痰郁而致不眠者多矣。"说明痰热内扰，因痰致病，亦是引起失眠的一个重要病机。对热痰扰心不眠，古今医家多喜用温胆汤加减为治。处方：① 姜竹茹、胆南星清化热痰。② 胆南星是清化热痰要药，但现在制作欠佳，气味难闻，故以装入胶囊吞服为宜。③ 半夏、枳实辛苦同用，辛开苦降，有助于调理肝、胆，脾胃之升降枢机，升降有序，调达自然，痰热可消。④ 龙胆草、黄连、姜竹茹清泻肝胆心胃之火热，痰因火热而成，是清火即为化痰。⑤ 黄连、龙胆草苦寒之剂，量不宜大。⑥ 姜竹茹甘寒清热和胃，化痰开郁，两擅其长，但本品药力单薄，重剂方见功效。⑦ 夏枯草清少阳火热以散痰结，首乌藤通络宁心，虽用之以佐，但可与全方合而为功。泽泻清泻，引痰火下行。

【应用技巧】 ① 心烦较甚者可加丹参、玄参入心凉血化痰热，滋阴以纳阳，阳不扰阴，自然神怡而熟寐焉。② 如病久不愈，食纳较差(由于长期失眠往往饮食不馨)，因病致虚，形成虚实兼见者时有之，应兼养心血肝血，可酌加生地黄、当归、枣仁、白芍。③ 女患者可另用白木耳煎水兑服，或药后与服。④ 兼心脾气虚者加太子参、党参、茯苓、制首乌。⑤ 由于本证与恣食豪饮，烟酒过量有关，因此务必薄滋味，戒烟酒，否则痰热旋消旋生，不利于治疗。临床治病，贵在圆通灵活，随患者而变。

【病案 1】 失眠 10 余年，头晕半年。

朱某，男，66 岁，患者以"失眠 10 余年，头晕半年"为主诉，拟行永久性心脏起搏器植入术由上海市第九人民医院神经科转入，因患者中度贫血，未立即行手术治疗。患者 10 余年来长期服用艾司唑仑、阿普唑仑及七叶神安片等，每夜间断入睡未超 3 小时，日夜颠倒，且未能熟睡，患者深以为苦，多次于外院以顽固性失眠采取中西医治疗均未见显效。查见患者舌边瘀斑瘀点，认为当为肝胆经所主；脉象沉迟带涩，为血瘀之象。

[治疗方法] 处方：姜竹茹 15 g，胆南星 12 g，枳实 20 g，半夏 30 g，夏枯草 30 g，黄芪 30 g，龙胆草 9 g，泽泻 30 g，首乌藤 30 g，丹参 20 g，鸡血藤 30 g，甘草 10 g。每天 1 剂，水煎 2 次，日间及睡前各服 1 次。麝香控涎丹 4 g，连服 1 周。服

7剂后复诊：患者已停用所有用治安眠西药，夜眠安静，睡眠时间可达6小时以上。此为气血得复，瘀阻得化，气机得畅之表现，守方7剂以巩固疗效。患者2周后定期复诊，未再诉失眠之苦。

［**治疗思路**］　失眠，在古医籍中称谓很多，《黄帝内经》称“目不瞑”“不得眠”“不得卧”，《难经》称“不寐”，《中藏经》称“无眠”，《外台秘要》称“不眠”，《圣济总录》称“少睡”，《太平惠民和剂局方》中称“少寐”，《杂病广要》称“不睡”。痰作为一个专用医学术语，最早见于《金匮要略》，该书为化痰法的应用奠定了理论基础。化痰法在顽固性失眠中的应用至清代逐渐成熟，清代唐容川《血证论·卧寐》中已有：“肝经有痰，扰其魂而不得寐者，温胆肠加枣仁治之。”《类证治裁·不寐》中也有“由胆火郁热，口苦，心烦，温胆汤加丹皮、栀子、钩藤、桑叶”。近代认为痰浊能导致机体血黏度增高、微循环障碍，且与脂质代谢异常有关，痰浊的产生常伴随着血黏度增加、血行迟缓以及动脉壁因脂质沉着而变性，这些病理变化极易导致血液凝集、黏稠，难以发挥其正常营养功能，而使组织缺氧，尤其是脑组织缺氧，最终与血瘀一样，导致失眠反复不愈，发展成为顽固性失眠。痰证患者突出表现为血液浓稠性、黏滞性、聚集性和凝固性增高，而脑血流量减少。其病理机制是由于血管硬化、管腔狭窄，加上血液的流变性异常，血流缓慢，造成组织器官(特别是大脑)供血不足而缺血，代谢产物堆积，从而产生一系列的病理表现。化痰药物即通过祛除痰浊这一病理产物，以增加组织携氧能力改善微循环，而达到治疗失眠的目的，而且部分化痰药物具有中枢镇静作用，更增强了化痰药物治疗失眠的疗效。杨鹏等研究表明，温胆汤具有调节高级神经活动，维持其兴奋—抑制平衡功能，既有改善睡眠之效，又无导致倦怠之弊。四诊合参，该患者失眠为肝血不足，肝胆瘀阻，气虚而滞，治疗当以活血化瘀、补益气血为法。该方着重选用入肝、胆二经之品，方以黄芪补气，丹参、鸡血藤等养血活血，首乌藤养血安神，麝香控涎丹通络化顽痰而安神。

【病案2】　入睡困难、失眠，伴心慌憋气20余年。

席某，女，78岁。主因入睡困难、失眠，伴心慌憋气20余年。患者20年前出现入睡困难，每晚仅睡二三小时，醒后难以再寐甚至彻夜不寐，日间头晕神疲，心慌憋气，急躁易怒，曾服安神催眠类中西药多种，亦未获效。舌暗，舌边有瘀斑，脉弦细。西医诊断：顽固性失眠。中医诊断：不寐。辨证为痰滞血瘀，治法：活血化瘀，理气，安神。

［**治疗方法**］　处方：柴胡20g，枳实15g，甘草10g，桃仁10g，红花10g，当归15g，川芎18g，姜竹茹15g，胆南星10g，枳实12g，半夏20g，夏枯草30g，龙胆草10g。水煎服，每天1剂，麝香控涎丹6g，连服14剂。1个月后复诊，自诉睡眠情况明显改善，每晚睡眠时间达五六小时，症状减轻，效不更方，嘱其继服1个月，睡眠基本正常，心情愉快，舌瘀斑消失，病告痊愈。

[治疗思路] 患者发病20余年，久病必瘀，患者不寐，心慌憋气为心脉瘀阻，血不营心，心失所养，神不守舍，睡眠不足，神气不充，故头晕神疲，郁滞日久，肝失条达，故急躁易怒，舌暗舌边有瘀斑为瘀血之象。脉滞血少，故脉见弦细，辨证为气滞血瘀型。顽固性失眠的治疗应从“久病入络”的角度出发，认识到久病可致痰浊瘀血在体内产生及它们的病理作用，这样临床治疗顽固性失眠时，就可以从痰瘀互结来认识、分析和研究其病理特点，并运用活血化瘀、通络祛痰之法治疗顽固性失眠，为顽固性失眠的治疗开辟了一条新思路。

痰瘀作为病理产物，可通过多种途径，影响人体，产生失眠的病理变化。例如，一是可以阻碍气机的正常运行，导致肝脏疏泄功能异常，肝气郁结，郁而化火而扰动心神；二是致脾气虚弱，运化无能，气血化生不足无以濡养心神；三是致心血痹阻，心神失养；四是阻碍心火下降，肾水不能上升，心肾无以交通，心火扰神；五是阻碍胃气和降功能，“胃不和则卧不安”；六是与痰瘀胶着互结，交互为患，化热扰神。另外，就五脏而论，肝的疏泄功能异常，气滞在化火扰神的同时，也阻碍津血正常运行而致血瘀痰凝；心血亏虚无以养神的同时，脉道枯涩失于濡养，血行不畅，滞而成瘀，凝而为痰；脾气亏虚化生气血不足同样无以养心，气虚又致血瘀痰聚；肺之通调水道功能异常及主气功能异常也是血行不畅，痰瘀内生的重要原因；肾之阳气不足，阴寒凝滞也可导致痰凝血瘀。可见，脏腑功能失调能导致机体产生痰瘀，而导致失眠，同时痰瘀作为机体内的病理产物，亦能使阴阳失调而加重失眠。痰瘀虽是两种不同的病理产物，然皆是脏腑功能失调，气血津液异常代谢所致。津聚为痰，血凝为瘀，血与津液同属阴精，痰与瘀血均属阴邪。津血均由水谷精微化生，一源两歧，并行于脉道内外而不悖，生理上两者可互渗互生，病理上两者常相因为患。痰饮日久，阻碍气机升降，气血运行不畅则生瘀血；瘀积日久，津液不行则聚津为痰。故痰瘀日久，痰瘀多胶着互结，合而为病，使得病情更加缠绵难愈。因此在顽固性失眠中，痰瘀互结是其久治难愈之症结所在，治疗中除予以相应的辨证治疗及安神药物外，酌加活血化瘀、通络化痰之品实为必需。处方：① 用麝香控涎丹活血化痰瘀，正是针对此关键发病环节出发的。② 此证类型患者以老年人和久病者居多。老年多瘀，久病也多瘀，血府逐瘀汤出自清代王清任所著《医林改错》，由桃红四物汤合四逆散加桔梗、牛膝而成，是活血祛瘀、行气止痛的代表方。③《医林改错》云：夜不能寐，用安神养血药治之不效者，血府逐瘀汤若神，遵此意运用行气活血化瘀配合麝香控涎丹治疗顽固性失眠，气畅血顺，阴阳调和，则患者安然而睡。

【病案3】 入睡困难寐而不酣3个月，加重1周。

任某，男，36岁。主因入睡困难寐而不酣3个月，加重1周就诊，患者于3个月前因工作繁重，思虑过度以致失眠。曾服抗抑郁类安眠药，停药后症状加重1周，入睡困难，夜间仅睡一二小时，心悸健忘，倦怠乏力，食欲不振，大便2天1次，面色萎黄，舌淡有齿痕，苔薄白，脉细弱。西医诊断：顽固性失眠。中医诊断：不寐。辨证为气血亏虚，因实致虚，内痰瘀阻。

［治疗法则］ 补益气血，除痰化瘀，养心安神。

［治疗方法］ 处方：党参 15 g，生黄芪 20 g，当归 15 g，生甘草 10 g，远志 10 g，酸枣仁 30 g，木香 10 g，龙眼肉 15 g，大枣 10 枚，浮小麦 30 g，合欢花 10 g，姜竹茹 15 g，胆南星 10 g，枳实 15 g，半夏 30 g，水煎服，每天 1 剂，连服 14 剂。控涎丹 6 g，服 1 周。2 周后复诊，症状减轻，每晚可睡四五个小时，守方继服 14 剂，诸症渐除。

［治疗思路］ 患者思虑劳倦太过，伤及心脾，以致心神不安。脾主思而统血，心藏神而主血，思虑过度，则劳伤心脾，心脾亏虚，血不养心，神不守舍而见失眠。心悸健忘，脾气虚则见倦怠乏力，食欲不振，大便溏，面色和舌脉均为气血亏虚之象。处方：① 采用归脾汤加味治疗，其中党参、生甘草健脾益气加黄芪增加益气之功。② 酸枣仁、远志、龙眼肉、当归、浮小麦、合欢花养血补心安神，木香理气醒脾，使补而不滞。合欢花理气解郁安神，生甘草、浮小麦、大枣养心安神，补益脾气，寓甘麦大枣汤之意，增强了归脾汤的养心安神之功。诸药合用，共奏补养心脾、益气养血安神之效。由于现代人生活节奏快，人际关系紧张，工作竞争激烈，长期的负性情绪和紧张工作引起心身失调，精血内耗，故每多形成顽固性失眠。③ 归脾汤出自宋代严用和所著《济生方》主治心脾两虚证，具有益气补血、健脾养心之功效，是中医临床比较常用的方剂。另外归脾汤还具有改善焦虑、抑郁症状的功效，再配合控涎丹治疗痰瘀互结，中医理论认为络主血，同时络中还有津与气，由于络脉分支多络体细小，其血气双向流动，不参与经脉循环，因此络脉具有易郁易滞的特点。而“久病入络”的病理变化为一旦经脏久病，或由气及血，血伤入络或经脏之邪传入络中，均会直接影响络中血、津气的正常流注输布，而产生气滞、血瘀或津凝等病理变化，是谓“久病入络”的基本病理变化。两者互相配合，取长补短，疗效卓越。

【病案 4】 入睡困难，多梦易醒，伴头晕、潮热盗汗 1 年。

秦某，女，64 岁，主因入睡困难，多梦易醒，伴头晕、潮热盗汗 1 年就诊。患者于 1 年前由于劳累过度出现失眠，每晚服地西泮仅能睡 3 小时左右，入睡困难，多梦易醒，心烦易怒，头晕、乏力、口干唇燥，潮热盗汗，手足心热，大便偏干，小便短赤，舌红少苔，脉细数。西医诊断：顽固性失眠。中医诊断：不寐。辨证为热痰内伏，阴虚火旺。

［治疗法则］ 滋阴降火、化痰养血。

［治疗方法］ 处方：当归 15 g，生地黄 60 g，熟地黄 90 g，生黄芪 15 g，黄连 10 g，黄芩 10 g，知母 15 g，龟甲 20 g，煅龙骨 30 g，煅牡蛎 30 g，合欢花 10 g，酸枣仁 40 g，茯苓 30 g，水煎服，每天 1 剂，连服 14 剂。控涎丹 6 g，服 1 周。1 个月后复诊，自诉睡眠明显改善，精神佳，二便调，嘱其继服 14 剂巩固疗效。2 周后患者睡

眠已如常人。

[治疗思路] 患者劳伤心脾，气血乏源日久，加上“年过七七”，肝肾不足，导致气阴两虚，阴虚火旺，火旺上炎，心神被扰，则见失眠。究其酿生热痰之因，又常与肝胆气机郁滞、肝胃失和互关。肝藏血主疏泄，体阴用阳，合于胆，性喜柔和舒畅，恶烦扰壅郁。胃主纳，脾主运，共司后天水谷消磨，生成津液、精、血以奉养人体。肝、胆、脾胃气机升降相因相制。胆主降，能疏胃土，以清通下降为顺。肝主降，能舒脾阳，故脾土以升运刚健为常，相互之间常如影之随形，声之应响。肝胆气机郁结，木郁化火是为酿痰之源，脾胃升降失序，则土壅湿聚酿成热痰。痰热横逆上窜则症见心中烦急，舌边尖红、口苦、脉变弦数。热痰气火合邪，逼扰心宫，遂致不眠发生。痰热不除，心烦失眠之症久久难已。临床所见热痰扰心不眠，一是病后或饮食不节，脾胃受伤，痰湿先凝。继则影响肝胆气机复生郁火；二是素性抑郁或情志沸逆，肝胆气机先郁，酿热化火，继则横逆犯胃克脾，饮滞痰凝。本证在发病和成因上可因人因时而有所不同，而因热酿痰则又为一归。因此，平时饮食不节，偏嗜辛辣厚味，积湿化热，滋生热痰。或素性阳旺，性情激亢，气火炼液成痰，是痰火扰心而致心神不宁之主要病机。其口苦、口干、口腻、胸脘满闷诸症，均系痰热内扰之候。

心烦易怒，阴虚阳亢则见头晕乏力，阴虚火旺，迫津外泄则见潮热盗汗、手足心热，阴津内耗则见口干唇燥、大便偏干、小便短赤，舌脉亦为阴虚火扰之象。处方：① 生黄芪、当归，取当归补血汤之意，益气补血，当归、生地黄、熟地黄滋阴养血，壮水之主以制阳光，黄连、黄芩苦寒清热，泻火坚阴，使壮年人肾阴强盛，则睡沉熟而长，知母、龟甲加强滋阴清热之力。② 煅龙骨、煅牡蛎潜阳安神，酸酸枣仁养心安神，共奏收敛止汗之效。③ 合欢花理气解郁安神，茯苓清心健脾安神，全方配合控涎丹，共奏除热痰、益气养血、安神、滋阴降火潜阳之效。此证多见于顽固性失眠兼潮热盗汗的更年期妇女或糖尿病患者。临床用于阴虚火旺盗汗之证，疗效甚佳。

[诊疗心得] ① 失眠、惊悸二症，虽皆因于痰，病因相近，故常有人相提并论。笔者在诊治过程中感到两者在主要症状上有侧重，立法遣药原则上亦有侧重。失眠重在化痰镇惊，病位重点在心，注意病久致虚，并应晓以开导；惊悸则重在清热化痰，病位偏于肝胆。② 饮食控制也是重要内容，要薄滋味，辛辣厚味及烟、酒、浓茶皆属为戒。③ 顽固性失眠的患者因长期病痛的折磨及久治无效对治疗和人生的悲观，有相当多的患者均伴有不同程度的精神障碍，而慢性长期的情志不畅，日久又能导致气滞痰凝。此痰多为“无形之痰”，可直迷心窍，闭阻心神，也可上蒙清窍，伤及元神，使人的正常意识、精神活动受到影响，从而加重失眠，对此类患者的治疗需要治疗手段的多样化才能获得很好的治疗效果。④ 许多精神类疾病患者常以失眠为主要不适来就诊，特别是抑郁症和双向情感障碍的患者。笔者对于此类患

者的顽固性失眠采用以吐、下为主的治疗方法，药物治疗为辅，取得良好的疗效（详细内容见后续著作）。

第十七节　结　　石

结石（calculus）以肝胆结石和泌尿系结石为多见。发病率、复发率均很高，患者极其痛苦，有的甚至难以坚持工作，中断学习。随着人们生活水平的提高，高脂肪、高胆固醇饮食摄入的增多，结石症的发病率有逐年上升的趋势，手术治疗是现代医学的首选方法 但手术并不能解决所有的问题 尤其是对那些年老体弱及伴随其他疾病不能耐受或不愿手术者。近 20 年来，有不少有效的方法，就药物而言，各种排石、溶石汤亦层出不穷，治法大都以肝胆湿热，下焦湿热或“肾虚膀胱热”立论。笔者发现，从痰来治结石，从痰瘀凝结为主之泌尿系统结石，尤其是胆结石、肝结石等，疗效佳。

【临床表现】 腰际作胀，或绞痛频作。小便短涩，色黄而混浊，时或排尿中断，尿道窘迫刺痛，甚则尿血。拍 X 线片可见肾或尿路有结石阴影或有肾中积水。情志抑郁紧张（因畏绞痛发作），舌质紫暗，根部常覆黄白腻苔，脉象弦劲滑实，两尺尤甚。

【病机分析】 结石，古称石淋。尿中带血者又谓之为血淋。石淋一症，早在《金匮要略》即已明揭其证情：“淋之为病，小便如粟状，小腹弦急，痛引脐中。”巢元方《诸病源候论》继之对其发病机制、症候作了进一步的阐述：“石淋者，淋而出石也，肾主水，水结则化为石，故肾客砂石。肾虚为热所乘，热则成淋，是病之状，小便则茎里痛，尿不能卒出，痛引少腹，膀胱里急，砂石从小便道出，甚者塞痛令闷绝。”张子和在《儒门事亲卷六·砂石淋》中进而推求结而成石之所以然云：“热在胞中，下焦为约，结成砂石，如汤瓶煎炼日久，熬成汤碱。”综合古代医家论述，对石淋发病之认识，重在湿热蕴结下焦。至于湿热之由起，或责之平素偏嗜辛辣厚味与烟、酒等生热助湿之物。或责之房劳太过，肾亏相火亢旺，致使败精凝结为石。故常规治法不外清热利湿与排石两端。临床按法施治，效者固有，不效者亦不在少数。此类乏效病例拍 X 线片均能证实有结石存在，而且除具有一般结石症状外，突出的是伴有情绪抑郁，紧张，女患者月经不调，带下绵绵，舌质紫暗，苔腻等痰凝血瘀证候。凡此经用化痰消瘀佐以行气排石，则获效验。由此可见，痰瘀结石当是其主要成因之一。

《仁斋直指方》曾云：“败精结者为砂石”；《医灯续焰》亦云：“火盛博气，甚及于血，血转为膏，膏转为石，自清而浊，自薄而厚，自柔而坚，自无形而渐有形，膏转为石。"惟二氏语焉疏阔不详,故未能引起医林之重视。究痰瘀结石病机,与气机郁滞亦有一定关系,《素问·举痛论》曰:"余知百病生于气也,怒则气上,喜则气缓,思则气结。"如平素思忧不节,气机郁滞不畅变生逆乱,郁久则化火,下焦相火亢炎不蛰,灼炼津液,致使血液之黏稠度增高而成瘀。相火亢盛灼炼败精,津液成痰;瘀血、败精、痰浊聚结而结石成也。特别是平时饮食不节、汤水不洁者,尤其容易使体内痰浊凝结成为结石(故有"富贵病"之称而见诸报端)。辨病和治病,都应不断地在实践中有所发展和提高,津液败精聚而为痰,痰复凝结成石。笔者所以竟作如是言,是因为凡经笔者用化痰散结,利尿排石(或兼用少许活血药)大法治疗,石出病愈之后,无一例复发者(笔者所治之百余例各种结石患者,又大多数服过各种汤、"总攻""爆破"及"耳针"等排石未尽或排石无效者)。因此化痰行瘀之治,既发展了中医理论,又发挥了中医中药的优势,应引起重视。

【治疗法则】 化痰消瘀,破气利尿排石。

【治疗方法】 金钱草、木通、泽泻、车前子、海金砂、牛膝、白芥子、郁金、蜈蚣、水蛭(或地鳖虫)。

另用:生穿山甲、浙贝母、青皮、牛膝、水蛭各 200 g,鸡内金 100 g,蜈蚣 30 g,共研极细末吞服。每次 6 g,每天三四次,用金钱药煎水送服。

处方:① 金钱草甘苦微寒,功能清热解毒消肿,利水通淋,王绪江等报道其对肾、膀胱、肝胆等结石均有排石之效。其中以四川大金钱草功效优良。此药用量须重,量少则力逊,干品每次可用 30～60 g,若鲜品还可更大些。② 木通、泽泻,车前子利水通淋,滑窍排石。③ 青皮行气,推波助澜,以助排石之功。④ 蜈蚣、鸡内金等攻破痰瘀。中医治病,有用药如用兵之喻,当攻者,攻要攻得猛,俾毕其功于一役。笔者凡治疗体质强悍,证属痰瘀凝结成石之症,蜈蚣乃必用之品。蜈蚣不仅能通络破血散结,而且有涤化痰涎作用。⑤ 牛膝活血化瘀而性善下行,不但能引领诸药下达病所,且能滑利阴窍而利水排石,血瘀久者必成固结不移之死血,方中复用水蛭、生穿山甲化坚软结以补其不逮。⑥ 白芥子、浙贝母理气化痰,与其他化痰之药分兵进击,合成异路夹攻之势。白芥子辛散温通,不但善搜剔皮里膜外之痰,而且具宣通之长,是其他化痰药物所不能及者。黄宫锈《本草求真》云:"因于痰气阻塞,法当用温散者,无不借此以为宣通。"黄宫锈所论,诚为阅历有得之言。白芥子属辛温药,素体阳热甚者,则不能用。⑦ 方中以大剂量青皮、郁金行气化痰解郁活血,共收气行痰消石降之效。升降学说是中医的一个重要学说,《素问》讲"升降出入,无器不有"。本来是指宇宙间万事万物无时无刻不在运动变化而言,由于这种动的学术见解,具有很强的辩证法思想,因此,被医家所接受并用以指导临床实践。《吴医汇讲·升降出入说》:"升降出入四字,为一生之橐龠,百病之纲领。"将欲降之,必先升之,因此方中必以大剂青皮等行气(气行即是升。近来也有一些排石、溶石方药中重用乌药和厚扑、陈皮等行气药，亦不失为经验方)；升发和调整气机，不使阻滞和逆向改变。顺应升降的自然生理趋势，是提高和加强患者自身的排石、溶石功能，符合中医“善治痰者，不治痰而先治气。气顺则一身之津液自顺”及“气行则血行”的原则，用于治疗结石，只不过是推而广之罢了！因此用上述组成排石、溶石方剂，对痰瘀结石而用清热利湿排石无效者，屡收殊功。曾有二例肾结石，结石横径超过 2 cm，肾中积水，经用上方治疗，服药后时感小腹气坠，10 余天即排出结石，“邪去正复”，肾中积水亦消失。

诚然，化痰活血行气治疗结石是有效的，但对素体虚惫(这类患者大多惧恐手术而愿服中药排石)，或有胃病的患者，应兼顾肾气和胃气，故排石、溶石毋忘补肾。有胃病的患者药宜少少频服，不能以攻伐太过，引起胃痛和胃中不适。

【病案 1】 发现右肾结石 1 年。

高某，男，32 岁，干部。患右肾结石证近 1 年。根据拍片所见，右肾盂有黄豆大，边缘不整齐之结石 3 粒(就诊时未带平片报告，结石大小由患者口述)。腰际常胀痛不适，尿常规检查常有红血细胞。形体历来壮实，食欲佳，精力旺盛。脉实大有力。舌根部覆黄白相兼腻苔不化，舌质紫暗，余无所苦，因医治无效来就诊。

[治疗方法] 处方：莪术、牛膝、赤芍、郁金、浙贝母、穿山甲片(先煎)各 15 g，蜈蚣 1 条，木通、黄柏各 20 g，车前子 30 g，金钱草 100 g(后煎)。服 20 剂，麝香控涎丹 6 g，服 1 周。

[治疗思路] 泌尿系结石发病率高，而中医治疗大法亦多，只要辨证无错，一般都可获得效果。多年来笔者在治疗泌尿系结石时(大多是久治无效或常年服各类排石汤无效者)，观察到结石的成因与精神情绪有一定的关系，而精神情绪的改变，又易于导致血液瘀滞和痰浊聚结，因而采取化痰行瘀散结为主治疗各种结石，收效甚速。

本证以瘀血为主，复因痰瘀凝结成石。《黄帝内经》说：“津液和调，变化而赤为血”。患者下焦相火亢炎不蛰，灼炼津液，致使血液之黏稠度增高而成瘀。相火亢盛灼炼败精、津液成痰；瘀血、败精、痰浊聚结而肾石成也。结石由痰瘀凝结而成，故徒执利尿排石之剂，自无效验。观其体盛病实，故拟重剂活血化痰、清泻下焦相火之法为治。

“修而肥者饮剂丰，羸而弱者受药减”(褚澄《褚氏遗书》)。患者体盛病实，食欲旺盛，故嘱在不影响食欲的情况下，尽量多服药，甚至一日再剂，俾毕其功于一役。4 个月后，患者亲属言其服药 24 剂时，结石即排出，此后诸症消失，随访至今亦无恙。

【病案 2】 右胁下隐隐胀痛 3 年，胆结石 2 年。

谢某，女，62 岁。患者面色苍白，形体消瘦，胃脘胀闷，不思饮食，右胁下隐隐胀痛，背部疼3年，口苦咽干，大便偏干，舌红，苔腻略黄脉弦细数。2年前曾在某医院确诊为胆囊炎，胆结石。患者不愿手术治疗。经人介绍来求中医治疗。

[**治疗方法**] 处方：柴胡30 g，黄芩15 g，姜半夏15 g，白术15 g，茯苓40 g，郁金20 g，片姜黄15 g，蜈蚣5条，金钱草60 g。10剂，水煎服，每天1剂，饭前半小时服。控涎丹6 g，1周。10日后复诊，自述服药后胀痛明显减轻，纳食转佳，大便正常。效不更方，前方剂量酌减，继服14剂，药后诸症消失，随诊1年无复发。

[**治疗思路**] 胆结石是临床常见病、多发病，在普通人群的发病率为1%～10%，我国胆石症的发病率近年来也呈上升趋势，其发病概率常随人体年龄增加而增高，多见于女性。胆结石属于中医“胁痛”“黄疸”等范畴。胆为中精之府，《素问·灵兰秘典论》中“胆者，中正之官，决断出焉”“凡十一脏取决于胆也”阐释了胆之重要性。目前的研究证明：绝大多数胆结石是以胆固醇含量增多为主，或是胆红素的含量增多，之所以形成结石，是由于胆固醇在胆汁中呈饱和甚至过饱和状态或是非结合胆红素在胆汁中相对增多。此外，年老女性，喜食肥厚油腻者也是使胆固醇含量绝对增加的原因。

由于解剖和生理上的特性，胆囊结石不易排出，且结石常伴胆囊炎症，中药处方不在排石，重在化痰、行气来溶石。① 郁金、金钱草均有很好的溶石作用。最后随胆汁入肠排出，以收全功。故在小柴胡汤基础上常规加郁金、片姜黄、金钱草等清热利胆排石药。② 胆绞痛较剧者加生白芍缓急止痛，伴胆囊炎者加金银花、连翘加强清热解毒之功。脾胃位居中焦，为气机之枢，脾胃之气的升降运动有赖于肝胆之气的疏泄，脾无肝胆不能升清，胃无肝胆不能降浊，脾胃有病可以影响到肝胆。肝胆功能失调亦可以影响到脾胃，脾气健运则消化吸收功能良好，身体健康；如脾失健运则消化吸收功能减弱。临床上胆石症患者常出现食少，腹胀，这都是脾失健运的结果，见肝之病，知肝传脾之理，应先安未受邪之地的防治原则。临床用药以白术、茯苓同用以加强小柴胡汤健脾扶正之功，同时结合患者体质强弱，寒热的不同随症加减。如患者年老脾弱，则人参、甘草、大枣等健脾扶正药为先；如患者体质偏寒，则在上方基础上加高良姜、香附温胃散寒，理气止痛，同时还要加控涎丹使大便偏稀，给痰湿以出路。

中医药着眼于整体观念和辨病，临床治疗时往往以一法为主，兼顾他法，灵活运用。同时兼顾患者体质状态，才能取得较好的临床疗效 因为胆结石成因复杂，影响干预因素多，个体差异较大，只有区别对待，实施个体化防治方案，加强规律性与个体差异性研究，才能真正做到药到病除。

【病案3】 肾结石1年半。

刘某，女，28岁。患肾结石1年半。多次拍X线片，均证实两肾盂中各有0.7 cm×1.2 cm结石2粒。常年腰际胀痛，血尿，肾绞痛频作，因无法坚持工作，近1年来病休在家。刚强之躯，罹病久困室中，因而心情更加烦急郁闷。食欲不香，夜寐不安，常有轻微胸胁不适，小便短黄，脉象弦劲有力，舌根部覆黄腻苔不化，月经量少不畅。自然分娩1胎，余无有关记载。因多番医治无效。其时患者诉诸苦郁痛楚之情殊多。

[治疗方法] 处方：郁金20 g，木通15 g，车前子30 g，牛膝20 g，蜈蚣1条，柴胡10 g，杏仁10 g，金钱草80 g(后煎)。20剂，水煎服。

另外：生穿山甲、浙贝母、青皮、莪术各200 g，鸡内金100 g，蜈蚣30 g，共研极细末，每次用上述药液吞服6 g，每天3次。厌药之日，可用金钱草100 g煎水吞服。

[治疗思路] 患者素性执拗，气郁火盛，灼炼津血成痰成瘀，日久凝结成石。罹患肾结石后，复因病证痛苦而气火进一步郁结：气机郁结，逆而不顺，致使结石嵌顿难下。火气内盛，则使痰瘀凝结之势更为胶固。一般利尿排石剂杯水车薪，且与病机病证不符，故罔效。食欲不香，并非胃气虚馁，乃肝郁犯胃使然。苔根部黄腻苔不化，脉弦劲有力，示热痰瘀血流注于下。月经量少而不畅，见于年轻气盛之躯，示气机、情怀不舒，血中兼挟痰瘀使然。津血化失其正、害化成痰成瘀，兼以气郁，故月经量少而不畅，是先病痰瘀，继而累及血分之候，不可作冲任亏损和一般月经病是观，拟清化痰瘀，利尿排石之剂为治。

患者年轻体实，痰郁凝结之势较盛，应使竣剂涤破痰瘀，故于煎剂之外，更佐散剂以助之。处方：① 本证“痰因于火”(气郁化火，气火炼液成痰)，“血因热结”，故用木通、车前子、金钱草、青皮、柴胡等清泄火热，疏肝行气；泄火疏肝，即是化痰散瘀。② 本证正盛邪实，气火痰瘀相互骊附、凝结较盛，疏肝行气尚恐缓不济急，故又投蜈蚣、莪术、鸡内金等攻破痰瘀。中医治病，有用药如用兵之喻，当攻者，攻要攻得猛，俾毕其功于一役，当缓者，宁缓而勿峻，俾轻可除实，治肾结石亦然。

笔者凡治疗体质强悍，证属痰瘀凝结成石之证，蜈蚣乃必用之品，蜈蚣不仅能通络破血散结，而且有涤化痰涎作用。蜈蚣“不独疗风”、散结，且有“化痰涎”之效，是为有得之言，借其微温之性，涤散肾中痰浊尤佳。约3个月后，患者夫妻特来称谢，谈吐间不禁喜形于色，并欣然相告：谓服上方30余剂，3日内连续3次排除多角形结石4粒，并出示帛裹之结石3粒，此后即上班工作，虽工作劳累亦无不适，随访至今安然无恙。

结石之所以发病率高，就中医机制而言，除了与素体湿热内蕴，偏食辛辣厚味以及烟酒过度等有关外，人的情绪紧张、抑郁或喜怒失节也是重要原因之一。

自然科学的发展与社会因素有密切关系。中医各个历史时期产生的不同医学派，证实了这一点。基于这一认识，笔者在治疗结石症时，注意到精神情志等因素产生结石这一发病机制，并借以指导其立法遣药。“百病始生于气”，情绪抑郁、紧张或喜怒无度等，均可导致气乱、气郁，从而使血液瘀滞，津液聚而为痰，或者败精不能施泄，日久凝结成石。中医尝谓下焦湿热或肾虚下焦湿热，是导致结石的病因病机。一般而言，是说亦不为错，但只言及病之一端耳。湿热之气灼炼津液成石，或湿热蕴结成石，用清化湿热，利尿排石（如现行之各种“排石汤”），只要坚持服药，大都可以获效。而更深一层看，形成湿热和湿热结石者（特别是那些久服各种排石汤无效者），莫不与气机郁滞、痰瘀胶结有关。可以这样认为：不少结石的形成，气机郁滞，痰瘀聚结是本，继而化生湿热，出现湿热之证是标。若果如斯言，则分化痰瘀，疏畅气机之治，自比径用利尿排石等法高出一着。盖“痰随气行，无处不到”“五脏六腑俱能生痰”，“痰派中医”理论这些独特的见解，验之事不忒，因此痰瘀凝结所形成的结石症，就中医机制言。当然，采取分化痰瘀，疏畅气机为主治疗结石，不仅不排斥因病因人制宜而配伍养肾、疏肝、清热、利尿等法的协同运用，而且有助于进一步发展和提高中医辨证施治的理论。仅举验案三则，旨在说明泌尿系结石从痰瘀论治之效验。

近年来，诊治泌尿系结石患者几十余人（大都是长期服用各种“排石汤”无效者），除少数患者因各种原因未能坚持服药外，以化痰行瘀、行气散结为主，皆获良效。体内气机舒展，“五精四布”，痰浊瘀血败精无以留聚，故结石亦不复发。

近来有人提倡用磁化水作日常饮用水，及分析结石的化学成分进行防治。诚然，这些方法有待进一步探讨，但这种见解对开拓人们治疗结石的思路是十分有益的。人们对各种事物的认识（自然也包括对某些疾病的认识）是在实践中不断深化的。中医药本身就是在漫长的实践中，通过观察分析患者的情志苦乐、年龄体质及地区方域等不同情况逐步发展起来的一种科学*，其理论是独特的，思想方法是辨证的。因此，中医对泌尿系统结石的病因证治，也应根据中医学本身的特点和特色（如体质学说、情志学说等）而加以揆度之，发展之。不能完全固守旧法，而应依约砂淋、石淋之说，而应日新其用。这样，才能使中医理论按其本身的理论体系和规律不断提高和发展。

第十八节　前列腺增生（痰浊瘀结）

良性前列腺增生（肥大）症（benign prostatic hyperplasia，BPH）属老年男性泌尿系统疾病。近年来伴随人口老龄化进程的加快，世界范围内 BPH 患者逐年增多。BPH 临床上主要表现为尿频，尿不尽等排尿障碍。由于 BPH 患者年龄普遍

* 按：患病后机体内的变化与实验室动物模型不完全一样。

较大，不具备手术指征的较多，药物成为主要的治疗手段。治疗 BPH 的西药主要是围绕抑制 5α-还原酶活性，拮抗 α_1-肾上腺素受体，抑制雄、雌激素等来设计的，虽然取得了一定疗效，但无法从根本上缓解 BPH 的症状。前列腺增生(肥大)症主要表现为前列腺间质和腺体成分的增生，前列腺体积增大，压迫尿道，引起排尿困难、夜尿频数等一系列症状，严重者可引起尿潴留、肾积水、尿路感染和肾功能损害等。良性前列腺增生是现代医学病名，中医文献中并无前列腺增生的记载。多数学者将本病归于癃闭、淋证、精癃等范畴，笔者认为其属于精癃范畴。

中医认为 BPH 主要是由于肾阳虚，湿热下注等引起，多采用以通为用、补肾等方法作为治疗原则。本节主要讨论由痰浊瘀结导致前列腺肥大而出现的小便不通等症。

【临床表现】 本病初起多为排尿不尽(常表现为小便时，需一二分钟方有尿液排出)，继则排尿不畅，甚至点滴难下(但一般尿液无灼热疼痛)，以致引起小腹胀痛难忍，进而引起头胀头晕、心烦，或恶心欲吐。口中黏腻，或口中干腻不敢多饮水。年龄较大，苔腻，脉弦滑。

【病机分析】 本证在古医籍中论及颇多。其名首见于《素问·宣明五气》篇说："膀胱不利为癃。"《素问·标本病传论》说："膀胱病；小便闭。"《灵枢·本输》则根据三焦气化作用提出"实则闭癃，虚则遗溺"。《类证治裁·闭癃遗溺论》对本证的叙述尤为明确："闭者，小便不通，癃者小便不利"，又说"闭为暴病，癃为久病；闭则点滴难通，癃为滴沥不爽"。可见尽管临床上多癃闭合称，实则有轻重缓急之别。癃者虽苦，闭者尤急。本证形成原因，历来多责之于肾与膀胱气化不利。临床辨证常囿于湿热、气滞，或责之于肾气不充，也有学者或责之于瘀血内结为患，而对痰浊瘀阻癃闭则论述较少。现代医籍对痰浊引起之癃闭亦很少言及。笔者体会，小便癃闭不畅难以排净、经久不愈者，属痰浊为患者并非鲜见。特别是老年患者，肾阳不足，脾失健运，或人事纷纭肝气郁结，这些都能导致体内液津失常聚而为痰。因此"百病兼痰""百病多因痰作祟"的学术见解是很值得重视的。西医认为，老年性前列腺肥大，是尿道周围的腺体增大，逐渐向前列腺组织挤压而成假包膜，其肥大腺体与前列腺包膜之间，可压迫尿道，引起排尿不利或不通。这种病理变化与中医痰浊聚结之病机制颇为一致。老年人前列腺之所以肥大，阻碍排尿，就是因为老年人肾气虚馁，气化不及，津液败精易于凝结使然[当然由于个体差异，也可有瘀血夹痰，或下焦湿热、火热(虚火者多)之症]。以化痰为主治疗，免于手术之苦，这又何乐而不为！其实由痰浊引起"小便不通"等症，古代医家早已有所察觉，如元代名医丹溪翁在《丹溪心法·小便不利》中说："小便不通，有气虚、血虚、有痰、风闭、实热。若痰气闭塞，二陈汤加木通，香附探吐之，以提其气，气升则水自降下。"丹溪讲的提气通便，后世誉为"提壶揭盖"法。这一学术见解，在治疗肺壅、肝郁之小便不利等症中均可借鉴。其后李用粹又续有发明，在《证治汇补·癃闭》中，除将癃闭的病因病理归纳为热结下焦，肺中伏热，脾经湿热等证型之外，特专列"痰浊阻结，气道不通"一证。年老之人，肾气渐亏，阴阳失和，经脉不利，相火易于妄动，煎熬津血，致使痰津瘀阻，三焦气机不利，州都气化无权，溺不得出，癃闭作矣。如痰浊凝聚，日久不散，自可凝成结块，滞塞尿路，使病证日渐加重，痰气互结，腑气不通，则小腹胀满不适。胀痛难忍，病势较急是为癃闭重症。小便不通，心情烦急，肝气郁结，复以痰浊上犯，则导患头胀头晕心烦，恶心欲呕，口中黏腻诸症作。本证患者，备受小便不利之苦，情绪烦乱，可致肝气郁结；升多降少，有直无曲，则痰浊凝结之势更甚，癃闭之症愈烈。《灵枢·经脉》篇有言，肝经经脉受邪致病，亦可产生"遗溺闭癃"，提示了肝生痰以及痰浊由肝经而下及阴器结成症块，导致或加重癃闭，因此治疗本证，尤其是老年致癃闭经久不愈，需在化痰剂中，适当佐以疏肝调气之品，方为上策。

【治疗法则】 化痰散结降浊，兼以疏肝养肾（急则治标）。

【治疗方法】 昆布、海藻、车前子、生牡蛎、浮海石、贝母、杏仁、夏枯草、玄参、柴胡、青皮、牛膝、赤芍、当归、巴戟天、甘草。

［治疗思路］ 前列腺增生症又称前列腺肥大症，是老年男性常见的多发病。现代医学目前倾向认为是由于内分泌激素平衡失调等综合因素引起腺体增生，使后尿道延长、弯曲、受压、膀胱出口抬高，出现排尿困难并逐渐加重的下尿路梗阻、尿潴留、继发感染、结石、肿瘤，以致肾衰竭等。小便不畅，点滴而短少，症势较缓者为癃；小便闭塞，点滴不通，症势较急者为闭。本病的病因，多因久病或劳伤肾精，或感受外邪，或内外因素交织，以致三焦水液的运行及气化失司而发病。肺失肃降，不能通调水道下输膀胱；脾失健运，不能升清降浊，湿热下注膀胱；肾阳虚衰，下焦气化失司，致开阖不利。故应从肺、脾、肾三脏（三焦）入手进行辨证论治。

处方：① 昆布、海藻、生牡蛎软坚化痰结，再配伍浮海石、夏枯草、玄参化痰散结，清肾经郁热。② 贝母、杏仁清肺解郁化痰，下病上取。③ 车前子化痰，又利尿通淋。④ 痰瘀同源，故再加牛膝、赤芍活血化瘀，俾痰瘀同治、痰瘀同消，比单纯活血化瘀之治为好。⑤ 痰瘀于阻结阴器，与肝经经气不舒有关，故用柴胡、青皮疏肝行气以散痰结。⑥ 老年肾气不足，水液难化而凝聚为痰，需用巴戟天、当归温养其间，亦可谓温肾以化痰浊。再以甘草协合诸药之功效。药以杂而全，药味多，药效平稳，综合性强，对老年、体弱、本虚标实患者颇宜。

可另用：贝母、牛膝、鸡内金、生穿山甲、肉桂研末，随药吞服，化痰散结通闭，缓缓调治，慢中求快。

【病案】 前列腺增生 6 年。

陈某，男，58 岁。外院诊断前列腺增生 6 年，1 个月来发作颇剧，昨见小便点滴而下，腹胀痛难忍而住院，B 超检查：前列腺增生（4.0 cm×3.0 cm），膀胱极度充盈，双肾盂中度积水。会诊时又见口干咽燥，手足心热，舌红、苔黄，脉滑数，大便2天未解。证属湿热瘀阻，肾阴灼伤，下焦腑实。

[治疗法则] 滋肾阴，清湿热，泻腑实。

[治疗方法] 处方：生大黄(后下)、黄柏、知母、牛膝、泽泻、青皮、甘草、生地黄各10 g，夏枯草30 g，海藻30 g，赤芍15 g，肉桂(冲)3 g。7剂，大便畅行，小便较爽。守上法，减大黄，加败酱草20 g，以清热解毒，活血消肿，再进3剂，则小便通利。续用上方加减调理7天明显好转。

[治疗思路] 前列腺增生症，临证所观属本虚标实之证，由虚致瘀为本虚，肾虚是关键。直肠指检之结块，属有形之证，所致尿道梗阻为标实。故拟活血化癖、软坚散结之法，治疗为先。再以补肾健脾益气法以治本。即使肺热气滞，湿热下注之症，亦应中病则止，攻伐不可太过，方不致犯虚虚实实之戒。临床上，前列腺肥大症应与慢性前列腺炎相鉴别。两者虽均为下焦病变，可见尿频、小便滴沥不尽及下腹不适等症候，但前者属精癃范畴，后者与“淋”“浊”相仿。前者多发于50岁以上老年人，后者常见于青壮年。前者以尿频或尿闭为主症，后者以尿浊、尿道灼痛、会阴及少腹睾丸胀痛不适为主症。前者直肠指检多能触及包块，中央沟变浅或消失，而触痛不明显；后者腺体无明显增大，而有明显的触痛。前者属本虚标实之证，应注重补肾健脾益气，并顾及活血祛瘀、软坚散结之法；后者则以湿热蕴结及肝郁气滞为主，故应以清热利湿与疏肝理气、解郁通络为法，而慎用补法，间或攻补兼施，以免犯闭门留寇之弊。临床又可见，慢性前列腺炎症长期充血可致腺体增生，临证运用活血化瘀法，对于缓解症状、提高疗效亦有一定作用。临床上，常配合外治法，其疗效亦相得益彰。如将白矾9 g研末，再混入葱白5个捣成糊状，用一块2寸方形塑料薄膜将药全部撒在膜上，敷于脐中。也有用0.25 kg食盐炒热，布包熨之。或针刺中极、气海、膀胱俞、三焦俞、阴陵泉等穴。或取嚏、探吐，能开肺气，举中气而通下焦之气，也可通利小便。

当然，手术治疗也是有效治疗方法之一，前列腺增生有进行性排尿困难，慢性尿潴留，残余尿超过60 mL以上，经非手术治疗无效者，由于梗阻而诱发膀胱憩室或结石、肾及输尿管积水，或反复发作泌尿系感染及反复大出血者，应施行前列腺摘除术，以免贻误病情。

第十九节　顽固性便秘(痰秘)

顽固性便秘非常多发，青、中、老年均可发生。其中老年性便秘是老年人常见病证之一，其发病率高达15%～30%。长期便秘得不到纠正，直肠内的有害物质不能及时排除，就会对人体产生不良影响。老年人便秘还会诱发和加重心绞痛、心力衰竭、肺气肿、脑卒中、痔疮、肛裂等症，必须引起高度重视。古医籍中对便秘的称谓，名目繁多，诸如“热秘”“寒秘”“气秘”“虚秘”“阳结”“阴结”等。便秘症名殊多，却无“痰秘”之称。临床上确有痰秘之症，与其他“便秘”有别，姑借痰秘之名而研讨之。便秘与大便艰涩不畅尚有一定的区别，本证主要讨论由痰浊蕴积肠中导致腑气不降而出现的排便艰涩之症。痰秘是指由痰湿、痰浊蕴积肠中，阻碍腑气通降而造成长期的排便艰涩不畅之病证，可概括于便秘之中。

【临床表现】 大便秘而不爽，久延不愈，但粪便并不干结，更不燥结如羊粪。粪便形态稀稠或黏裹黏液，与粗大圆柱形之粪便(《清代名医医案精华》称其谓“巨粪如臂”)迥然不同。便秘不爽，又时时欲便，因而时有里急后重及腹部、胁下胀闷不适。欲便难便，因而心烦意乱，甚至浑身不适，坐卧不安，殊为所苦。偶若便畅粪多，则如释重负，顿觉浑身舒展，欣喜快之。本证常称之为“习惯性便秘”。由于便秘经久不愈，不堪其苦，又有称之为顽固性便秘者。平时用攻下、润下剂对症治疗，有时可取效于一时，但移时则便秘不爽等症更甚。有的患者常以油脂厚味或迭进油腻汤食，企图润肠通便，亦时效时不效，有时反益其甚。患者虽心情郁闷，但形体并不消瘦、虚弱。虑其便泻之难，故常自减节其食。舌苔滑腻，或根部常覆腻苔不化。脉弦滑。

【病机分析】 由于大便秘结和大便艰涩不畅之病证、病机各异，因此就不能仅仅以一种下法为治，这是中医治疗便秘和大便艰涩不畅的一个突出的优势。痰秘之症自然应以化痰为主，才能腑降便通。本证初起，健脾化痰，本不难治。由于大便不通用泻药已习以为常，因而造成便秘日久不愈。本证多始于饮食不节，或进食油腻太过，再若静多动少，体内积湿生痰，痰遏腑气而成。也有脾胃气馁，运化不及，饮食物“化失其正”，痰浊内生而遏阻腑气者。大便不畅虽属小恙，但久延不愈，患者殊为所苦，心绪烦乱，因而引起肝气郁结；肝越郁而脾越陷，痰遏腑气之势更甚，故大便更加艰涩难解而致久宕不愈。痰为阴邪，遇阳乃化，因此滥用攻下、润下之剂，即使是上等的油脂食物，也不免助纣为虐，越攻下，越滋补，而越益其疾，从而导致便秘久延不已，而不堪其苦。患者形体不消瘦，精神尚可，无虚弱表现，说明不是气虚便秘和血虚便秘，也不是气机郁滞之“气秘”。舌苔滑腻，脉象弦滑，乃痰浊内伏之候。服泻下剂、进油腻物而无效，反佐证其“痰秘”之症谛也。

【治疗法则】 化痰通腑，疏肝利气。

【治疗方法】 白术、莱菔子、半夏、防风、羌活、柏子仁、枳实、槟榔、厚朴、柴胡、甘草。

便秘属气虚排便无力者，虚坐努责，大补元气，大便可通；属血少津伤者，养血补液生津，增水行舟，大便即可润通；而便秘属于痰浊内聚、遏阻腑气者，非化散痰浊则难以见功。处方：① 白术、莱菔子，健脾而消痰积。② 柴胡、防风、羌活升举中阳而解肝郁。肝郁则脾陷，欲降而先升，故柴胡、防风、羌活升发舒展气机。柴胡、防风、羌活虽不专事化痰，而组方则不可少。③ 枳实、半夏行气降胃化痰开结，再与柴胡、羌活诸药为伍，升降相济，阴阳自和，腑气自顺。④ 槟榔并非专主消胀行水之剂，而有很好的行气化痰功用。《本草汇言》记载，槟榔能除“九气”“下痰气”即是驱除胃肠中之痰积，故治痰秘之症，槟榔当不可少。⑤ 方中用柏子仁一味，取其柔肝养心，变曲为直。本方乃从本而治，用之得当，往往可药到便通。⑥ 白术是本方中的主药，用量应居群药之冠，近来不少资料报道白术通便之妙，其实古已有之，不要贪天之功。《伤寒论》174 条即有：风寒相搏，大便硬，去桂枝加白术的论述。174 条中本来已有白术，若大便硬，还要加重白术的剂量，可见张仲景对白术治便秘是很有经验的。白术通便，按中药的性味功能而言并不难理解。主要是白术能补脾燥湿（痰），“去痰涎”（《药性论》）。张锡纯说：“白术，性温而燥，善健脾胃，消痰水。”陈修园、张山雷说，白术多脂，无伤阴之虑：“白术之功在燥，所妙之处在于多脂。”⑦ 如病重在寒冷、严冬季节（此时频频登厕，殊为不便），上方中加附片助阳以化痰。⑧ 如病在炎复加荷叶，升清降浊。现在因误治而形成本证者殊多，故笔者按上法施治，其效验颇著，非贸然而为来者言。此方系由东垣升阳除湿防风汤增损而成，李杲说：“如大便闭塞，或里急后重，数至厕而不能便，慎勿利之，利之则必致重，反郁结而不通也。以升阳除湿防风汤升举其阳，则阴气自降矣。”李杲乃重升阳举陷者，立类似方甚多，不厚古，不薄今，当为借鉴者借鉴之。

【病案 1】 顽固性便秘 10 年。

患者，女，73 岁，顽固性便秘 10 年。结肠癌术后半年，肺部有多个结节，夜间咳嗽，食欲不振，口中发甜，大便秘结，舌苔薄白腻，脉细。中医辨证为肺脾同病。

[治疗法则] 拟健脾和胃，宣肺通腑。

[治疗方法] 处方：太子参 15 g，炒白术 10 g，云茯苓 15 g，淮山药15 g，广木香 10 g，砂仁 3 g，炙鸡内金 10 g（后下），炙紫菀 10 g，桔梗 5 g，杏仁 10 g，全瓜蒌 15 g，火麻仁 15 g，肉苁蓉、麦芽各 15 g，莱菔子 15 g，北沙参 15 g，炙甘草 3 g。7 剂，水煎服，服药后大便变软，咳嗽及食欲不振均有明显改善。

【病案 2】 顽固性便秘 4 年，加重 5 天。

患者，女，54 岁，既往有慢性胆汁反流性胃炎病史多年，目前大便秘结，已有 5 天未解。胃脘饱胀，胸膈嘈杂，伴有烧灼感，口苦、口干欲饮，舌苔薄白，脉细弦，证属气机上逆，肝胃不合。

[治疗法则] 降逆和胃，养阴清热。

[治疗方法] 处方：旋覆花 10 g，代赭石15 g，川黄连 3 g（先煎），吴茱萸 1.5 g，白芍 10 g，竹茹 10 g，枳壳 10 g，炒莱菔子 15 g，法半夏 10 g，陈皮 6 g，煅瓦楞

粉 30 g，北沙参 15 g，麦冬 15 g，生黄芪 15 g，火麻仁 15 g，紫苏子 15 g，沉香曲 15 g，当归 15 g。7 剂，水煎服，服药 2 日后大便通行，效不更方，原方巩固。

[**治疗思路**] 老年人随着年龄的增长，天癸逐渐衰竭出现津枯血燥，致使肠道失润，且肾脏为水火之脏，开窍于前后二阴，主司二便，故肾脏失养，开合失司，致使二便难出。《兰室秘藏》曰大便燥结，年老气虚，津液不足而结燥者，治法辛以润之，结者散之大抵治病必究其源，不一概用巴豆、牵牛子下之，损其津液，燥结愈甚。前人说："临症用药如用兵对敌，当随机应变，不可拘泥一法而贻误战机。"临床治疗肿瘤术后或化疗后伴便秘患者较多，提出虚邪之体，攻之不可太过，不可妄用攻下，如妄以峻，利药逐之，则津液走，气血耗，虽暂通而即秘矣，故在治疗时注重以补为通，用药以和平性味为本。处方：① 常选用肉苁蓉，以其味甘性温，和缓而从容，补肾气而无燥烈之弊。② 生黄芪，甘温益气，以冀气行则津行。③ 炒白术，运脾生津，健脾补气，俟脾运，则气血生化有源。④ 火麻仁、当归、紫苏子、炒莱菔子，取其性滑质润，养血润肠。诸药共收补肾润肠，益气养血之功用。

第二十节 慢 性 肠 炎

慢性肠炎泛指肠道的慢性炎症性疾病，其中较为多见的为结肠炎。慢性肠炎是临床常见多发病之一，其主要临床表现为长期慢性或反复发作的腹痛、腹泻及消化不良等症，因其病程缠绵、易反复等特点，被认为是难治病证。笔者运用中医理论，对反复腹泻、五谷不化者，以温脾健肠汤进行治疗，取得显著临床效果。

大便稀溏，或粪便外黏裹痰涎如涕，每天一二行，或三四行。病情时显时消，病程颇长。饮食调理得当、气候干燥、天气晴朗、心情舒畅时便泻便稀暂安。粪便臭气不甚。也有个别患者大便时，在粪便前后泻出如涕之少许痰涎。进生冷、汤水、油腻物，便泻即作。此乃痰湿下渗、脾运不及、肝升不济使然。

异病同治是中医治则学的一大优势，也是中医学的一大特色，故痰泻之症，仍可用上方为治，只是应在上方中选加焦三仙(焦神曲、焦山楂、焦麦芽)、枯矾、胡米(即将米饭炒至焦胡入药)，以利于汲敛痰涎而止泻。慢性肠炎的临床表现，病机分析和治疗原则可参考本章"慢性腹泻"部分，本节仅结合病例分析其治疗方法。

【**病案 1**】 大便急迫，泻下稀薄 10 年。

陈某，女，49 岁，自述病史已有 10 余年，病情反复，时轻时重，大便急迫，泻下稀薄，每天 2～4 次，便中带血，腹部胀痛，舌苔薄黄，体乏怕凉。肠镜检查显示：肠黏膜有充血、水肿等病变，血管纹路不清，诊断为慢性结肠炎。

[**治疗方法**] 处方：甘草6 g，炒白芍 30 g，黄连 6 g，木香 9 g，生地榆 12 g，当

归 12 g，苦参 30 g，砂仁 6 g，大枣 5 枚，椿皮 15 g，上述药方用水煎煮并加入10 mL 食醋后服用，每天 1 剂，分早晚 2 次服用。二诊：大便质软，不带血，每天一二次，偶见腹胀、腹痛、乏力、口苦、苔薄黄。初诊处方去椿根白皮，加入白豆蔻 6 g，荷叶 15 g，白术 9 g，主要用来调和脾胃，煎煮方法同上，服用 1 个月。三诊：大便每天 1 次，质软，偶有腹部胀痛，便后消失，周身乏力，舌厚苔白，畏寒。中医辨证：脾为湿困，湿热未除，久病脾虚未复。处方：木香 6 g，炒白芍 24 g，当归 9 g，黄连 9 g，党参 12 g，甘草 6 g，白术 9 g，茯苓 12 g，薏苡仁 12 g，桔梗 6 g，陈皮 9 g，白扁豆30 g，椿皮 9 g，苦参 12 g，砂仁 6 g，以水煎服，每天 1 剂，共服 12 剂。四诊：大便成形，诸症均消，唯舌苔薄白，偶见乏力。肠镜检查显示受损肠黏膜已修复正常，可见清晰血管纹理，无其他显见异常。白术丸 9 g 内服，每天 2 次，用于后续治疗，恢复脾胃功能。

【病案 2】 腹痛泄泻不止，病情时轻时重 8 年。

刘某，男，43 岁，患慢性肠炎病 8 年左右，多方医治未愈，初发时腹痛泄泻不止，病情时轻时重，每于黎明时分腹痛肠鸣，大便急迫，泻下一二次，常有食后不久即泻，完谷不化等症状，伴有乏力、肢冷畏寒、腹痛喜按，面黄，舌苔薄白，舌质淡红，脉细而无力。诊断：慢性肠炎。中医辨证：脾为湿困，运化失职，清浊不分，久泄伤肾，脾伤肾衰，水不气化，谷不得运，故泄泻日久，病愈缠绵。湿邪为病因，宜用温化以补气升阳之法，收健脾温肾止泻之效。

[治疗方法] 处方：以温脾健肠汤加减。党参 20 g，白术 15 g，茯苓24 g，山药 30 g，吴茱萸 10 g，芡实 15 g，益苡仁 12 g，干姜 10 g，金樱子 10 g，附子 10 g，陈皮、木香各 6 g，甘草 9 g，党参、黄芪各 20 g，砂仁 10 g，水煎服，每天 1 剂，分早晚 2 次。服药 3 剂后腹痛减轻，畏寒症状减轻，泻下次数减少，舌苔薄白，质淡红，脉象同前。原处方加罂粟壳 10 g，再服药 9 剂，无腹痛晨泻症，临床愈。

[治疗思路] 慢性肠炎，为非特异性的一种慢性炎症，其根本病因尚未十分明确。通常认为是由感染所致，在中医诊断上，多属于中医症范畴之，泄泻水谷注下，溏泄。中医认为导致慢性肠炎的因素有很多，但都与脾胃升降功能阻碍有关。中医脾胃有湿多有五泻之说，认为脾喜燥恶湿，若湿邪入侵，则脾阳受困，郁而不达，又胃乃水谷之海。若生活作息不规律，暴饮暴食，积食停滞，影响胃的运化，误食生冷，致脾胃虚寒，均易引起泄泻。

此外，脾胃虚弱，病久及肾，肾阳受损，脾肾两虚，则固摄无能，终致肠道不固，而病泄泻。处方：① 中医治疗慢性肠炎以补肾、健脾、利湿之法为主，黄芪善入脾胃，党参补脾益气，白术健脾燥湿，三药合用，可升阳举陷，长于治疗脾虚之症。② 茯苓、薏苡仁功能相近，均利水消肿，渗湿健脾；吴茱萸性味辛热，可温脾益肾，助阳止泻，与补骨脂同用，有治脾肾阳虚、五更泄泻之效。③ 陈皮、木香辛行温通，有健脾和中之功，缓急止痛之效，车前子利水导湿下行，分清浊而止泻，与白术同用治疗脾虚湿盛泄泻，益智仁暖肾温脾开胃，常用于治疗脾肾阳虚引起的泄泻不止。④ 砂仁辛散温通，化湿醒脾，善温中暖胃，以达止泻之功。⑤ 金樱子能涩肠止泻，与芡实合用，既能健脾除湿，又能收敛止泻，甘草健脾益气，与白芍合用，可治脾虚的脘腹挛急作痛，且调和诸药，以上全方组成了健脾益气升阳补肾收敛固脱之剂。临床使用时，依患者具体情况对原处方稍作加减，可适用于脾虚伤食、气虚滑脱、脾肾阳、虚肝脾不和等各型慢性肠炎症状，且疗效良好。例如，患者若为气虚滑脱型病证，可在原方基础上酌加诃子、肉豆蔻，取其涩肠止泻之效，再如患者为肝脾不和型病证，可酌加川楝子、柴胡等，取其疏肝解郁之效。除上述 4 种加减情况外，还有不少中药可对慢性肠炎的治疗起到帮助作用，如患者久泄，用温肾健脾之法不能取得预期的效果时，可能与久病多瘀有关。如：① 赤芍、三七、红花等药有较好的化瘀效果，可尝试酌情添加。藿香含较多挥发油，主要为广藿香醇，能促进胃液分泌，增强消化力，对胃肠有解痉作用。② 葛根甘辛性凉，归脾、胃经，主要含黄酮类物质，其中的大豆黄酮对肠管的解痉作用明显，两药为君药，与其他药配伍，可益气健脾，和胃渗湿。③ 肉桂辛甘大热，含挥发油、桂皮油，主要成分为桂皮醛，桂皮油能促进肠运动，使消化道分泌增加，增强消化功能，排除消化道积气，缓解胃肠痉挛性疼痛，且肉桂对动物实验性胃溃疡的形成有抑制作用，与其他药合用有助阳补虚、温脾利湿之效。

第二十一节　腹内肿块(痰食凝结)

腹内肿块，也称腹内痞块。历代医家对腹内肿块的称谓颇多，但要而言之，可归属在“积聚”门内。对积聚、癥瘕的名称区别及其源流，在内科“积聚”症中有专门论述。

本节主要讨论因痰瘀、痰食凝结而成之腹中良性肿块，基本包括现代医学的某些胃腺瘤、肠腺瘤、膀胱纤维瘤、卵巢囊肿及脾脏肿大等。

【临床表现】 腹内肿块日久不愈，时有腹满疼痛，但不剧烈硬痛。肿块表面光滑，边缘清楚。有形不移，也有软而不坚推之可移者。面色晦暗无华，女性患者，常出现月经失调或经期迟至，白带恒多。口中黏腻，舌质微紫、苔腻，舌根部常覆腻苔不化。脉沉，或沉弦。常服活血化瘀之剂无效。

【病机分析】 对腹中肿块之辨，中医历来认为形质坚硬者为癥，时聚时散者为瘕。大抵癥病属瘀血，瘕病属气滞。然医有常理，病无常情，故对腹中癥块之辨，又不可囿于气病血病之说。腹内肿块之症，可单见于瘀血，亦可由痰瘀交结为患；特别是长期服活血化瘀、行气散结之剂无效者，更应考虑有痰湿、痰食聚结之因。《灵枢·百病始生》篇在讲到“积之始生”时说：“汁沫与血相搏，则并合凝聚不得散，而积成矣”，又说：“凝血蕴里而不散，津液涩渗，著而不去，而积皆成矣”。这些都是讲津液化成痰，再与瘀血聚结，痰瘀交阻而形成症块。两千多年前能有如此深刻的认识是难能可贵的。《丹溪心法》记载：“凡人身上中下有块者，多是痰”，又说：“气不能作块成聚，块乃有形之物也，痰与食积死血而成也”。古医籍中的这些论述，至今仍有其临床意义。患者面色晦暗，并非纯属瘀血；痰瘀聚结于内，阳气遏抑于外，亦可出现面色晦暗之症。女性患者经少、带多，乃精微化失其正；不为气血，反成痰瘀。口黏、苔腻，亦属痰湿内遏之候。“百病始生于气”，本证初起，可缘于气滞血瘀，或因风寒之邪内袭，影响腹中气血流畅而渐成肿块，然“瘀血既久，亦可化为痰水”“痰夹瘀血，遂成窠囊”，故腹中癥块日久不愈形成痰瘀交阻。乃势必所然。张介宾、武之望等古代医家对妇人癥瘕这疾，皆有因痰而成之论。《济阴纲目》记载：“盖痰气之中，未尝无饮，而血症、食症之内，未尝无痰，则痰食血，又未有不因气病而后形也。故消积之中，当兼行气消痰消瘀之药为是。”体现了中医对症块经久不愈之症辨证施治理论的特色，发挥了中医治疗癥瘕之类病证的宝贵经验，很有临床意义。

腹内肿块之治疗，越早疗效越好。然而肿块初起，因体积小，往往不易察知。此外，某些发生于胃、肠、膀胱黏膜层的肿瘤多向腔内生长，难于触及。因此，临诊时，需根据患者症状、体征，结合超声波、胃肠纤维镜、膀胱镜或钡餐透视等以早期诊断，早期治疗。

【治疗法则】 化痰为主，兼以活血行气。

【治疗方法】 桂枝、制香附、枳实、莪术、蜈蚣、焦山楂、白芷、白芥子、海藻、土鳖虫、浙贝母、甘草。

处方：① 桂枝、制香附、枳实，通阳疏肝行气以化痰。② 莪术、蜈蚣、焦山楂，分化痰涎与瘀血。③ 取白芷辛香之气，既助化痰，又资活血。《本草经百种录》有言：“白芷极香，能驱风燥湿，其质又极滑润，能和利血脉而不枯耗，用之则有利而无害也。盖古人用药，既知药性之所长，又度药性之所短，而后相人之气血，病之标本，参合研求，以定取舍，故能有显效而无隐害，此学者之所殚心也。”这些论述对白芷的临床运用很有实践意义，不得谓白芷单属祛风止痛剂是观。④ 白芥子、海藻、浙贝母，径直化散痰结，再与蜈蚣、土鳖虫为伍，分化、窜透痰瘀之功更宏。白芥子辛温利气，不仅善化皮里肉间之痰水，也是化散腹中癥块之良药。然欲破痰结，须重用方见功效，杯水车薪，反而贻误病机。对体质、食欲尚好，寒痰聚结之肿块，笔者常用 30 g，尚未见不适反应。肿块之成，系由微至渐，因而药物要既能破利，又要适于久服无碍。李中梓在《医宗必读·积聚》中提到，治疗积聚，要分初、中、末 3 个阶段。也就是说，治疗积聚要注意病程的久暂，病情的轻重，以及患者体质等各方面的情况。这种经验很有临床意义。本方的配伍就汲取了这种见解。笔者发现上述药物，实系平稳之剂，可不受“大积大聚，衰其大半而止”之禁，久服无碍。本证一般病程都比较长，若假以药治，须待时日，故立法遣药，既要药力能通达病所，直捣巢穴，又要是久服无碍、不损正气之剂。而痰瘀相兼之症当以治痰为主，本证即是其例。

消除痰瘀癥块，外敷药很重要，可用白芷、蜈蚣、香附、莪术、千年健等研末外敷。外治之法，亦内治之理，内外合治，其效更佳。有条件者，外敷药中加麝香香窜穿透，取效可更为迅速。本病多发于女性，也有极个别男性患者，只要主症相似，亦可用上方治疗。

【病案】 腹胀腹痛 3 年。

邵某，女，44 岁，家庭主妇。3 年前因盖新房后立即搬入居住，患腹胀腹痛周身水肿，下肢肿胀按之如泥，尿坠且少，周身如绳捆困重，伴有眩晕嗜睡呕吐痰涎，心慌心悸，饮食不振，大便泄泻，里急后重，咳嗽，动则气喘，周身无力，舌苔白腻，脉象沉迟。

[治疗法则] 健脾利水。

[治疗方法] 处方：黄芪 30 g，党参 15 g，桂枝、白术、云茯苓、陈皮各 12 g，大腹皮、猪苓、葶苈子各 15 g，附子 10 g，生姜皮 6 g，木通、泽泻、木瓜各 12 g，防己 5 g，车前子、半边莲各 30 g，川续断、牛膝、杏仁各 12 g，甘草 6 g。每天 1 剂，水煎 2 次，分早晚服，服上药 10 数剂，肿胀略见好转。患者因故着急返原籍，随按上方加减配丸药带回（处方：黄芪 100 g，党参 50 g，桂枝、白术、云茯苓各40 g，猪苓、椒目、葶苈子、防己、槟榔各 50 g，三棱、莪术、杏仁、木通、附子、吴茱萸、牛膝、泽泻各 40 g，车前子 60 g，半边莲 100 g，生姜皮 30 g，木香、沉香、甘草各40 g。以上药共为粉，另用巴豆霜 20 g 研细掺入，炼蜜为丸，每丸重 9 g，每晚饭前服 1 丸）。此料丸共配 212 丸，服至 30 丸时，患者来信告知，尿量大增，诸症亦逐渐消失，唯虚恭太多，每天频频不能止，料其气已行化，函嘱其继续服丸药 1 个月后病愈。

[治疗思路] 患者曾就诊于多家医院，除外心肾水肿及肺系疾患，最后诊断为顽固性肿原因待查。除大量给营养维生素外，多给予利尿剂，中医药治疗亦多是健脾利水、补肾温阳之类。遵《黄帝内经·阴阳别论》“三阴结谓之水”之旨，认为此水肿是肺脾为病，无以转输水液，通调水道。患者缘于劳累，复感受寒湿，阳气被遏，气不宣畅，饮邪阻遏心阳，肺气不能宣降，停痰伏饮，积于胸中所致。病久失调，肾阳亦耗，不能温化水液，以致水泛外溢肌肤；三焦失调，不能转输，故有皮肤水肿，如绳捆样沉重，按之如泥，尿量极少之症。处方：① 用黄芪、党参益气行水。② 白术、云茯苓健脾治水。③ 木通、泽泻、猪苓、椒目、车前子、半边莲通

利水道。④ 桂枝辛温通阳。⑤ 杏仁、葶苈子降肺气。⑥ 牛膝、防己治下肢水肿。⑦ 木香、沉香、槟榔以调气消胀。⑧ 附子、吴茱萸、生姜皮温化行气,又用巴豆霜辛热大毒之品,故逐痰水以破寒积。全方益气又行气,既温通气化,又破阴寒之结,运化三焦通调气化,气行则水行,故能愈顽固水肿之沉疴。

第二十二节 乳腺增生(子宫肌瘤)

乳腺增生是25～40岁中青年女性的常见病,发生率约占5%。它是女性内分泌紊乱使乳腺导管和小叶在结构上发生变化所致。如果女性到了一定年龄不结婚、不生育、不哺乳,就容易因为内分泌失调,使双乳腺腺管末端增生,乳腺增生,是一种顽固的疾病,之所以会成为顽疾,主要是由于患者心急求成和盲目用药等众多因素所造成,因此必须在正确认识的前提下配合医生的治疗。

乳腺不仅仅是一个哺乳器官,还是第二性腺,与生殖系统是一起发育成长的。许多患乳腺增生的合并子宫内膜增生;患子宫肌瘤的合并乳腺病。这是什么道理?关键还是生殖能量、哺乳能量未释放尽,产生的内毒内痰,聚而成形。据有关资料表明,约有30%的乳腺增生患者同时伴有子宫内膜增生或子宫肌瘤。子宫肌瘤患者中约有5%的可能转变为癌变。这类疾病并不可怕,找到发病因素,从根本上入手进行治疗。

【临床表现】 乳腺增生主要临床表现为乳房肿块和乳房疼痛,常于月经前期加重,行经后减轻或消失。大多数无明显症状,少数患者可出现与月经有关的周期性疼痛,但部位较弥散,痛点不明确,一般在经前明显,经后减轻。部分患者与情绪有关。检查时可发现两侧乳腺有弥漫性增厚,呈片状或细颗粒结节状,增厚区与周围乳腺组织分界不明显,有时两侧可以不对称。上述发现常在月经前更明显,月经来潮后软化或消失。当形成囊肿时,在乳房内可触及多个大小不等的囊性结节。

【病机分析】 引起乳腺增生的原因很多,但主要与内分泌失调或精神情志有密切关系。育龄期妇女的乳腺受卵巢内分泌所控制,一旦卵巢功能受到某种因素的影响,例如,情绪不稳定、心情不舒、过度劳累、性生活不和谐、生活环境变迁,或者过食含有激素的滋补品和长期使用含有激素成分的化妆品等,均可影响人体内雌孕激素分泌的比例失调或分泌节律紊乱而引起乳腺组织增生。西医认为本病的产生主要由内分泌激素失调引起,即黄体期孕激素分泌减少,雌激素相对增多,致使雌激素长期刺激乳腺组织,而缺乏孕激素的调节与保护作用,乳腺导管和小叶在周而复始的月经周期中,增生过快而复旧不全,从而发生乳腺小叶增生。中医认为乳腺小叶增生相当于乳癖,其发生除肝肾亏虚及冲任失调外,还与情志内伤、肝郁气滞、脾胃虚弱有关。乳头属于肝经，乳房属于胃经，肝郁气滞则血行不畅；肝郁乘脾犯胃，或思虑伤脾，劳累过度，均可妨碍消化功能而产生痰浊，痰浊与瘀血阻滞于乳络而引起疼痛，产生肿块。

从病因分析，不难发现引起这类妇科病的因素是多方面的，手术切除只是取出了病灶组织（果）；而真正的病因是不能切除掉的。七情内结、药源性污染、化学性污染、病理性失衡、生殖能量未释放尽产生的负能量（余毒）等病理性因素，需要整体治疗。治疗这类疾病，抗生素也有不足之处，如会引起体内菌株不平衡，造成新的药源性疾病。若按中医方法去治疗这类疾病，大多采用活血化瘀、疏肝理气、清热解毒、消肿散结等方法。治疗月经不调，以疏泄肝气，活血化瘀散结为主。并嘱其只要自身感觉良好，无不适应即可。患者的感觉是第一位的，患者也是最好的医生，不用经常去作B超，因为子宫肌瘤不是短期长成的，所以短期也消不掉的。

【治疗方法】 柴胡、栀子、当归、香附、乌药、延胡索、川贝母、瓜蒌各10 g，夏枯草、路路通、王不留行、荔枝核、昆布、海藻各3 g，皂角刺20 g，牡丹皮、白芥子各5 g，麝香控涎丹4 g，服1周。

刘完素提倡："天癸既行，皆从厥阴论之"，对于妇科临床有着重要的理论指导意义。足厥阴循胁肋，过乳头，乳房病证与肝经关系密切。女性情感丰富，易郁易亢，从而影响肝之正常疏泄，肝气郁结，横逆犯胃，致使胃络不畅，气血瘀滞于乳络而结为包块。故主张在辨证论治前提下从肝辨治，本着郁者达之、结者散之、坚着软之、热者清之的原则，从而使肝脉条达，乳络通畅。治以疏肝理气、软坚散结法，并贯穿始终。处方：① 柴胡入肝经而疏理肝气。② 瓜蒌宽胸行气，善通胸膈之闭阻，又为治乳房疾患之专药。③ 香附辛散苦降甘缓，为血中之气药，长于理气疏肝而调经，与当归配伍，一主气分，一主血分，气血并治，行气助活血，血行则气畅郁解。④ 牡丹皮、栀子、夏枯草清泻肝火。⑤ 路路通、王不留行、皂角刺疏通乳络。⑥ 荔枝核、昆布、海藻软坚散结通络。⑦ 白芥子祛皮里膜外之痰，合川贝母化痰散结。⑧ 延胡索"能行血中气滞，故专治一身上下诸痛"。诸药共奏疏肝解郁、软坚散结之功，使气机条畅，疼痛肿块自消。

【病案】 左侧乳房胀，触及肿块1月余。

田某，女，37岁。主诉：左侧乳房胀，触及肿块1月余。患者平素性情急躁，月经28～30天一潮，行经期6天，量中等，色暗红，夹血块，块下则痛减。每于经前10天左右出现左侧乳房胀痛，时有灼热感，烦躁易怒，月经来潮后诸症减轻，大便2天1次，舌暗有疲点、苔薄黄，脉弦涩。乳房B超检查示：左侧乳房见一个1.5 cm×1.2 cm包块。证属肝郁血瘀夹热型。

[治疗法则] 疏肝理气，通络散结。

[治疗方法] 处方：柴胡、栀子、当归、香附、瓜蒌、乌药、川贝母、延胡索各

10 g，昆布、海藻、炒决明子、夏枯草、路路通、荔枝核、王不留行各 30 g，皂角刺 20 g，牡丹皮、白芥子各 5 g。每天 1 剂，水煎，早晚分服。上方每于月经干净后连续服 5 剂。麝香控涎丹 6 g，服 2 周。连用 3 个月经周期后，患者自觉经前乳房胀痛明显减轻。复查 B 超显示乳腺增生明显减轻。

［治疗思路］　治疗乳腺增生除从肝论治外，还应注意以下几方面。

（1）合心理疏导疗法。《外科正宗》曰："其核随喜怒消长"，可见，患者心理情志方面的调节也不容忽视。让患者在治疗期间，放下思想包袱，保持愉悦心情、乐观心态、规律饮食、适当体育锻炼。从临床观察看，心理疏导疗法的介入，往往可缩短疗程且收效更佳。

（2）配伍软坚化痰之品。中医认为"气有余，则制己所胜而侮己所不胜"，肝气旺盛则木旺乘土，或脾气本虚，运化不利生湿，聚而成痰，阻于乳络而发为乳瘀。在方中配伍川贝母、白芥子、橘红等软坚化痰之品，每每见效。

（3）酌情使用通畅腑气之品。乳腺增生患者 30％～40％伴有便秘，治疗时须注重调理便秘这个关键环节。肝主疏泄而调畅气机，若肝失疏泄，则影响胃的降浊功能而便秘。浊气不能及时降泻，上下气机不通畅，则郁滞更甚。在疏肝理气基础上适当加用润肠通便之品，如炒决明子 30 g，可达通下以治上的效果。女性病乳腺增生，现在大家常用逍遥散。笔者还尝试着加了橘核和荔枝核这一组对药，15～30 g 都可以。乳房胀痛有增生的可以用这个对药，在逍遥散疏调肝气的同时，再加上消除乳房增生的药疗效更好。

（4）少用补肾之品。现代医学认为本病发生与内分泌激素失调有关，特别与下丘脑—垂体—性腺激素紊乱有关，由于孕激素分泌降低，雌激素浓度升高，或雌激素浓度相对增高，从而形成乳腺增生病。从多年临床观察，相当部分乳腺增生患者常合并月经不调，或经量多少不定，或周期不规律，许多医家都主张从补肾调经入手。但是有研究表明，补肾药具有提高机体雌激素水平或类雌激素样作用，故治疗时不可局限于补肾调经，还应参考现代药理研究，少用补肾调经之品。

第九章　难病杂病顽病险病从痰治

第一节　夜磨牙症

睡中磨牙在现代医学叫夜磨牙症(bruxism),是以升颌肌(嚼肌、颞肌等)的反复性或持续性收缩为特征的口颌面部运动,产生咬牙、牙齿摩擦的刻板性运动。表现为睡眠中的牙齿研磨或叩击有时伴有声音。夜磨牙症在人群的发生率可达9.78%～30.7%。夜磨牙症可导致牙齿严重磨损、牙本质过敏或牙髓损伤,重者可伴头痛、咀嚼肌疼痛痉挛和颌下关节功能紊乱等,并可以给患者带来精神负担。磨牙症的发病原因至今尚未完全明确,可能的致病因素有精神因素、咬合因素、咀嚼肌系统神经肌肉功能紊乱和内分泌紊乱和遗传等其他因素。目前多数学者认为是由多因素协同致病,缺少公认的特异性治疗方法。中医学关于夜磨牙症的记载最早见于《诸病源候论》,以后关于磨牙的记载散见于历代医家的医案中,并没有专篇论述。

笔者体会,睡中磨牙作为一个症状,可见于心火、胃火等病证之中,也可见于肠道寄生虫病中。但临床上确有很多以睡中磨牙不止为主证者,而并不属于上述诸病证之一个局限性症状。病情严重者,应按痰热内扰进行辨证施治。

【临床表现】 成年人熟睡中咬牙,或上下牙相磨,咯咯有声。其咬牙错牙之声,不仅惊扰他人,甚至可声震户外。有严重患者,午睡时亦可发生,个别患者由于磨牙而使牙齿受损影响食物咀嚼,患者及其家属深以为苦,时有心烦、口苦,小便黄,大便干。脉滑、苔黄腻。

【病机分析】 本证多因肝脾气结,郁而不升,致使津液化为痰热内蕴于胃,随阳明之经气上逆冲击于齿。痰阻经络,导致气机不畅,故上下齿相击而有声。常见于饮食不节、过食辛辣厚味和形体壮实之人。初起痰湿内蕴,久则郁而化热,故其舌、脉所见表现,均属痰热内蕴之候。咬牙磨齿在熟睡中发生的原因是人静痰动之故。总之,睡中咬牙磨齿,病证轻微者,发生于儿童者,常是体内素有虫积为患。但症情严重的,且发生在成人者,则大部分皆为痰火痰热引起的。

【治疗法则】 化痰清胃热,兼以疏肝开窍。

【治疗方法】 胆南星、远志、石菖蒲、黄连、半夏、枳实、龙胆草、蝉蜕、僵蚕、地龙、甘草。

中医治痰之法殊多，化痰之剂各有所宜，本证化痰，应突出化痰散结祛风。处方：① 胆南星、远志、黄连，清化心胃二经之痰热，与石菖蒲、枳实、半夏配伍，辛苦开降散结之功更宏。② 半夏性滑而降化胃中之痰湿，杜绝积湿生痰化热之源，药量宜稍重，不使苦寒药过多而凉遏呆滞。③ 心胃痰火上扰，每与胆热相加有关，故少佐龙胆草以泻肝胆之火。④ 僵蚕、蝉蜕、地龙，凉肝化痰解痉，以舒展其齿紧之势，蝉蜕药力轻微，量重方效好，笔者用量为 30 g。⑤ 甘草协合诸药，又甘缓其急，并非虚设。

【应用技巧】 ① 服药最好在睡前和午睡前 2 小时应服 1 次，使药行于病先，可事半功倍。② 有条件者，睡前服竹沥 30～50 mL，或胆汁 5 mL 清胆热化热痰，效果更好。

【注意事项】 ① 患者饮食宜清淡，不宜酗酒，以防滋生痰热，推荐患者每天慢跑 2 千米，使痰气消散。② 临床上有一种气郁痰热壅闭导致的口紧，张开困难等症，喉中痰鸣等，病机与此相同，异病可同治，亦可以此法为基础，随症加减，常可获效。

【病案】 夜间磨牙 20 余年。

余某，男，48 岁。夜间磨牙 20 余年，伴昼磨牙 2 年余。20 多年前原因不明地出现夜晚入睡后磨牙，2 年多前开始出现白天清醒状态下也阵发磨牙不能自控，曾经多家三甲医院专家治疗 2 年余未效。近 1 个多月，白天清醒状态下磨牙发作次数增加，严重影响工作生活，经患者介绍来上海市诊治。无消化系统、内分泌系统、免疫系统及代谢性疾病史，无神经、精神病史，无磨牙家族史，无情绪不稳等精神因素。查体发现颞颌关节发育正常，咬肌咀嚼功能正常，无阳性病理体征。舌质淡红，苔薄微黄，脉稍弦。诊断为磨牙症(热痰内积)。

[治疗方法] 采用控涎丹 6 g，早、晚各 1 次，空腹，服用 3 天。处方：胆南星 10 g，石菖蒲 20 g(后下)，黄连 10 g，半夏 20 g，枳实 15 g，龙胆草 6 g，蝉蜕 30 g，僵蚕 18 g，大黄 15 g(后下)，姜黄 15 g，甘草 10 g。7 剂。3 天后白天未再出现磨牙，5 天后夜间磨牙停止。继而巩固治疗口服中药 3 天停止治疗。半个月昼夜磨牙复发，再治疗，控涎丹 6 g，服用 5 天，以上方药稍有修改 1 周，后磨牙症消失，续控涎丹 6 g 巩固治疗 3 天。随访 3 个月未见复发。

[治疗思路] 西医认为磨牙症可能与精神因素、咬合关系、中枢神经功能、寄生虫引起的胃肠功能紊乱等有关，但至今病因尚未明确。治疗方法限于心理治疗、调整咬合及治疗与磨牙症发病有关的全身疾病。笔者认为对于一种疾病考虑的因素越多，说明治疗越无把握。首先要承认疗效不好，才能深思，考虑新的治疗方法

治疗患者,解决其痛苦。中医认为磨牙症多由心胃火热,或为血气虚所至,但痰这一关键环节需要牢牢把握。结合此患者病史、舌脉。辨证属心胃火热兼血瘀风动。此患者先用控涎丹攻下内积的热痰,处方中含升降散可清泻胃热,疏通面部气血;丹药和汤药交替应用,联络三焦,调理血脉,宣通上下,调和内外,血行络通,则怪病豁然而愈。

第二节　鼻鼾(鼾症)

鼻鼾惯称打呼噜,是一种睡眠期疾病,是熟睡时发出粗重的呼吸音,其声响度在 60 dB 以上,妨碍正常呼吸时气体交换一组综合征。鼻鼾既有别于声响度在 60 dB 以下的生理性打鼾,也有别于阻塞性睡眠呼吸暂停低通气综合征(obstructive sleep apnea hypopnea syndrom,OSAHS)。当前有两种观点,一者认为鼻鼾和 OSANS 是同一疾病的不同阶段,二者认为两者是不同的疾症。笔者阅读大量相关文献,结合临床分析认为,鼻鼾与 OSAHS 是性质相同,可独立诊断的不同病证,鼻鼾者睡眠时有鼾声,但多不伴有呼吸暂停,日间嗜睡及血氧饱和度下降等 OSAHS 的诊断标准。根据相关流行病学调查,在中年人群鼻鼾的发病率为 23%,而 OSAHS 的发病率为 2%~4%。

【临床表现】 主要表现为睡眠时打鼾(鼾声响亮,奇特,时断时续,常有呼吸间歇,夜间憋醒);白天嗜睡,疲劳,记忆力下降,夜尿增多等症状。

【病机分析】 《伤寒论》:"风温为病,脉阴阳俱浮,自汗出,身重,多眠睡,鼻息必鼾,语言难出。"《伤寒论纲目·鼻燥口舌燥咽燥》:"鼻息鼾睡者,风湿也!"《诸病源候论》:"鼾眠者,眠里喉咽间有声也。人喉咙,气上下也,气血若调,虽寤寐不妨宣畅;气有不和,则冲击喉咽而作声也,其有肥人眠作声者,但肥人气血沉厚,迫隘喉间,涩而不利,亦作声。"《伤寒广要》:"有大汗大下之后,邪气已退,正气已复,身凉脉微,鼾息酣睡,此吉兆也。"由此可见,在中医学中,鼻鼾由来已久,鼻鼾的病因病机不一,或风温、风湿等六淫所致;或表现为气血不调等,且还可闻鼾声预见病情的转归。鼻鼾多为先天禀赋异常,后天饮食起居失调所致。发生于形体肥胖的痰湿患者,其病机特点多为痰湿阻滞,渐气血不畅,痰瘀互结,致清阳不升,脑窍失养,故可见白日嗜睡、疲倦、乏力、日久记忆力下降,工作效率降低等症状。痰湿为阴邪,入夜则阴气更胜,痰阻气道,肺失宣畅,则可出现打鼾,鼾声如雷,晨起头晕头痛等症状。

【治疗法则】 豁痰开窍。

【治疗方法】 黄连 10 g,竹茹 10 g,法半夏 10 g,黄芩 10 g,杏仁 10 g,桔梗

10 g，芦根 10 g，淡竹叶 10 g，冬瓜子 10 g，薏苡仁 20 g，茯苓 20 g，炙甘草 6 g。

处方：① 竹茹清热化痰。② 黄芩清热降火。③ 法半夏燥湿降气化痰。④ 桔梗、杏仁一升一降，恢复气机升降，所谓治痰当须降其火，治火者必先顺其气。⑤ 芦根、淡竹叶清热利湿。⑥ 薏苡仁、茯苓既利湿又健脾，脾为生痰之源。⑦ 炙甘草健脾和中调和诸药。全方气顺火清痰自抽，神窍可得清明。

【病案】 夜间睡眠打鼾 10 余年。

李某，男，54 岁。夜间睡眠打鼾 10 余年，2013 年 3 月 10 日初次就诊。患者诉夜间打鼾，鼾声如雷，时作时止，伴呼吸暂停，时有憋醒，白天嗜睡，工作效率低，头晕头痛，喉中时有白痰，神疲乏力，纳差，二便正常，舌红，苔黄厚腻，脉弦滑，舌下瘀斑。既往有高血压病史，最高血压达 180/120 mmHg。耳鼻喉科检查提示鼻中隔稍偏曲，其他未见明显异常。多导睡眠监测（PSG）示：睡眠呼吸暂停低通气指数（AHI）每小时 18 次，以阻塞型为主，夜间最低动脉氧饱和度（SaO_2）为 82%，平均 SaO_2 为 84%，体重指数（BMI）为 33。西医诊断：睡眠呼吸暂停综合征；中医诊断：鼻鼾（痰热蒙窍证）。

［治疗法则］ 清热豁痰，兼以活血。

［治疗方法］ 随症加减。① 初诊时，处方：前方加天麻 12 g，丹参 10 g，桃仁 10 g。10 剂，每天 1 剂，早晚温服。控涎丹每天 6 克，连用 1 周。并嘱以减肥，加强锻炼。② 二诊时，诸症减轻，舌稍红，苔薄黄腻，舌下瘀斑减轻，患者痰热之象减轻，去桃仁，加太子参 10 g，白术 10 g 健脾化湿，14 剂。③ 三诊时，夜间打鼾、头晕明显减轻，神疲乏力明显改善，纳食较前稍增加，舌淡，苔薄腻，脉弦，舌下瘀斑较少，患者痰热之象大减，中气较前恢复，上方去黄芩、黄连，天麻减为 6 g，加炒谷芽 20 g，炒麦芽 20 g 健脾消食，20 剂。④ 四诊时，患者诉夜间打鼾减轻，仍时有呓语，纳可，舌淡，苔薄，脉滑，舌下瘀斑大减。上方去丹参，加三七粉3 g，炒谷芽、炒麦芽各减 10 g，加酸枣仁 10 g，柏子仁 10 g 活血安神，再服 1 个月后，夜间鼾偶作，且鼾声低弱，头晕呼吸暂停消失，白日无嗜睡、乏力等症状。⑤ 复查 PSG 示：AHI 为 4 次/时，夜间最低 SaO_2 为 94%，平均 SaO_2 为 96%，BMI 为 28 治疗效果满意，嘱其畅情志，调饮食和起居。

［治疗思路］ 睡眠呼吸暂停综合征也称睡眠呼吸暂停低通气综合征，是指在每晚 7 小时睡眠过程中，反复出现呼吸暂停和低通气次数 30 次以上，或者睡眠呼吸暂停低通气指数 5 次/小时，多属于中医学之鼻鼾的范畴。具体分为阻塞型中枢型和混合型，以阻塞性多见。目前认为，此病是多种因素共同作用的结果，与解剖结构、遗传、肥胖、年龄、性别、喝酒等因素具有一定的相关性。

当然，如果保守治疗无效者，可考虑手术治疗，外科治疗方面，悬雍垂腭咽成形术是目前治疗鼻鼾最为有效的措施之一，在摘除扁桃体的基础上以扩大咽腔，减轻咽部阻塞，改善呼吸，以利于氧合作用，减少心血管系统的并发症，消除鼻鼾症状。

第三节 流涕不止

流涕不止常见于小儿，成人中也常有见到。此种患者常常久治不愈，非常痛苦。经中西医多次治疗，病名难知，堪称怪病，疗效不佳。此病根本在脾。而小儿的生理特点是“脾常不足”。脾主中气，司中阳，性喜温，主运化水湿；脾气亏虚，健运乏力，痰湿内生。痰浊之邪上储于肺，鼻为肺窍，肺上通于鼻，痰浊之邪自鼻而出，而为涕。因此，从“痰”的角度来理解此病，则有豁然开朗之感。

【临床表现】 患者为成年人或小孩，身体不衰，精神佳。常常定期流涕或时时流涕不止，流涕为时多时少。鼻涕、痰水流淌，说作即作，不受任何内外因素影响，有时难以停止，有时流淌一天之后即自行终止，周围人认为其卫生习惯差，患者自己苦恼不已。多年来经五官科及有关科室检查，均无异常。舌红苔腻，脉滑或数。

【病机分析】 流涕不止其本质都是由津液的输布失常引发的。若是只按照祛风散寒、行气健脾或滋阴益肾的原则治疗顽固性流涕，虽然可祛除患者脏腑内的病邪，却无法解决津液输布失常的病机。因此，常按照通阳、利小便的原则疏导人体内津液的运化为流涕症状严重的患者进行治疗，最终在临床上收到了良好的疗效。

中医认为，津液的生成与输布主要与脾的运化、肺的通调及肾的气化有关。这3个脏器的功能若是出现了异常，就会引发津液病证。津液的代谢正常与否，直接关系到人体内液体的平衡。如果津液的生成、输布、排泄出现了异常，就会引发伤津、脱液、水肿、痰饮等病变。其中，人若是因外感六淫或内伤七情使体内生成、输布或排泄津液的功能出现异常，就会导致津液停聚在人体内形成痰饮。痰饮之邪侵犯鼻腔可引发流涕。为此，在临床上常按照通阳、利小便等原则对流涕症状严重的儿童患者进行治疗，这样不但可以开通其体内津液运行的通道，还可推动其津液的运行，最终使其体内津液的输布恢复正常。患者体内的痰饮之邪若是能够被化解或消散，其流涕的症状自然就会消失。

【病案】 鼻孔中常流淌淡黄色黏稠痰水7年。

崔某，女，46岁，教师。7年前，鼻孔中常流淌淡黄色黏稠痰水，痰水流淌时，如拧开自来水管一样（患者自己形容），不可遏止，而痰水流尽后即自行停止。可奇者，鼻中流淌痰水，仅限于右侧一孔之患。初起鼻中流淌痰水，时作时止而无定期，近2年多来，每月月末必定流淌1次。痰水流淌，说作即作，不受任何内外因素影响，然流淌1天之后即自行终止，家人、同事见之无不呼之曰怪。多年来经五官科及有关科室检查，均无异常。患者惧，又 CT 复查，亦未发现任何病灶。流淌痰水时，头晕，乏力，心烦，影响食欲及睡眠。多年来大便干结。病证久宕不愈，殊为所苦。经中西医多番医治，病名既难详明，疗效自然平平。舌根部左侧覆薄黄腻苔，脉弦有力。辨证论治：左侧一孔流淌痰水，且定时发作，病颇怪异，复经五官科等多次检查及 CT 检查均无异常，更近乎怪，发病多在月尾。

［**治疗方法**］　处方：浙贝母 10 g，炒葶苈子 20 g，鱼腥草 20 g，黄芩 10 g，炒苍耳子 15 g，金樱子 30 g，桔梗 10 g，远志 10 g，乌梅 30 g，甘草 10 g。水煎，每天少少频饮。另用：① 煅白矾 50 g，明矾 10 g 共为末，每次随药吞服 1 g。② 玄明粉每天清晨空腹服 3～6 g，以大便稀软为度。③ 苍耳子、薄荷、陈皮、桔梗各 10 g，煮沸后，吸入药气，每天吸药气 2～3 次。

［**治疗思路**］　处方：① 方中浙贝母、桔梗、远志化伏痰，复配葶苈子泻痰水，药于病先，以杜生痰之源。② 痰水色黄，大便干结，示热痰作祟，故用鱼腥草、黄芩、乌梅清肺热以阻断其肺热酿痰之机。③ 苍耳子辛苦，其功用能升能降能疏，是历来治疗鼻渊流浊涕之有效剂。④ 其所以重用金樱子和乌梅，一则取其缩敛痰水，再则取其滋生津液，而不致津液随痰漏而亏乏。⑤ 吞服煅白矾、明矾，意在不断下渗和吸附体内留伏之痰水。⑥ 玄明粉咸寒软坚，亦可清化痰热。⑦ 大便稀软，即是上壅之痰下返之势，故玄明粉于便结、痰壅之症，堪称一物而两美备。⑧ 外治之法，亦内治之理，故嘱患者同时吸闻药气以畅气道、消痰水。

病之形为痰，病之情殊怪，正好与中医"怪病责之于痰"之机制暗合，也只有按"怪病责之于痰"解释才能有理有法有药而不是盲子夜行。王珪、虞抟、李中梓等都讲过，痰病怪异多端，不当以病名牵制，需以治痰为先。任何事物，乃至病名都需要在临床实践中不停发展，推陈出新才是永恒。痰水乃津液所化，故痰水流漏过多过久，出现头晕、乏力、食欲不馨乃势所必然。痰津既害溢于上，必枯结于下，故大便常干结。舌根部覆黄薄腻苔。示痰浊内伏，脉弦滑有力，示痰溢而标症在急耳。治以化痰清肺，缩液止漏。病怪而法多，故遣三路夹击之师。1 星期后复诊，自称服药后，大便稀软，无不适之感，仍按上方再晋 5 剂(2 天服药 1 剂)。1 个月后三诊，"痰漏"之症亦未发，并言及 5 天前虽罹患流行性感冒，亦未流涕。半年后随访，不仅"痰漏"之症未发，多年大便干结之苦亦随好转。三至五诊，大法不变，仅药味稍事增损然。

第四节　嗜睡(痰遏阳气)

嗜睡是一种过度的白天睡眠或睡眠发作的病证，现代医学对嗜睡主要予以中枢兴奋药莫达非尼、盐酸哌甲酯、苯丙胺等治疗，这样对抗性的治疗，治标不治本，其疗效不肯定，不良反应较大且易反复发作。嗜睡中医古医籍中称谓很多，《黄帝内经》中有“嗜卧”“善卧”等名称。《伤寒论》中有“多眠睡”之称。《金匮要略》称“欲卧”“欲眠”。后世医家有“喜眠”“多睡”等多种称谓。

本证虽睡意甚浓，但神志清楚，形体不衰，与神志不清、昏昏睡不语不同，临床中应注意鉴别。本证近似西医讲的单纯性嗜睡症。中医的主要观点认为嗜睡与阳气虚馁、气机不畅导致阳不入阴有关，但笔者认为严重的嗜睡患者，主要原因在于老痰聚集于内，阻碍阳气生发所致。

【临床表现】 不论昼夜，睡意甚浓，一经入睡，则熟睡如泥。呼之可以苏醒，然醒后又可立即入睡。患者常因嗜卧而影响工作、生产、学习。有的患者，白天在安静和思想集中时即发沉睡。其尤甚者，可在吃饭、如厕(特别是便秘如厕时间过久)、骑在自行车上入睡(但入睡片刻即可苏醒)。常伴有精神䀹盹，头脑胀重，胸闷或胸胁闷窒不适。神志清楚，食欲正常，形体不衰，只是常为嗜睡多寐、误工误事而苦恼。脉沉滑，或弦滑，舌苔、舌质一般无变化。女患者可见白带多或月经量少。

【病机分析】 中医认为，人的正常规律觉醒和睡眠是由于人身之阴阳正常交会的结果。对此，古代医家已有比较深刻的认识，提出了“阴气盛”多寐、嗜睡，“阳气盛”不寐，难寐等原则性的论述。如《灵枢·大惑论》曰:“人之多卧者，是肠胃大而皮肤湿(原文湿，作涩，欠妥)”，言其嗜睡多寐之人，卫气停留在内，痰湿壅盛于外，引起阴气遏阳，阳气难伸而“多卧”。又曰:“卒然多卧者”“邪气留于上焦，上焦闭而不通，已食若饮汤，卫气留于阴而不行，故卒然多卧焉”。指出邪气阻闭不通，再饱食、过饮汤水，痰湿过盛，遏阻阳气难伸而“多卧”。常规理论认为患者感满闷沉重，常常与湿有关。但笔者认为突然易睡，近似发作性嗜睡，此熟睡如泥之症，多由于湿聚为痰，导致大量的内痰，涎痰聚集而引起痰阻清阳使然。因此“肥人痰湿盛者多卧”等论述，在明清医籍中屡见不鲜。可见痰湿困遏阳气导致多卧、嗜睡，古代医家的认识是基本一致的。证之临床，信而有征，堪称经验之谈。

【治疗法则】 逐水饮，化痰湿，兼以兴阳疏肝。

【治疗方法】 柴胡 40 g，羌活 10 g，防风 10 g，柏子仁 30 g，附片 10 g，淫羊藿 40 g，阳起石 20 g，桂枝 10 g，石菖蒲 15 g，浙贝母 15 g，远志 15 g，香附子 10 g，丹参 30 g(重用)，甘草 6 g。石菖蒲、浙贝母研末或控涎丹吞服。

处方：① 本证时时欲睡或骤然入睡，本属痰湿困遏阳气，而卒然多卧、难以支撑者，乃痰遏肝气之候，故需以大剂柴胡、防风、羌活等疏畅肝气，激浊扬清。② 肝以柔为和，故用柏子仁柔肝养肝，刚柔相济，肝气自和，不得以柏子仁为纯柔肝剂或安眠剂是观。“卒然多卧者”，一则是“怪病多痰”，二则是肝气郁遏，或两者交织为害，气郁痰壅，使人时时欲睡。对于突然发作之病证，中医历来多责之于肝，从肝论治收效者多,故有"诸病治肝"(陈士铎语),"诸病多自肝来"(林佩琴语),"肝为诸脏之残贼"(魏玉璜语)等论述,古代医家的这些见解很有临床意义,笔者以疏肝解郁化痰为其大法(亦属肝生痰之谓)治疗发作性嗜睡疗效亦较满意。③ 肾为气之根,故用附片、淫羊藿助阳,周身阳气振奋,痰气不复遏阻,则可减灭多卧、嗜睡之势。④ 香附子芳香透达而化痰,以治头身重滞。⑤ 石菖蒲、远志入心开窍化痰。⑥ 石菖蒲、浙贝母以散与服,取散者散之,芳香散痰之效尤佳,且可节省药物。《神农本草经》有言,石菖蒲"入心孔,通九窍,明耳目,出声音"。细玩《神农本草经》对石菖蒲功用的记载,不难看出本品芳香化痰开窍治嗜睡之效应所在。为散与服,能保持药物的芳香开窍作用,效果更好。⑦ 丹参乃入心活血药,是现在一味常用药物,为什么要重用以治痰迷清窍之嗜睡?盖嗜睡之始,鲜有不兼夹瘀血者,然病延日久,嗜睡日浓,则不仅痰气凝聚日甚,而汁沫相关,痰瘀同源,亦可使血行不畅,故应重用丹参活血以助化痰。李时珍引《别录》说,丹参"去心腹痼疾结气"。这既指除瘀血痼疾,又指化痰浊痼疾。须要指出的是,本书中失眠、嗜睡两证中均言重用丹参(笔者应用,确有效验),这是因为两证在久治不愈时均可导致血脉瘀滞。这就是本书治则中讲的"见痰休治痰"和"痰瘀相兼治痰"的机制所在。

【应用技巧】 ① 女患者月经量少,白带多,选加红花、川芎、莪术活血行血,血活而阳通。② 如食后即睡或边吃饭边入睡,时时呕恶痰涎者,加半夏、生姜、焦山楂、炒莱菔子(牵牛子更好),化降胃肠之痰浊。③ 如形体强悍,大便秘结者,清晨以药液冲服玄明粉和大黄粉,使痰涎从大便出。

【注意事项】 年高体弱、精神萎靡、身困乏力嗜睡者,此乃阳气不足,不当作嗜睡病而妄施药治,而应注意扶阳,行气补肝肾为主,中医火神派在此方面有许多经验。临床应注意鉴别,殊防虚虚之诫。痰瘀为主还是阳气不足为主医生应把握清楚,这样才可保证疗效。

【病案】 嗜睡、困倦 3 年。

患者,男,18 岁。主诉:嗜睡、困倦 3 年,加重半年。3 年前患者因学业紧张开始出现嗜睡和困倦,听课时经常睡着夜间不易醒,醒后又很快入睡,每天睡 12 小时曾在当地医院就诊,头部 CT 检查等皆正常诊断为嗜睡症。予口服谷维素等治疗。无明显好转,半年前因学业较重,嗜睡更加明显,每天睡 16 小时。多处治疗,遍访名医,无明显缓解。症见:精神萎靡,表情淡漠,时时欲睡,不分昼夜,呼之即醒,醒后复睡。困倦乏力,不喜言谈,时打哈欠。食欲欠佳,四肢不温,大便溏,舌淡胖有齿痕,苔薄白,脉弱。西医诊断:嗜睡;中医诊断:多寐(心肾阳虚证)。

[治疗法则] 去湿利水化老痰为主,温阳益气为辅。

[治疗方法] 处方:① 采用十枣汤 1.5 g,隔日治疗 1 次,共治疗 3 次。② 麻黄附子细辛汤加味。麻黄 15 g,制附片 30 g,细辛9 g,柴胡 30 g,柏子仁 40 g,桂枝

30 g,浙贝母 30 g,淫羊藿 40 g,丹参 30 g,甘草10 g。每日 1 剂,共服用 14 剂。治疗 5 天后症状即开始出现好转,精神较以前振奋,面部表情较以前丰富,每天睡眠时间减少,嗜睡程度减轻,言语逐渐增多,饮食及大便亦改善,再治疗 5 天,基本恢复正常,每天睡眠时间为 7～8 小时,无困倦乏力,精神食欲正常,以原法治疗 7 天以巩固疗效,随访 1 个月患者状态良好,无不适症状。

[治疗思路] 嗜睡患者的特点是指不论昼夜,时时欲睡,叫醒后总觉睡意蒙浓,或旋即入睡。《诸病源候论》则直接指出:"短气好眠,痰之候也。"对痰阻阳气的"好眠"作了进一步的说明。善以治痰治疗疑难杂症的元代名医朱丹溪则认为,脾胃为痰湿所困是产生多卧、嗜睡的主要病机,言及:"脾胃受湿,沉困乏力,怠惰好卧也。"李杲说:"脾胃之虚隋嗜卧也。"唐容川说:"身体沉重,倦怠嗜卧者,乃脾经有湿。"本病例以精神萎靡,时时欲睡,呼之即醒,醒后复睡,困倦乏力为主症。结合舌脉,证属心肾阳虚,但患者年轻,痰阻明显。治以攻逐痰饮,温阳散寒综合治疗。中医认为嗜睡症属多寐范畴。主要与心、脾、肾等脏腑功能失调有关,病机以心脾气虚,阳气不振为主。《灵枢·寒热病》云:"阳气盛则瞋目,阴气盛而瞑目。"故多寐主要是由于阴盛阳虚所致。笔者认为,阳不入阴主要是由于有不正之物的堵塞导致,治疗的首要任务是去痰饮等不正之物,以达到醒脑开窍、调神安神、清利头目的目的。处方:① 十枣汤攻逐饮邪,消除有形饮邪后,再配方药治疗。②《伤寒论·少阴》篇少阴之为病,脉微细,但欲寐也。故嗜睡症可从少阴论治,麻黄附子细辛汤方见《伤寒论》,此方有温阳解表的功效其中麻黄发汗解表,附子温经扶阳,细辛辛温通达内外,外助麻黄解表,内合附子温阳。痰随气行,无处不利,痰湿内盛,不仅可困遏脾阳、卫阳,亦可使头部清阳被遏阻,以及心、肝气郁难伸而随时入睡。③ 平时伴有头脑重胀、精神睏盹等症状,亦系痰遏阳气之候,因此再加入柴胡、柏子仁、桂枝、浙贝母、丹参行气温阳,故获良效。

第五节 阿尔茨海默病(老年痴呆)

阿尔茨海默病又称老年痴呆,有学者估计世界范围内 65 岁以上阿尔茨海默病患病率为 6.1%,80 岁以上阿尔茨海默病患病率可高达 20%。据初步统计,我国现在至少有痴呆患者 550 万以上,每年平均还有 30 万患者确诊。痴呆的精神与行为症状(BPSD)是痴呆患者常见的伴随症状,几乎所有临床痴呆患者在疾病过程中均会出现,80%社区痴呆患者存在 BPSD,其中情感淡漠(45.3%)、抑郁(43.6%)、激越/改进(40.1%)发生率最高,60%以上患者的 BPSD 需临床治疗。BPSD 是促使痴呆患者住院的主要原因。目前治疗方法主要有非药物治疗与药物治疗两类,但治疗效果均不尽人意。随着我国进入老年社会的加速，老年痴呆患者对社会和家庭产生的负担越来越重，迫切需要治疗方法的革新。

【临床表现】 表情呆吨，精神抑郁不快，或默默无言，或喃喃自语。口中黏腻痰涎多，脘腹胀闷或胀满。面色晦暗，小便短少，舌苔薄腻或白腻，脉弦滑或沉滑。精神经神科检查有或无阳性指征。本证系“痰迷心窍”之“文痴”。

【病机分析】 “痰派中医”理论认为老年痴呆患者产生的主要原因是脑内痰涎的聚集，阻碍阳气的升发。由于长期得不得正确的治疗，内痰越来越多，病情加重，也就称为痰痴。

【治疗方法】 药用：柴胡、郁金、石菖蒲、远志、浙贝母、枳实、半夏、淫羊藿（量应重，至少 30 g）、甘草，化痰开窍，兴阳解郁。

【病案】 乏力倦怠，精神萎靡 4 个月。

贾某，女，81 岁，患者当年 6 月自行服用电视宣传保健品（滋补肝肾之品，具体药名及成分不详）20 余天后，出现乏力倦怠，精神萎靡，症状进行性加重，至当年 10 月初出现反应迟钝，记忆力下降，胡言乱语，甚则神志不清，意识障碍。西医诊断为阿尔茨海默病，服药疗效不著，经介绍来请求中医治疗。症见患者神志时清时昧，记忆力严重下降，甚至连家人不认识，怕冷，项部拘紧，口干不欲饮，手足不温，声嘶音哑，听力下降，入睡困难，夜寐仅 3～4 小时，小便频数，夜尿 4～5 次，大便 2 天 1 次，排便困难，舌质淡暗，苔白厚腻润，脉浮滑紧。辨证属邪遏太阳，痰扰神明。

[治疗法则] 解表化痰。

[治疗方法] 初诊：处方：桂枝 15 g，茯神 45 g，法半夏 20 g，石菖蒲 20 g，陈皮 15 g，远志 15 g，郁金 20 g，生姜 20 g，苍术 20 g，炙甘草 5 g，淫羊藿 40 g。7 剂，水煎服，每天 1 剂，早晚各服 1 次。二诊：药后精神转佳，食欲增加，睡眠改善，入睡尚可，睡眠时间 5～6 小时，认知力、记忆力有改善，大便调，尿频减轻，舌质淡暗，苔薄白腻，脉紧。上方加炒麦芽 20 g。7 剂，水煎三服，控涎丹每天4 g，共 3 次。三诊：药后诸症皆减精神进一步好转，认知力及记忆力都有明显改善，家人守法续进，以资善后进一步巩固疗效。

[治疗思路] 处方：① 桂枝味辛，性温，辛温发散开表，使邪有出路；色赤入心，助君火之明，桂枝和炙甘草为桂枝甘草汤，可以振奋心阳，荡涤群阴。原方应用白芍因其性寒酸苦，寒性收敛有碍开表之力，味酸苦妨碍阳气升发，易以二陈汤的法半夏、茯神、陈皮，法半夏燥湿化痰，降逆和胃。陈皮理气燥湿，降逆化痰。配合控涎丹逐水利湿，除生痰之源，湿去痰自消。三药相配共奏健脾化痰之效其性皆偏温，可理气温中，其性主内降，与桂枝相配，一开一合，一升一降，有助于疏通表里，升清降浊。② 桂枝汤中大枣味甘，易壅滞气机，故易大枣为苍术，苍术性温，味甘微苦，味甘入脾，苦可燥湿，甘可补脾，故有燥湿健脾、芳香化浊之效，苍术兼有大枣

补脾之效，而无大枣碍脾之弊，另苍术质轻，有孔，可有辅助桂枝开表之力。桂枝、苍术、茯神、炙甘草又为苓桂术甘汤，兼有温化痰饮之功。③ 石菖蒲气味辛温，辛开苦燥温通，芳香走窜，化湿豁痰，开窍醒神，开心孔，通九窍，另石菖蒲可入水底引微阳，引坎中一阳达太阳，可辅助开表，引少阴之气达太阳，兼有开表之功，亦可开九窍，通神明。④ 淫羊藿，微辛微温，足九一之数，得金火最富，内通薄膜之纤维，外通皮毛之微阳，有引阳入阴、启阴交阳之功，用淫羊藿调节气机，交通阴阳，诸药同用，共奏开表畅中、升清降浊、化痰开窍之功，故短期内病情得到了明显缓解。

目前对于阿尔茨海默病，多从肾虚脑髓失养，气血不足进行论治，常常不效，甚至病情加重。世人多用滋补法而不见其弊，张子和《儒门事亲》曰："唯庸工误人最深，为鲧湮洪水，不知五行之道，夫补者人所喜，攻者人所恶，医者与其逆病人之心而不见用，不若顺病人之心而获利也，岂复计病者之生死乎。"笔者给此老年患者用猛药控涎丹，未见虚者不能攻之虞。而此患者因吃滋补品而发病。难道不值得深思吗？笔者认为谨守病机，开表驱邪为先，继则强中焦运化之力，以除痰补益扶正复本之法收功是关键。温开腠理则贼邪外出有路，常有四两拨千斤之效。现代医学也认为，治疗的首要问题是去除病因，不论何种疾病，只要有致病因子存在，就会使疾病继续发展或加重，给其他治疗只会造成困难或不易治愈。方中除桂枝汤辛温解表，打开邪气外出通道外，又以控涎丹、"二陈"理气化痰除水，畅达中焦，温散与温降并用，表里双解，分消病势，故获效甚捷。

第六节　霰粒肿（眼生痰核）

霰粒肿是由于脂质类物质在睑缘（zeis）腺和睑板腺内积存，挤压邻近组织并引发的慢性肉芽肿性炎症。该病属中医"睥生痰核"范畴，发于上下眼睑，其部位为五轮中的肉轮，内应脾胃，故脾胃功能失常者常患。小儿脾胃功能不全如母乳喂养不当，或饮食不节，或过食辛散生冷甜腻之品，致使脾胃运化失常，湿热蕴结，湿停痰生，阻于经络，上乘胞睑而则易发生。

【临床表现】 眼胞内生米粒大之硬结，大者如豆，肿核质地虽硬，但推之可移。肿核初起，不红不肿，皮肤如常，亦无目赤疼痒及全身症状，但可反复发作。痰核多发于上眼胞。如硬核增大，则有碍眼睑睁闭而有胀涩、热涩等症，殊感不适。本病有不治而愈者，或溃破后腐肉增生者，若痰核久延不消，肿核可增大如枣，引起眼睑重坠。若溃破后久不愈合，亦可变生他证。硬结小者，舌脉可无变化，硬结大、久不消散者，可见苔薄腻，脉弦滑。

【病机分析】 《证治准绳·杂病》曰："乃睥外皮肉有赘如豆，坚而不疼，火重于痰者,皮或色红,乃痰因火滞而结。”《审视瑶函》曰:“睥生痰核,痰火结滞所成,此火土之燥,毋向外求情。若能知劫治,顷刻便清平。”罹患本病多缘于嗜食辛辣乳酪太过,或厚味、醇酒无度,脾胃积湿化热,复与体内素蕴之痰湿合邪,着阻气血而致经络胞睑之间而凝生痰核。也有因睑内“针眼”酿脓不成,凝结日久变生痰核者。成人也有因情志不畅、郁怒无制而使痰凝成核者。

【治疗法则】 化痰散结,健脾而兼疏肝。

【治疗方法】 蔓荆子 15 g,昆布 20 g,海藻 20 g,槟榔 20 g,浙贝母 20 g,连翘 12 g,僵蚕 15 g,茯苓 40 g,半夏 10 g,橘红 15 g,甘草 6 g。

处方:① 方中昆布、海藻化痰软坚,半夏、茯苓健脾祛湿化痰。行痰须行气,故用橘红。如女患者反复发作,应酌加四制香附或柴胡。② 浙贝母解郁化痰散结。③ 槟榔并不只是杀虫消积剂,亦有行水化痰之功,《本草纲目》就言及本品有“除痰癖”和治“痰气喘急”的作用,当用之。④ 僵蚕轻浮而升,为化痰祛风佳品,故临床常用于治瘰疬痰核。⑤ 连翘亦质轻上行之品,且能散结化痰。⑥ 蔓荆子质轻上行,清肝明目,善散头面之风热,《神农本草经》认为能“明目”,治“湿痹拘挛”。

本方中加入连翘、僵蚕、蔓荆子等轻清引药上行之品,宛如“微风拂熙”,可以有效地提高化痰散结的效应。并可将僵蚕、槟榔、鸡内金研末,随药吞服,“散者散之”,效果更好。笔者用此法治疗本病多例,均收到满意效果。

【应用技巧】 如属热痰偏盛,症见睥内肉色焮红,微觉热痛,小便黄,大便干结,舌苔黄腻,脉滑数,可酌选加黄芩、黄连、龙胆草、赤芍、蒲公英等化热痰,散痰结。

【注意事项】 ① 如痰核较大、久治无效者,建议手术治疗。② 临床上可中西医结合,也可采用西医手术治疗,医生应灵活自如,医法圆通,吸取西医长处,发挥中医特点。

【病案】 右眼睑红肿半个月。

林某,男,12 岁。半个多月前无明显诱因出现右眼睑红肿,伴疼痛,流泪,分泌物较多。当地医院诊断为睑板腺囊肿,予以妥布霉素滴眼液、红霉素眼膏等进行局部治疗未见明显疗效,建议全身麻醉下行睑板腺囊肿刮除术。查右眼睑结膜充血,睑缘红赤,右侧上、下眼睑各可触及一约绿豆大小硬结,上睑处硬结较大,对应内眼睑可见紫红色隆起,轻度压痛,舌红苔白,脉弦滑。中医诊断为睥生痰核。辨证为湿热蕴结、瘀阻胞络。西医诊断为睑板腺囊肿。

[治疗法则] 清热解毒,化痰散结。

[治疗方法] 玄参 9 g,前胡 6 g,蔓荆子 6 g,黄芩 6 g,桔梗 6 g,僵蚕 6 g,海藻 6 g,苍术 6 g,浙贝母 6 g,连翘 6 g,橘红 6 g。服药 3 剂后红肿消失,痰核明显减小。上方继服 5 剂后痰核消失。

［治疗思路］ 按“五轮”病位言，本证属肉轮范畴。肉轮眼病，痰湿之症尤多，《审视瑶函》记载：“此证乃睥外皮内，生颗如豆，坚而不疼，火重于痰者，其色红紫，乃痰因火滞而结，此生于上睥者多。”《目经大成》《医宗金鉴》《眼科易知》等医籍中均责之于痰。胞睑内生核粒硬结，眼胞皮肤如常，虽有碍涩感，但无疼痛。由于病起于痰，故历代文献均以痰核名之。又由于多发生于上眼胞，故又称“睥生痰核”。《证治准绳・七窍门》即有明确的记载，《审视瑶函》称之为目疣。《医宗金鉴・外科心法要诀》中记载：“此证结于上下眼胞，皮里肉外，其形大者如枣，小者如豆，推之可移者，皮肤如常，硬肿不疼，由痰湿郁滞而成。”称之为眼生痰核。故多由脾胃蕴热与痰湿相结阻滞经络而发。治当调整脾胃功能，清热化痰散结，兼以控制饮食，谨防营养过度，忌喂食辛辣甜甘厚味之品。

第七节 飞蚊症（痰浊上犯）

飞蚊症是指视野中有浮动的黑影而言，在明亮或白色背景的衬托下更为明显。祖国医学对飞蚊症及相似症状的记载十分悠久。实际上由痰湿、热痰、风痰、燥痰等以及痰瘀相兼和某些夹痰之症的眼病，临床上是很多的。因此，眼科疾病从痰治，是痰派中医治疗眼病的一大优势。

【临床表现】 眼目外观端好，然患者自视眼前似有云雾之形状暗影飘动，或如蚊蝇飞舞，或如旌旗拂动，随眼珠之移动而飘荡，为色不一，或黄，或青，或红，或白。视物日见昏朦，巩膜、瞳仁亦微见昏暗。常兼有头部沉闷，口干、胸闷、身重、尿黄等症。舌苔黄腻，脉弦数。没有肝肾阴亏见症。

【病机分析】 眼前异物飘、拂视物变形，在没有检眼镜等检查的时代，被认为是一种“怪症”，然而古代医家在长期的医疗实践中，却往往从痰论治而获效，故用“怪病责之于痰”“痰多怪病”等学术见解以指导临床实践，常常在治疗眼科疾病时，获得意想不到的效果。眼睛能视万物，是以机体五脏六腑之气血津液源源不断地上注为其物质基础的，眼中之津液充裕，水火、阴阳平衡，则睛光滋润有神，皎洁明净。《灵枢・口问》曰：“液者，所以灌精濡空窍者也，液竭则精不灌，精不灌则目无所见。”正因为眼组织富含津液，才能使目珠圆润，眼神晶莹，所以《外台秘要》曰：“其眼根寻无他物，直是水耳。轻膜裹水，圆润精微，皎洁明净，状如宝珠。”《审视瑶函》曰：“神水*者，由三焦而发源，即目上润泽之水，耗涩则有昏渺之危。”从古代医家的这些论述和经验中不难看出，津液与眼的关系是非常密切的。

---

* 按：所谓神水，当是津液所化。

【治疗法则】 清热化痰，兼以削积润燥。

【治疗方法】 夏枯草 40 g，茯苓 40 g，车前子 15 g，栀子 12 g，木贼 12 g，木通 10 g，猪苓 15 g，狗脊 10 g，远志 20 g，浙贝母 10 g，薏苡仁 30 g，玄参 10 g，甘草6 g。

处方：① 夏枯草、浙贝母化痰散结。② 车前子、木通、猪苓、栀子撤痰热下渗。③ 薏苡仁、茯苓健脾化痰。④ 玄参化热而润。⑤ 木贼消积以祛痰。⑥ 远志宁心祛痰。⑦ 甘草化痰热又协和诸药。⑧ 狗脊补肝肾祛湿以助明目。上药合而成方，即是清化痰热和消积润燥之剂。

如检眼镜检查发现瘀积之物明显者，可选加鸡内金、海藻、丹参、赤芍等痰瘀同治。

【注意事项】 治疗眼疾，中医确有特色，但临床辨证施治，又要特别细心，结合眼科和神经内科的诊断，是痰则从痰治，不是痰则不应盲目治痰。

【病案】 眼前有 2 个半透明的蚊虫样絮状物飘动 2 年。

患者，男，75 岁。自述右眼前有 1 个左眼前有 2 个半透明的蚊虫样絮状物飘动 2 年，曾在外地诊断为玻璃体混浊，肌内注射普罗碘铵 40 支，口服明目地黄丸 60 丸效不著。查视力：右 4.8，左 5.0，双外眼正常，眼底可见双晶体周边有楔状混浊条，玻璃体无明显混浊，眼底网膜动脉硬化Ⅱ期。舌红，苔腻，脉沉涩，小便数，大便艰涩，困难。诊断：早期白内障，飞蚊症，网膜动脉硬化Ⅱ期。中医诊断：痰浊上犯（视物变形，痰湿上注）。

［**治疗方法**］ 处方：夏枯草 30 g，茯苓 30 g，车前子 30 g，生山栀 10 g，猪苓 15 g，狗脊 15 g，远志 30 g，浙贝母 15 g，薏苡仁 30 g，玄参 30 g，甘草 6 g。经服用 1 个月，自觉症状明显减轻，继续服用 2 个月后，眼前絮状物消失，而且视力较前提高。

［**治疗思路**］ 本证西医检视眼内，玻璃体中可见有尘雾、纱网、絮块、团球、条索等形状之混浊物，这些病理产物，由内而生。参以兼症及其舌脉，而有热痰、燥痰、湿痰等多种痰病。本病所见诸症，多为素体阳热较盛，或情志抑郁化火，造成热痰蕴遏熏蒸，痰浊上犯，损及目中津液清纯导致。当然津液为病也要慎审斟酌，不能笼统而言。就眼科疾病而言，津液为病至少要注意两种症情：一是津液耗伤，不能滋养濡润于目，而致眼目干涩，视力疲乏、减退诸症作。二是津液受其煎熬，如情志不畅，过食辛辣厚味、酗酒无度、房事不节阴火灼液，以及素体阳热太盛，津液暗耗而煎凝成痰，此痰上注于目，有碍视瞻而症见云雾移睛。

根据王燕等调查，飞蚊症的一般处理原则为：① 在开始发觉飞蚊症时，应作 1 次详细的眼科检查，如确认无视网膜裂孔等严重并发症，可对患者作解释，以解除心理负担。亦可辨证治疗。② 对 45 岁以上患者，在突然出现飞蚊症并伴有闪光感时，应立即到眼科检查，以后每 3 个月复查 1 次。③ 对有中、高度近视或一眼曾发生视网膜脱离者，若飞蚊突然增加，应特别引起注意。

附1　视物变形(痰湿上注)

【临床表现】 眼目外观无异常，然患者视物变形。视直为曲；即视物为弯曲状。常兼有头重头晕，胸膈痞闷不舒，食纳不馨，或口黏口腻，二便失调。遇潮湿季节和降雨天，上症尤为突出。舌苔腻或薄腻，脉濡缓。没有肝肾阴亏见症。

【病机分析】 本证多起于肝气郁结，肝郁而脾陷；脾失健运，精微化失其正而聚为痰湿，痰浊上犯清窍，扰乱神视而视直为曲。诚如《证治准绳·七窍门》言："头风痰火之人，屡有此患。"多见于视网膜脱离，中心性视网膜炎等黄斑部病变。眼底检查黄斑区可见黄白色点状渗出物，或见视网膜部分呈灰白色高起，这既是凝集于内眼的有形之痰。

【治疗法则】 健脾化痰，利水解郁。

【治疗方法】 茯苓、半夏、薏苡仁、杏仁、通草、车前子、泽泻、郁金、远志、厚朴、甘草。

处方：① 薏苡仁、茯苓、通草，淡渗健脾以祛痰湿。② 半夏、杏仁，一燥一润，化肺胃之痰。③ 车前子、泽泻化痰明目而利痰水。④ 复以郁金、远志解郁宁心化痰。⑤ 厚朴、半夏燥湿化痰。综观全方，化痰之功即寓于开上、和中、渗下之中、一病而三消，厥功自宏。不论"云雾移睛"抑或"视物易形"，均可随症治疗。如兼见白睛红赤，瞳孔紧小，口干，瞳孔紧小，舌苔干黄等症突出者，应选加胆南星、姜竹茹、黄芩、炒栀子、石决明等清化热痰。

目与肝肾的关系极为密切，特别内眼疾病，因此"云雾移睛""视物易形"也可由肝肾不足、肝肾亏损引起，或病久致虚而形成肝肾亏损。苟若有肝肾不足见症，上方中之寒凉化痰药应不用，再选加枸杞、熟地黄、枣皮、巴戟天、当归、桑葚、狗脊等滋补肝肾以化痰(采用丸剂最好)。此即本书提出的收功阶段采用补肝肾的方法来达到慢性病的远期疗效。

附2　炎性玻璃体混浊

玻璃体混浊是一种常见症状，常见于葡萄膜炎、视网膜脉络膜炎、高度近视等，病情顽固，不易消除，严重影响患者的视觉质量。目前在临床上，主要以碘剂和抗生素等西药治疗为主，但是不良反应比较多，而且治疗效果也不尽如人意。玻璃体浑浊出现的主要原因有高度近视、眼外伤、老年人玻璃体变性、寄生虫和肿瘤等。

【临床表现】 主要是患者的视力明显下降，对患者的正常生活、学习造成了严重影响，眼前黑影飘动，视力有不同程度的障碍，头脑沉重，胁肋满闷不舒，情志不畅。舌苔薄腻，脉弦滑。

【病机分析】 玻璃体，古医籍中称"神膏"。"神膏"清纯清净，不容混浊，现既已混浊，自然是有病理产物凝聚于内。病理产物者何？痰、饮、水、湿、瘀血皆属之，然临床上兼夹痰湿者为多见*，故按痰论治。善治痰者，不治痰而先治气，故方中兼用疏肝解郁之品，俾化痰剂发挥更好的效应。

【治疗原则】 攻泻痰浊，疏肝化瘀。

---

* 按：眼前部无充血，或充血已基本消除。

【治疗方法】 柴胡、白芍、郁金、浙贝母、半夏、茯苓、槟榔、石菖蒲、鸡内金、车前子、甘草。

玻璃体混浊中医辨证，症属肝肾不足、气不化液者有之，肝肺郁热夹痰者有之，肝郁脾陷、气滞痰阻者有之。脾运不及痰湿上犯者有之。但痰浊内聚，气滞血瘀是其关键发病环节。处方：① 柴胡、白芍、郁金行气疏肝。② 浙贝母、半夏、茯苓化痰利水，以除生痰之源。③ 槟榔、石菖蒲、鸡内金、车前子从下通肠利二便，同时开窍化痰，上下分消以治痰浊。

【病案】 视物不清半年。

汪某，男，58 岁。患者诉近半年来视物不清，自觉眼前有黑星移动，如蚊蝇飞舞，伴头晕，咽干口燥，腰膝酸软。舌淡苔白，脉沉细无力，尺脉尤甚。眼底检查：双眼玻璃体内白色雪花样点状物飘荡，视网膜血管屈曲变形。诊为玻璃体混浊，属中医云雾移睛，肝肾亏损型。

［**治疗方法**］ 控涎丹 6 g，3 天。攻泻痰浊。处方：柴胡 20 g，白芍 15 g，郁金 30 g，浙贝母 15 g，半夏 15 g，海藻 20 g，昆布 20 g，石菖蒲 30 g，甘草 20 g。即用上法治疗 3 个疗程后症状有所改善，自觉飘移物较前减少，目涩减轻，视力有所提高，5 个疗程后症状基本消失。

［**治疗思路**］ 正常的玻璃体是呈透明的凝胶状态，而玻璃体浑浊指的是玻璃体内出现不透明体。玻璃体混浊是最常见的眼科疾病之一，常见于老年人，病情严重的时候甚至会导致患者眼睛失明。玻璃体混浊属中医眼科云雾移睛范畴。本病的临床表现和病因，病机在《证治准绳·七窍门》所述之云雾移睛证，谓："人自见目外，有如蝇、蛇、旌旗、蛱蝶等状之物，色或青、黑、粉白、微黄者，在眼外空中飞扬缭乱，仰视则下，俯视则上也乃玄府有伤，络间津液耗涩，郁滞清纯之气而为内障之证"相似。本病属于广义的瞳神疾病，根据五轮学说，瞳神属水轮，内应于肾，肝肾同源，故发病常责之于肝肾，同时因五脏六腑之精均上注于目，故与其他脏腑关系也很密切。总的认为本病主要由痰浊上犯，瘀血停滞或肝肾不足，气血亏虚所致。因此临证时应局部结合整体，既统一也辨证论治。方药中加软坚散结的海藻、昆布，中医学认为，一切有形之物均有瘀滞，故加以活血化瘀药物。药理研究表明，昆布含有碘，能很好地促进玻璃体混浊物的吸收，故加昆布和海藻收到良好疗效。

中医治疗内眼疾患，概而言之，其大法有四：一是滋养肝肾；二是疏肝解郁；三是化痰祛湿；四是活血化瘀。由于眼病复杂，故临床上又往往相互为用。明乎此，则中医治疗眼疾的能力，则思过半矣。

第八节　类风湿关节炎（痰痹）

痹，是指病邪阻滞气血不能通畅之义。痹证就是病邪阻滞气血而发生的以疼痛为主的病证。自《素问》提出"风、寒、湿三气杂至，合而为痹"以来，两千多年来历代医家奉为"经旨"，不敢越雷池一步，笔者认为有失实事求是的原则，尊经典，更要看患者治疗后疗效。讲风、寒、湿三气杂至致痹，特别是强调三气杂至的发病机制，不仅明示痹证之复杂性，而且包涵了因人因地的内容，其论证尤为客观、科学。但风、寒、湿致痹，也并不能包括所有的痹证。任何事物都应按照其本身的规律向前发展。当患者的具体情况发生改变时，相应的学说就应该因时而变，或修正补充，或推陈出新，不能抱残守缺。以前大家认为风湿性疾病(痹证)是因为经济条件差，生活居住条件差为主导致风寒湿的侵袭而致病。但改革开放以来，经济生活条件发生了极大的改善，但此类疾病病并没有减少，反而有增加的趋势。医学上最忌想当然，胡适先生提倡的"大胆假设，小心求证"才能推动医学的发展。书本所写，前人经验必须与医者在临床实践中的治疗后患者疗效相互印证，这样才能客观真实地促进医学的发展。中医从风寒湿来治疗痹证常常疗效不明显，或仅仅有短期的疗效。笔者观察发现痹证中痰痹非常多见，治痰通痹，再结合祛风寒湿则常可收到满意的效果。

【临床表现】 肢体困重，关节重滞疼痛而兼及附近肌肉。也有关节或疼痛处微见肿胀，或肿胀时显时消，喜温热而恶凉冷。虽病程较长，但尚无虚性体征及症状。潮湿、雾露隆盛、地势低洼，或常年居处底层楼房之处者有，但也常发于恣食豪饮之辈。症似常说之"关节炎"，然按"关节炎"治疗却收效不著。常伴有胸膺满闷、肢体重滞不适。脉濡缓，舌上常覆白腻苔。

【病机分析】 关节疼痛，喜热畏冷之症，现在人们习惯称之为"关节炎"。不少中医也习以为常，以"关节炎"名之。从本证的主要症状和常用的有效方剂看，呼之曰"炎"，殊为欠妥。本证中医称"痹"。痹者，闭也，痹症的基本病机是气血为病邪所阻闭，不通则痛。引起气血痹阻的病邪多系风寒湿三气，即《素问·痹论》所说："风寒湿三气杂至，合而为痹也。"其中风胜者为行痹，寒胜者为痛痹，湿胜者为着痹。风寒湿留伏不去，日久伤害正气，则可由实致虚；或形成肝肾亏损兼夹风寒湿邪而痛，或形成阳气不足兼夹寒湿而痛。当然也有素体阳气亢盛，偏食辛辣厚味，或感受湿热之气，湿热凝聚关节，引起气血痹阻而成为热痹者。各类痹症，病程过久，均可形成兼夹瘀血为患，即所谓"久痛入络""痛久必瘀"是也。

上述症情，乃临床所见痹证之常局。痹证也有一种变局，即本证所要着重研讨的痰湿阻滞所引起的关节疼痛，亦可称之为"痰痹"。"痰痹"之痰，其来源有二：一是来源于原患风寒湿痹以湿邪为主者，其病经久不愈，或医治不当，湿聚为痰。究其源，此痰多来自外湿，故此类患者多长期口服各种中药西药，反反复复，笔者认为，其中长期吃药导致的药痰是不可忽视的发病因素。另一来源为内湿，即平素脾胃湿邪蕴盛，日久聚而为痰。此类患者多见于平时恣食甘肥或贪饮水浆之辈。痰之为患，无处不到，特别是关节空隙之地，更易为留痰之处，或痰湿阻滞，气血闭阻，身体沉重，关节肿痛。关节肿胀是痰证的特有症状，故肿胀时显时消亦是痰痹的重要见症，笔者所遇亦多。《证治要诀》记载："痰饮流入四肢，令人肩背胀疼，两手软痹。医误以为风，则非其治。宜导痰汤加木香、姜黄"之类。又说："其人素有痰饮，常流注肩背作痛"。戴思恭虽然讲的是四肢肩背疼痛，痰湿流注关节而疼痛者亦然。痰湿之性黏滞难去，此类患者局部表现虽亦如寒湿痹证，唯其病久不愈，而按一般寒湿痹证治疗罔效，此时应换视角，从顽痰的角度治病常有良效。同时患者尚有肢体重滞，胸闷不适，脉濡缓，苔白腻等全身痰湿内蕴之象。类风湿关节炎属中医痹证范畴。其发病多因素体虚弱，风寒湿热等外邪乘虚侵袭，滞留经络骨节，久留不去，痹阻气血而成。笔者认为本病之初，关节尚未肿大，可按一般痹证辨治；若关节肿大疼痛一旦形成，则应从痰论治。凡关节肿大疼痛多属有形之邪留滞其间，痰浊、水饮、瘀血皆其类也。类风湿之关节肿大或为梭形肿大如指关节病变，或为漫肿凸起一块如腕关节病变，然其并无骨质增生，但有关节腔水肿或软组织增生。况其肿胀可反复发作，其为痰饮甚明。此皆因外邪久留，经络闭阻，致气血津液停滞而为痰，为饮。此等痰饮生于经络之中，留于骨节之内，徒以健脾燥湿，化痰亦不能速去。当治以涤痰通络之法，选用性滑利善走蹿之品，组成开窍通关之猛剂，以涤除骨节间之留痰浊饮。若症见关节肿胀迅速增加，疼痛剧烈手不可近是痰饮之势猖厥，非峻剂无以遏其势，宜用上方合控涎丹，装胶囊吞服 2～3 g，服后泻下痰水样便，即收肿消痛止之效。

【治疗法则】 化痰通络，兼以健脾益气。

【治疗方法】 薏苡仁、苍术、独活、制南星、木瓜、萆薢、威灵仙、前胡、郁金、蜈蚣、浙贝母、橘红、甘草。

处方：① 薏苡仁、苍术、独活、制南星、木瓜、健脾燥湿祛痰蠲痹止痛。② 蜈蚣不仅能息风通络止痛，且善化痰涎，用其慓悍之性，引诸化痰药直达病所。③ 薏苡仁健脾通络化痰，药性平和，重用无妨。前胡辛温，降气化痰，本品不仅治咳唾之外痰，也可宣发肌腠中之内痰。独活辛温，升中有降，长于燥散下部肌腠中之痰湿。④ 郁金有“郁中之金”之名，解郁行气祛血中之热以化痰。威灵仙祛湿通络，消痰涎，散癖积。⑤ 萆薢祛痰湿，治顽痹，历代不少医家言其有“去浊分清”之功。《滇南本草》言其能“温经络，(治)遍身顽麻”，此皆寓本品有化痰之效。⑥ 浙贝母乃化痰散结佳品，研细末随药吞服，既可减少药用量，又可提高疗效。⑦ 橘红消痰利气散结，《本草纲目》记载橘红“下气消痰”。《药品化义》记载：“橘红，辛能横行散结，苦能直行下降，为利气要药。盖治痰须理气，气利痰自愈，主一切痰病，功居诸药之上。”《本草从新》说：“化州陈皮（即化橘红），消痰至灵，然消伐太峻，不宜轻用。”橘红消痰并不峻猛，重用亦无妨，吴仪洛所言，可谓正误参半。橘红不仅长于燥湿化内外之痰，且有理气健脾和宣透发表之功，故用于痰痹之症较好。笔者门诊中，“痰痹”之症所遇甚多，常在适用方剂中重用橘红（30 g 左右），每有药液入腹，顿觉胸脘、肢体舒展，关节重痛之症亦为之减轻。

当然，痹证的治疗，应当审症求因，按因施治：偏于风胜者以祛风为主，偏于寒胜者以散寒为主，偏于湿胜者以除湿为主，偏于热胜者以清热为主。然痰湿盛者，自当以化痰通络为主，而且重在化痰。痰与湿，同源异流，痰湿所引起的关节疼痛与寒湿所引起的关节疼痛，其性相近，其治亦有相通之处。但痰之与湿，其性毕竟有别，故按通常的散寒除湿之剂以治痰湿所致之痹，虽不为大错，但由于湿已成痰，非化痰则难以收功。治关节痹痛用化痰之剂，古代医家已有所悟及，陈无择、朱丹溪、罗知悌、虞抟、楼英、叶桂等在他们的医论、医案中已隐约可见，只是失之于隘，没有径直言明"痰痹"之病因症治罢了。

【病案】 四肢多关节肿痛3年。

患者，女，49岁。因"四肢多关节肿痛伴晨僵3年"就诊于当地医院。查RF(＋)，ESR增高，抗CCP抗体(＋)，关节X线片示双手RA改变，诊断为"类风湿关节炎"，给予甲氨蝶呤、尪痹片、双氯芬酸钠等药物治疗后症状缓解，出院后患者规律服药。8个月前病情复发，出现四肢多关节肿痛，再次就诊于当地医院，加大甲氨蝶呤剂量，并予针刺、膏药等治疗(具体药物不详)，疗效不明显。此后上述症状常反复发作并加重。症见：四肢多关节肿痛，伴晨僵1小时，双腕、双踝关节肿胀最为明显，无明显畸形，乏力，精神纳眠尚可，二便调，舌质紫暗，苔黄白，脉沉细。实验室检查：RF 74 IU/mL，ESR 67 mm/h，CRP 65 mg/L，抗CCP抗体(＋)；免疫球蛋白：IgG 14.2 mg/L，IgA 2.51 mg/L，IgM 4.32 mg/L。中医诊断：痹病(寒热错杂)。西医诊断：难治性类风湿关节炎。

［治疗法则］ 攻饮逐痰，温阳散寒，清热通络。

［治疗方法］ ① 先以控涎丹每天6 g，共1周。处方：桂枝10 g，苍术20 g，独活15 g，制南星10 g，木瓜10 g，萆薢15 g，威灵仙40 g，防己15 g，乌头6 g，蜈蚣3条，浙贝母15 g，橘红30 g。每天1剂，水煎分3次服用。西药给予甲氨蝶呤每周10 mg，来氟米特每天10 mg，甲泼尼龙每天8 mg，口服。② 2015年1月11日二诊，关节疼痛较前好转，余无变化，舌脉同前，查血常规，肝肾功能无异常甲氨蝶呤加量至每周12.5 mg，余药同前。③ 2015年1月26日三诊，关节已无明显疼痛、肿胀，复查RF 63 IU/mL，ESR 17 mm/h，CRP13 mg/L，血常规、肝肾功能无异常，改方为：桑寄生20 g，牛膝15 g，熟地黄20 g，龟板9 g，鳖甲9 g，当归9 g，川芎6 g，白芍15 g，炙甘草6 g，威灵仙20 g，白术25 g，茯苓15 g，乳香15 g，没药15 g。甲氨蝶呤加至每周15 mg，嘱患者半个月后将甲泼尼龙减至每天6 mg，此后每个月再减2 mg，直至停药。经上方治疗3个月患者病情稳定无复发。

［治疗思路］ 本例患者多关节疼痛6个月余，晨僵超过1小时，RF、抗CCP抗体阳性，ESR增高，规范治疗1年而病情控制不佳，故RRA诊断明确。患者久病不愈，肝肾亏虚，寒热错杂共同痹阻关节发为本病，治疗当以温经散寒，清热通络为标，补益肝肾，强筋健骨为本。处方：① 桂枝芍药知母汤加减，以桂枝、乌头温通经络、散寒止痛。② 防己、苍术除湿消肿。③ 威灵仙通络止痛。④ 乳香、没药活血

化瘀。⑤ 蜈蚣祛风通络，化痰散结。⑥ 以龟板、鳖甲之血肉有情之品补益肝肾、强筋健骨。全方寒热并用，攻补兼施，以奏祛邪通络之攻。

患者既往单用甲氨蝶呤效果不佳，改予甲氨蝶呤、来氟米特联合加强控制病情，配合甲泼尼龙小剂量口服控制症状。服药半个月后症状明显缓解，此时邪已去半，应以扶正为主，佐以祛邪。处方：① 以桑寄生、牛膝、熟地黄补益肝肾。② 龟板、鳖甲益肾健骨。③ 白芍、炙甘草柔肝养血。④ 白术、茯苓健脾除湿。⑤ 威灵仙通络止痛。⑥ 当归、川芎补血活血。⑦ 乳香、没药活血化瘀。全方使用了大量补益药，重在补肝肾、强筋骨，同时佐以少量通络止痛，活血化瘀药物以缓攻宿邪。患者临床症状缓解，ESR、CRP下降，甲泼尼龙维持1个月后，每月减2 mg至停药以避免反跳现象。纵观整个疗程，中西合用，前期以祛邪为主，力求迅速控制症状，病情稳定之后，则以扶正为主，以防复发及延缓关节破坏。

第九节　肢体麻木

麻木是指肌肤知觉不灵，不知痛痒，若见于四肢者，称之为四肢麻木。麻木在《黄帝内经》和《金匮要略》等古典医籍泛称为“不仁”，属于痹证的范畴，《诸病源候论》言“不仁”之状为“其状搔之皮肤，如隔衣是也”。《素问·病机气宜保病集》始有麻木之症的名称。朱丹溪曰：“曰麻曰木，以仁不仁中分为二也。”可见麻木与“不仁”，其症状是一致的。现在人们说“麻木不仁”是医学中引申出来的。本节主要讨论风痰阻络、痰湿阻络之麻木症。

【临床表现】 上肢或下肢麻木不仁，或肌体某一局部麻木不仁，伴有沉重感或凉冷感，常有头眩头重，肩背沉重。形体不衰，口中时有痰涎、痰水泛溢，脉沉或弦，舌苔白腻。如麻木仅见于极小之局部，如某一手指麻木，某一下肢局部麻木等，则舌、脉可无变化，饮食、二便如常人。

【病机分析】 麻木一证，其因较多，有营血虚少不能濡润筋脉者，有气虚血运迟滞者，有病后或失血过多者，故古医籍中有“气虚生顽麻”“血虚生顽麻”等记载。其实气虚、血虚所产生的麻，患者还是有知觉的，并不是顽麻。“痰派中医”理论主要讨论痰阻经脉而产生的麻木。痰随气行，无处不到，如痰注全身则出现全身性症状；痰蒙清空则头生眩晕；痰遏中焦则出现痞痛、呕恶。如痰停滞于局部，阻碍气血，则可使机体任何部位产生麻木之症。对于机体某一局部出现麻木，又查不出原因，故常常称之为“怪症”，这是因为没有认识到痰阻经络，有碍气血运行而导致局部麻木。

古籍中对痰阻经络而导致局部麻木的记载是很多的。《丹溪心法》曰：“手足麻者属气虚，手足木者有湿痰死血。十指麻木，是胃中有湿痰死血。”《杂病源流犀烛·麻木源流》曰：“麻木，气虚病亦兼寒湿痰血病也。麻，非痒非痛，或遍身淫淫如虫行有声之状；木，不痒不痛，自己肌肉如人肌肉，按之不知，掐之不觉，有如木之厚。气虚是本，风痰是标。”可见古代医家对麻木不仅作了区别，而且提出了气血虚弱是本，风痰阻络是标，以及风痰瘀血相兼为患者等病理病机。

【治疗法则】 化痰通络，兼以散寒疏肝。

【治疗方法】 薏苡仁、老鹳草、威灵仙、羌活、白芥子、蜈蚣、桂枝、当归尾、炮穿山甲、甘草。

处方：① 薏苡仁、白芥子化痰舒通经络，复以蜈蚣、炮穿山甲相助，化痰通络之功更宏。② 老鹳草微辛，是治疗四肢麻木、风湿痹痛的有效药物。很多民间中医用草药治痛麻之经验，常见以老鹳草、鸡血藤研末浸酒，号称是治麻木风湿之秘方。③ 威灵仙辛温，除痰通络，性猛善走，《开宝本草》《本草纲目》《本草图解》都认为本品是“消痰水、破坚积”之佳品。现在有资料报道，威灵仙有松弛横纹肌的作用。不厚古，不薄今，此说应借鉴之。④ 羌活气味雄烈，走而不守，通痹止痛，并可行血，《药性本草》和《本草纲目》均推崇是治手足不遂、遍身顽痹（顽痹即麻木）之要药。⑤ 炮穿山甲穿透散结通痹之功更强，故顽麻之症当用之（生山甲研极细末吞服，其效尤佳）。本证虽属痰阻经络麻木，但痰瘀可互相为患，故用当归尾、桂枝等温通血脉。麻木一证，多开始于感受寒湿之邪，故化痰通络方中辛温之剂较多。如对酒剂不反感者，可用上方浸泡成酒剂，少少频饮。如四肢麻木时而出现震颤（血压不高）和痒感，此为风痰较重，方中应选加防风、僵蚕、钩藤、地龙、白芍等平肝柔肝化痰。

【注意事项】 ① 本书重在讨论痰阻经络实证，如本虚标实，则又当以大剂当归、白芍、黄芪为主，化痰之剂次之，标本之异，临床治疗中当仔细分辨后再相应治疗，如此才能保证疗效。② 外治法：羌活、白芷、白芥子、红花、土鳖虫、冰片共研末外敷。或用酒精浸泡后，兑成75%的浓度，外擦麻木处。外治法对麻木病位不大者疗效较好，且可节省药品和药费。

附　痰冷、痰热

所谓痰冷，即肢体某一局部凉冷，或自感凉冷如冰。痰冷与痰麻，症虽有异，而病机相同，故仍可用上方治疗，或将上方中白芥子、羌活、桂枝等剂量略微增大，再将外敷药敷于凉冷处，外面加温，使阳和之气散寒痰之凝聚。

所谓痰热有两种证型：一是全身闷热重滞，小便混浊短黄，舌苔黄腻，但体温并不明显升高，这是痰遏气机、气机郁闭难伸使然，当用清热化痰法。这属内伤发热。二是机体某一局部发热，甚至自觉灼热如焚，药用：浙贝母、络石藤、海蛤粉、天花粉、玄参、黄芩（下肢发热用黄柏）、忍冬藤、甘草。水煎服。并可用玄明粉、冰片，用适量沸水溶化，将纱布浸入药液中，再取纱布敷在发热处。

【病案 1】 左腿发热如火燎，腹部胀满 8 年。

齐某，女，50 岁。左腿发热如火燎，腹部胀满 8 年。8 年前自觉左下肢发热，其时热势尚轻微，未加注意，嗣后不久，左下肢发热日甚，约半年后即表现为夜间发热，每晚 10 时至次日凌晨 5 时许，左腿发热如火燎，即使在严寒季节，发热亦丝毫不减，每夜必将左腿伸出被外，靠贴于墙壁以散热，如此者 8 年，无 1 日间歇，极为痛苦，因而情绪苦恼而抑郁。腹部常胀满，小便带短少而黄。口干，饮水不多，舌苔薄黄，舌映紫气，脉象沉滑有力，虽罹病多年，但形体不衰，语言有力，除大便时有不爽而外，一般情况尚好。多年来医治无效。

[治疗方法] 初诊：薏苡仁 30 g，海蛤粉 30 g，旋覆花 15 g，天花粉 18 g，赤芍 15 g，牛膝 18 g，茯苓 18 g，木瓜 15 g，甘草 6 g。3 剂温服。二诊：服上方 3 剂，夜间发热之症大减，但每晚仍感左腿余热未尽，且停药后热势又有增高趋势，上方加姜竹茹 30 g，海藻 30 g，红柴胡 9 g，贝母 9 g，并随药送服礞石滚痰丸 9 g，每天 3 次。服上方 6 剂后，8 年发热之腿，豁然告愈。观察数月，亦未复发。

[治疗思路] 处方：① 薏苡仁、茯苓，性味平和，健脾淡渗以资运化，治年老久病痰积发热之症者颇相宜。② 薏苡仁与姜竹茹配伍，通经络化热痰作用较好。③ 旋覆花、海蛤粉、天花粉，行气散结，化积热之痰。④ 海藻软坚化痰，特与甘草为伍，使二药药力相激，增强其清化痰热之功效。⑤ 痰、瘀胶着之证，仅化痰，不活血，则难彻底愈病，故用牛膝、赤芍，活血破血凉血，使痰、瘀分消。⑥ 用木瓜通络除湿走下，促使其药归病所。⑦ 本证痰郁过久，痰气结痼太深，故用贝母、礞石滚痰丸以化热痰、顽痰。由于立法组方严谨，药无虚设，服药 6 剂后，8 年发热之腿，一旦豁然告愈。1 年后随访，仍安然无恙。

本证左腿热如火燎，为痰热瘀阻经络而致。痰，中医有两个概念：一指呼吸道或消化道之分泌物，或咳吐而出，或呕吐而出，易为人们察觉和治疗；二指体内津液精血“化失其正”随气机郁滞，聚而为痰。这种痰可以停留在机体各个部分而引起发热、结节等多种病证，故有“痰随气行，无处不到”和“顽痰怪症”之说。本证属于后者，乃痰热瘀阻经络之证，即痰气郁滞于局部而发热。气郁则津液聚而为痰，而成痰之后复又因痰而遏阻气机，彼此牵涉，层层相因，故发热长达八年不愈。隆冬严寒之气，本可退热抑火，但不能化痰散瘀，正因为寒气外迫，痰瘀更难消散，故发热之症仍不解。痰为阴邪，黏腻难去，夜间属阴，午夜阴气隆盛，阳气相对地更为衰匿，故发热以夜间为盛，午夜更剧；寅卯时分，阳气复升，阴气退避，痰气暂得消匿，故白昼热气消散，此乃祖国医学运气学说与中医病因病理学说之重要所在，当实践之，验证之。对于某些疑难杂症，尤应重视。血液与津液同为一体，合而为一，分而为二，本证发热长达数载，不仅痰气郁滞，而“血因热结”，血液亦黏稠内结，痰、瘀胶着，这是本证发热经久不愈之又一病机。口干不欲饮水，是饮津遏阻；舌映紫气，是瘀血之候。患者常有腹部胀满，一是气滞痰郁，二是瘀血内结，正如《金匮要略》所指“腹不满，其人言我满，为有瘀血”。痰瘀胶着，时聚时散，虽邪实而正未虚，故尽管罹病多年，但形体不衰。治以清化顽痰，兼以活血通络。

[教训与心得] 笔者初诊本证时，根据“怪病多责之于痰”的学术见解，断为痰阻气机发热，与行气化痰剂（初起药味较多，不是本方）服药 3 剂，果有效验，但停药后腿热、腹胀之势旋即又作。八载之苦，令人恻焉！初治不应。因加礞石滚痰丸内服。服药后，热势消退很快，但二三天

后仍复发热，腹部胀满亦不减。窃思良久，根据患者腿热、腹胀两大特征，显然不仅有痰，而且有瘀，只是由痰、瘀长期胶着而导致病久不愈，与《金匮要略·惊悸吐衄下血胸满瘀血病脉证治》篇中记载的："口燥""舌青""漱水不欲咽""其人言我满"等诊断瘀血的论述颇为一致，故予化痰剂中，再加牛膝、赤芍，活血凉血破血，使痰瘀分消，故始收愈而不发之效。可见中医辨证施治、立法遣药，必须丝丝入扣，否则，毫厘之差，则有千里之谬。

【病案 2】 两脚心发热 6 个月。

张某，男，73 岁。两脚心发热 6 个月。无诱因自觉两脚心发热，三四天后，脚心发热加剧，且日盛 1 日，上午稍好，下午较重，入夜尤甚，子夜更为剧烈，两脚心灼热如焚，不能入睡，只得坐以待旦。口干，时而汗出，不能食肉和凉冷食物，自称辛辣物一触及牙齿，脚心即发热如火燎。虽年高病久，但精神、神色均好，语言爽朗有力，无病容。触诊两脚，温度正常，两下肢及全身肌肤无异常发现，亦无灼热感，体温正常。在当地治疗中，怀疑过多种疾病，但始终未明确诊断，服中药养阴清热剂，足心发热更甚。身体一贯健康，无既往病史可记载。

[治疗方法] 控涎丹 6 g，2 天 1 次，共 3 次。处方：薏苡仁 30 g，忍冬藤 30 g，天花粉 9 g，全瓜蒌 15 g，炒黄柏 9 g，北沙参 15 g，通草 9 g，牛膝 9 g，丹参 15 g，土贝母 9 g，远志 6 g，甘草 3 g，茯苓 15 g，知母 6 g。3 剂。

处方：① 薏苡仁、忍冬藤、通草、全瓜蒌、天花粉清热通络化痰。② 北沙参、炒黄柏、知母滋肾泻火。③ 牛膝通经络，引药下行。年过七旬之人，尽管身体素质较好，但气血虚衰是新陈代谢的正常现象，故本病兼有气血虚滞，运行迟缓亦势所必然。④ 血行缓慢瘀滞，夹痰而壅滞经气，使之发热，故以丹参、牛膝配伍，一则养血活血通经，同时也分化痰瘀胶着之势，使热势分消。⑤ 土贝母、远志、茯苓化痰宁心，与知母、炒黄柏相配，交通心肾，水火既济，不使痰浊妄动。

3 日后复诊：自称服药 3 剂，两脚心发热之症，逐日减轻，服药 5 剂，仅右脚心尚有微热，服药 8 剂，发热之症痊愈，并能少吃肉食和橘柑食物。病退药减，原方稍事增减，嘱其隔 2～3 天服控涎丹 1 次(5 次)，以防痰浊之气再度遏阻经络，3 年来一直未发。

[治疗思路] 引起发热的原因很多，中医一般是从阴虚、血虚、气虚、气机郁滞和瘀血内结等方面进行辨证施治。阴虚、血虚、气虚发热，均不会自觉发热如火焚，且必伴有相应见症。外感发热，气郁发热，势必有体温偏高，全身发热，或皮肤灼热等一系列症状。瘀血内结导致发热，虽常表现于下午或夜间热甚，但多伴有舌质紫暗，面色晦暗等血液瘀滞症状，热势很少局限于两脚心。本证为痰气阻滞经络，经气遏阻运行不畅而发热，故不出现上述各型发热症状。痰浊之邪为阴邪，子夜阴气隆盛，阳气相对运行迟缓，同气相加为患，故子夜后痰结较甚，发热如火燎。吃肉食和凉冷食物发热，且由牙齿传导于足心，这与肾经经脉循行有密切关系，是肾经蕴有虚火蓄热。王隐君创制礞石滚痰丸时，申言"怪病多痰"。严用和、朱丹溪、赵养葵、杨时太等提出"痰随气行，无处不到""气随痰聚""气之为病不一，故痰之为病亦不一"之说。古代医家这些直观感觉，虽然用西医观点尚难作完满的解释，但从"痰派中医"理论分析，是十分精辟的，证之临床，数百年来尚不失为经验之谈。当然，人们对事物的认识，是一个由感性到理性不断重复、提高的过程。既然"怪病多责之于痰""痰随气聚""气之为病不一，故痰之为病亦不一"等，已为长期的实践所证实。

第十节　阳强(阴茎异常勃起)

阴茎异常勃起(阳强)是正常调节血液流入或流出阴茎的机制被打破,导致阴茎异常的持续勃起,需明确诊断并及时治疗,否则将导致海绵体纤维化和勃起功能障碍,可发生于任何年龄段。"阳强",《诸病源候论》称之为"强中"。本证有属阴虚火旺者,亦有邪火附骊于痰,痰火胶结不解者,故对病情严重者,按痰火施治,其效较速。阴茎异常勃起是指在无性刺激和性要求的情况下,阴茎处于持续性痛性勃起状态,具有发病急、处理不当易造成永久性勃起功能障碍等特点,临床须按急症处理。本病临床较为少见,以40岁以上已婚男子多见,发病率每年约2.9人/10万人。目前现代医学对于60%的阴茎异常勃起的发病机制尚无定论,常见的治疗方法有阴茎海绵体内抽血灌洗、阴茎海绵体内应用α-肾上腺素类药等,疗效评价不一,个体差异很大。本病相当于中医的"阴纵""阳强""纵挺不收"等,属男科急症,患者常呈焦虑、沉默、羞涩状态。处理及时、正确,预后一般良好,否则易导致不良后果。

【临床表现】 阳事易举,阴茎时时勃起。或性交后阴茎仍坚硬肿胀。症情较轻者为时1～2小时后,肿胀缓解,阴茎渐渐萎软。病情重者,虽经施泄而阴茎仍然勃起。其尤甚者,可延续一二天甚至更长时间不衰。患者既恐惧紧张,又羞于告人,心情烦急,口苦、口干、口腻。少腹拘急不适,大便秘结或黏稠不爽,尿液短赤。本病多见于中青年和形体强悍之流,亦有年逾五旬而患此病者。舌质红或舌根部覆黄腻苔,脉弦滑。

【病机分析】 "阳强"一证,在古代文献中记载较少。明、清医籍中多并归于肾病门中,与遗精、阳痿诸症合并论述。现在由于种种原因,临床却时有所见(不过病情严重者较少)。其病多起于情欲不节、交会无制,阴精亏损,则相火易动,煎炼液成痰。或平时好酒贪杯,恣食辛辣厚味,酿生痰火;痰火既可壅滞、充斥于筋肉之中,又可灼伤真阴而不断炼液成痰,彼此恶性循环,互为因果,以致阴精越伤,痰火越炽;痰生于火,火复附骊于痰,遂致痰火充斥肝经。肝主筋,足厥阴之脉循阴器,又是宗筋所聚之处,痰火充斥不解,故阳强不衰,能胀不能弛。痰火上扰,故心中烦急,口苦、口干、口腻。罹病之后复因情绪恐惧紧张,惊恐则气乱,两者互为因果,故病证难以自己。脉弦滑,舌黄腻,亦痰火充斥之候。在阴茎异常勃起的诊断中,最重要的是区分缺血性和非缺血性异常勃起。除了病史及体征方面的区别外,一些辅助检查也能协助鉴别。

【治疗法则】 急则治标,应急投泻火化痰,兼以育阴之剂以救治。

【治疗方法】 胆南星、远志、柏子仁、龙胆草、玄参、麦冬、知母、黄柏(盐水炒)、玄明粉、地骨皮、生甘草(重用)。

处方：① 知母、黄柏苦寒沉降，清泻肝肾之火，以戢敛其上炎之势。② 龙胆草为泻肝经湿热要药，张路玉说："湿热邪气走于中下二焦者，非此不除也。"与地骨皮为伍，清泻肝经痰火之功更佳。③ 胆南星苦寒，为走经络、化热痰之妙品，但由于现在制作不良，入药同煎，气味难闻，故须用胶囊或用包糖果纸包裹，随药少少吞服。④《素问·至真要大论》说："热淫于内，治以咸寒"，故取玄明粉化痰泻热，软坚通腑。⑤ 更用玄参、麦冬育阴增液，水盛潜龙，俾降浮游之火降，既能偕远志、柏子仁镇静入心、肝二经以化痰安神，又能助肺金清肃之气以下滋肾水，使水足而痰火戢敛。⑥ 方中重用甘草，不仅仅在于调和诸药、清火解毒，更取其"甘以缓之"和甘草清化痰之功。

【应用技巧】 ① 如心烦、口干、口苦特甚，药中每次兑服竹沥 30～50 mL，化痰除烦，效果更好。② 如火炽痰盛，阴茎坚硬不衰，肤色变黑，上方中加牡丹皮、绿豆(100 g 亦无妨)解血分之热毒。③ 外治之法，亦内治之理，可用玄明粉冲水浸泡纱布，再以纱布黏水裹住阴茎，寒成软坚化痰。并可配合针刺气海、丰隆，取泻法以泻气化痰。

【注意事项】 "阳强"控制后，务必注意两个方面：① 清心寡欲，自我珍摄，使阴精来复，不使相火萌动，阴盛涵阳，自可阴平阳秘。② 饮食宜清淡，不宜过咸、过热、过辣。肥甘厚味也要尽量少吃，以防资生痰火，以致死灰复燃。

【病案】 阴茎异常勃起 10 年。

张某，男，46 岁。阴茎异常勃起 10 年，每发于凌晨 2 时左右，坚挺胀痛，持续 5 小时渐痿复常，性交后稍痿即挺，苦不堪言，迭经中西药诊治，鲜效。刻诊：两颧微红，神萎，唇燥咽干，口黏，心烦，舌质暗红，脉细弦滑略数。诊断为阴虚火旺，痰浊阻络。

[**治疗法则**] 滋阴泻火，佐以化痰疏络。

[**治疗方法**] 处方：肥知母 10 g，牡丹皮 10 g，生地黄 10 g，泽泻 10 g，昆布 10 g，海藻 10 g，焦山栀 10 g，川牛膝 10 g，炙龟板 30 g(先煎)，生龙骨 30 g(先煎)，生牡蛎 30 g(先煎)，黄柏 6 g。1 周后二诊：服药 3 剂，勃起挺胀大减。再服，症有反复，寐差。原方加珍珠母 30 g(先煎)，肉桂 2 g(后下)，7 剂。1 周后三诊：服药 3 剂，病续好转，虽有反复，但举阳时间已明显缩短。循法再进，原方加灵磁石 20 g(先煎)，寒水石 20 g(先煎)，治疗近月，症情趋稳定，偶有勃起，数分钟后即复正常，精神振，寐安，唯觉腹中寒、便溏。脾寒症现，原方去寒水石、肥知母、生地黄、炙龟板、焦山栀等滋阴泻火之品，易川黄连、五味子、白芍、生甘草酸甘化阴清解之味，佐以木香、石榴皮健脾理气收敛之品，续服 2 周告愈。

[治疗思路] 阴茎异常勃起，历时 10 载，应时举发，临床实属罕见。据肝经湿热，相火偏亢的病机特点和"内实外虚"证候特征，及"怪病多痰"之古训，认为本病系由阴虚火旺，炼浊阻络所致。处方：① 知柏地黄丸合大补阴丸化裁，以生地黄易熟地黄，合肥知母、炙龟板滋补久竭之阴。② 以黄柏、牡丹皮、泽泻、山栀清热降火。③ 取海藻、昆布、龙牡软坚润下，化浊散络以散坚挺之实。④ 川牛膝引三焦之火下行，折其阳亢。⑤ 随诊加珍珠母、灵磁石、寒水石入肾走血，潜阳下阴。⑥ 少佐肉桂引火归原。诸药配伍，共奏滋阴降火、育阴潜阳、软坚散结、培本清源之功效。因尚现"余证"，伴寒凉病变，药随证转，则去其"太过"之品，易酸甘化阴、理气健脾之味，续服而收全功。

阴茎异常勃起属于男科急症范畴，治疗方法的选择，直接影响到疗效和预后，基本要求是由简入繁，因人而宜，既要及时果断，又要恰当慎重。中医西医方法应互相补充。本病轻者，可用非手术疗法，其疗效不彰者，及时用穿刺冲洗法；重者，应不失时机地行手术分流，以免血栓形成，影响性功能。常用的手术方法多种多样，目的是在阴茎海绵体与阴茎头、尿道海绵体或静脉之间行血管分流，建立静脉通道。

中医辨证论治等非创伤疗法，以及传统刮痧、放血等非药物疗法，用之得当，不仅对轻症，而且对重症阴茎异常勃起，有时亦能收到意料之外的效果。根据自己的临床感悟，并结合国外专家的临床经验，阴茎异常勃起的 3 条治疗标准：① 阴茎海绵体循环顺利恢复。② 阴茎异常勃起现象完全解除，恢复常态。③ 阴茎保持正常勃起功能，满意地进行性生活。其所采用的各种药物、非药物、有创无创、手术非手术的治疗方法，都是为了最终达到这 3 条标准而全力以赴的。

附　阴茎海绵体硬结

阴茎海绵体硬结，又称阴茎海绵体纤维化，并可进一步发展为阴茎钙化或骨化的可能。西医对本病的病因不明，说法不一，中医据证求因，当属阴血不济痰浊结聚而成，舍此似尚难作满意的解释。

本证初起，除有身疲乏力、头晕、腰胫酸软外，一般没有突出和明显症状。其后可逐渐在阴茎背侧(或称阴茎阳面，也有个别在阴茎两侧)出现大小如豆之硬结、硬块，或条索状硬结。由于硬结的阻滞障碍，因而阴茎勃起时有不同程度的弯曲。局部不适或胀痛，有时排尿受影响或影响性生活，患者极其苦恼、烦急。从笔者治疗几例的情况看，本证罹病前多有寒湿困遏病史，再根据患者的体质和生活上的差异，逐渐演变成肝肾精血亏损、精血害化成痰而为硬结。或脾气虚损，津液运化不及，凝结成痰发为硬结。硬结既成，一般治疗又难以见效，故心情抑郁、苦恼加剧；情志内结，气机不畅，致使津液精血越结越硬，越结越大(也有同时生 2～3 个硬结者)，越结越牢。

证属肝肾阴虚、痰瘀凝结者。处方：桂枝、附片、当归(重)、制首乌、白芍、杜仲、蜈蚣、红花、牛膝、夏枯草、鸡血藤、首乌藤、生牡蛎、甘草。并用生穿山甲、鸡内金、浙贝母研极细末，随药吞服。

证属脾肾气虚，痰瘀凝结者。处方：黄芪、当归(重)、白芍、红花、牛膝、生麦芽、青皮、夏枯草、生牡蛎、白术、蜈蚣、甘草。仍应吞服生穿山甲、鸡内金、浙贝母粉。

如小便排出困难，加萆薢、车前子。心烦、口干、口苦者，加胆南星、姜竹茹、连翘。

不论属于哪一种证型，均应同时运用外治法，处方：土贝母、黄药子、红花、白芷、白芥子、玄明粉、冰片(有条件者加少许麝香更好)，共研细末，每次以 50～80 g 药粉，用少许食醋调和，以药粉略有湿润为度，不要过于润湿，将药装入一夹层布套内，包裹阴茎，(露出尿道口)布套上缝一布条，系在裤腰带上。

阴茎海绵体硬结，临床罕见，笔者治疗不到 5 例，但均获显效，录此仅供参考。

第十一节　性功能障碍

性是人类的一种自然需求。性功能障碍的定义指任何一个个体不能以各种方式参与到他或她所希望的性关系中，包括性要求缺乏或丢失、性厌恶、生殖系统反应消失、性高潮障碍、非器质性阴道痉挛、非器质性性交困难。男性性功能障碍包括阳痿、早泄、性恐惧症，不射精等。其中以阳痿、早泄较多见。女性性功能障碍(female sexual dysfunction，FSD)是女性健康中影响生活质量的一个重要内容。然而，由于封建观念和宗教色彩的影响，FSD 常被忽视，治疗就更无从谈起，许多医生并不知道 FSD 也是患者病史的重要组成部分。本节以阳痿、遗精和早泄举例论述性功能障碍如何从痰治。

一　男性性功能障碍

(一) 阳痿

阳痿(痰湿阻滞宗筋)：本证无肾虚见症，虽有腰部酸胀、头晕、肢体困重、尿液短少，或小腹胀闷不适、口中痰涎多等症，均系痰湿下注、阳气困遏不伸之候。本证患者多系平时恣食豪饮，或好酒贪杯，或情志抑郁内向，以致聚液为痰，故不仅没有肾虚精亏之见症与体征，有的反而形体肥胖，手指粗壮，阴茎弛纵胀大。也有同房偶尔勃起，但一起即衰，这些都是痰湿内盛之候。

【治疗法则】 化痰解郁，兼以疏肝。

【治疗方法】 处方：淫羊藿、柴胡(可重用至 20 g 以上)、蜈蚣、阳起石(布包煎)、当归、川芎、麦芽、远志、甘草。并用浙贝母、石菖蒲研极细末，随药吞服。

此外，应嘱患者少食油腻厚味和鹿茸精、十全大补膏、胎盘粉(片)及注射内分泌激素等药物，以防补而助滞，补而资痰。并晓以开导，使其怡情放杯，情志伸畅，肝气疏启，痰湿自化，宗筋自健。笔者治疗阳痿较多，现在这类患者临床上也时有所见，其中有一类属痰湿困遏宗筋者，上法运用得当，收效甚为满意。

【病案 1】 阳痿半年余。

韩某，男，40 岁。患阳痿半年余，自觉腰酸，双腿乏力，头晕，困倦，时感头部发热，下午为甚。查二便调，舌质淡红稍暗，苔黄，脉虚细弦。治宜补肝肾、疏肝气、化湿浊、清虚热。

［治疗方法］ 肉苁蓉 24 g，山茱萸肉 10 g，地骨皮 12 g，白芍 15 g，淫羊藿 15 g，川芎15 g，牡丹皮 9 g，柴胡 9 g，巴戟天 12 g，桑寄生 12 g，全当归 12 g，薏苡仁 24 g，阳起石 40 g。14 剂水煎服。

服上药后精神转佳，头晕、耳鸣、腰酸乏力等症均减轻，阴茎勃起正常，阳痿已愈。继服上方 14 剂调理善后，药后未再复发。

【病案 2】 阳痿病史 12 年。

李某，男，46 岁。阳痿病史 12 年，阴茎不能勃起，腰膝酸软，头晕乏力，心烦易怒，纳可，二便调。舌质红苔黄，脉弦滑。

［治疗方法］ 柴胡 9 g，薄荷 3 g，蜈蚣 3 条，淫羊藿 12 g，炙龟板 24 g，白芍 18 g，牡丹皮 12 g，炙甘草 9 g，鹿角霜 12 g，川羌活 6 g，当归 12 g，阳起石 40 g，仙茅 6 g，紫河车 10 g，14 剂，水煎服，麝香独龙丹每天 0.3 g，服 1 周。

药后能勃起，时间短(1～2 分钟)，头晕乏力，心烦易怒，腰膝酸软减轻。上方加知母 10 g，黄柏 12 g，再用 14 剂。三诊，阳痿明显改善，余无不适。上方再用 14 剂，以巩固疗效。药后追访，阳痿已愈，再未复发。

［治疗思路］ 阳痿一证早在《黄帝内经》中就有记载，称为“阴痿”“阴器不用”或“宗筋弛纵”。明代张景岳《景岳全书・阳痿》篇指出“阴痿者，阳不举也”，并详细论述了阳痿的病因病机，曰“多由命门火衰，精气虚冷，或以七情劳倦，损伤生阳之令，亦有湿热炽盛，以致宗筋弛纵”“思虑焦劳，忧郁太过，多致阳疾”“凡惊恐不释者亦致阳痿”。先前医者多用温肾助阳之品以治之。在治阳痿时不仅注意命门火衰、阳气不足，亦注意心脾不足、惊恐伤胃、下焦湿热等诸多因素，并不忘疏理肝气。因肝肾同源，肝经布两胁，抵少腹，绕阴器也。证求因，有是证则用是药。因此处方为：① 补肝肾、疏肝气、化湿浊为一炉，其以肉苁蓉、巴戟天、淫羊藿、桑寄生、山茱萸肉补肝肾、强筋骨、滋阴壮阳。② 白芍、牡丹皮、当归养血柔肝、荣养宗筋。③ 薏苡仁化湿浊。④ 柴胡、白芍疏肝气。合而成为补肝肾、化湿浊、疏肝气，治疗阳痿之有效方剂。

【病案 3】 遗精。

翟某，男，38岁。患者遗精24年，伴手足心，10年阳痿4年。自诉因为手淫习惯14岁开始即出现遗精现象，严重时白天见色闻声而遗，入睡则梦交而遗，与女性皮肤接触即遗。自从服用当归贝母苦参丸加减后好转，遗精每周2～3次，多因梦交而遗，同时汗出淋漓，曾经在外地医院检查前列腺液常规，结果正常。因服用多次中药，遗精始终未能断根，故来求治。刻下：遗精每周2～3次，遗精后汗出淋漓，伴有手足心热，阳痿，自汗盗汗，腰膝酸软，龟头、睾丸发凉，尿稍黄，大便黏不成形，便时肛门发热，健忘，注意力不足，寐欠佳，舌质红，苔根黄，脉弦滑，前列腺液常规：卵磷脂小体(+++)，白细胞(1～2个/HP)。诊断：热痰内阻，导致肾阴阳两虚，阴虚火炎，心肾不交，心神浮越，肾气不固之遗精。

［治疗方法］ 控涎丹6 g，间服1周，采用石膏水内服。处方：川桂枝10 g，杭白芍15 g，生龙骨30 g，生牡蛎30 g，白蒺藜10 g，党参15 g，黄柏10 g，砂仁6 g，仙鹤草15 g，鸡内金10 g。14剂，每天1剂，水煎温服，每天3次。二诊未见遗精，手足心已无发热，精神振作，余症减轻。近期鼻咽部有痰阻，胸痹不畅，舌淡红，苔根薄黄，脉弦滑。予上方加郁金、茯苓。共7剂。三诊服上方后，勃起功能明显改善，腰膝酸软，龟头、睾丸发凉已消失。寐安，但1周来仍有1次遗精，舌淡红，苔薄黄，脉弦。予上方去郁金、茯苓，加金樱子、芡实7剂。四诊遗精未见，余症基本消失，舌淡红，苔薄白，脉弦，予上方7剂巩固疗效。

［治疗思路］ 遗精中医多从肾虚不固或相火妄动，扰乱精室论治。此例笔者按照热痰内阻为主治疗，先控涎丹加石膏水先去热痰。然后再辨证论治。本案自幼手淫而出现遗精，属于精神紧张性遗精，此乃肾阴阳两虚，心肾不交，心神浮越，肾气不固之遗精，法当阴阳双补，交通心肾，安神固肾。处方：① 桂枝加龙骨牡蛎汤阴阳双补兼潜阳，党参、黄柏、砂仁，滋养心肾。② 本案另加仙鹤草、鸡内金以加强固肾摄精之力，二诊加郁金、茯苓疏肝安神。虽改善勃起之力，但终究疏泄过度而遗精复作。故在三诊中去之。

【病案4】 早泄。

刘某，男，35岁。早泄4年余。4年前在无明显诱因下出现早泄，性生活不舒，即射精，勃起硬度尚可。曾做前列腺液检查，结果正常。西医诊断为早泄。用过抗抑郁药效果不明显，而且有头晕恶心等不适，故要求中药治疗。刻下：早泄，手脚心发热，易出汗，双腿酸困，面部发热，纳可，寐可，尿等待，大便正常。舌淡，苔薄黄，脉弦细。前列腺液常规，卵磷脂小体(+++)，白细胞(1～2个/HP)。

［治疗方法］ 此乃心肾不交之早泄，宜心肾同治，拟三才封髓丹加味治之。处方：肉桂6 g，黄连10 g，百合15 g，生地黄15 g，黄柏9 g，砂仁10 g，茯苓15 g，远志20 g，磁石30 g，钩藤20 g，生龙骨30 g，生牡蛎30 g，14剂，水煎温服，每天3次。二诊服药后诸症减轻，性生活时间已有2～3分钟，舌淡，苔薄黄，脉弦细，效不更方，

予原方 14 剂巩固疗效。三诊服用上方后早泄已愈，行房时间可达 7～8 分钟，诸症消失，改服知柏地黄丸善后。

［治疗思路］ 经云：肾者，封藏之本。故早泄多责肾失封藏。然肾水的温煦有赖心火的下潜。心阴的滋养，有赖肾水的上蒸，故心肾不交是早泄的最常见病因。正如《辨证录》所云：心喜宁静，不喜过劳，过劳则心动，心动则火起而上炎，火上炎则水火相隔，心之气不能下交于肾，肾之关大开矣。盖肾之气必得心气相通，而始能藏精而不泄，今心不能摄肾而精焉得而不走乎。由于社会的竞争越来越激烈，大家面临的精神压力越来越大，目前由精神心理因素引起的早泄越来越多，故治疗早泄以安志固肾为第一法，本案乃心肾不交，心火上炎，神不摄精，肾虚失固之早泄，手脚心发热，易出汗，双腿酸困，面部发热等均为阴虚虚火上炎所致。舌淡，苔薄黄，脉弦细乃阴虚火炎之征，宜心肾同治，滋阴泻火，交通心肾，拟三才封髓丹加味治之。处方：① 黄连泻心火。② 生地黄滋补肾阴。③ 黄柏苦寒坚阴。④ 肉桂引火归元；与上药共奏交通心肾之功。⑤ 百合、茯苓、远志、钩藤、磁石、生龙骨、生牡蛎安神定志。⑥ 砂仁纳五脏六腑之精归于肾。诸药共奏安志固肾之功，方证相符，故取效甚捷。

第十二节　痰湿疡（皮肤溃烂）

疡，是中医对许多皮肤病的总称。皮肤疾病在古医籍中没有专门的论著，只是由于皮肤病是“形诸于外”的病证，因此散载在外科医籍中的论述极其丰富，如疡、疮、癣、痈、疽、疔、疹等即是。

六淫、七情、饮食不洁及疫疠等都能产生各式各样的皮肤病，而病证延绵不愈或反复发作者，又多与痰毒黏滞、留恋难解有关。

【临床表现】 皮肤糜烂、瘙痒、滋渗黏稠或带腥味淡黄色水液。糜烂、瘙痒处起丘疹水泡，抓破后渗流黏稠水液尤多。黏水浸淫处继发糜烂、瘙痒、结痂。发病部位以下肢为多见，有的则发于阴部周围及脚趾缝处，也有发于脸部及上肢者。发病部位不规则，也不对称。起病可急可缓，不分季节，可冬重夏轻，亦可夏重冬轻，但阴雨潮湿和闷热天、进食油腻厚味或疮面暴露于外，病证即发或瘙痒更甚，流水更多。尿液短少。女患者白带恒多。病证经久不愈。舌苔薄腻，舌面常津津湿润，或舌根部常覆白腻苔不化。脉濡滑。

【病机分析】 皮肤糜烂，瘙痒、滋水，长期不愈之症，中医概称为疡。古代治疗皮肤疮疡和部分外伤疾病的医生，称为疡医，因此中医治疗此类病证（特别是病程长、缠绵不愈之症），积累了丰富的经验，有其独特的理论。集中而论：头面、耳、鼻或遍身瘙痒特甚者，抓后滋渗黏水不多者偏于风。心烦、尿黄、抓后潮红、灼热、疼痛，滋流血水者偏于热。滋渗黏稠水液不止、糜烂浸淫、结痂者偏于湿。病证经久不愈、湿聚为痰，即为痰湿。本书重点讨论此类。痰湿之体，遇阴雨潮湿闷热天，内外合邪，故阴雨潮湿闷热天瘙痒甚，渗水多。油腻食物滋生痰湿，故过食油腻食物亦加重病情。下肢和肢体缝隙处，易为痰湿留滞，故本证易发于下肢及肢体缝隙处。痰湿之性黏滞难去，常常也有治疗不当，碰不到良医的原因，故本证多缠绵不愈。痰湿同为致病因素和病理产物，痰黏稠，湿略稀，故滋水越黏稠，痰的为害性也越大。

【治疗法则】 化痰湿，兼以祛风滋阴顾虚。

【治疗方法】 薏苡仁、茯苓、地肤子、白蘚皮、白芥子、佩兰、陈皮、蜈蚣、槟榔、车前子、泽泻、浙贝母、甘草。

本方适用于体质强悍、痰湿壅盛者。处方：① 薏苡仁、茯苓，健脾以化痰湿。② 地肤子、白藓皮、车前子、泽泻，祛风止痒、渗泻痰湿。③ 佩兰、陈皮芳香行气化痰。④ 蜈蚣、白芥子、浙贝母性走皮里肉间，增其化痰之功。“治外必本诸于内”，这是中医治疗皮肤疾病和外科疾病的一大特色，因此应以内服剂消散痰湿为主。当然外敷药也是必要的，内外并施，疗效更好。外用处方：苦参、地肤子、蚤休、土贝母、黄柏煎水拭洗患处，拭洗后立即揩干，再用黄连、黄柏、枯矾粉干撒于患处。

【应用技巧】

(1) 如口苦、心烦、尿黄，抓后灼热疼痛、局部焮红、滋流血水，系痰湿久蕴，郁而化热，上方去白芥子、蜈蚣、加黄连、茵陈、槐花、牡丹皮，清热化痰解毒。

(2) 如局部皮肤增厚，抓后有干涩疼痛感，但仍有黏稠水液渗出，口干、心慌、舌质红，此为疡久伤阴、兼有阴虚血热，此症多系素体阴气亏虚者，上方去苍术、蜈蚣、白芥子，加生地黄、玄参、制首乌、山药、白木耳等养阴化痰湿。

(3) 中年妇女患此症者，白木耳尤不可少。阴虚生痰、阴虚痰燥、阴虚夹痰，不深一层看，似乎不易理解，但临床确有是症，故不得言生地、玄参等滋阴助痰。

(4) 临床上常常见到一些皮肤病患者搔抓之后，局部潮红发热，渗泌黏水，久服清火解毒药、祛风上痒剂无效，这是痰湿留着，郁而化火，病证的现象表现为火热之象，而实则开始于痰湿内蕴为害，因此仍应以化散痰湿为主，上方中减去蜈蚣、白芥子、陈皮，再酌加蒲公英、金银花、牡丹皮，也可加少许玄参、生地。

【注意事项】 本证治疗期间或病证初愈，均应禁食鱼腥、公鸡、猪头肉、辛辣、酒类等刺激性食物与发物。

【病案1】 会阴瘙痒，阴道内生硬结，瘙痒、流黄水1年余。

蔡某，女，32岁。阴道内生硬结，瘙痒、流黄水1年余。1年前始觉阴道内有二处生有约5分硬币大硬结物，时而瘙痒，抓后流黄水，经治疗无效，病情不断发展，常渗出黏稠黄水，瘙痒不止，难以控制，抓后黄水渗透更多。毒水浸淫之处，则继发感染，由于注意不够，阴部周围，大腿内侧、脚趾、手指、颜面、眼睑等处都受到波及。瘙痒、糜烂、流水、结痂，形成恶性循环，互为恶果。患者心中烦急，遇热更甚，口不甚渴，小便黄。瘙痒虽遇热更甚，但糜烂、结痂处并不灼热，抓后亦无明显疼痛。脉滑，苔黄腻。1年多来经多处医治无效，根据有关医院阴道涂片检查，除有脓球、上皮细胞外，余无发现。家属及本人以往均健康，因医治无效，患者表情焦急痛苦。

[治疗法则]　清化痰热，利湿解毒。

[治疗方法]　小胃丹2 g，间服1周。处方：蒲公英60 g，金银花15 g，黄柏12 g，白花蛇舌草30 g，白藓皮15 g，地肤子12 g，苦参片12 g，苍术15 g，薏苡仁30 g，天花粉15 g，全瓜蒌30 g，木通12 g，甘草6 g。

[治疗思路]　处方：① 蒲公英、金银花、甘草，清热解毒。② 黄柏、木通，清解下焦湿热。③ 白花蛇舌草，既有清解热毒作用，又有活血散结功效，用于湿热之毒内蕴，日久难愈者颇佳。④ 白藓皮、地肤子、苦参片，既用于清热解毒，又取其祛风燥湿止痒，再加苍术、薏苡仁增强其祛湿化痰（痰，湿仅有黏稠与清稀之分，湿聚成痰者多，祛湿即有助于化痰）之力。苍术“消痰水，逐皮间风水结肿”“治痰湿留饮”之力颇专，薏苡仁健脾化湿，又有通络排脓解毒作用。⑤ 全瓜蒌、天花粉化热痰消痰结。李时珍说：瓜蒌降火除痰结，消痈肿疮毒，认为本品是化痰热之佳品。天花粉不仅有清热生津作用，而且有消肿毒、化热痰、排脓生肌作用。

大致看来，似乎本方也是一般清热解毒、驱风除湿方剂，但细加分析，则不难看出本方清化热痰和祛湿之力是大于清热解毒的，问题还在于内蕴痰湿之毒既去，风热之势（风热与痰湿胶着之势）必孤，其立法之意既突出清化痰热，又着眼于分化痰湿风热诸毒，其功效自与一般清热解毒、疏风止痒有本质上的区别。服药期间禁食辛辣厚味等刺激性食物，并嘱其采集鲜蒲公英绞汁，兑水作洗剂或内服。服药3剂，瘙痒、流水糜烂之势大有好转，续服12剂（其中大法不变，药物少有出入），诸症痊愈，此后亦未复发。

根据中医文献记载，本病可称为“湿毒疡”，或称“痰湿下注”，本证所发生的一系列症候，均属痰浊湿热之毒蕴结之病理表现。中医外科学和皮肤科学在论证疮疡疔毒等方面有一个概括而宝贵的经验：瘙痒突出者偏于风；红肿热痛突出者偏于热；滋水淋漓，抓后灼热不甚者偏于湿（当然也有湿毒蕴结不流水，仅皮肤增厚、或脱屑，或糜烂者）；糜烂牵延，扩散浸淫突出者为毒盛（常因兼夹邪气不同而有湿毒、痰毒、热毒及风热等不同）；硬结漫肿，病程迁延，疼痛不甚，滋水淋漓者为痰毒留注。本证患者癌痒不止，遇热痒甚，为风热之毒外泻；滋水黏腻，抓后局部灼热不甚，为痰湿内蕴；糜烂扩散，阴道内赘生硬结物，迁延日久不愈，为痰浊之毒凝结留伏，这是痰证的特点。本证既有风热之毒，也有痰湿之邪，在病变过程中，风热复恋痰湿，互相牵涉，造成病机错综复杂；特别是痰湿与风热之毒互相胶着，宛如污泥入油，更难速去，故尽管屡屡更换医药，终未获效。询其曾经治疗之中西方药，或为消炎抑菌，或主清热解毒，而对于痰湿之治，却未能引起重视。

【病案 2】 鼻孔内生硬疖约 3 个月。

肖某，男，62 岁，干部。鼻孔内生硬疖约 3 个月。5 个月前始觉双侧鼻孔内时有不适，因工作繁忙，未加注意。数日后经检查发现鼻孔中间及前部有约绿豆大之硬疖 3～5 粒。硬疖色呈淡红，不渗水，不化脓，鼻孔内时有轻微的灼热、干涩和窒塞感，有时影响工作和睡眠。经有关医院检查，排除为恶性病变，经用进口抗生素等多种西药，以及服中药清热解毒治疗，均无效。用药后有时右侧鼻孔内硬疖暂时消失，但左侧鼻孔内则重生；左侧鼻孔内硬疖消失，右侧又生。鼻内分泌物正常，不干燥，口不渴，不咳嗽，无吸烟、饮酒嗜好，除情绪有所紧张外，饮食、二便尚可。脉弦滑有力，舌质淡红，舌尖部有少许瘀点，舌右部有黄腻薄苔直覆根部。

［治疗方法］ 处方：黄芩 15 g，连翘 15 g，杏仁 9 g，土贝母 9 g，天花粉 9 g，蒲公英 24 g，玄参 15 g，知母 9 g，生甘草 6 g。3 剂。

［治疗思路］ 处方：① 黄芩、连翘清肺散痰结；再配杏仁、土贝母利肺化痰开郁。② 天花粉、蒲公英生津液，化热痰。③ 玄参、知母养阴降火以化热痰。④ 配以生甘草清热解毒以协和诸药。全方药物功主二途：一是径直化散痰结，不使热痰聚结，可谓治标；二是养阴生津抑火，不使虚火妄动灼液成痰，相对之下可谓治本。更深一层看：① 方中黄芩、连翘、蒲公英、土贝母、杏仁苦寒清上焦之热，不使下汲肾阴，以免肾中虚火妄动。② 玄参、知母、连翘清心肾二经之火。③ 心肾之火收敛，则不上灼肺津。以李时珍为代表的不少医家极力推崇玄参滋肾降火之功，他说："虚火上炎必用玄参"。玄参在本方中具有抑肾经虚火和苦降散结等多种功用。综观本方药物，既有清化热痰、开郁散结之功，又有滋阴抑火、生津润肺之效。选药组方，立足于清化痰热，而上下内外兼顾，对年老痰热之证，比较适宜。服药 3 剂，鼻孔中硬疖开始消失。服药 9 剂，诸症痊愈。追访两年，亦未复发。

本病为痰热聚结而成，其病机有二：① 由于工作繁忙，思虑过度，气郁化火，火邪炼液成痰。② 老年精亏，肾中虚火上炎。两种邪火合而为患，上下结合，炼液成痰，发为硬疖。诊断本证系痰热聚结之证，除上述病理机制外，其主要佐证有三：① 用高效能抗菌消炎药物和清热解毒药物无效以及本证无剧痛、瘙痒、化脓等现象，说明非一般的疮疡肿毒。② 舌苔黄腻，且由右侧直覆根部，根据中医舌诊学说推断，无疑是肺肾之郁热虚火炼液成痰使然。脉象弦滑，亦是气机郁滞、虚火生痰之候。③ 本证符合"痰之为物(患)，无处不到"，以及"五脏六腑俱能生痰"等痰病学说特点。本证虽仅小疖数粒于鼻，然热痰聚结之征谛也。以清化痰热，兼以滋肾益阴为治。

【病案 3】 两小腿溃疡、滋渗黏稠黄水 2 年多。

蔡某，女，24 岁。两小腿溃疡、滋渗黏稠黄水 2 年多。夏天骄阳似火，炎暑逼蒸，人皆袒衣裸身犹不胜其苦，而患者来诊尚衣着长裤。至询及病情，面上微露羞涩神情，赧然挽起长裤，见两小腿外侧各有手掌大小溃疡一片，呈对称型。继而诉称白带素多，食欲欠佳，尤厌油腻荤腥之味。2 年前，两小腿外侧无故皮肤增厚，痒痛尚可忍耐，唯疮面长年滋流稠黏黄水，从不间断，虽盛暑炎夏亦如此。青春爱美之心人皆有之，然苦此病痛，不能着短裙，因而，焦急之情溢于颜表。舌质红，根部牢着白腻苔，脉滑有力，小便短黄。

［治疗方法］ 丹药：十枣汤 1.5 g，3 次。处方：薏苡仁 20 g，车前子 30 g(包煎)，郁金 10 g，杏仁 10 g，木瓜 15 g，威灵仙 10 g，蒲公英 20 g，玄参 15 g，蜈蚣一条，生甘草 10 g。水煎服，5 剂。

外用处方：苦参 30 g，地肤子 30 g，土贝母 20 g，上药用 95％乙醇 200 mL 浸泡 5 天，再用蒸馏水兑成 75％浓度外搽。

［治疗思路］ 十枣汤仲景制方之意，在于峻下水饮痰浊，原用于悬饮等病证。后世医家运用本方治疗痰浊所致的一系列病证，如癥瘕积聚、大腹水肿等，凡属体质壮实、正气尚未大衰者，只要辨证准确，掌握剂量，遵守服法，确有卓效。笔者临床中面对疑难杂症，必以猛剂先攻痰浊为先，强调"痰派中医"理论的统一辨证之大法。临床中十枣汤确可广用多用。本方旨在清热利湿、化痰通络。处方：① 薏苡仁、车前子渗湿以杜生痰之源。② 威灵仙、木瓜通络、散结、化痰。③ 郁金、杏仁理气开郁、辛散化浊。④ 玄参、蒲公英、生甘草清热解毒，寓消痰化湿于清解之中。⑤ 方中用威灵仙，取其"走而不守，以此疏通经络，则血滞痰阻无不立豁"(《药品化义》)。《本草正义》曰："威灵仙，以走窜消走为能事，积湿停痰，血凝气滞，诸实宜之。"⑥ 蜈蚣一味，量虽微而有胜义，本品不仅止惊通络，而且善化痰涎，张锡纯氏谓其"走窜之力最速，内而脏腑，外而经络，凡气血凝聚之处皆能开之。性有微毒，转善解毒，凡一切疮疡诸毒皆能消之"。故方中用之于痰湿凝聚之证，一物而三美备。局部之痰，应注重调整整体，此乃中医治疡疾的特点；但又不可忽视局部，故配以外用药以清热解毒祛痰。半年后问其疾，知续服药 5 剂(配合外搽药)，溃疡处即痒痛止而滋流黄水渐稀。因路遥工作羁绊，不能及时来诊。又续服原方十余剂，溃疡即不再发，白带等症亦随之告愈。

本证为痰湿化毒，流注下肢成疡。"毒"之含义，据《辞源》载："毒之本义有三：① 恶也，害也。② 痛也，苦也。③ 物之能害人者皆日毒"。均能对机体造成损害。连绵不愈者，皆可谓之曰"毒"。而"毒"有外感之毒，有热、火、风、湿、痰等蕴而化毒。此例曰热毒化痰，据之以理，验之于证。"诸痛痒疮，皆属于心"。疮疡责之于心者，以心主火热，主血脉，营气不从，逆于肉里，热甚血败肉腐而成疡。诸液流脂，皆属于湿。湿者痰之类，同源于水，此例疮疡滋流黏稠水液不止，乃痰湿甚也。患者长期白带淋漓，舌根白腻苔不化，脉沉中带滑，厌食油腻荤腥，种种证象均说明原是一痰湿偏盛之躯。由于痰湿未予即时涤除，愈益滋蔓，以致凝聚于下而成溃疡。此正如朱丹溪所论："痰之为病，随气升降，无处不到。"若不及早治，势必发展如《外科证治全生集》所云："痒痛相间，破流黄水，浸溪成片。"中医治疗顽固性皮肤病有一个概括性的经验：灼热焮痛瘙痒者偏于热，瘙痒特甚者偏于风，搔后局部焮红痛甚者偏于阴虚，滋流黏腻水液偏于痰。此言甚是，验之不爽，信而有征。痰浊性质黏滞属阴，而舌质红，滋流黏稠黄水，小便短黄则是已露化热端倪，故应渗湿化痰清热并用，患者求愈心切，因内服、外用药并举，以求速效。

第十三节　时时唾吐痰液(痰多证)

本节所讨论的痰多证，是指患者吐痰不止，口口相续之多痰证。痰多证在平常生活中并不少见(如工作、学习或在影剧院、开会等公共场合常可见)，只是绝大部分患者忍疚于心，不知道这是一种病态，需要专门的治疗；同时很多医生也不细心观察患者，人云亦云，缺乏独立思考，仅仅认为是个人卫生习惯差，没有达到与患者感同身受的境界，如此看来，说中国人不讲卫生，喜欢随地吐痰有可能误读了很多人。痰多证，古医籍中很少专门记载。本证与《黄帝内经》中的"涎下"，《金匮要略》《伤寒论》中的"口吐涎"，《太平圣惠方》《圣济总录》中的"肾虚多唾"症颇相似。本证讨论的痰多，与肾虚、脾虚、气不化液之症不同，与中风和中风后遗症之口角流涎、喉中痰多亦有同也有异。

【临床表现】 时时唾吐黏稠或清稀痰涎不止，痰量不多，常感胸脘满闷，咽部不适，口中黏腻，痰涎上溢，唾出为快，故不分时间、场合，口口相续，难以自控。在精神集中、安静不动时唾痰之势尤甚，故患者家人、亲友、同事深感厌恶之。然患者却欲罢不能，欲止难止，故亦自觉歉疚、苦恼。口干不欲饮，饮食不减，形体不衰。喜食干焦食物，小便短少，大便秘而不爽。舌苔白滑津润，脉沉滑。中年、青年、少年之间均有此症发生。

【病机分析】 痰多唾涎，除《伤寒论·辨阴阳易差后劳复病脉证并治》396 条及《医碥》作为主证讨论而外，多数医家只将此病证列于其痰病之中，甚少专门作一病证论述。然本证临床并不少见。《伤寒论》396 条曰："大病瘥后，喜唾，久不了了，胸上有寒，当以丸药温之，宜理中丸。"此为病后脾胃虚寒，运化失司，饮食精微不能洒陈脏腑，而反凝聚成痰涎，源源上溢，从口而出，故唾吐痰涎不止。但笔者发现，虚痰固有，临床患者由实痰导致者更为常见。综观今日社会，科技突飞猛进，由此带来人们丰富物质，为其享受生活造就了充裕条件。而大众之中，更是多有追求享乐之人。本节主要研讨痰涎壅盛、困遏脾阳、脾陷肝逆、夹痰上泛之证。

【治疗法则】 健脾化痰，疏肝止唾。

【治疗方法】 茯苓、苍术、生姜、浙贝母、橘红、海蛤粉、杏仁、防风、蝉蜕、制南星、法半夏、煨诃子、甘草。

"病痰饮者，当以温药和之"，其论深中肯綮，故千百年来一直被医家奉为治痰饮病之大法。处方：① 茯苓淡渗健脾，为健脾化痰之要药。陆九芝盛赞其功："茯苓一味，为治痰主药。痰之本，水也，茯苓可以行水；痰之动，湿也，茯苓又可行湿。"② 苍术，《本草纲目》云："治湿痰留饮"，因此苓、术相伍即为本方中坚，更佐以浙贝母、海蛤粉理气解郁化痰。③ 制南星、法半夏燥湿健脾化痰，杏仁、橘红降肺、理气、化痰。④ 生姜走而不守，横散水气以化饮，全方深合温药和之之理。但女性患者，苍术、制南星、法半夏、干姜量宜小，以防辛燥伤阴。防风量应稍重，疏肝启脾以制痰。⑤ 蝉蜕祛风镇静，与防风配伍，消除喉间痰气不适之症。⑥ 煨诃子收涩之力强，不仅收涩止泻，亦可用以收敛痰涎。

药以合而全。① 对于脾胃痰湿壅盛、唾吐不止者颇效。也可吞服少量明矾、枳实粉。② 若痰涎稀薄，唾吐后，口淡乏味，纳食减少，此为因痰致虚。痰亦津液所化，吐唾不止而导致气虚、津伤，当予改弦更方，因症投药。李中梓说："非痰非饮，时吐白沫，不甚稠黏，此脾虚不能约束津液，故涎凉自出，宜用六君子汤，加益智仁以摄之。"李中梓之论颇是，可参考。③ 若兼肾气虚者，可在上方基础上加附片、肉桂、补骨脂、益智仁，补火摄纳，不使水泛为痰。④ 若肝寒气逆突出者，则重用炒吴茱萸、生姜、旋覆花，暖肝降浊化饮。

唾吐痰涎之证，古医籍中多从虚证论述。改革开放以来人们生活条件、饮食条件的均有极大改善，以及其他某些环境生活方式因素，实证其实很多。本节主要讨论痰涎壅盛、肝气夹痰涎上溢之实证。如证见："小儿多涎，亦由脾气不足，不能四布津液而成，若不治其本，补益中气，而徒去其痰涎，痰涎虽病液，亦元气所附，去之不已，遂成虚脱"（《幼科释谜》），虚证则可参照张介宾等讲的虚痰论治。

【注意事项】 ① 痰咸，多系肾虚之症，临床上当根据肾阴虚、肾阳虚之不同见证，分别以滋阴、降火、化痰和温肾、化气、化痰为治。② 痰甜、痰咸之证较少见，故古医籍中亦少记载，只言其口甘、口咸，论其病机亦语焉不详。笔者体会，痰甜属痰火者多，痰咸属寒痰者多。

附 口中异味感如痰甜、痰

咸：痰甜，痰甜如饴，必伴有口干、口腻、尿短黄等症状，多为热痰为患，《素问·奇病论》曰："肥者令人内热，甘者令人中满，故其气上溢"，发为口甘痰甜。《张氏医通》记载："口甘，若脉弦滑兼嘈杂属痰火，此指实火而言”。药用黄芩、黄连、龙胆草、胆南星、地骨皮、海蛤粉、生麦芽等清化热痰。如心烦、便结，可用药液吞服控涎丹或礞石滚痰丸。近年来笔者连治 3 例口黏痰甜如饴患者，皆用上方取效，故录此以供参考。

【病案】 口流痰涎 1 年。

张某，男，63 岁，患脑血栓 5 年，留右侧肢体活动不利、语言謇涩后遗症，平时痰多 1 年，近半月症状加重，涎水常自流出，伴乏力喜卧，舌淡暗、苔白厚腻，脉滑，血压 135/90 mmHg。辨证：气虚痰瘀，经络不通。

[治疗法则] 补气祛痰，化瘀通络。

[治疗方法] 处方：茯苓 60 g，苍术 15 g，生姜 20 g，蝉衣 30 g，石菖蒲 15 g，陈皮、胆南星、川芎、桃仁、红花各 10 g，川牛膝 30 g，甘草 6 g，水煎服。服药 10 剂，前症减轻，但痰涎仍较多，前方加控涎丹 6 g，保持大便稀为度，治疗 5 天痰涎较前减少，继服 10 剂，痰涎明显减少，诸症明显减轻。

[治疗思路] 何梦瑶说：“因于脾虚，虚寒不能摄涎，频吐遍地者，此属寒。”然本证病理机制也非仅脾胃虚寒一端。诸如肾气虚馁、水脏蒸津化气不足，水停为痰，气不敛纳，反夹痰涎上泛于口；肝寒气逆夹浊阴痰涎横逆犯脾克胃；肝气郁滞，木邪横逆犯土，影响脾胃升降，痰涎随上逆之胃气时时上逆，均能发生以唾吐痰涎为主的病证。因此，痰多唾涎确有专立病名的必要。本证唾吐痰涎不止，然饮食不减，形体不衰，乃中焦脾胃痰涎壅盛，肝气夹痰涎上逆使然。喜食干焦食物，亦非虫积之征，乃阴盛以求阳解之候。笔者在临床实践中体会到，痰饮一旦形成，因其流动不居，能随气升降，可以影响多个脏腑，临床表现复杂多端，如水饮凌心则悸，射肺则咳，阻遏清阳则眩，流注四肢则为肿为痛等，不一而足。此时一般方剂往往难以取效或缓不济急，而控涎丹虽然有毒，却擅于祛痰逐饮，于此类病证最为合拍。笔者用控涎丹加服中药，适用于中风后痰多患者，效果颇佳，与其他药合用可使祛痰作用明显增强。后多次用控涎丹与其他药合用于中风后痰多患者，使祛痰作用明显增强。脑卒中患者多经络郁阻不通，水湿不化而生痰涎。临床观察，控涎丹并不像想象的那样峻猛，很多患者开始服用时出现腹泻，但连续服用时，腹泻反不明显，只见便溏。多数患者服药后，泻下物腥臭黏滞，不久便觉全身清爽有力，纳食增加。正确使用，未见任何毒副反应，使痰涎从大小便而去，用其治疗脑卒中痰多患者效佳。

第十四节　突然昏迷(痰厥)

近年来由于人们生活水平的提高，以及剧烈的竞技等因素，酒痰食积、气机郁滞而致厥之证已屡见不鲜。《黄帝内经》中就讲过，做医生要上知天文，下知地理，还要中通人事。因此，探讨痰厥症治，就能在危急病证中发挥中医中药的优势。厥证为中医中的常见内科危急重证，在《类经・厥逆》张介宾解语：“厥者，逆也，气逆则乱，故忽为眩仆脱绝，是名为厥。百会穴为督脉经穴，位于全身之巅，督脉入络于脑，又总督诸阳，故艾灸百会具有升阳醒脑、回阳救脱的功用。”引发厥证的主要诱因为元气素虚，引发气机逆乱，清阳不升，气不运血，从而造成清窍失养造成晕厥。赵立军等认为产生厥证的主要病因包括感染、失血、失液等造成的休克症状，厥证如果不能够及时治疗容易引发患者死亡。

【临床表现】 突然昏厥不醒，也有在熟睡后昏厥不醒者。呼之不应，触之不觉。或仅仅眉、眼一蹙了然，呼吸均匀，面色如常人，喉中有痰声，四肢发凉，或肢体欠温。也有痰热壅塞而脘腹灼热者，也有昏厥前，有胸胃憋闷、头昏、恶心等先兆症状。睛光反应虽较迟钝，但瞳孔等大。心肺检查正常，无抽搐、项强等症状。脉沉滑或沉伏，舌腻。口中有痰臭、食臭气外溢。如饮食不慎，养息不当，可反复发病。

【病机分析】 所谓厥证，通常是指突然昏厥、不省人事，以及四肢厥冷两种主要见症。不论哪一种厥症，皆属于危急症、重症。因此中医历来非常重视。我国最早的医籍——《黄帝内经》中有关厥症的记载颇多。《灵枢》中的“五气”“五乱”“癫狂”“经脉”“五变”，《素问》中的“方盛衰论”“脉解”“大奇论”“评热病论”中都有论述。《伤寒论》并有“厥阴篇”来讨论厥证。厥证的产生，多因阴阳气不相顺接，或气血逆乱而成。然导致阴阳气不相顺接者原因多端。仅《伤寒论》一书而言，就有因寒、因热、因水、因血、因气、因蛔、因内藏真阳虚极和因痰致厥等八大端，书中第166条、324条、355条都是探讨痰厥证治的。当然痰厥用豁痰祛痰使之复苏即可，不一定用瓜蒂散催吐。

痰厥，多缘于平时饮食不节，或恣食豪饮。形盛气弱之人，或气机抑郁之辈，如不节饮食，不知自摄，恣食豪饮过度，导致脾胃腐熟运化不及，聚湿生痰。痰虽壅滞于中，而上下四末阳气则为之痞阻，清气不得升，浊气不得降，气机窒塞，阳气不伸，升降停滞，故突然昏厥或四肢凉冷不温。也有起形气旺盛之人，骤进过多油腻汤水而作，或因饱食而作，为什么不言“食厥”，而言“痰厥”？盖本证易发于痰涎内盛和气机亢、郁之人，恣食无度诱发内结之痰气使然。

【治疗法则】 豁痰行气，诱发升降。

【治疗方法】 处方：石菖蒲、远志、半夏、枳实、制南星、莱菔子、紫苏子、白芥子、甘草。

中医论厥，所包括的疾病很广。历代医家医书中还列《厥论》《厥》等专篇。然撷其大要而言厥包括两大类：一是以突然昏仆，不省人事为主症的厥证，二是以四肢不温或凉冷、昏沉不语为主症的厥证。前者属“中风”等危急症、重症，后者多系痰、食骤结或气机郁闭不伸而成。方中皆为行气、散结、芳香、开闭和化痰之剂，自可治痰厥之证。然药物配伍之妙尚不止此。而妙在本方药物具有升降并举之“对药”特点，故厥功更宏。处方：① 半夏、枳实一对，辛开苦降，散气结和胃化痰。② 紫苏子、白芥子行气化痰。紫苏子气味芳香而升，白芥子豁痰而降。③ 石菖蒲化痰开闭为升，远志化痰镇心为降。④ 制南星化痰湿而守。⑤ 莱菔子“推墙倒壁”

而走。守为降，则走相对为升，亦升降如也。以上药物皆两种药为一对，均寓有升降之义。升降自如，痰浊得化，阴阳顺接，自可厥而复苏。其中特别是石菖蒲，虽性属辛温，但以芳香走散为用。本品入心、胃，化痰开窍醒神，上能清心醒肺以振清阳之气，下能导滞通肠中秽浊，故药量宜重(笔者曾治一进食稍饱即发昏厥之症，经用石菖蒲、莱菔子研末常服，竟收根治之效)。并可用橘皮、紫苏叶、石菖蒲、藿香研末，加锯木屑燃烧，置于患者床前，使芳香之气徐徐吸入，以化痰开闭。一俟腹中有矢气声，则是痰浊化散、阳气伸展复苏之佳兆，不时即可苏醒。先师曾述年轻时目睹痰厥二起，当时医疗条件差，迷信风气盛，患者家人乞求神灵怜佑，焚烧上等檀香，其浓郁芳香之气，扑鼻爽心。未几，果厥而复苏，一时传为神奇之谈。待对从"痰"的角度领悟其中病机时，剔去焚香祷告之迷信色彩，其芳香化痰开闭之药理药效已洞若观火。北齐徐之才"十剂"中之"轻可去实"，明代李时珍所言之"轻可去闭"，皆属此理。故后来连治数例痰厥重症而胸中方寸不乱，泰然不惑，收效甚为满意。

痰厥属危急症、重症，施治如法，即可痰散气复，移时苏醒。如救治不当，频频搬动，也可一厥不复。因此临症要小心审慎，不可疏忽大意。对于瞳孔、心、肺的诊察，尤其要十分仔细。是痰厥者，审证真谛，按痰施治，当可出奇制胜；而不是痰厥者，又不可贻误病机。

笔者认为中医是在治疗危急症、重症中产生和发展起来的，应该创造条件，发扬中医治疗急重症的优势和特色。但一讲到中医治疗危急症、重症时，往往只提到高热、心绞痛等病证(这当然也是危急症、重症，而且中医治疗的效果也是满意的)。这种局限性的理解，不符合中医实际，是人为的一种偏见。实际上，中医治疗危急症、重症的范围很广，应广其用，大胆创新，才能为人所尊重。当前，各地都在积极发扬中医治疗危急症、重症的优势，本书蕴藏的有效方药是十分丰富的，应使"痰派中医"理论在治疗危急症、重症中发挥应有的作用。

【注意事项】 痰厥之证，医治不当，贻误病机，可一厥不复，导致死亡，而医治得法，移时即可苏醒。本证昏厥长达 48 小时者甚少，故称"痰厥重症"，但由于患者年轻体壮，气血旺盛，素无宿疾，故其来者骤，而去者亦速。

【病案】 昏厥不醒 48 小时。

鲁某，女，23 岁。昏厥不醒 48 小时(家兄及同来之医师代诉)。5 天前与其兄因事争执，心情不快，继而少言懒语，并称胸中痞塞不舒，第 3 天突然昏厥不省人事，推动和大声叫唤，有时略有反应，有时仍昏厥不醒。双瞳孔等大，睛光迟钝。神经科进行了有关检查，均为阴性。体温正常，亦无烦躁不安症状。患者体质一向壮实，很少得病。昏厥后即送某医院救治，因原因不明，仅留作急诊观察，进行输液等支持疗法无效。约 12 小时后，又转另一医院救治，仍因原因不明而作急诊观察。

因昏厥时间太长，饮食未进，家属及所在单位十分焦急。体检情况如上述，心、肺阴性。据其兄叙述，患者素性狭隘固执，常生闷气，此次因争执而发病，其他无任何原因。诊其脉虽迟缓无力，但脉象有根，并不细微散乱，虽 48 小时昏厥不醒，但四肢尚不厥逆，双瞳孔等大，对光反射正常。

［治疗方法］ 控涎丹 6 g 粉碎灌胃，处方：石菖蒲、橘红、土贝母、旋覆花（布包）、远志、杏仁、党参、淫羊藿、桂枝各 10 g，附片 15 g，茯苓 20 g，炙甘草 6 g。2 剂，急煎，趁热少少灌服。

［治疗思路］ 处方：① 石菖蒲、远志入心开窍，且能祛痰。② 杏仁利肺气以化痰，橘红行气以化痰，茯苓健脾以化痰，再以土贝母、旋覆花径开痰结，集化痰、开窍、行气于一方，俾豁痰开窍之力专宏。③ 肾中阳气为周身阳气之根，振奋肾阳是通达周身阳气的重要环节，故重用附片温暖肾阳（古称附子能温十二经之阳），再加桂枝温通心阳以相配，振奋气机之力更强，又取淫羊藿壮肾阳以助桂枝、附片温阳之力，命门火旺，阳气振奋，胸中痰浊阴霾自散，只要体内阳气得以振奋，郁滞之气机就得以运行。诚所谓“见痰休治痰”，气行痰自消，昏厥之症自可苏醒。④ 由于患者昏厥时间太长，气血势必受到影响，故佐以党参和炙甘草，与桂枝、附片等辛温之药为伍，辛甘化阳，阳气得生，痰浊化散，使本病愈出自然。服药 2 剂后，即神志清醒，病退药减，复诊时，各药均减其制，嘱其用药液送服沉香顺气丸（中成药）3 g，每天 3 次，顺气化痰，不使痰浊复聚。性情狭隘、执拗之人，气机易于郁结，痰留体内，易为情怀不畅所诱发，因此除痰务尽，同时嘱其兄和蔼相待，多加劝慰，使之怡情畅怀。复诊后 3 天，一切正常，即上班工作。追访 3 年，并未复发。

对于昏厥一证，中医有两种认识，一是突然仆倒昏厥后，伴有气血逆乱或元气虚脱等症，此种厥逆名为煎厥、大厥、薄厥，多见于西医所称脑血管意外之类疾病；二是昏厥之后，除昏厥不省人事外，不伴有其他症状，此种厥症称为气厥、食厥、痰厥，本证属于第二种痰厥证。患者素性狭隘执拗，此次因心思不遂而发病，情怀不畅，隐曲难伸，气机郁结过甚，气郁而津液滞聚为痰，留于胸膈，蒙蔽心神而昏厥。宋代陈无择在《三因极-病证方论》中记载：七情扰乱，郁而生痰。后世医家常称之为气厥、痰厥病变，都在于说明气机郁结可导致痰气凝聚；痰气蒙蔽心窍，即可使神志不清而昏厥，本证即是其例。患者虽 48 小时昏迷不醒，饮食不进，但由于素体壮实，气血旺盛，因而生机尚存。治疗痰厥之证，开始如能及时采取豁痰开窍理气，拔其机，通其道，则痰随气行，当可痰消神清。而痰浊凝聚、阳气郁闭之体，肝郁脾陷，脾胃升降功能几乎处于停滞状态。因此，从中医理论看，输液不仅不能为脾胃正常吸收输布，反可造成阴液遏阳，滋生阴霾痰浊，因而痰浊越结越深；气机越是遏阻难伸，痰气越是凝结难化，以致昏厥之证久久不得苏醒。急拟豁痰开窍，兼以温运阳气之法为之救治。

第十五节　卒中与脑血管疾病(风痰闭阻)

卒中又名“中风”,以其发病和病变之快、类似离弦之箭、风之疾速而有是名。根据本病的发病特点、患者年龄及其症状等,中医历来论述颇多。痰与中风的发生发展演变及预后密切相关,是中风的基本病因病机之一,中风从痰论治,始于朱丹溪,其后经历代医家继承发展,治痰之法已成为中医治疗中风及其后遗症最为重要的治法之一,且临床应用广泛。治痰不求其本,则痰不易清除,治病必求其本,治痰必求其因为大法,从痰的实质入手,分虚实而治,在临证中每每取得良效,值得我们进一步学习与推广。

【临床表现】 突然昏仆,不省人事,躁扰不宁,或气粗口臭,或同时出现半身不遂,肢体麻木沉重,语言謇涩,喉中痰声,口角流涎不止,大便闭结,两三天或更长时间不解,因而导致腹部膨胀,舌苔黄腻或干黄(也可由薄腻逐渐转化而成),脉象弦滑有力。本证患者平时多有头重头痛,肢体沉重、恣食油腻厚味,或形体壮实肥胖。

【病机分析】 本证来势突然,如风骤起,善行数变,故中医称之为“中风”。中医讲“中风”,包括西医讲的脑出血、脑栓塞、脑血管痉挛及其后遗症中的多种病证。

风、劳、臌、膈,中医认为是四大疑难重症,因此历代医家对其病因证治都十分重视,积累了宝贵的临床经验,创立了多种治疗方法。本证突然昏仆、昏迷、语言謇涩、口角流涎,示肝风夹痰上逆;半身不遂、肢体沉重麻木不用,示风痰阻络;躁扰不宁,示痰扰神明;大便闭结不通,示痰火壅结阳明;腑气内闭,复加重神机闭阻之势,更易灼津成痰。平时恣食油腻厚味,易于酿湿生痰。舌苔黄腻或干黄,脉象弦滑有力,均为热痰壅滞之候。本证舌苔也常有由薄腻而转为黄腻者,这是气机闭阻,痰湿蕴遏,由痰湿转为痰热使然。

西医认为,本病是脑血管疾病,也可以说是血分的疾病。由于中、西医理论体系不同,因而对其发病的认识及治法也不尽一致。中医认为,五脏真阴耗损是本病发病的基础,复因恼怒忧思、酒食过度、纵欲劳伤等诱因而触发。而罹病之后,气血逆乱、机窍闭塞而生痰;风痰、热痰闭阻经络,迷闭心窍*而出现上述主要症状,因此本病与痰有关。言本病与痰有关,有两层因素:一是素体痰湿内盛,复因“五志过激”,痰随气逆而突然发病;二是罹病之后,气闭、血逆、津液运行阻塞而进一步生痰,阻塞经络、迷闭心窍而然。朱震亨曰:“湿土生痰,痰生热,热生风也”,主张“治痰为先,次养血行血”(《丹溪心法·中风门》)。明代王纶《名医杂著》在论述“中风”

---

* 按:“心者思之官”,心包括脑。

时曰："津液者，血之余，行乎脉外，流通一身，如天之清露。若血浊*气滞，则凝聚而为痰。痰乃津液之变，如天之霜也，故云痰遍身上下无处不到。"因此古人论"中风偏枯、麻木诸症，以痰饮而言，是论其治病之根源""此血病、痰病为本，而外邪为标"。"气血并走于上，则阴虚于下，而神气无根，是即阴阳离决之候，故致厥脱而暴死，此正时人所谓卒倒暴仆之中风，亦即痰火上壅之中风"（《景岳全书·厥逆》）。《临证指南医案·中风·华岫云按》记载："若肢体拘挛，半身不遂，口眼㖞斜，舌强言謇，二便不爽，此本体先虚，风阳夹痰水壅塞，以致营卫脉络失和"。清代名医缪仲淳有言："治中风应重视化痰清火养阴，不失为经验之谈。"陈士铎说："人有身忽猝倒，目晕不识人"是心气虚乏，"痰盛直走心经"（《辨证录》）。近代名医张山雷在论述"中风"专著《中风斠诠》中也讲到"中风"与痰有关，言及："肥甘太过，酿痰蕴湿，积热生风，猝然而发，如有物击之使仆者，故曰仆击，而特著其病源，名以膏粱之疾。""中风"虽与虚、气、血、火、痰诸方面都有关联，但与痰的关系最密切，故按痰论治而获取效验的记载，宋、元、明、清医籍中，可谓举不胜举。近代有关这方面的科研成果和临床报道，亦屡见不鲜。

【治疗法则】　豁痰通腑，兼以活血息风。

【治疗方法】　全瓜蒌、胆南星、大黄、芒硝、枳实、川牛膝、丹参。

重病患者应侧卧。因痰浊瘀血阻滞舌本脉络，舌体容易后坠而妨碍呼吸，影响排痰，故患者应侧卧，头部应歪向一侧，以利于痰涎从口角流出，并可同时采取吸痰法。

处方：① 瓜蒌、胆南星清化热痰。本证由痰壅为患，病情紧急，痰热消散得越快，病机向越就越快。痰热化散，九窍通利，诸症皆可随之而化险为夷，"中风"后遗症也就越少，故清化痰热药剂量要大。瓜蒌最少是 30 g 以上。若举棋不定，病重药轻，常贻误病机。有条件者，每次可兑服竹沥 30 mL。② 大黄、芒硝用沸水泡，兑于药中服，取其泻下之力雄厚，迅速撤痰热下行。③ 芒硝、大黄通腑，一则阻断体内阳热灼炼津、血成痰，再则排除胃肠痰浊，复以川牛膝引病势下移。中风用通腑之法，还有一个重要的意义，即腑气通顺，可使体内逆乱之阴阳气血归于平和，"陈莝去而肠胃洁，癥瘕尽而营卫昌"（《儒门事亲》）。泻下虽在局部，收效却遍及全身，故不得将芒硝、大黄单作泻下剂是观。④ 大黄、芒硝剂量要重（特别是平时大便干结、形体强悍、中风后大便数日不解，或平时食欲旺盛，烟酒过度者），这样才能迅速取到通下腑实的作用。因是另泡兑服，下后 1～2 次即止，只要注意观察，是可以避免因过下致脱的（当然病情缓解后，也可根据体内是否残留痰浊、瘀血而反复清下，以净脏腑经络中之痰浊瘀血）。大黄是中医用以治疗多种急、慢性疾病的常

---

* 按：此处血浊即瘀血。

用药物。大黄在《神农本草经》中属下品，正言其治病药力突出，言其能除“留饮宿食，荡涤肠胃，推陈致新，安和五脏”。“推陈致新”“安和五脏”，细加玩索，实乃祛痰积散瘀血、宿食等一切病理产物之佳品也。⑤ 丹参入心，活血凉血。上方以化痰通腑为主，复以川牛膝为伍，痰、瘀分化，自可收开络通血息风之效。

本证病急而危笃，要力挽狂澜，必须“急则治其标”，豁痰之治，则可阻断风、痰、血、气、火五种病机中之重要一环，因此豁痰通腑，就是急则治标的一个有效大法。在治疗“中风”和“中风后遗症”中，除唐以前从“外风”论治者外，近来有两种治疗大法：一是以活血化瘀为主，一是以化痰通腑为主。两者相较，笔者认为，在病情紧急危重之际，化痰通腑开闭，可以同时起到活血化瘀的作用，而单纯活血化瘀则缓不济急。因此中医痰病学及其治疗大法，无疑是应在危急症、重症中引起重视的。

服上方后几小时，如腹中有转矢气声响，即是腑气通顺之兆，少时即可泻利（多为臭气很大或酸腐大便）。腑气一通，上逆之病势下返，即可望化险为夷。患者清醒后，还可清下一两次，以除痰浊务尽。但反复清下，一定要注意观察患者形色，考虑患者体质，以防因下致脱。

中医论证和诊治任何疾病，都注重因人因时制宜的整体观。“中风”非风，本虚标实者多，因此仅就“中风”而言，患者的年龄、形体虚实肥瘦、病情危急的程度，以及平时从事脑力劳动、体力劳动、性情温顺、执拗等，都应全面考虑。这是中医学辨证施治的特色。对“中风”的辨证施治也是如此。因此除了化痰通腑开闭之外，病情缓解之后，应根据患者的个体差异而兼顾其气虚、阴虚、肝火、心火、气血逆乱和肝风内扰等诸方面的症情而治疗。血压偏高，或有脑出血者，应同时降压、止血，并可配合针刺，提高疗效；适当运动，以期尽快恢复失去的功能。“中风”多系“膏粱之变”，因此饮食宜清淡，不使痰浊滋生；还要注意禁戒房事，加强锻炼，怡情畅怀，以防“复中”。中风后遗症也应注重采取化痰通络为治。

【病案】 右侧肢体活动不利伴言语不利 3 天。

徐某，女，57 岁。主诉：右侧肢体活动不利伴言语不利 3 天。患者于 3 天前晨起后突然出现右侧肢体活动不利，言语不利，送急诊予脱水降颅压及静脉滴注清开灵等治疗，疗效不佳。刻下：嗜睡，右侧肢体活动不利，言语不利，汗出，纳眠可，大便 3 天未行，舌红苔黄，中心为褐色，脉弦滑。西医诊断：脑出血。中医诊断：中风，中腑，辨证为风火上扰。治法：清热息风。

［治疗方法］ 麝香控涎丹 4 g，每天 3 次；全瓜蒌 60 g，胆南星 20 g，大黄 10 g，芒硝 10 g，枳实 15 g，川牛膝 20 g，丹参 20 g。

3 天后患者大便不通，脉弦，舌红苔白腻，中心为黄褐色。头颅 CT 提示：左侧外囊出血，出血量约 30 mL。辨证为瘀血闭阻脑窍、腑气不通，治以活血化瘀通腑，方用桃仁承气汤加减。处方：桃仁 10 g，䗪虫 6 g，大黄 15 g，芒硝（冲）10 g，红花

10 g，代赭石（打碎先煎）10 g。水煎服，每天 1 剂。2 天后大便得下，每天 1 次。之后继予此方加减，患者病情逐渐好转。

［治疗思路］ 中医言中风，所赅者广，卒中相当于西医某些脑血管疾病，但急性期（也包括某些风痰阻络之中风后遗症），采取豁痰开窍是一种有效的救治之法，是中医中药治疗危急症、重症的一大特色，运用得当，可降低病死率、病残率。讲“中风”相当于西医某些脑血管疾病，病言及血，而治痰却可建功。

处方：① 桃仁承气汤出于《温病条辨》，有清热凉血、攻逐瘀结之功。此患者头颅 CT 提示外囊出血 30 mL。离经之血便为瘀，故治以活血化瘀通腑，予桃仁承气汤加减。② 其中大黄苦寒，凉血化瘀，攻下热结；芒硝咸寒，润燥软坚攻下，两药相配，攻逐瘀结，荡涤邪热，导瘀热下行。③ 桃仁、䗪虫、红花活血；代赭石降逆凉血。诸药配伍，共奏清热凉血、攻逐瘀结之效。然须注意其活血药可用桃仁、牛膝等引血下行之品，而慎用川芎等辛散行血之品。

第十六节　梦游症（痰扰神明）

梦游症（又称睡行症）是一种精神神志病变，以夜间出现无意识的活动为特点，如患者从睡眠中突然起床走动，开窗，搬东西，外出或上房等，患者不能正确感知周围环境和辨认周围人物，缺乏表情，呼之不应，发作常持续数分钟，偶尔数十分钟，常以自行卧床入睡而告终，次日不能回忆。本证好发于儿童，也见于成年，常有阳性家族史。发病原因尚不清楚，以致临床无特效药物。祖国医学未见专题论述，其散见于有关郁证、不寐、癫证、痫证等各篇。对其发病机制西医尚缺乏满意的解释，中医则将其归属于“奇病”“怪病”之类，其发病，有谓心神不安者，有言阴阳乖戾失养者，这些论述虽不无道理，但也有不尽完善之处。从以药测症的疗效看，笔者认为，本病发作与痰扰神明、心气不敛有关。本病临床比较少见，但中医中药治疗效果较好。通过多年的临床实践，从豁痰，从心肝论治，运用滋阴潜阳，护心安神法，常可收到满意的效果。

【临床表现】 夜间入睡后又复起床，起床后迭被、着衣、穿袜（夏天例外）、纳履等有条不紊，形同常人。起床后，或度步行走，或扫地“收拾”物件，或喂养家禽，甚至开门出户，担水移物（城市患者则无此种现象）。事毕，又自行上床入睡。不开灯，不点灯，做事轻手轻脚，翼日对晚间所作所为一无所知。此证有数月、数十日一发者，也有 5～7 天一发者，其尤甚者，可夜夜发病。发病频繁者，精神困顿倦怠，食欲不香，或面色青暗无华，脉滑或虚滑无力。舌质、舌苔一般无特殊变化。因本病的特点是夜间行动而白昼并不自觉，故以“梦游症”名之。

【病机分析】 中医“怪病多责之于痰”“怪病生于一痰”有两种含义：一是古代医家对某些疑难杂症未能准确地按脏腑辨证作出正确的解释；二是确实还有一些由内痰引起的病证，目前还难以作出满意的解释。本证属于后者故可按痰论治。

痰病怪异，似祟非祟，形似弄鬼，这些形容词，并非迷信之谈，它含有一定的、又尚待进一步研究的科学内涵。痰属阴，亦盛于阴，夜间阴气降盛，复若阳气浮动，或气机郁滞，阳不配阴（五脏阴阳失和），则痰气扰动，因而使患者欲睡不得，欲罢不能而起床行动。现在国内外都在关注和探讨体质学说，笔者认为，夜游症患者可能多与痰热内蕴或气亢气郁体质有关，故本证按痰热论治者多。

【治疗法则】 初起体质强盛者，化顽痰，安神明，兼以清心活血；病久致虚者，兼以养血柔肝，顾护心脾。

【治疗方法】 浙贝母、杏仁、郁金、远志、石菖蒲、生龙骨、生牡蛎、磁石、磁石、枣仁、柏子仁、首乌藤、合欢皮、丹参、黄连、甘草。

处方：① 浙贝母、杏仁、郁金化痰以调肝肺之气。② 远志、石菖蒲化痰开窍以醒神明。③ 生龙骨、生牡蛎、磁石化痰镇静宁神，戢敛浮阳而制痰动。④ 枣仁、首乌藤、合欢皮养心宁神以安睡眠。⑤ 柏子仁、郁金、合欢皮柔肝制直，解郁化痰。⑤ 黄连清心火以阻断其滋生痰热之源。⑥ 丹参入心，活血凉血。痰瘀同源，汁沫相关，活血即有助于化痰，故丹参应重用。

平时可用浙贝母、火制皂荚、郁金、远志、石菖蒲、丹参研成极细末，制成蜜丸，随意吞服，缓缓化痰开窍。并可用小块磁铁贴于两足心和心俞穴，潜敛心气浮阳，控制痰动。

治疗本证，也要注意区别虚实，如夜游行动缓慢，为时短暂，并因病证发作而白天倦怠乏力，精神恍惚萎靡，形体日见消瘦。舌质淡，舌苔薄腻，此为心脾两虚，血少痰凝，因病致虚之虚痰扰心。上方药量不宜过重，但枣仁、柏子仁量不要太轻，再加陈小麦、桂圆肉，甘以缓之，养心安神。

如情志抑郁化火，火热炼液成痰，夜间起床、行动快速敏捷，步履沉重，尿液短黄，心中烦急，舌质暗，苔黄腻，应在上方化痰的基础上，兼以疏肝解郁泻火，畅达气机，再酌加龙胆草、木通、麦冬、淡竹叶、生石膏，原方中枣仁可不用。

心藏“神”，肺藏“魄”，肝藏“魂”，这些当然是泛指人的正常精神情志和思维活动而言，但夜间神不守舍而浮游于外，调理心、肝、肺诸脏阴阳，使之协调和谐，相互约制，自然是治疗本病立法遣药的主导思想。综观上方药物之配伍及外治法，是在化痰的基础上又开心窍者，有柔安肝“魂”者，有清降肺金者。中医立法用药，遣其众者，取协和作用强，一病而分治之；用其寡者，取药力强悍，药专力宏，直捣其巢穴，本病病涉心、肝、肺诸脏，故用药既要突出治痰，又要协调其他脏腑之阴阳，以期于平。

本病临床比较少见，吾师曾治疗 2 例夜游严重的女患者，皆以上法而获效。有一男性患者，经常深夜到长江“游泳”，且顺流而下，必尽数千米方上岸，次日则又深感深夜入水不当，然却难以自控，后经采取化痰柔肝敛心神之剂而逐渐愈疾。

【病案1】 夜卧惊叫游走1个月余。

邹某，男，12岁。主诉：夜卧惊叫游走1个月余。病史：近1个多月来，无明显诱因深夜入睡后突然惊呼坐起，然后起床到客厅走动，数分钟后又回床安然入睡，每晚必发1次，第2天清晨苏醒后，对头晚情况全然不知，余尚可。曾到某医院门诊求治，谓“缺钙”所致，给予“葡萄糖酸钙口服液”3盒及中药3剂，未见疗效。今日带来本院求治，来诊时，其母十分担心，询问是否患“精神病”。既往无类似病证发作史，否认有精神病家族史。诊见其口唇鲜红，舌尖红赤，苔薄黄，脉数有力。诊断：梦游症(心火炽盛，心肾不交型)。

[治疗法则] 清心泻火，重镇安神，交通心肾。

[治疗方法] 安神定志丸加减：龙齿(先煎)30 g，珍珠母(先煎)20 g，茯苓15 g，太子参、酸枣仁、柏子仁各10 g，石菖蒲、远志各6 g，木通8 g，黄连4 g，甘草3 g。7剂，水煎服，每天1剂。麝香控涎丹4 g，用2周。二诊：服上方第2剂后，以上症状即消失，但睡眠中辗转不安，时磨牙，舌红，苔薄白，脉细数。上方去珍珠母、柏子仁、黄连，加胆南星、蝉蜕各6 g。7剂，服完后疾病痊愈。半年后随访，病未复发。

[治疗思路] 患者年幼，肾精未充，肾水不足，水亏于下，火炽于上，水火失济，心火偏亢，神失自主，故见夜卧惊呼游走而发病。处方：① 太子参益气养阴。② 龙齿、珍珠母重镇安神。③ 酸枣仁、柏子仁养心安神。④ 茯苓宁心安神。⑤ 远志、石菖蒲交通心肾。⑥ 黄连、木通清心火。⑦ 甘草调和诸药。全方使心神得安，水火既济，其病得以康复。梦游症，又名梦行症、神游症、冶游症，是现代医学精神病学中精神障碍的一种疾病，包括癫痫性梦行症和癔症性梦行症。因本病发病率不高，中医学中尚无专著论述。笔者曾见数例梦行症，应用中医药疗法，效果较佳。

【病案2】 每天深夜起床外出已3个月余。

张某，男，27岁，工人。主诉：每天深夜起床外出已3个月余。病史：患者因失恋后心情不畅，失眠多梦，心烦易怒。近3个多月来，经常半夜起床外跑乱走，其家属呼之不应，或答非所问，10～20分钟后回房入睡。早上起床后感口苦口干，但不欲饮水。他人问其昨晚外出何干？则矢口否认。迭经中西药治疗乏效。诊断：梦游症，痰火扰心型。

[治疗法则] 清热泻火，化痰安神。

[治疗方法] 初诊：黄连温胆汤加减，制半夏、竹茹、陈皮、枳实各10 g，郁金、茯苓各15 g，栀子、黄连、胆南星各6 g，甘草3 g。5剂，每天1剂，早晚各煎服1次。

另服礞石滚痰丸，每次 6 g，每天 2 次。并嘱其调畅情志，开阔胸怀。二诊：家属代述，服药期间，曾泻下黏液便多次，深夜外出 2 次，但时间缩短，每次约 5 分钟。原方再进 5 剂，服后大小便正常，深夜已不外出，睡眠也明显好转，舌红、苔薄黄，脉弦数。以丹栀逍遥散加减调治 10 余天善后。随访 1 年，病未再发。

[**治疗思路**] 中医学认为人的情志活动，与心、肝两脏密切相关。本病由于精神刺激，思虑郁怒，气郁化火，炼液为痰，痰火内扰心神，故见诸症。处方：① 法半夏、陈皮、胆南星、茯苓化痰。② 竹茹清热化痰除烦。③ 栀子、黄连清热泻火。④ 郁金解郁化痰。⑤ 礞石滚痰丸泻火逐痰。⑥ 甘草调和诸药。痰火消除，疾患得以痊愈。

第十七节　肝硬化(痰瘀留伏)

近几年来肝硬化发病率较高，患者恐惧，医者棘手。特别是有些“没有明显症状”的患者，必须采取辨证与辨病相结合的方法进行治疗，才能提高临床疗效。肝痛、肝大是两种病证，但两者常相兼而见。肝痛、肝大不仅仅因为气滞血瘀，也有因为痰瘀交阻而成者。临床上那些仅仅由气机阻滞或阴血不足之两胁疼痛并不难诊治。

肝大，包括在中医“五积”和“积聚”门中，痰瘀交阻而成者尤多。由于肝痛、肝大两者在病机和治则上有许多相同之处，故合并在一起讨论。

现在由于慢性肝病发病率较高，特别是那些久治不愈之肝病，其中不少肝痛、肝大是痰瘀交阻型或兼夹痰瘀者。因此，按痰论治，对开拓思路、发挥中医中药理论的优势和特色、提高临床疗效，都有重要意义。

【临床表现】 肝区闷痛重滞，肝大如覆杯，有碍行动。有的患者并能自行扪及，病程较长，但并不刺痛难忍，能坚持工作和学习。精神困顿，口中有时有黏腻感。食欲不馨，或食纳呆滞。脘腹胀满不适，大便稀溏或秘而不爽(排除血吸虫肝硬化)。病证虽经久不愈，但“肝功能”无明显损害，由于治疗效果不明显，因而患者精神紧张。舌质稍见紫暗或微映紫气，舌根部或舌之两侧常覆黄腻苔不化(也有黄白相兼者)，脉沉滑或弦滑。

【病机分析】 肝痛而又肝大之证，中医历来都十分重视，其论述颇多。《诸病源候论》将其赅括于“痰癖”症中，明、清医家有称之为“痰痞”(如《类证治裁》)者，特别强调审证求因，按因施治。肝大、肝痛如刺者多属瘀血；剧痛而敏感、手不可近、舌红少苔者，多属肝肾阴伤；肝大胀痛、情绪愉快、挚友致候时疼痛缓解者多为气郁；肝大闷痛重坠，面色晦暗，苔腻，便溏、脉见濡滑者，乃属痰瘀交阻为患；特别是闷胀而痛，舌根或两侧常覆黄腻苔不化，更是痰瘀交阻之明证。古代医家对肝痛、肝大是非常强调辨证的，朱震亨说：胁痛有肝气郁，有木气实，有死血，有痰流注。李用粹说：胁痛有“因暴露伤触，悲哀气结，或痰积流注，或瘀血相搏，皆能为痛”。明代龚信在《古今医鉴》论述“胁痛”之治疗时说：“胁痛者，若因暴怒伤触，饮食过度，冷热失调，或痰积流注于血，与血相搏，皆能为痛，治之当以散结顺气，化痰和血为主，平其肝而导其气，则无有不愈矣。”这些都是历代医家论述痰瘀交阻导致胁痛，以及从痰或从痰瘀治疗胁痛的宝贵经验，可惜没有引起人们的重视。至于肝大，《素问》中的“息积”、《难经》中的“肥气”*、《金匮要略》中的“肝着”，也与脏气郁滞，痰瘀胶着有关。因此不必因肝大闷痛而过分紧张。正因为肝大闷痛病程长而不恶化，足见不是肝的恶性病变。因此，不要紧张，要保持情绪乐观，使肝气条达。本证之舌脉症状，乃痰瘀胶着之候。其病机多始于肝气郁滞；气郁而痰聚，气郁而血瘀，痰瘀胶着，斯症作矣。只要正确地运用分化痰瘀之剂，大都可以治愈。苟若情绪紧张，气机郁滞，则痰瘀胶着之势愈甚，从而导致病情加重，这种情况很多，故撰此书以供参考。

【治疗法则】 化痰消瘀，兼以行气。

【治疗方法】 白术、生牡蛎、海藻、橘红、郁金、威灵仙、莪术、神曲、木贼、莱菔子、鳖甲、四制香附、海藻、甘草。

处方：① 白术、神曲健脾化痰消积。② 痰瘀之成，多缘于气滞气郁，故用橘红、四制香附、郁金行气化痰，特别是橘红，能升散，能横扩，尤不可少。③ 莪术、威灵仙、莱菔子，既能破血活血，又能消结消胀。④ 生牡蛎、海藻化痰软坚。⑤ 海藻、甘草有反相反畏之说，不足信，笔者常利用其两药相激之性，提高其化痰软坚效能。⑥ 木贼入肝胆，不仅眼科用于“退翳膜”，而且有“消积块”的功效（《嘉祐本草》），《本草正义》说：“木贼，治疗肝胆横逆诸症，能消目翳，破积滞，皆消磨有余之地也。”⑦ 本品消肝胀痞积颇有效验，张氏之言，信而有征。软坚化痰散坚，生牡蛎当不可少。张仲景在小柴胡汤 7 个加减法中说，胁痛痞硬者，去大枣，加牡蛎软坚化痰。张仲景 1 800 年前对软坚化痰药的运用就有如此深刻的认识，人们称他为“医圣”，实不为过。这些都可以启迪人们在临床上药因证变的思路和水平。这些可资借鉴的方药，应该引起高度的重视！

本证还可采取化痰剂外敷，内外兼施，以提高其临床疗效。处方：橘红、莪术、土贝母、黄姜、白芥子等研末，布包，干敷于肿胀闷痛处。

【病案】 肝区闷痛，肝大，脘腹满闷，恶心，心烦近 2 个月。

朱某，男，63 岁，干部。肝区闷痛，肝大，脘腹满闷，恶心，心烦近 2 个月。2 个

---

* 按：“肥气”应不右胁下。

月前始觉精神困倦，脘腹和肝区胀闷不适，继而食欲不香，不想吸烟(患者平时烟瘾较大)。近10天来脘腹满闷，肝区疼痛日益严重，心中烦急(神志清楚)，口干，口苦，口中黏腻而不欲多饮水，口中臭气严重，精神疲惫，饮食极差，厌油腻厚味，且常恶心，大便多干结或溏臭，小便黄赤而短，舌上满布黄厚腻苔。谷丙转氨酶430 U，黄疸指数20 U。肝掌明显，手背、颈项等处有散在蜘蛛痣，巩膜约见黄染。超声波检查：肝大4 cm，密集中小波(排除血吸虫)。经某医院诊断为黄疸型肝炎(亦有人诊断为重症肝炎)。

[治疗方法] 茵陈(后入药煎)30 g，郁金、全瓜蒌、栀子各9 g，板蓝根20 g，藿香、厚朴、半夏、橘红各6 g，茯苓、赤芍、车前子各15 g。3剂。

处方：① 茵陈、郁金清湿热，利肝胆。② 栀子、板蓝根、赤芍清热解毒活血，肝胆郁热得清，不仅阻断了热邪化毒灼津成痰的病理过程，而肝胆功能由亢至平，疏泄正常，亦有助于脾胃之升降，从而增强其化湿杜痰之功。③ 凡湿热蕴结成痰之症，湿是生痰的重要因素，故用藿香、厚朴、半夏、茯苓及橘红等化湿运脾，湿去热孤，俾中焦肝、胆、脾胃之疏泄、升降功能正常。精微运行正常，痰热分消，则肝痛、腹满、心烦、口苦、口腻等症自除。④ 用全瓜蒌以化热痰，惟恐清热化痰之药力不及，故又用车前子利尿化痰，使痰湿之毒由下渗而去。本证肝功能受损，从中医病机而言，乃痰热化毒，阻遏血分，从而导致肝胆、脾胃功能失常。苟能使蕴遏于肝胆脾胃之痰热得以清化，疏泄、升降功能自如，气血津液正常运行，机体防御功能恢复，肝功能自可恢复正常。如忽视"脏腑相关"的整体观念，囿于治肝，无异是舍本求末，收效自不会满意。

服药3剂，腹满、恶心、厌油、肝区闷痛等症状均见好转，舌苔开始退化，滑数之脉已见缓和，但大便仍溏臭，小便仍黄赤，此乃湿邪开始退化之兆。但痰热仍存，方中藿香、厚朴、茯苓减其制，去半夏，恐燥湿太过而增热，另加大黄15 g，开水泡兑服，使痰热之毒从大便排泄。本方虽小有改变，但化湿之义仍保留于方中，以利于湿浊与热痰分消，决不能一见痰湿退化而纯用苦寒，这样欲速则不达，想快反慢。痰热化毒之症，若见腹满、恶心、口苦、口腻者，乃湿浊痰热遏阻之候，湿热与痰热蕴遏，宛如污泥入油，非兼有化湿、利湿之剂，湿浊痰热之症不能速效。尝观某些"肝炎"患者和某些泌尿系感染患者，纯用清热解毒或抗菌消炎而鲜有效应者，都在于忽视了化湿(痰)的重要性。在服药3剂后，诸症进一步好转，大小便亦趋正常。大黄减量，继服3剂。五诊时，临床症状基本消失，精神、食欲均好。肝功能检查：谷丙转氨酶(ALT)降至40 U，黄疸指数4 U，肝缩小为2 cm，其他项目亦属正常范围。手背、颈项等处蜘蛛痣消失大半。其后大黄减量，茵陈药量不变，保持清泻痰热，其他药物均小其制，或随症略予增减，2天服药1剂，共诊治8次，病证基本痊愈，2个月后上班工作。半年后追访，据称一切正常。

［治疗思路］ 本证始于肝失疏泄，致使脾胃升降失常，津液不能正常运行，聚而为痰。对于毒的概念中医的认识有二：一是径直外感病邪、病毒；二是火热之气郁久化毒（素体阳热盛者易化火毒）。本证肝气郁结而化火，痰火相因，煎熬津液形成热痰壅遏，而罹病经久不愈，痰热化毒，因而使本病成为肝热痰毒之症。胸腹满闷，兼见呕恶，乃热痰遏阻、肝脾（胃）功能失和之候。口干、口腻、口臭、心中烦急、舌苔厚而腻，乃痰热化毒，波及心、胃所致。便臭、尿赤，乃痰热之毒流注于下。吸烟过度（每天多则 2 包，少则 1 包），烟毒火热之气首先灼伤肺阴，而肺朝百脉，继而传导灼伤肝阴、脾阴、胃阴，加之肝郁化火，火邪炼液而成痰，因而吸烟过多亦可加重肝热酿成痰毒的病情。肝藏血，痰热壅滞于肝，痰热动血，故可出现蜘蛛痣、肝大、肝掌、血液中转氨酶升高等症状。本证名之曰“肝炎”，但病损所及远不止肝，体内痰热之毒广泛涉及肝、脾、胃、心及大、小肠等各个脏腑，故纯用护肝、保肝疗法无效。以清化痰热，疏肝运脾之法为治。

【病案】 肝区闷痛难忍，肢体困重，心烦、口苦 6 个月。

史某，男，54 岁。肝区闷痛难忍，肢体困重，心烦、口苦 6 个月。半年前始觉精神困倦，食欲减退，并有厌食之感，肝区隐痛，经门诊治疗无效。此后症状逐渐加重，肝区闷痛难忍，肢体困重，懒于行动，并有心烦、口苦、口臭，时而恶心。经某医院检查，谷丙转氨酶 90 U，麝香草酚浊度试验 20 U。超声波检查：密集中小波，肝大 6 cm，中等硬，经多次检查，排除肝癌。住院期间采取护肝和对症治疗，症状不见改善，肝区闷痛日益加剧，面色暗晦，肝掌明显，恶心频作。舌苔厚腻难化，脉沉滑有力。

［治疗法则］ 清化肝经痰热，兼以活血解毒。

［治疗方法］ 茵陈 30 g，败酱草 24 g，杏仁、栀子、延胡索、鸡内金、炒川楝子、木贼、土贝母各 9 g，茯苓、生牡蛎各 18 g，宣木瓜 15 g，橘红 1.2 g。延胡索、鸡内金研极细末，用药液吞服。另用大黄 15 g，开水泡，兑于药中服，以大便通畅为度。

处方：① 茯苓健脾化痰（因肝郁则脾陷），脾气健运又可使“肝气疏启”（语义见《素问·六元正纪大论》），再用炒川楝子和橘红舒肝行气化痰，气行痰自消。② 杏仁利肺化痰，金清木自柔。③ 土贝母不仅有清化痰热作用，且有解散郁结之功。④ 生牡蛎、鸡内金、宣木瓜、木贼均为化痰软坚而设，使化痰软坚药物占主导地位。鸡内金研极细末吞服，取其易于吸收，更好地发挥消肿散结作用。⑤ 用大黄清泻，与茵陈、败酱草、栀子配伍，一则清利肝胆湿热之毒，湿热消退即可减轻邪热炼液成痰之势，又可减轻口苦、心烦之症状，值得重视的是，保持大便清泻通畅，又为痰热外泻另辟一途。吞服延胡索粉，为止痛活血治标而设，并非方中主药。服药 5 剂，肝区闷痛、心烦、恶心、口苦等症状已明显好转。再进 5 剂，肝区闷痛等症已近痊愈，面色由晦暗转为正常，舌苔开始退化。痰热既化，气机运行正常，肢体已不觉困重，每天清晨能坚持慢跑 2～3 km(患者谓自身锻炼)，已无肝痛之感。此后清化痰热大法不变，随证稍事增减，共服药 40 余剂，临床症状和体征均告消失，肝功能亦恢复正常。超声波检查为密集微波。肝缩小为 1 cm。1 年后精力充沛，又做肝功全面检查，一切正常。

［治疗思路］ 患者肝区持续闷痛，长期肝脏肿大，肝功能受损，西医诊断为慢性肝炎；肝大不减，闷痛不止，怀疑为肝癌，亦不为无因。但采取一般对症治疗，症状反日益加重，可见本证并不能按西医所认识的慢性肝炎和肝硬化论治。患者公务繁忙，素性沉闷，用脑过度，此次罹病经久不愈，情绪更为紧张忧虑，因而本证的病理机制，首先是气机郁结，气郁化火，继而火热化毒；火热之气灼液炼津成痰，壅阻、留伏肝经，因而造成肝大闷痛。

引起肝脏肿大的原因固然很多，但对于痰、瘀凝结而成者，中医最早的医籍中就有了初步的论述，谓之曰“胁下若覆杯”。《难经》名之曰“肥气”。不过现在很少有人注意这一病证，一见肝大、肝痛持续不减，便一概以病毒性肝炎或肝硬化名之。本证肝大、肝痛，以闷痛为特点，兼有恶心、腻苔不化，显然是热痰壅阻肝经之证。本病始于肝气郁结，继而化火炼液成痰，所谓“水沸为痰”。痰热壅阻，留伏肝经，故肝痛、肝大之证久治无效。本人及家属均感忧虑(恐有癌变)，气机郁结更甚，故痰热壅阻、留伏之势就更加严重，以致肝大和肝区闷痛之证有增无已。但中医痰病学说中的这些独特理论似未能引起经治医师的应有重视，故始终未能采取“清化痰热”为治。患者面色晦暗，肢体困重，恶心频作，舌苔厚腻难化，脉象沉滑有力，均是痰热壅阻，留伏肝经引起肝脾失和、肝胃失和之明征。其口苦、心烦亦属肝经痰热犯胃之候(心烦，实质上是胃中痰热之证，古代医家称胃为心下，如心下满、心下痞满等)。

【病案】 肝区不适 3 个月。

屈某，男，43 岁，医师。肝区不适 3 个月。近 3 个月来肝区时觉不适，并日益重坠和加重。精神欠佳，食纳不馨，不安于寐。经 B 超和 CT 检查，发现肝右叶有 2～3 个约蚕豆大阴影，转氨酶偏高。患者操西医有年，又鉴于肝癌等肝脏疾病发病率高，故自感肝区不适、情志不安等证日益加重。患者面色晦暗，表情抑郁，脉弦滑而沉，时而口苦，舌苔薄黄，舌根部覆少许腻苔不化。

［治疗方法］ 柴胡 6 g，夏枯草 20 g，浙贝母 15 g，威灵仙 10 g，海藻 30 g，鸡内金 15 g，青皮 10 g，茵陈 20 g，板蓝根 20 g，炒川楝子 15 g，丹参 20 g，甘草 6 g。5 剂。

另用：生穿山甲 200 g，鸡内金 200 g，浙贝母 150 g，共研极细末，每次随药吞服3～6 g。

处方：① 柴胡、炒川楝子、青皮，疏肝柔肝行气。② 浙贝母、鸡内金、威灵仙、海藻，化痰软坚，海藻、甘草两药相激，对顽痰痼结之证，疗效尤佳。③ 茵陈、板蓝根、丹参，凉肝解毒活血。是肝有病，多兼有毒和血行不畅使然。④ 另以生穿山甲、浙贝母、鸡内金为末与服，意在取平和之剂，胜痰结之疾，并兼以强胃化积。服药1个月，肝区不适之证大为好转，情绪、食欲转佳。上方大法不变，只稍做加减，服药10个月(有时嘱其停药，以防服药过久戕伤胃气)，诸症悉除。后二次经B超和CT检查，肝中阴影消失。

[治疗思路]　肝主疏泄而司情志，疏泄失司，可造成津液、水液、血液停骤而发生多种病证，即可病血，可病水，可病痰，可病精神情志之患。本证为肝郁不畅，津液骤而为痰，复因CT等检查发现阴影，因而情志更加抑郁，肝气更为郁滞。气郁化热，津液流通不畅、骤结肝中使然。肝有藏血和调节血量的功能，唐容川说："心主血，肝行之。"这是很科学的，因此肝脏亦常有瘀血症状发生。然一病有一病之证，一人有一人之异，本证症状、舌脉，均系肝郁化热、痰结于肝使然。治以化散痰结为主，兼以解毒活血。

类似的案例尚多，中医治病，应该重视和参考西医的检查和诊断，但决不能为西医的检查和诊断所束缚。

第十八节　牛皮癣(银屑病)

牛皮癣也称"白疕"，现代医学称本病为银屑病。《外科正宗》中说："牛皮癣状如牛项之皮，顽硬且坚，抓之如朽木。"本病初起多为风湿热之邪阻滞肌肤等外来的机械刺激所引起，病久耗伤阴液 血虚生风生燥，皮肤失去濡养。此病病程缠绵，常迁延数年之久虽经治愈，容易复发。皮损初期为红色丘疹或斑丘疹粟粒至绿豆大小，以后可逐渐扩大融合成红色斑片，边界清楚，基底浸润明显，皮损表面覆有多层银白色鳞屑易刮除，去除表面鳞屑可见一层淡红色发亮薄膜 再刮除薄膜，出现筛状小出血点，称为点状出血现象。白色鳞屑，发亮薄膜和点状出血是本病的临床特征。患者都是在当地治疗多年效果不好慕名看病的患者，故病程较长，表现阴血亏虚，生风生燥之证居多。病因：① 牛皮癣发病是因感受风、寒、热、燥毒诸邪侵袭肌肤，影响肺卫之气的宣畅。② 或因情志内伤，七情抑郁，郁久化火，火热之毒扰于营血，外客于肌表，导致毛窍闭塞，气滞血瘀发为此病。③ 或因偏食腥发之品，使脾胃不和，气机不畅，湿热互结，搏结于皮肤而发。总之，疾病初期血分郁热，日久阴血亏虚，生风生燥是本病的病机关键所在。本病初期以凉血活血，清利湿热为主，后期以益气补血，息风润燥为主，治病始终要注意养血息风，清热利湿。临证结合病证分析，牛皮癣除皮损外，患者多表现皮肤瘙痒难忍。《素问·至真要大论》曰："诸痛痒疮皆属于心。”本病多与情志不畅有关,情志波动则病情加重,因此治疗本病要加用清心解郁安神之品,如百合、首乌藤、黄连、珍珠母。另外对于大便不畅患者注意加通腑泄热,润肠通便之品,是根据肺与大肠相表里。选方用黄芪赤风汤、当归补血汤、桃红四物汤加味。

【病案 1】 双手足干裂痒痛,裂口处出血,皮损干燥 20 年。

杨某,女,70 岁。患者诉双手足干裂痒痛,裂口处出血,皮损干燥 20 年。头皮皮损脱屑多处,双下肢散在红色斑丘疹,双眼睑红肿,双目有异物感,伴多汗,纳可,寐差,二便调;舌淡红苔薄白,脉沉细。院外诊断为牛皮癣。中药治宜益气养血兼息风,清热利湿。

[治疗方法] 处方:黄芪 30 g,当归 12 g,桂枝 12 g,赤芍 15 g,炒桃仁 12 g,红花 12 g,树舌 15 g,酒乌梢蛇 15 g,蛇蜕 8 g,生地黄 10 g,防风 12 g,白蒺藜 15 g,苦参 15 g,土茯苓 25 g,地肤子 15 g,白癣皮 15 g,忍冬藤 30 g,虎杖 15 g,炒谷麦芽各 15 g,炙甘草 10 g,7 剂,每天 1 剂,水煎服。另予控涎丹 6 g,服用 1 周。二诊:患者诉服上药后增厚皮肤较前变薄,双手足裂口稍好转,但仍双眼异物感,伴视物不清,舌脉同前,上方加首乌藤 15 g,徐长卿 15 g,14 剂,每天 1 剂,水煎服。另予五龙五虎丹早晚各 1 粒,共 2 周。此后上方对症加减,患者连续口服中药 4 个月,目前上述诸症消失。

【病案 2】 全身满布散在钱币状红色斑丘疹,色红,皮肤瘙痒 8 年。

刘某,女,49 岁。全身满布散在钱币状红色斑丘疹,色红,皮肤瘙痒 8 年,遇冷加重,伴乏力、汗多,夜间睡眠时心悸,舌暗红,苔白腻,脉沉,诊断为牛皮癣。

[治疗法则] 益气息风,清热利湿。

[治疗方法] 方用黄芪赤风汤加味。处方:黄芪 30 g,赤芍 15 g,防风 12 g,苍术 12 g,厚朴 12 g,陈皮 10 g,酒乌梢蛇 15 g,白蒺藜 15 g,土茯苓 25 g,地肤子 15 g,白附子 12 g,白癣皮15 g,炒僵蚕 15 g,蛇蜕 10 g,煅龙骨 30 g,煅牡蛎 30 g,乌梅 15 g,藿香 12 g,炙甘草 10 g。7 剂,每天 1 剂,水煎服。二诊:患者自诉皮肤斑疹红色变淡,痒感减轻,舌脉同前,上方加薏苡仁 30 g,7 剂,每天 1 剂,水煎服。上方随症加减,患者连续口服半年,因经济原因目前停服中药,随访患者皮肤斑疹消退,但仍皮肤粗糙。

[治疗思路] 牛皮癣是皮肤科疑难病,病程缠绵难愈,常迁延数年之久,虽经治愈,容易复发。处方:① 临证治疗本病多以养血活血之品中加大量黄芪,取其有形之血生于无形之气以使阳生阴长。② 气旺血生,凡见斑疹颜色深红者,在凉血息风之品中加清热利湿药如土茯苓、苦参、地肤子及白癣皮。痒甚者加虫类药如蛇蜕、蝉蜕、酒乌梢蛇,以取虫类药搜风刮邪之效。③ 大便不畅者加润肠通便药,使腑气通,肺气宣,如病情每遇情志不畅而加重者加疏肝解郁之品如柴胡、合欢花,总

之使阴平阳秘，气血调和疾病自除。

【病案3】 神经性皮炎1年余。

黄某，女，44岁。患神经性皮炎1年余，近日加重，项部近后发际处皮肤粗糙肥厚，皮纹加深 皮嵴隆起，皮损变为暗褐色，呈苔藓样变，剧烈瘙痒，以夜间尤甚，影响睡眠，舌质淡胖，舌苔薄白，脉象沉细。中医诊断：牛皮癣，西医诊断：神经性皮炎。考虑为风湿热邪蕴于肌肤所致。

[治疗法则] 祛风凉血，健脾利湿。

[治疗方法] 处方：首乌15 g，生地黄15 g，熟地黄10 g，牡丹皮10 g，当归10 g，红花3 g，地肤子10 g，白蒺藜5 g，僵蚕5 g，玄参5 g，炙甘草5 g。用法：5碗水煎成2碗，分早晚2次服，每天1剂，共5剂。外用青蒿油以清热润肤止痒，每天外搽2次，并嘱戒酒，忌食鱼虾，保持心情愉悦。服药5剂后复诊，项部皮损处瘙痒明显减轻，夜间尤为明显，睡眠佳，效不更方，于前方加减，继续巩固治疗。

[治疗思路] 牛皮癣是一种患部皮肤状如牛项之皮，厚而且坚的慢性瘙痒性皮肤病。中医认为此病为风湿热邪蕴于肌肤所致，日久风热甚则血虚失燥，经络阻滞，皮肤失于濡养而成；或血虚肝旺，情志不遂，郁闷不舒；或紧张劳累，心火上炎，以致气血运行失职，凝滞肌肤相当于西医的神经性皮炎。处方：① 首乌补益精血。② 生地黄清热凉血，养阴生津。③ 熟地黄补血滋阴，滋补肝肾阴血。④ 牡丹皮清热凉血活血。⑤ 当归补血活血。⑥ 红花活血化斑。⑦ 地肤子清热利湿止痒。⑧ 白蒺藜祛风止痒。⑨ 僵蚕祛外风，散风热，止痒。⑩ 玄参清热凉血，滋阴解毒。⑪ 炙甘草调和诸药。方中重用养血凉血活血药，辅以祛风利湿止痒药，内外兼治，即为宋陈自明的《妇人大全良方·卷三》“治风先治血，血行风自灭”之义。由此可见，“痰派中医”理论把急、奇、险、顽症都按痰病治疗取得了丰硕的成果。

第十九节　难治性肺结核

难治性肺结核，一般是治疗2年以上，持续排菌而不转阴者；病情迁延不愈，反复使用抗结核药物痰菌仍呈阳性，至少对3种或3种以上抗痨药耐药者。随着抗生素的滥用和不规范化治疗常有发生，当今社会难治性肺结核患者越来越多，中医西医治疗非常棘手，西医一般根据药敏试验，重组抗痨方案，但仍控制不满意者比比皆是。

【临床表现】 经常呛咳气急，发热有定时，扪之身热，持续时间较长，夜间汗出，皮肤潮湿，时有骨蒸，手足显露衣被外，形体消瘦，颧红明显，失眠易醒，胸胁疼痛但可忍受，咽喉干燥，痰多质黏黄稠，时咯鲜血，纳少，小便黄，大便可，舌红而干，剥苔,脉细数。

【病机分析】 结核病是由结核分枝杆菌引起,主要经呼吸道传播的慢性传染病,其临床症状多种多样,轻重不等,结核病的症状和其他疾病一样大多是非特异性的,然而,症状在结核病早期发现,诊断与鉴别诊断中具有重要意义,现代结核控制策略的核心是发现和治愈涂片阳性的肺结核患者,从临床角度来讲,肺结核的治疗目的在于杀灭结核分枝杆菌,消除症状,防止复发。在传统医学中尚无确切的病名可称,概属肺痨、虚劳、骨蒸、鬼注和痨瘵等范畴,如《肘后备急方》曰:“积年累月,渐就顿滞,乃至于死”,认识到本病属于慢性、传染性、消耗性疾病。中医认为肺痨的致病因素主要有外因感染、痨虫伤人,内伤体虚,气血不足,阴精亏损 痨虫感染及正气虚弱两种病因互为因果。痨虫感染是发病的原因,正虚为发病的基础。正气不足,感染痨虫易于发病;正气旺盛则感而不易发之。同时,正气的强弱亦关乎于病情的轻重程度。痨虫感染是引起肺痨的必备因素,痨虫既是耗伤人体气血阴精的直接原因,也是决定肺痨发生发展预后及转归的重要条件。笔者认为,现代的难治性肺结核的根本原因在于体内结核灶周围形成了低渗透性区域,导致常规抗痨药物无法进入结核灶。这也与体内酸性物质太多,毒素积聚有关,这正是中医内痰的内容。因此,笔者治疗难治性肺结核主张采用控涎丹攻痰为先,再结合抗痨药物治疗,效果常常出乎意料。

【病案 1】 多种抗结核药耐药 3 个月。

韩某,女,45 岁。患者先后两次患肺结核均正规治疗而愈,此次因咳嗽久不愈就诊。胸部 X 线片见右上肺浸润性斑片状絮影伴左右透光区,痰涂片强阳性而诊断为继发性肺结核伴空洞收治入院。给予异烟肼、利福平、吡嗪酰胺、乙胺丁醇四药联用治疗 1 个月,病情有增无减。后药敏报告显示,该患者结核菌对 12 种结核药均耐药。根据耐药程度调整治疗方案,用帕司烟肼、利福喷丁、左氧氟沙星、乙胺丁醇治疗 3 个月,患者反而出现阵发性剧烈咳嗽,胸闷气紧,低热半个月不退,身倦乏力。再次摄胸部 X 线片与上次对照,新增肺门附近浸润阴影伴右下肺叶不张,纤维支气管镜检查提示合并支气管内膜结核,在此期间又做过两次药敏试验,报告结果同前,辅以雾化治疗半个月,但病无起色。患者“病急乱投医”,经家人搀扶前来要求中医治疗,见患者舌红苔厚而黄腻,脉滑数。证属痰湿郁热壅肺,宣肃失常。

[**治疗方法**] 投以控涎丹 4 g,间服 1 周。7 天后热退,咳嗽大减,并能自主行走。劝患者坚持原化疗方案治疗,同时服用自拟抗痨汤:黄芪、北沙参、黄精、白及、鱼腥草、甘草各 30 g,黄芩、黄连、知母、杏仁、桔梗、浙贝母、侧柏叶、百部各 10 g,蜈蚣 2 条。每天 1 剂,水煎服,每天 3 次。2 个月后胸闷气紧大减,胸部 X 线片显示,结核病灶明显吸收,空洞缩小,肺不张有改善,先后痰涂片 6 次,其中 1 次阳性。效不更方,继续治疗 3 个月,临床症状消失,结核病灶完全吸收,空洞愈合。

又持续治疗半年后做结核病全套检查，确诊痊愈而停药。门诊随访3年未复发。

［治疗思路］　对结核病的诊断治疗，西医处于主导地位，但对于多耐药结核的治疗，就无可奈何。笔者采取中西医结合治疗，一是吸取西医结核药杀菌抑菌不可替代的优势。虽然耐药，但笔者认为这种状态不是绝对的，随着中医邪痰药物的投入，患者的免疫功能、抗病能力得以增强，结核菌的生存环境随之得以改变，因此，耐药状态也会相应改善。二是发挥祖国医学扶正祛邪、标本同治的专长，同时吸收中药现代药理研究成果，拟制抗痨汤，具有益气养阴填精、清肺化痰杀虫之效。中西合璧，共达治愈之功。

近年来，难治性肺结核逐年增多，对其治疗已成为西医的难题，笔者结合中医治疗，收到满意疗效，体会有三：一是不要轻易放弃西医抗痨药的治疗，因为西医结核药具有用药简便、疗效快、杀菌能力强等优点，是中药无法取代的，即使结核菌耐药，但随着中医药的介入，耐药状况是可以改变的；二是中药治疗，祛痰攻饮是首要，邪之所凑，其气必虚，正气存内，邪不可干，这是中西医均认同的机制；三是中医治疗时一定要辨病与辨证相结合，切勿被阴虚为主的传统认识所束缚。

【病案2】　颈淋巴结核1年余。

陈某，男，20，岁，工人。颈淋巴结核1年余。患颈淋巴结核1年又5个月。长期用异烟肼等药物治疗无效，由于副反应太强，被迫停药。近半年来结核增多增大，病情进行性加重，绕颈之结核扪之可数者20余粒，凸出表皮，如李核累累。由于结核重累，大而多，影响颈项活动，环顾受阻，两腋下淋巴结亦肿大。由于病情进行性加重，针、药均无效，患者及其家属虑其有癌变之凶，心情极为恐惧。脉沉弦有力，苔质暗红，覆薄黄苔面干，颜面光亮而油垢(据称经常如此)。小便短黄，语音重浊。询其所苦，答曰：口干，心烦，夜寐不宁，食欲旺盛，喜食焦香食物，心情恐惧。否认有结核病史。余无有关记载。

［治疗方法］　夏枯草100 g，黄芩20 g，黑玄参30 g，土贝母15 g，郁金15 g，赤芍30 g，生牡蛎6 g，天冬30 g，生石膏60 g，木通20 g，车前子30 g，黄药子15 g，甘草10 g。10剂。浓煎取汁，频频予服。嘱其禁食辛辣厚味及烟酒等发物。另予控涎丹6 g，间服2周。

［治疗思路］　本证始于脏腑功能亢动，肺、胃两经之火尤盛，邪火(所谓“阴火”者然)鸱张，炼液成痰，邪火夹痰上窜故是证作。其所以病情进行性迅速加重者，原因有二：心情恐惧紧张，“五志化火”；邪火越盛，则痰结越牢越坚。情绪紧张不安，不仅化火，而且生风，风火相煽，故病情进行性迅速加重，此其一也。长期用西药抗痨消炎，虽然能延缓病势，但无直折火势和化散痰结之功*。而抑缓时间越长，痰

* 按：据笔者观察，体质旺盛，火炽痰结较盛之证，重用中药清化痰火，收效较快。

火聚结、遏制之势越盛，故一旦停药，则痰火上窜之势莫制，此其二也。痰火内扰，故心烦、口干、语音重浊、夜寐不宁。小便短黄，既是痰火内结之候，又是痰无出路，加重痰火之患。邪火夹痰上窜，故颜面光亮、油垢。苔干黄，脉沉弦有力，患者年轻体实，痰火之实证谛也。舌质紫暗，示有瘀血兼夹。盖津液、血液、痰水同源异歧，火邪过盛，不仅可炼液成痰，也可灼血致瘀，从而改变血液黏稠度而成为痰火夹瘀之证。痰热实火加凌于年轻体实之证，实实相因，轻剂调治，无异于杯水车薪，当使重剂泻火化痰以为治。

处方：① 黄芩、生石膏，直折肺胃火热，火热之势得减，痰火滔天之势可遏。生石膏乃治胃火炽热对证之剂，量小反而无功，畏用石膏者，谓其大寒愤事云云，此乃辨证欠参详，是说不足法取。② 夏枯草清少阳肝胆之火以化痰。③ 黑玄参、天冬泻肾火以化痰。④ 生牡蛎、土贝母、黄药子散结解毒以化痰。⑤ 郁金苦寒，既能活血凉血，又能理气解郁化痰，古称郁中之金，一药而俱二功，与赤芍相配，其凉血活血，行气解郁，分化痰、瘀之力更强。⑥ 木通、车前子，泻火（心经、小肠经火）化痰，俾热痰火气假小便而消散，不使闭门逐寇。

辛辣厚味，烟、酒及发物，助火生痰，须当禁戒。患者禁食必要的发物，是中医和民间在长期的实践中积累的宝贵经验，为医者应借助之，发掘之，但亦常有禁而使滥之弊，如禁食豆腐、萝卜之戒，因噎废食，这就大可不必。盖天地间物，莫不为天地间用，当戒者则戒，当禁者则禁，有理有法耳！

服上方10剂，结核堆累之势大挫，扪触见软，颜面光亮，油垢之色十去八九，脉象已见缓和。询其食欲未减，夜寐安宁，可见并未因重剂而戕伤胃气。

控涎丹出自《三因极一病证方论》，用于痰涎停滞胸膈。

控涎丹中甘遂、大戟逐水消痰，再配白芥子去皮里膜外之痰，故搜剔停痰伏饮之功效甚佳。运用此方，取其药简力宏，祛痰散结之功，可除掉结核内生之地，使内聚之痰浊一化而散。用药如用兵，当攻时应一举全歼巨魁；当守者应成竹在胸，守法稳如泰山。此证初剂已效，法当毕其功于一役，嘱原方再用10剂。三诊时结核（包括腋下肿大之淋巴结）俱已消散，扪触均不可及，口干、心烦、尿黄诸症均告消失。上法减其制（各药剂量均减一半），嘱其坚持服药1个月再诊。月余后来诊，诸症痊愈，心情舒展，一如常人，感激之词不绝于口。追访至今，一切正常。愚治瘰疬之症尝多，而病证重极如此，收效如此迅速尚少见，资录此供参考。

第二十节　难治性癫痫

癫痫是一组由不同病因所引起的脑部神经元高度同步化，且常具自限性的异常放电所导致，以发作性、短暂性、重复性及通常为刻板性的中枢神经系统功能失常为特征的综合征。尽管目前多数癫痫患者的癫痫发作经药物治疗可得到控制，但有一部分患者对抗癫痫药物治疗反应差，癫痫发作难以控制，称为难治性癫痫(intractable epilepsy)，也称顽固性癫痫。难治性癫痫因各国学者在使用抗癫痫药物的种类、治疗时间、疗效判断、单用或合用药物等方面未达成共识，并存在明显的缺陷而迄今无公认的标准。我国学者吴逊等将难治性癫痫定义为频繁的癫痫发作，至少每个月发作 4 次以上，应用适当的第一线抗癫痫药物正规治疗且药物的血浓度在有效范围内，至少观察 2 年，仍不能控制发作且影响日常生活；无进行性中枢神经系统疾病或占位性病变。目前国内对难治性癫痫的诊断大都以此为标准。

近年的研究报告指出，我国癫痫的总患病率约为 7%，据此推算我国约有 900 万癫痫患者，其中有 30%左右的患者进展成为难治性癫痫。难治性癫痫临床经过迁延，病情发作频繁(一般至少每个月发作 4 次以上)，其病死率比一般癫痫高 4～7 倍，目前已经成为危害公共健康的一个重要疾病。

【临床表现】　以发作性神志恍惚，或突然昏仆、口吐涎沫、两目上视、四肢抽搐，或口中如有猪羊叫声等为临床特征的神志异常疾病。又称癫痫、癫疾，俗称羊癫风、羊痫风。多因七情失调，大惊大恐，或饮食失调，六淫所伤等引起，还与先天因素关系较密切。病情有轻重不同，轻者发作持续时间短，发作间歇长，发作程度轻，仅见目直神呆，但无抽搐、昏仆等。重者发作持续时间长，间歇时间短，发作程度重，症见卒然昏仆、抽搐涎涌等。

【病机分析】　癫痫属中医学“痫证”范畴，《黄帝内经》中即有对癫痫的相关论述，但还未形成独立的疾病。《诸病源候论》将癫痫分为五癫，根据其发病原因分为风痫、惊痫、食痫 3 种。《备急千金要方》对痫病做以较完整的归纳记述，有风癫、风惊、风眩、风痛、惊痛、狂厥、惊狂、癫痫等名目。及至张从正提出治痫应祛其风痰，泻其火热，潜摄龙雷以安定心神；王清任认为癫痫病本在脑，脑无灵机之气使然，以化瘀活血法用黄芪赤风汤治癫痫。各个时期的不同医家对癫痫的病因众说纷纭，均从一方面说明癫痫的发病机制和治疗原则。笔者认为，癫痫病机变化多端，难治性癫痫更是其中较为棘手的一类情况，但无论其前期诊疗过程及证型表现如何，均应强调其之所以迁延难愈，贯穿始终的是伏留体内的顽痰作祟，痰邪停滞，既可上蒙清窍，又能阻遏气机，更易扰乱神明，所致病证表现繁多复杂，有“百病多由痰作祟”之说。本病病程较长，更使伏痰胶着痼结，难以化解。是故难治性癫痫患者发病或因痰瘀互结，或因风触痰动，或因痰火扰神诸般变化，务以祛除顽痰为先。

根据患者表现特征笔者认为难治性癫痫患者主要有以下 3 种类型：

1. 肝风痰热，上扰清窍

此类患者是由于痰匿于内，因肝风挟痰上扰，痰蒙清窍而发病。表现为突然昏仆，不省人事，肢体抽搐，口吐白沫，有尖叫，缓解后如常人，伴夜卧不安，心烦，纳食可，大小便正常，舌质红，苔薄腻，脉弦滑。

【治疗法则】 疏肝息风，化痰镇痫。

【治疗方法】 柴胡、白芍、黄芩、法半夏、太子参、龙骨（先煎）、生牡蛎（先煎）、白薇、当归、蜂房、郁金、甘草。另予控涎丹，间服。

处方：① 用柴胡、郁金疏肝理气。② 白芍、当归养血柔肝。③ 蜂房息风止痫。④ 龙骨、牡蛎潜阳息风，重镇安神。⑤ 法半夏、郁金化痰降逆。⑥ 黄芩、白薇清心肝之热。⑦ 太子参、甘草健脾，以防止肝病传脾，寓治未病之意。⑧ 控涎丹攻逐痰饮，诸药配合，共奏心肝同治、风痰兼顾之效。⑨ 若肢体抽搐明显者，加蝉蜕。⑩ 夜寐不安者，加酸枣仁、首乌藤。

【病案】 发作性抽动1年，加重3天。

患者，男，13岁。因"发作性抽动1年，加重3天"就诊。近1年患者出现发作性抽动，每于夜间睡眠中发作，历时13分钟，发作后如正常人，多次在某医科大学第一附属医院神经内科就诊，经脑电图诊断为癫痫，曾经用西药卡马西平治疗，仍每个月发作1次，遂自行停药2个月，近3天每个晚上均发作1次。现夜间睡眠中出现发作性抽动，口吐白沫，伴尖叫，平时夜卧不安，心烦，纳食可，大小便正常，舌质红，苔薄白，脉弦细。儿童觉醒脑电图广泛异常。中医辨病为痫证，辨证为肝风痰热证。

[治疗法则] 平肝息风，化痰镇痫。

[治疗方法] 柴胡10 g，白芍30 g，法半夏10 g，黄芩10 g，太子参15 g，生龙骨（布包先煎）30 g，生牡蛎（布包先煎）30 g，白薇30 g，当归10 g，郁金10 g，蝉蜕10 g，僵蚕10 g，酸枣仁30 g，磁石（布包先煎）30 g，朱茯苓10 g，甘草10 g。7剂，水煎温服，每天1剂，分2次服用。另予控涎丹每天2 g，服1周。二诊：先后服上方近21剂，夜间抽动一直未发作，遂自行间断服用上方，但3天前头部外伤，昨晚发作抽动1次，刻下无明显不适，舌质淡红，苔薄白，脉弦细。仍守上方治疗以巩固疗效。已2年半未以相同病证就诊。

[治疗思路] 该患者在儿童时期发病，流行病学调查也发现多数癫痫在儿童期发病，因此其防治应从儿童开始。小儿癫痫病因繁杂，但不外先天因素和后天因素，亦或两者兼有。先天禀赋不足、孕期失养、于母胎中受惊、气机逆乱，后天又有六淫外感、饮食所伤、脑瘤内生、跌扑损伤致使痰瘀阻滞脑部等各种原因均可诱发癫痫发作。癫痫病位在脑窍，可涉及心、肝、脾、肾等脏器。中医认为小儿癫痫的发病与虚痰关系密切相关。故有"无痰不作痫"之论。痰之为病，如胶似漆，停阻于气道，囿闭于经络，蒙蔽于清窍，故可致患儿昏迷，神志不清，五脏失调，六腑不通，发为癫痫。

根据昼夜阴阳消长规律,“日入阳尽而阴受气”(《灵枢·营卫生会》),并且“合夜至鸡鸣,天之阴,阴中之阴也;鸡鸣至平旦,天之阴,阴中之阳也……腹为阴,阴中之阴,肾也;腹为阴,阴中之阳,肝也”(《素问·金匮真言论》),表明夜间为肝肾所主。此案癫痫每发作于夜间,乃因肝之风阳偏旺,在这一“阳尽而阴受气”的时刻,反而未尽而妄动,遂致痫病发作。风阳挟痰上扰,清窍被蒙,故不省人事、四肢抽搐,亦即《素问·阴阳应象大论》“风胜则动”之意;痰随风升,故尖叫、吐沫;风阳动扰于上,故心烦不寐;舌红、脉弦细,乃肝阳化风之象。其治疗宜用:① 柴胡、郁金疏肝理气。② 白芍、当归养血柔肝。③ 蝉蜕、僵蚕息风止痫。④ 生龙骨、生牡蛎、磁石潜阳息风,重镇安神。⑤ 朱茯苓、酸枣仁养心安神。⑥ 法半夏化痰降逆。⑦ 黄芩、白薇清心肝之热。⑧ 太子参、甘草健脾,以防止肝病传脾,寓治未病之意。全方心肝同治,重在治肝,风痰兼顾,重在息风,风痰平则癫痫自然缓解。

2. 脾虚生痰,化热上冲

患者素体脾虚,失于运化,痰湿内生,化热而冲逆于上,迷闭心窍,动扰神明,从而发病。症见突然昏仆,不省人事,肢体抽搐,口吐白沫,伴尖叫,缓解后如常人,伴精神差,纳食减少,大便溏,疲乏无力,舌质淡,苔厚腻,脉细弦滑。

【治疗法则】 健脾化痰,息风镇痫。

【治疗方法】 黄芪 20 g,党参 15 g,白术 30 g,茯苓 30 g,赤芍 10 g,防风 15 g,法半夏 15 g,郁金 10 g,蝉蜕 30 g,僵蚕 15 g,全蝎 6 g,龙骨 30 g,生牡蛎 30 g,磁石 30 g。水煎温服,每天 1 剂,分 2 次服用。间服小胃丹。处方:① 黄芪、党参、白术健脾益气,培土荣木。② 茯苓、法半夏渗湿化痰。③ 赤芍活血柔肝。④ 诸药配合,共奏健脾、化痰、息风之效。郁金理气解郁;防风、蝉蜕、僵蚕、全蝎祛风止痫。⑤ 龙骨、牡蛎、磁石潜镇息风。⑥ 若心烦口苦者,加白薇。⑦ 夜寐不安者,加酸枣仁、首乌藤。

【病案】 发作性仆倒、四肢强直痉挛抽搐 4 年。

患者,女,13 岁。因“发作性仆倒、四肢强直痉挛抽搐 4 年”就诊。患者于 4 年前开始第 1 次发作,此后经常发作,发作时突然仆倒,并四肢强直性痉挛、抽搐,多次去某大学医院神经内科就诊,经头部核磁共振(MRI)及睡眠脑电图等诊断为“癫痫”,已服用丙戊酸钠片等药。昨天下午突然仆倒,四肢强直性痉挛、抽搐,口中吐白沫,持续时间不超过 10 分钟,发作后身痛,现疲乏无力,思睡,口不苦,纳食少,大便、小便可,体弱,停学在家。体重指数 17.9 kg/m^2。父辈有 2 人有类似发作史。头部核磁共振(MRI+MRA)未见异常;睡眠脑电图中度异常。中医辨病为痫证,辨证为脾虚痰热证。

[治疗法则] 健脾益气,化痰清热,息风止痉。

[治疗方法] 黄芪 30 g,党参 10 g,白术 10 g,茯苓 10 g,赤芍 10 g,防风 6 g,

郁金 10 g，白薇 30 g，蝉蜕 10 g，僵蚕 10 g，全蝎(磨粉 3 g)1 包(分冲)，龙骨(布包先煎)30 g，生牡蛎(布包先煎)30 g，磁石(布包先煎)30 g。14 剂，水煎温服，每天 1 剂，分 2 次服用。另予小胃丹 1 g，间服 1 周；生半夏 0.5 g，生南星 0.5 g 装胶囊，温开水送服。二诊：患者未发癫痫，已正常上学，纳食可，大便偏干，每周 1 次，睡眠可。仍守原法加减，煎服方去白术，加明矾 3 g，决明子 15 g。7 剂。胶囊不变。三诊：患者自服药以来癫痫未发，拟用止痫散加减以巩固疗效，用上方加黄芪(超微 10 g)3 包，赤芍颗粒(10 g)3 包，龙骨颗粒(20 g)2 包，牡蛎颗粒(20 g)2 包。3 剂。共研为细末，混匀，装胶囊，每粒 0.3 g，每次 2 粒，每天 2 次，温开水送服。后其父代诊，癫痫一直未发，要求用散剂维持。目前仍在治疗维持之中。

[治疗思路] 小儿脾常不足，易为乳食所伤。脾为湿土之脏，为生痰之源。若乳食不节或不洁，则致脾失健运，湿聚凝为痰，可上蒙清窍，内闭心肝，以致突然昏仆。而一旦郁生痰热，阻滞肝经，便可引动肝风而致风痰上扰使四肢抽搐，口吐涎沫，喉出怪声。故治疗此病应抓住生痰之源实质，重在豁痰健脾，并适当结合清心开窍之法，且健脾之法的运用时间宜长宜久，开窍之法的应用则宜短暂而不宜长久。

脾主运化水湿，能够影响水液的吸收和转输，调节人体水液代谢，同时脾居中焦，为气机升降的枢纽，脾运健旺，则水液输布正常，脾运失健，则聚湿生痰，故曰脾为生痰之源。清代陈士铎《石室秘录》有言"癫痫之症，多因气虚有痰，一时如暴风疾雨，猝然而倒，口吐白沫，作牛马叫声，种种不同"。在治疗小儿癫痫时认为应于治痰诸法中重在健脾，而健脾之法又不全在乎补脾，而在和胃消导，助运醒脾。

此案患者素体脾虚，运化不足，既不能运化水谷，气血生化不足，温养失度，故致饮食减少、疲乏无力、思睡、体弱；又不能运化水湿，湿聚生痰，痰浊上扰，迷闭心窍，故卒倒而吐白沫，此即元代朱震亨《丹溪心法·痫》，所谓痫病"无非痰涎壅塞，迷闷孔窍"而成之意；同时"木虽生于水，然江河湖海无土之处，则无木生，是故树木之枝叶萎悴，必由土气之衰，一培其土，则根本坚固，津液上升，布达周流，木欣欣向荣矣"(《程杏轩医案辑录》)。土虚则木失其荣，而虚风易动，故见痉挛、抽搐，即土虚木贼之意。此案脾虚为致病之本，风痰为见症之标。其治疗汤剂与散剂相结合，处方：① 用黄芪、党参、白术健脾益气，培土荣木。② 茯苓、生半夏、生南星、白矾渗湿化痰。③ 赤芍、当归活血柔肝。④ 郁金理气解郁。⑤ 防风、蝉蜕、僵蚕、全蝎祛风止痫。⑥ 白薇清心凉血。⑦ 龙骨、生牡蛎、磁石潜镇息风。⑧ 冰片开窍醒神。全方心、肝、脾同治，重在健脾、化痰、息风，与病机相符，故中断其发作。

3. 阴虚痰热，动扰神明

患者因阴血亏虚，内生虚热，炼津成痰，痰热上扰所致。症见突然昏仆，不省人事，肢体抽搐，口吐白沫，伴尖叫，缓解后如常人，伴平时头胀、头痛、头晕，心烦，口干口苦，大便偏干，舌质红，苔白厚，脉细弦数。

【治疗法则】 滋补肝肾，养阴息风，化痰清热。

【治疗方法】 制首乌、桑葚、枸杞、丹参、葛根、地龙、豨莶草、白芍、天麻、大伸筋、蝉蜕、山楂。

处方：① 用制首乌、桑葚、枸杞滋补肝肾，柔肝舒筋。② 白芍、天麻平肝息风。③ 丹参、葛根、地龙活血化瘀通络。④ 豨莶草、大伸筋、蝉蜕息风通络。⑤ 山楂和胃助运。⑥ 伴头痛者，去大伸筋、豨莶草，加蔓荆子、大青根。⑦ 伴眩晕者，去大伸筋、豨莶草，加蒺藜。全方共奏滋阴息风、活血通络之效。

另用止痫散冲服：法半夏、胆南星、郁金、明矾、牛黄、全蝎、冰片。处方：① 用法半夏、胆南星、白矾渗湿化痰。② 郁金理气解郁。③ 全蝎祛风止痫。④ 牛黄清心凉血。⑤ 冰片开窍醒神。诸药共奏清热化痰、息风镇痫之效。⑥ 若大便干结者，加决明子。⑦ 体质虚弱者，加紫河车。

【病案】 四肢无力，不自主抽动反复发作2年。

患者，女，30岁。2011年3月21日因“四肢无力，不自主抽动反复发作2年”而就诊。患者于2年前在人工流产后出现四肢无力，四肢肌肉不自主抽动，多次去某大学医院神经内科就诊，诊断为“癫痫”，服用卡马西平片等药不能中止发作，仍逐渐加重。现四肢无力，坐立不稳，欲倒，行走难，四肢肌肉频频发作性抽动，就诊时发作5次，每次只持续1秒，发作时构音障碍，口中吐沫，持筷不稳，夹菜跌落，平时心烦口苦，纳食正常，大便可，小便夜间频多，舌质暗，苔白厚，脉细。无家族史。头部CT平扫未见异常；脑电形图可见尖慢波，轻度异常。中医辨病为痫证，辨证为阴虚痰热证。

[治疗法则] 滋补肝肾，养阴息风，化痰清热。

[治疗方法] 制首乌15 g，桑葚15 g，枸杞30 g，丹参30 g，葛根30 g，豨莶草15 g，白芍15 g，大伸筋15 g，蝉蜕10 g，黄芪30 g，党参10 g，桑寄生30 g，蝉花10 g，僵蚕10 g，山楂15 g。14剂，水煎温服，每天1剂，分2次服用。生半夏9 g，胆南星3 g，郁金10 g，明矾15 g，牛黄1 g，全蝎6 g，冰片3 g。1剂。共研为细末，混匀，装胶囊，每粒0.3 g。每次2粒，每天2次，温开水送服。二诊：诉服药后疗效很好，四肢抽动基本上不发作，要求续用。水煎服原方14剂以巩固疗效，后未再就诊。

[治疗思路] 此案以四肢抽动为主证，乃因产后失血，伤及营血，筋脉失养，虚风内动所致，此即“风胜则动”(《素问·阴阳应象大论》)、“诸风掉眩，皆属于肝”(《素问·至真要大论》)之故。虚风挟痰热上扰，蒙蔽清窍，故发作时构音障碍，口中吐沫，持筷不稳，夹菜跌落；肝阴不足，失却柔润之性，故心烦口苦；肝肾同源，肝损及肾，肾阴亦亏，膀胱失约，故夜尿频多。其治疗汤剂与散剂相结合，处方：① 用

制首乌、桑葚、枸杞、桑寄生滋补肝肾，滋水涵木。② 白芍活血柔肝。③ 黄芪、党参健脾益气，助生化之源。④ 蝉花补肾涩精。⑤ 生半夏、胆南星、白矾渗湿化痰。⑥ 丹参、葛根、郁金理气解郁，活血通络。⑦ 豨莶草、大伸筋舒筋活络。⑧ 蝉蜕、僵蚕、全蝎祛风止痫。⑨ 牛黄清心凉血。⑩ 冰片开窍醒神。⑪ 山楂和胃助运。全方心、脾、肝、肾同治，重在滋阴、化痰、息风符合患者病情，故很快缓解症状。

［治疗心得］ 对于难治性癫痫的临床治疗，针对痫病虚实夹杂的病机多样化特点，抓住癫痫发作时痰浊闭阻，气机逆乱的核心病机，重视风、火、痰、瘀在癫痫致病过程中的不同特点，如：① 痰火盛而动痫者，平素多有饮食不节情绪暴怒，发病时则喉间或有痰鸣，舌苔厚腻。② 风动痫发者，常有眩晕、头胀痛、手足渐麻，或发病前烦劳急躁等情志改变。③ 瘀阻脑络而发为痫病者常有既往颅脑感染、外伤、手术病史，邪瘀于脑，久则化毒损伤脑髓。④ 久病体虚基础上痫症易发者，多有心绪不宁、纳差、便溏、神疲乏力等心、肝、肾不足之症。针对难治性癫痫患者的具体用药，主张中西结合，不可贸然停药减药，在服用中药汤剂的过程中，正确运用国际抗癫痫联盟更新的癫痫诊疗指南规定的抗痫药物，只有当患者症状完全消失且稳定一段时间后，可在医生指导下慢慢减西药和停西药，最终达到治愈的标准。对于病史长，体质较好的患者，如果配合治疗，笔者常常采用吐法和药物配合一起治疗，这样效果更加快捷、明显。

第二十一节　甲状腺功能减退症（甲减）

甲状腺功能减退症（hypothyroidsm，简称甲减）是由多种原因引起的甲状腺激素合成、分泌或生物效应不足，导致机体各系统功能减低及代谢减慢，以畏寒、汗出、动作缓慢、精神萎靡、肌肉无力、嗜睡、性功能减退等为主要临床症状的全身代谢减低综合征。在我国甲减的患病率约为1%，其中原发性甲减占全部甲减的95%以上，女性较男性常见。甲减是甲状腺疾病所致功能改变的最终表现，并发症主要有黏液性水肿昏迷和甲减性心脏病等。近年来，由于桥本甲状腺炎、甲亢、甲状腺结节等患者的持续增加，医源性甲减发病率增多尤为严重，可能与碘131剂量过大、切除甲状腺组织较多、抗甲状腺药物剂量偏大等有关，降低医源性甲减发病率应为当务之急，值得医学工作者深思。甲减在中医学中无专有病名，中医学一般将其归属于虚劳、水肿、瘿瘤、痰湿范畴。常规中医认为脾肾阳虚是本病的发生原因，笔者体会，痰毒内停在甲减的发生恶化过程中有关键作用，重视祛痰后再补是治疗的关键。

现代医学认为多数甲减患者属于永久性，需终身替代治疗，主要用甲状腺激素替代生理分泌，从小剂量开始逐步缓慢增加，并密切观察用药后反应，同时定期监测甲状腺功能指标，以其获得最小的药物维持剂量达到最有效的治疗效果。但是要真正达到这一目的是比较困难的，一方面甲状腺激素替代疗法有其明显的局限性，不少患者对甲状腺片引起的不良作用十分敏感，即使采用小剂量亦难以耐受，造成治疗上的矛盾，尤其是老年和伴有心脏病的患者，治疗中可出现心动过速、心律失常、心绞痛、心力衰竭等严重不良作用；另一方面，应用激素替代疗法治疗本病，虽然病情可以迅速改善，避免并发症的出现，很快达到临床治愈，但并不能改善甲状腺本身的病变，是治标不治本的权宜之计，不少达到临床治愈的患者擅自停药后的复发率非常高，再者患者的个体化差异很大，诱发或加重疾病变化的因素比较多，自身所需激素含量的动态波动大，因此适宜的替代治疗剂量很难掌握，寻求维持小剂量的终身替代是不现实的。

【临床表现】 怕冷（腰背部多见），疲倦乏力，少汗，面部及手足肿胀感，关节疼痛，体重增加，便秘，女性月经紊乱，或者月经量过多，不孕。特异性临床表现有：表情淡漠，反应迟钝，记忆减退，听力下降，声音嘶哑，唇厚舌大，常有齿痕，皮肤干厚，粗糙少光泽，凉而脱皮屑，手脚掌皮肤可呈蜡黄色，毛发脱落，稀疏干脆，跟腱反射时间延长，脉率减慢，黏液性水肿面容等。该病临床表现常涉及全身一个或多个系统，尤其是早期易误诊，且病情易反复，病程较长。

【病机分析】 笔者认为所有慢性疾病如果越来越重，进行性发展，说明其病机过程中有个正反馈的机制存在。只有打破此反馈机制才有可能逆转病情的发展，才能很好地治疗疾病。在甲减的疾病发展过程中，阳虚是标，痰水湿的内停是病情恶化的病理产物，也是病机中正反馈的重要因素，只有除掉不正之物后再采用补法，才能有比较好的稳定疗效和持久效果。

症状：① 脾为后天之本，《素问・灵兰秘典》说：脾胃者，仓廪之官，五味出焉，五味入五脏以充养五脏精气，脾气不足，则化源匮乏，五脏之精气失于充养，可出现诸如面色苍白，皮肤干燥，手足麻木等脾阳不足的表现。② 又脾主运化水谷，脾阳虚弱则水谷失于运化，水湿潴留，则见纳呆腹胀、体倦乏力。③ 肾为先天之本，《素问・六节藏象论》说：肾者主蛰，封藏之本，藏精之处也，肾精化生之气称为肾气，肾气对人体的发育生长生殖和衰老有密切关系，肾精分为肾阴和肾阳，为一身阴阳之根本，若肾阳亏虚，命门火衰，则形寒肢冷、功能减退、阳痿早泄、闭经不孕等。④ 肾阳虚衰不能温养脾阳，导致脾阳渐衰，脾肾阳虚，则鼓动无力，水湿失于布散气化，水溢肌肤，全身水肿。

【治疗法则】 祛痰、温补脾肾。

【治疗方法】 控涎丹或加味控涎丹间服，由炮附子、肉桂、黄芪、熟地黄、山萸肉、黑芝麻、鹿角胶、龟板胶、丹参、茺蔚子、当归、川芎、赤芍、水蛭组成，具有温肾、益气、养血、通络之功效。方中炮附子、肉桂补水中一阳，生黄芪大补脾胃之元气，使气旺以促血行；茺蔚子能益气行气、活血养肝，炮附子、肉桂两者为君药；当归有养血活血、祛瘀而不伤好血之妙，为臣药；川芎、赤芍、水蛭助当归活血祛瘀，通经活络，为佐使药。

【病案 1】 情绪低落，无力食欲不振，全身水肿 1 年。

徐某，女，52 岁。病史：患者于 2005 年春季曾出现怕热、多汗、心悸、烦躁等症状，在北京某医院经检查，确诊为甲状腺功能亢进，应用放射性碘治疗后症状明显改善，出院后自服甲巯咪唑维持治疗半年后停药。1 年前患者因工作压力大，劳累后出现情绪低落，无力，食欲不振，全身水肿，只能进少量饮食，不能起坐，沉默少语，反应迟钝，无恶心、呕吐、腹痛、腹胀，无反酸、烧灼感，无腰背酸痛、少尿等，到原诊治医院复诊，经复查甲状腺功能，确诊为甲状腺功能减退，给予口服甲状腺片替代治疗，症状一度改善，但因服药不规律，2 个月前再次发病。症见：全身水肿，乏力，倦怠，情绪低落，不能起坐，沉默少语，反应迟钝，消瘦，时有汗出，夜寐多梦，食欲不振，只能进少量饮食，无恶心、呕吐、腹痛、腹胀，无反酸、烧灼感，尿量少，大便调，舌淡红，苔薄白，脉沉。体格检查：面色萎黄，黏液性水肿面容，颈部对称，甲状腺不大，局部未闻及血管杂音，心、肺、腹无异常。查血常规、尿常规、电解质均正常。2010 年 3 月 2 日甲状腺功能检查示：三碘甲状腺原氨酸（T3）0.77 nmol/L，甲状腺素（T4）18.7 nmol/L，游离三碘甲状腺原氨酸（FT3）2.45 pmol/L，游离甲状腺素（FT4）4.61 pmol/L，血清促甲状腺素（TSH）59.80 mIU/L。中医诊断：虚劳，证属精明失养，气血亏虚。西医诊断：甲状腺功能减退。

［治疗方法］ 初诊：予控涎丹每天 6 克，间服 1 周；炮附子 30 g，肉桂 6 g，黄芪 50 g，熟地黄 30 g，山萸肉 15 g，黑芝麻 15 g，鹿角胶 10 g，丹参 15 g，茺蔚子 15 g，当归10 g，川芎 30 g，赤芍 15 g，水蛭 9 g。每天 3 次，14 剂。二诊：服药后症状改善，无水肿，仍时有乏力，情绪低落减轻，汗出减少，纳食较前增多，夜寐多梦，二便调，舌脉同前。守法继服汤药治疗。三诊：症状平稳，反应正常，无水肿，无汗出，偶有倦怠乏力，纳食正常，夜寐尚可，二便调，舌红，苔白，脉滑。仍予原方治疗。四诊：症状好转，无乏力、倦怠、水肿等不适，情绪正常，夜寐佳，纳可，二便调。查体：甲状腺（—），手颤（—），眼颤（—）。甲状腺功能复查：T3 1.46 nmol/L，T4 92.76 nmol/L，FT3 5.34 pmol/L，FT4 13.36 pmol/L，TSH 3.94 mIU/L，已恢复正常，上方加减改为丸剂，患者坚持服药治疗一年半，无复发而获痊愈。

［治疗思路］ 其病多由元气不足，命门火衰所致，盖肾为先天之本，且为真阳所居，人身五脏诸阳皆赖肾中元阳以生发，真阳虚微以致形寒神疲等一派阳虚见症；又阴阳互根，久则阳病及阴，表现出肤糙口干、津亏便秘等阴血不足之象，甚至出现肾阴阳两虚的证候。此外，肾阳虚衰，不能温暖脾土，则脾阳亦衰，肌肉失去濡

养，则见肌肉无力，或肢体肌痛；又脾主统血，脾虚则血失统藏，妇女可见月经紊乱、崩漏等证，常伴有贫血；肾阳不足，心阳亦鼓动无力，可见心阳虚衰的证候，以心悸气短、脉沉迟或缓多见，至此全身温煦功能更差，出现心动过缓、体温下降，甚至津血运化失常，聚而成湿，成饮，成痰而见。肌肤浮肿，在临床中，甲状腺功能减退（甲减）患者偶见口干心烦、纳呆腹胀、脉来弦缓等肝郁脾虚之象，这常是由甲状腺激素服用过量或甲亢向甲减演化过程中的混乱现象。总之，甲减之病，元气亏虚是其主要病理，肾阳不足则是其关键，病变又常涉及心脾两脏，导致脾肾阳虚和心肾阳虚。但在其病理演化过程中，笔者观察发现痰浊、瘀血、肝郁的病理改变非常多见，采用控涎丹先攻泻痰饮非常必要。

本案患者原患甲状腺功能亢进症，经放射性碘治疗后出现甲状腺功能减退，先服西药治疗，但效果不明显 后停服西药，单纯服中药治疗，病情逐渐缓解，半年后复查甲状腺功能恢复正常，坚持服药治疗一年半，无复发，可以认为临床治愈。甲减的发病与脑相关，本案患者的病因病机为七情内伤，由情志内伤导致精明失养，进而出现心神失养，脾肾阳虚，血瘀阻络。因此，本着治病必求于本的原则，以攻邪为先，健脑宁心，益气养血通络为大法，改善脑疲劳为本，调节脑垂体功能，使其恢复正常，从而达到调节甲状腺功能的目的。

【病案 2】 桥本甲状腺炎继发甲状腺功能减退 8 年。

闫某，女，35 岁。8 年前确诊为桥本甲状腺炎继发甲状腺功能减退症，口服甲状腺素片至今，现每天 20 mg，晨服，近测血清 T3 0.82 nmol /L，T4 21.4 nmol /L，TSH 37 mIU /L，血清甲状腺微粒体抗体、甲状腺球蛋白抗体均阳性。刻诊：神疲乏力，畏寒肢冷，皮肤粗糙，心悸汗出，纳少便干，性欲减退，头发稀疏，经量减少，失眠多梦，舌淡苔少，脉细缓，心率 65 次/分。辨证：痰饮内停，元阳不足，命门火衰。

［治疗方法］ 予加味控涎丹 4 g，间服 2 周。温振肾阳处方：炮附子 20 g，肉桂 10 g，黄芪 35 g，生、熟地黄各 15 g，怀山药 15 g，山萸肉 15 g，泽泻 15 g，枸杞 15 g，菟丝子 15 g，五味子 10 g，麦冬 15 g，首乌 15 g，黑芝麻 15 g，鹿角胶、龟板胶各 5 g。每天 1 剂，水煎服，服药 1 个月后，精神好转，心悸、畏寒减轻，睡眠渐安。实验室检查：T3 1.6 nmol/L，T4 40 nmol/L，TSH 9.5 mIU /L，上方加仙茅 15 g，淫羊藿 15 g，侧柏叶 10 g，再进 30 剂。三诊时，乏力、心悸、畏寒、便干等症状均消失，月经量增多，头发渐密，复查 T3、T4、TSH 已趋正常，甲状腺素片减至每天 10 mg，以原方不变加工成水丸剂继续治疗，每天 8 g，口服丸剂 3 个月后，周身无明显不适症状，复查甲状腺功能各指标均正常，甲状腺素片已递减至 5 mg，予中药丸剂进治，仍每天8 g。3 个月后停用甲状腺素 1 片，予丸剂巩固半年，每天 6 g，随访 2 年甲减未复发，甲状腺功能指标未出现异常。

［治疗思路］ 此案中医辨证属元阳不足，气血两虚。神疲乏力、畏寒肢冷、心

悸汗出、性欲减退皆为一派阳虚之象；而皮肤粗糙、大便干燥、苔少脉细亦提示阴血不足，此实乃“无阳则阴无以生”，阳损及阴所致也。《黄帝内经》“阳主阴从”，阳为有生之本，所重者又单在阳气耳，故在治疗上以八味肾气丸温振肾阳，宗景岳“善补阳者，必于阴中求阳”之旨，佐龟鹿胶血肉有情之品，墨旱莲、女贞子、地黄等滋补阴血，并制肉桂、附子燥烈之性，“阳得阴助则生化无穷”，温振肾阳固其元，滋补肾阴复其阳，这正是治疗甲减的治本之法。张贺亮等发现，补阳、滋阴等中药具有生物活性，与机体内分泌活动密切相关，既改善临床症状，减弱激素类药物的不良作用，同时调节甲状腺自身功能，刺激腺体细胞分泌甲状腺激素，达到根本上的自愈。

【病案 3】 浮肿、怕冷、心悸、腹胀 3 个月余。

张某，女，55 岁。浮肿、怕冷、心悸、腹胀 3 个月余，于省医院查甲状腺功能：FT3 1.6 pmol /L，FT4 1.20 pmol /L，TSH 12.3 IU/L，诊断为甲减伴下肢黏液性水肿，予左甲状腺素片，每天口服 50 g，效果不显，乃来求治。查体：表情淡漠，面色虚浮，形寒祛冷，厚衣裹身，力乏嗜睡，眼睑及双下肢非压陷性浮肿，尿量减少，纳减，腹胀，便溏，心率 56 次/分，体温偏低，舌淡胖边有齿痕，苔白，脉弱沉迟。中医诊断：水肿(脾肾阳虚，水湿内停)。

[治疗法则] 温肾益气，健脾化湿，利水消肿。

[治疗方法] 予控涎丹 6 g，间服 1 周。处方：制附片 15 g，熟地黄 25 g，山药 25 g，山茱萸肉 15 g，白术 15 g，肉桂 5 g，泽泻 25 g，茯苓 50 g，牡丹皮 10 g，木香 10 g，大腹皮 15 g，厚朴 15 g，车前子 20 g，猪苓 15 g，生姜皮 5 g，甘草 15 g。每天 1 剂，水煎服，加服左甲状腺素片，每天 75 g。服用 14 剂后复诊，怕冷、心悸等症状明显缓解，尿量明显增多，浮肿亦明显消退，苔薄白，脉有力，心率 65 次/分，原方加黄芪 30 g，炙桑白皮 15 g。服用 14 剂后复诊，临床症状大多缓解，心率 70 次/分，浮肿消失，心悸腹胀亦消失，且左甲状腺素片每天减至 25 g，服用 2 个月后，上述症状明显缓解，查甲状腺功能已恢复正常，后坚持服用自制中药丸剂以善后，左甲状腺素片停用，随访 3 年未复发。

[治疗思路] 黏液性水肿是甲减常见的并发症，按之随手即起，不留凹陷，故又称非凹陷性水肿。治疗难度大，对症治疗，常易复发。中医学认为肿为水溢脏寒生满病，水肿的发生主要与肺、脾、肾三脏相关，与脾、肾的关系更为密切，诚如《景岳全书·肿胀》指出，凡水肿等证，乃肺、脾、肾三脏相干之病，脾虚则土不制水而反客，肾虚则水无所主而妄行，此案辨证为脾肾阳虚，水湿内停，方选金匮肾气丸、实脾饮合苓桂术甘汤、五苓散、五皮饮化裁治之，共奏温肾暖脾、消肿利水之功。可见，甲减并发黏液性水肿的患者，通过中药治疗，病情明显好转，达到在替代疗法的同时提高了甲减患者自身的甲状腺分泌功能，说明中医药治疗此病有其一定的优势。

第二十二节　多汗症(附腋臭)

出汗是人体的一种生理现象。如果是在天气炎热、穿衣过厚、饮用热汤、情绪激动、劳作奔走的情况下,出汗增加,属于正常现象。但如果在安静状态下,身体全身性、偏侧性或局限性不自觉汗出,则属于病态。多汗症(hyperhidrosis)尤以手掌、足底、腋窝和其他褶皱部为多见。中医认为,此病属于自汗、盗汗的范围。其中,自身无热感,而白昼时时汗出,动辄益甚者,称为自汗;寐中汗出,醒来自止者,称为盗汗。多由于阴阳失调,腠理不固所致。西医则认为多与自主神经功能紊乱有关,或是甲状腺功能亢进、风湿热、糖尿病、更年期等疾病所致。笔者体会,在多汗症的治疗方面,从热痰内聚疗效显著。

【临床表现】 75%以上多汗症患者开始发病于 25 岁以下。腋部多汗症开始发病年龄平均为 19 岁。手部多汗症平均发病年龄为 13 岁。足部多汗症平均发病年龄为 10 岁。面部多汗症平均发病年龄为 12 岁,即青春发育期前。

全身性多汗症因患有系统性疾病引起如感染高热、内分泌疾病等均为全身大面积出汗,汗流如注,可将衣服、床单、被褥全湿透。局限性腋部多汗症两侧腋窝大量出汗,向下流淌,将背心、衬衣湿透,如果伴发细菌感染则发生臭汗症。有的患者一天要换数次衬衣。手部多汗症,手掌潮湿、冰凉,与人握手令人尴尬,办公室工作把纸张弄皱,把文件字迹弄花,给工作带来极大的麻烦。足部多汗症鞋和袜多是湿的,走路打滑,足跖部皮肤浸渍发白。当细菌感染腐败会发出难闻的臭味,令患者非常沮丧。由于皮肤潮湿、浸渍、糜烂常容易发生继发性细菌感染而局部红、肿、热、痛,患者发热高。多汗症患者因生活质量受严重影响,在精神上受到极大的压抑。

【病机分析】 多汗症是指皮肤出汗异常过多的现象,属于中医"汗证"的范畴,是机体的某些疾病或其他原因引起身体大量出汗,分全身性和局限性两种。《素问》曰:阳加于阴谓之汗;《景岳全书》曰:汗发阴而出于阳,此其根本则由阴中之营气,而其启闭则由阳中之卫气;《温病条辨》曰:汗出者,合阳气阴精蒸化而出者也,盖汗之为物,以阳气为运用,以阴精为材料。多汗症的病因病机为阳气虚弱,腠理不密,卫外不固,汗液外泄形成表虚不固证;脾胃湿热,蕴蒸肌肤,迫津外泄形成湿热蕴阻证;气血运行不畅,易夹寒湿,阻滞经脉形成气血瘀阻证。

【治疗法则】 益气固表,健脾除湿,理气活血止汗。

【病案 1】 汗多伴肢冷 2 年。

赵某,男,17 岁。汗多伴肢冷 2 年,自述素体虚弱,畏寒肢冷,无论白天黑夜,全身汗出湿衣，久治不愈。刻诊：皮肤潮湿，肢冷，面色㿠白，形体瘦弱，舌质淡，苔薄白，脉沉缓。西医诊断：多汗症。中医诊断：汗证，辨证表虚不固，治法益气固表止汗。

[治疗方法] 玉屏风散合桂枝汤加减，处方：防风 12 g，黄芪 40 g，白术 10 g，白芍 10 g，桂枝 15 g，茯苓 20 g，浮小麦 45 g，麻黄根 15 g，龙骨（先煎）30 g，鸡血藤 10 g，秦艽 10 g，炙甘草 10 g，大枣 5 枚，炙附子 20 g。口服及足浴。二诊上方用 7 剂，汗出明显减少，内衣已不湿，畏寒、肢冷症状减轻，上方又用 14 剂病愈。

[治疗思路] 阳气虚弱，寒由内生，阴中无阳，则阴无所主，卫外不固，腠理不密，汗随气泄。处方：① 黄芪入肺补气，入表实卫，为补气诸药之最，本方用之取其擅补脾肺之气，俾脾气旺则土能生金，肺气足则表固卫实，白术益气健脾，助黄芪培土生金，固表止汗。黄芪、白术合用，既可补脾胃而助运化，使气血生化有源，又能补肺气而实肌表，使营阴循其常道。② 如此则汗不致外泄，邪亦不易内侵，防风走表而祛风邪，黄芪得防风，则固表而不留邪；防风得黄芪，则祛邪而不伤正，煎药时少加大枣，意在加强本方益气补虚之力，炙附子大热祛内寒。③ 桂枝辛甘而温，透营达表，外散风寒。④ 白芍酸苦而凉，益阴敛营，一治卫强，一治营弱，共调营卫。⑤ 茯苓健脾渗湿。⑥ 浮小麦、麻黄根固表止汗。⑦ 龙骨敛汗。⑧ 鸡血藤行血活血。⑨ 秦艽祛风湿，清湿热，通络。⑩ 甘草调和诸药；全方共奏益气固表止汗之功。诸药合用，表虚自汗之人服之，能益气固表以止汗泄，体虚易感风邪之人服之能益气固表以御外邪。

【病案 2】 阴囊多汗 5 年。

巴某，男，31 岁。阴囊多汗 5 年。自述 5 年来阴股部多汗，内裤经常浸湿，食辛辣加重，未经系统治疗。刻诊：阴囊股部潮湿，内裤湿透，口淡而黏，四肢沉重，小便短少。西医诊断：多汗症，中医诊断：汗证。辨证：湿热蕴阻。

[治疗法则] 健脾清热除湿，止汗。

[治疗方法] 萆薢 10 g，薏苡仁 30 g，黄柏 10 g，泽泻 10 g，通草 10 g，龙胆草 10 g，栀子 10 g，黄芩 10 g，柴胡 10 g，白术 10 g，滑石（先煎）10 g，当归 10 g，浮小麦 40 g，炙甘草 5 g，口服及外洗。予小胃丹 2 g，间服 1 周。二诊：上方用 7 剂，汗出明显减少，二便通调。上方继续口服及外洗。三诊：上方又用 14 剂，汗止，身爽，口中不黏，二便通畅。上方去龙胆草、柴胡，又服 7 剂，以巩固疗效。

[治疗思路] 脾胃损伤，湿自内生，流注下焦，蕴蒸肌肤，迫津外溢。处方：① 萆薢利湿去浊。② 泽泻利水消肿，渗湿泄热。③ 通草、滑石利尿通淋，收湿敛疮。④ 龙胆草、黄柏、黄芩、栀子清热燥湿。⑤ 薏苡仁、白术健脾益气，渗湿。⑥ 当归滋阴养血以顾肝体，使邪祛而不伤正，湿热内郁则肝气不舒，甘寒渗利，能抑肝性条达。⑦ 柴胡疏肝胆之气以顾肝用。⑧ 浮小麦固表止汗。⑨ 炙甘草调和

诸药。同时采用小胃丹攻泻热痰，达到标本兼治的目标。

【病案3】 下半身汗出如雨伴肢麻2年。

白某，女，59岁。下半身汗出如雨伴肢麻2年。自述2年来下半身经常出汗，重时如雨，肢体麻木，曾在某医院诊为动脉粥样硬化。刻诊：腰以下皮肤潮湿，气短乏力，肢麻，舌质暗，苔薄白，脉沉细。西医诊断：多汗症，中医诊断：汗证。辨证：气虚血瘀。

［治疗法则］ 益气活血。

［治疗方法］ 予麝香控涎丹4 g，间服1周。处方：生黄芪30 g，当归10 g，赤芍10 g，地龙10 g，川芎10 g，红花10 g，桃仁10 g，泽泻10 g，白术10 g，浮小麦15 g，麻黄根10 g，炙甘草5 g，水煎服。二诊上方用14剂，汗出减少，麻木减轻，上方继续口服。三诊上方又用21剂，汗止，麻木消失，气短乏力，上方又用7剂愈。

［治疗思路］ 各种原因导致气血运行不畅，易夹寒湿，气血不周，气血瘀阻而多汗，虚证，身体或左或右，或上或下，汗出如雨，多见于年高体弱或偏瘫。处方：① 生黄芪大补元气，使气旺血行，瘀消不伤正。② 当归活血和血，且化瘀不伤血。③ 川芎、赤芍、桃仁、红花助当归活血祛瘀。④ 地龙长于行散走窜，通经活络。⑤ 泽泻渗湿泻热。⑥ 白术健脾益气。⑦ 麻黄根、浮小麦固表止汗。⑧ 炙甘草调和诸药。⑨ 麝香控涎丹活血祛痰饮，达到祛邪正复的目的。

附　腋　　臭

腋臭是由于腋窝大汗腺分泌的汗液同毛孔内的梭状杆菌感染发酵发出的特殊难闻的气味，以夏季及活动出汗后腋窝臭味最明显。由于大汗腺到青春期才开始发育，老年时逐渐退化，故腋臭主要见于青壮年。腋臭为临床常见病，加之现代人对个人形象和生活品质的要求日益提高，腋臭的治疗受到医患双方更多的重视。然而，治疗腋臭的方法虽然众多，但仍无确切而理想的单一根治方法。为此，笔者结合临床实践，发现从痰治疗常规效果不佳的患者，常常效果突出。

腋臭中医称之为狐臭，现代医学称之为大汗腺腋臭症。臭气味发生在大汗腺分布部位，即腋窝、乳晕、脐窝、阴部及肛门等处。女性多于男性，与遗传有关。目前主要采取外用药治疗，主要用杀菌止汗药，如甲醛溶液、苯扎溴铵、腋臭粉等，均有一定疗效，但很不理想，一般停药1～2天，臭味即出。中医学治疗腋臭有着悠久的历史，《诸病源候论》认为本病系“气血不和、湿热蕴结所致气臭”，《医宗金鉴》则认为“狐臭皆为风湿患，密陀僧主之”。本病病机概括为血气不和，湿热内郁，浊气热毒随汗孔而出所致。笔者发现，此类患者体内湿热明显，采用内服小胃丹和外治法综合治疗，效果不错。外治法：白芷15 g，密陀僧30 g，共研细末，香油调匀，用纱布包好，夹在2个腋窝里，12小时换药1次。10天左右腋臭明显缓解。治疗时间以夏天为宜，此时汗毛孔全开，天热流汗多，大汗腺畅流无阻，因此是治疗腋臭的最佳季节。

第二十三节　顽固性口臭

随着人们生活水平及健康意识的提高，以口臭（fetor oris 或 halitosia）为主诉的患者越来越多，也越来越引起临床医师的重视。口臭，指口中出气臭秽，可为他人嗅出，自己能觉出或察觉不出者，多为口、鼻、咽喉疾病或其他一些疾病的一个症状，常给患者造成较大的精神负担。笔者认为，口臭的来源主要有三：一为口源性，国际标准将口臭分为真性口臭、假性口臭和口臭恐怖症，真性口臭又分为生理性口臭和病理性口臭。引起口臭的主要物质是挥发性硫化物（volatile sulfur compound，VSC），而硫化氢和甲硫醇是其主要的两种成分（占其体积分数 90%以上）。绝大多数口臭缘于口腔，与牙周病和舌苔关系密切，需口腔专业医师治疗。二为胃源性。三为痰源性。后两者采用中医治疗均有很好的效果。

【病机分析】 中医学认为口臭与脏腑功能异常的关系密切，正如隋代巢元方《诸病源候论·唇口病诸候·口臭候》所言："口臭，由五脏六腑不调，气上胸膈。然腑脏气臊腐不同，蕴积胸膈之间，而生于热，冲发于口，故令臭也。"故临床上采用辨证论治治疗口臭，效果满意。笔者认为排除口腔本身的问题后，口臭的关键在于肝脾生痰浊。因脾开窍于口，脾与胃互为表里，同居中州，具有承载万物的功能，是气机运化升降的枢纽。脾主运化，以升为宜，胃主受纳，以降为顺，而肝主疏泄，调畅气机，协调脾胃升降，若肝失疏泄，脾胃气机升降失常，当升不升，当降不降，则口臭作矣。

【病案 1】 口臭 1 年。

刘某，女，45 岁。口臭 1 年。2011 年 6 月 17 日初诊：患者自诉 1 年前因暴饮暴食出现脘腹胀满，嗳气，口臭，口苦，自服多潘立酮后胃胀、嗳气缓解，口臭未除，食不知味，大便干结，3 天 1 行，舌淡暗，剥脱苔，苔微腻，脉弦滑有力。中医诊断：口臭。证属：食积内停，胃失和降。

[治疗法则] 消食和胃，清热痰。

[治疗方法] 予小胃丹 2 g，间服 1 周；半夏 10 g，陈皮 10 g，茯苓 10 g，枳壳 10 g，石菖蒲 10 g，麦芽 10 g，山楂 10 g，连翘 10 g，莱菔子 10 g，神曲 10 g，甘草 5 g。7 剂，水煎分服，每天 1 剂。2011 年 6 月 25 日二诊：口臭除，仍不欲食，大便干结，2 天 1 行，上方枳壳加至 30 g，槟榔 10 g，7 剂，水煎分服，每天 1 剂，1 个月后随访，口臭消失。

[治疗思路] 本案患者暴饮暴食后胃失和降，脾胃运化，腐熟功能异常，胃中秽浊之气上逆，而致口气异常。处方：① 投以小胃丹消热痰，汤药则消食积痰滞。

② 山楂酸温性，善消腥膻油腻之积，行瘀破滞，为克化之药，故以为君。③ 神曲系蒸窨而成，其常温之性，能消酒食陈腐之积。④ 莱菔子辛甘下气，而化面积。⑤ 麦芽咸温消谷，而行窨瘀积，两味以之为辅。⑥ 然痞坚之处，必有伏阳，故以连翘之苦寒散结而清热，积郁之凝，必多痰滞，故以二陈(陈皮、半夏)化痰而行气。此方虽纯用消导，毕竟是平和之剂，故特谓之和耳，加入石菖蒲、白豆蔻加强健脾化湿之力。二诊加槟榔，枳壳加至 30 g，意在加强消导之力。

【病案 2】 口臭 3 年。

刘某，女，30 岁。口臭 3 年。2012 年 5 月 16 日初诊：患者形体消瘦，口腔异味 3 年，时轻时重，劳累、工作紧张、熬夜后加重，伴口干，食纳差，进食稍多，晨起即感口中黏腻不爽，手脚心热，大便干稀交替，舌淡红，少苔，脉沉细。中医诊断：口臭。证属：脾胃伏火。

[治疗法则] 清泻脾胃伏火。

[治疗方法] 予控涎丹 6 g，间服 1 周。药物组成：藿香 10 g，栀子 10 g，石膏 15 g，防风 10 g，黄柏 10 g，甘草 10 g。7 剂，水煎分服，每天 1 剂。2012 年 5 月 23 日二诊：口腔异味减轻，仍口干、食纳差，大便干，2 天 1 行。上方加连翘 10 g，葛根 15 g。7 剂，水煎分服，每天 1 剂。3 个月后随访口臭明显改善。

[治疗思路] 本案患者形体消瘦，口腔异味时轻时重，多在体力消耗，身体虚弱之时加重，无口苦烦躁、大便秘结、舌苔厚腻、脉数等证，知非实火。舌红，少苔，脉细数为邪热伤阴之象。手足心热，当为脾胃有伏火，脾开窍于口，伏火上蒸于口，则口臭、口干。以泻黄散化裁治之。处方：① 石膏清热生津，栀子泻三焦之火，两者虽为泻火之药，但用量较轻，正如王旭高云："盖脾胃伏火，宜徐而泻却，非比实火当急泻也。"即为伏火，当发之，用防风取其发散之功；藿香醒脾化湿既可振奋脾气，又可助防风升散脾胃伏火。② 甘草和中。③ 黄柏苦寒坚阴。④ 二诊加连翘清热，葛根生津。

【病案 3】 口臭 3 个月余。

俞某，女，35 岁。口臭 3 个月余。2013 年 7 月 5 日初诊：患者自述既往有结肠炎病史多年，现已治愈。近 3 个月来口臭明显，伴有口干口苦，纳差，夜寐欠佳，大便调，舌淡胖，苔薄白，脉沉细。中医诊断：口臭。证属：脾虚失运。

[治疗法则] 健脾助运。

[治疗方法] 自拟运脾汤加减。初诊：党参 10 g，白术 15 g，茯苓 10 g，佛手 15 g，枳壳 20 g，麦芽 10 g，山楂 10 g，甘草 5 g(运脾汤)。7 剂，水煎分服，每天 1 剂。2013 年 7 月 12 日二诊：口臭除，口苦明显减轻，仍有口干，纳食增加，夜寐可，舌脉同前。上方麦芽调至 15 g，7 剂，水煎分服，每天 1 剂。2013 年 7 月 19 日三诊：晨起口苦，大便不成形，每天 1 行。上方白术减至 10 g，枳壳减至 10 g，加干姜

5 g,细辛5 g,7 剂,水煎分服,每天 1 剂。1 个月后随访,明显好转。

[治疗思路] 口中异味多由脾胃运化,腐熟功能异常所致。本案患者久病不愈,脾胃虚弱,运化失司,清气不升,浊气不降反逆,故口臭甚;脾胃运化失常,故纳差;舌淡胖,苔薄白,脉沉细均为脾胃虚弱之象,以运脾汤运脾、健脾、补脾。处方:① 党参、白术健脾益气以助运。② 茯苓健脾化湿。③ 佛手理气而不伤阴。④ 枳壳理气宽中,与佛手相合以运脾调气。⑤ 麦芽健脾化湿和中,兼以疏肝理气。⑥ 山楂健胃消食。诸药合用,即补气以助运,调气以健运,使脾运复健,升降如常,则口臭可愈。

本病在药物治疗的同时,亦强调加强生活调理的重要性,除嘱患者注意保持口腔清洁外,还应饮食有节,忌暴饮暴食,控制饮酒,防止过食肥甘损伤脾胃,调畅情志,保持乐观、积极、舒畅的心情,并加强体育锻炼,增强体质,否则容易复发或反复发作。

现代医学认为,口臭可分为口源性口臭、非口源性口臭和精神性口臭,而非口源性口臭可由消化系统疾病、呼吸系统疾病、内分泌和激素水平代谢类疾病、血液循环系统疾病、寄生虫病等所引起。口臭主要由脏腑功能失调引起。因手少阴之别,循经入于心中,系舌本;脾足太阴之脉,连舌本,散舌下;足少阴之脉,循喉咙,挟舌本;又有口为肺胃之门户,脾开窍于口,心气通于舌。如果脏腑发生病变,在出现全身症状的同时,也会出现口腔内气味异常。笔者体会,从热痰、食积治疗非口源性口臭效果卓越。

第十章　肿瘤从痰治

由于环境污染的加剧、人口老龄化趋势凸显、生活行为方式改变等因素，恶性肿瘤的发病率逐渐增高，严重威胁着全世界人民的健康。肿瘤中恶性肿瘤对于人类来说已经成为一大重要难点，成为世界上最为常见的死亡率较高的疾病之一。就目前的情况来看，对肿瘤发病机制尚未有明确的研究结果，导致了人类对肿瘤不能达到根除的效果。除了传统的手术、放疗、化疗等治疗方法外，还有细胞因子治疗、分子靶向治疗、基因治疗等生物治疗也为肿瘤治疗带来了新的希望。与此同时，越来越多的临床证据显示：中医药在预防肿瘤发生、防止复发、减轻病痛、提高生活质量、延长生存期等方面有着独特的优势，中医药已经成为恶性肿瘤综合治疗中不可或缺的一部分。中医药治疗恶性肿瘤的主要特点是通过稳定缩小瘤体，对放化疗起到增效减毒作用，改善症状，提高生活质量及延长生存时间，从而达到"带瘤生存"的目的。但是，中医学对恶性肿瘤的本质及病因病机尚缺乏深刻、全面的认识，尚没有形成一套系统、完善的中医药防治恶性肿瘤的理论体系。因此，需积极探索新理论、开创新方法，以提高临床疗效，改善肿瘤防治的现状。笔者从痰的角度思考肿瘤的有效治疗，并证之于临床患者，疗效明显者有之，疗效差者亦有之，也算是抛砖引玉的尝试吧，正如医圣张仲景在《伤寒论》序中所言："虽未能尽愈诸病，庶可见病知源，若能寻余所集，思过半矣。"

本章重点介绍笔者治疗较多，颇有心得的肿瘤如肺癌、肝癌、直肠癌、淋巴瘤和白血病如何从痰的角度进行有效的治疗。

第一节　肺癌(热痰郁结肺络)

肺癌相当于中医的"息贲""肺积""劳瘵"，可见于多种病理变化，而痰热郁结肺络者又不少见，或肺热素盛复为外邪所感，灼津煎液成痰；或偏食甘肥酸咸，积热生痰；或外感风热，内郁舍肺，灼伤肺络，热因痰结，痰因热伏，痰热胶结，肺络瘀滞，成肺癌状。如《证治准绳》言："来由远矣，如胶如漆，粘于肺系。"《明医杂著》曰："老痰郁痰，结成粘块，肺气被郁，凝浊郁结而成，岁月积久，根深蒂固。"《古今医鉴・痰饮门》曰："变为痰饮，或吐咯上出，或凝滞胸膈。"

【临床表现】 咳嗽气喘，或为呛咳，胸闷气短，咳则胸痛如刺；或胸痛隐作，昼夜不止，痰中带血；或咽中似烟呛然，呼吸迫促，膨膨然若不能容；或喘息气促不得卧，面目浮肿，口干而渴，心烦，大便干结，舌质紫红，苔黄腻，脉滑数；或证不典型，X线、CT、气管镜刷检为肺癌。

【病机分析】 肺癌的部分内涵散见于中医"肺积""肺胀""息贲""咳嗽""痰饮"等文献之中，未成系统。笔者认为肺癌多因正气先伤，邪毒犯肺，以致肺气郁滞，宣降失司，气机不利，致气、血、痰、食、郁胶结积聚于肺，形成肺癌。其病机以气滞为主，其发病是全身疾病的局部反映。本病从动态观察其标、本矛盾双方的变化随疾病的发展而变化，即在疾病发展的不同阶段，癌组织(邪)与自身的抵抗能力及反应状态(正)的标本地位有所不同。肺癌的早、中期，正气可支，胃气、神气尚存，应以癌组织为病本；而疾病晚期，正气不支，全身衰竭时，以正气及机体的反应状态为病本。

【治疗法则】 化痰息热，散结通络，或豁痰降肺。

【治疗方法】 千金苇茎汤加减：芦根 10 g(清热生津)，冬瓜仁 15 g(润肺化痰)，桃仁 10 g(主瘀血，止咳逆上气)，生薏苡仁 30 g(渗湿化痰，治痰浊凝聚之癌)，蜂房 10 g(攻毒止痛)，浙贝母 10 g(开郁下气化痰之要药)，天花粉 15 g(清肺消肿)，丝瓜络 10 g(能通人脉络脏腑，消肿化痰)，土茯苓 30 g(解毒祛湿)，瓜蒌 30 g。此方以导痰浊下气，治结胸胸痹，非此不治。

【病案 1】 原发性支气管肺癌。

王某，男，43 岁。患者咳嗽、胸闷半年余，经门诊拍胸部 X 线片，初诊为升主动脉瘤收住院。住院后经多次影像检查证实为右侧支气管肺癌，有两侧纵隔淋巴结及右侧胸膜转移。痰中查见雀麦型癌细胞，放疗后，出现严重的放疗后肺炎，咳嗽咳痰加重，被迫放弃放疗，中医诊治。刻诊：面色紫暗，呼吸急促，舌绛紫，脉细滑略数。辨为肺经气滞血痰，痰浊阻滞。

[治疗法则] 宣肺行气，祛瘀化痰解毒。

[治疗方法] 予控涎丹 4 g，每天 1 次，间断服用生硫黄 1 g；中药汤剂，基本方为：芦根 10 g，冬瓜子 10 g，木瓜、百部各 10 g，瓦楞子 30 g，陈皮 10 g，薏苡仁 90 g，山豆根 10 g，蜂房 10 g，七叶一枝花 15 g，三七 10 g，甘草 6 g。持续治疗至 3 个月，症状基本消失，一般情况好，恢复了司机工作。仍遵医嘱坚持中药，间服控涎丹，定期住院复查，生活、工作如常人。但于 3 年后死于心肌梗死，已带瘤生存 5 年。

[治疗思路] 依据患者胸部 CT 片和病理学检查结果，诊断明确。现代医学根据其为小细胞未分化癌，且已有转移，认为预后较差，不宜手术，但放疗又出现严重的放射性肺炎而放弃，故请中医诊治。经以行气化痰浊为主法结合辨证施治治

疗 8 个月后，症征消失，恢复工作，疗效满意。需要特别提出的是，本例患者的情绪乐观开朗，对治疗和预后至关重要。

【病案 2】 肺转移癌（骨巨细胞瘤肺转移）。

苏某，男，34 岁。患者于 3 年前因右股骨下端巨细胞瘤在当地某医院行刮骨移植术。1 年后复发在某医院截肢，术后病理诊断为骨巨细胞瘤。半年前出现咳嗽胸闷，胸部 X 线片示右肺块状影，经抗结核等治疗无效。1 个月来症状加剧，在痰中数次查到癌细胞，结合病史与 CT 片结果等，并先后在多家医院会诊，确诊为肺转移癌。刻诊：见患者精神萎靡，表情痛苦，体形瘦削，胸闷气短，咳嗽胸痛，腰疫膝软，头昏健忘，食欲不振，乏力倦怠，唇舌暗红，苔白腻，脉沉细弦。诊为肺积，辨为肺经气滞血瘀痰凝，真元受损。

［治疗原则］ 行气化痰浊为主，佐以益肾扶正。

［治疗方法］ 予控涎丹 4 g，每天 1 次，间断服用生硫黄 1 g，生黄芪 45 g，七叶一支花 15 g，浙贝母 15 g，瓦楞子 15 g，全瓜蒌 60 g，薏苡仁 90 g，露蜂房 20 g，山慈菇 15 g，甘草 6 g。14 剂，水煎服。患者坚持服用控涎丹，汤剂据证以调整，连续治疗 5 个月后，胸痛消失，咳痰减少。继续间服控涎丹 6 个月，CT 示病灶吸收，病情基本控制。嘱继服控涎丹治疗，病情一直稳定。5 个月后症状消失，复查胸部 X 线片，见右肺原肿瘤阴影基本消失，一般情况好，恢复全日工作。以后每年住院复查体检 1 次，胸部 X 线片、心、肝、肾均无异常。嘱坚持间服控涎丹，每次 1～2 g，每天 1 次。至 3 年后随访，患者尚健在。

［治疗思路］ 患者有胸部 X 线片及病理学检查，诊断明确，为骨巨细胞瘤肺转移。经以行气化痰浊为主要治则，以控涎丹为治，病情较快恢复。以后坚持服用控涎丹，至今存活已 3 年之久，一般情况好，未见毒副反应，疗效非常满意。同样，本例患者情绪乐观开朗，心理压力较小，是一个重要的积极因素。

痰是多种慢性疑难杂病之因，且中医有“痰生怪病”之说。肿瘤不仅居所有疑难杂病之首，同时也是怪病之冠。因此，痰与肿瘤之间必然存在密切的内在联系。中医认为体表之瘰疬、痰核、瘿瘤等多由痰致，而体内之癥瘕积聚的性质与体表之瘰疬、痰核、瘿瘤等相似，因此，癥瘕积聚与痰的关系也就不言而喻了。受肿瘤即有形肿块的影响，人们往往将肿瘤的病机归结为血瘀，或者将血瘀视为肿瘤形成的关键。然而，通过中西医互参不难发现，血瘀学说并不能很好地解释肿瘤形成的原因及临床表现。首先，血瘀致病多出现疼痛，而在肿瘤的早、中期，尚未出现显著的局部压迫时，并不出现疼痛；其次，瘀血的特点是部位固定不移，而肿瘤的重要特征之一则是易发生转移。然而从痰的角度可对肿瘤发生、发展的原因，及临床表现作出较为满意的解释：① 痰乃机体水液代谢失常形成的病理产物，其特点是致病隐袭、缓慢、缠绵，在疾病的早期常因无明显的症状而不引起注意。从现代医学角度看，肿瘤的发生、发展经历了漫长的过程，在临床意义上的肿瘤形成之前，已经有一个相当长的潜伏期，在此期间，突变细胞与机体免疫系统之间处于彼此消长、较量之中；随着机体损伤反应的积累，突变细胞逐渐占据优势，而免疫反应则逐渐退居劣势，才导致临床意义上肿瘤的形成。② 与湿、热等病邪的弥漫性特征不同，痰邪是停留于局部的，而肿瘤作为一类疾病，虽然与机体的整体状况密切相关，但就病变本身而言，显然是局部性的。这就提示：湿、热等病邪是通过与痰相合参与肿瘤的发生、发展的（湿聚为痰、寒凝为痰、痰阻生湿、热灼津为痰、痰郁而化热、火炼液成痰）。③ 痰与湿、热等合邪，长期停留、蓄积、阻滞于局部，郁甚则可化生内毒，痰湿、痰浊、痰热及内毒的长期浸淫，病理产物和治病因素之间形成恶性循环，越来越显著，越来越严重。一方面可使局部组织因环境的改变而发生变性以至恶变；另一方面，痰邪可对病变周围的免疫系统产生阻滞甚至封闭作用，进而促使肿瘤的发生。④ 痰邪致病一般不痛，这也符合肿瘤的临床特征。⑤ 痰毒随气行，无处不到，经络浸淫流窜，则病灶扩散、转移，可以解释肿瘤的扩散和转移。当然，痰邪阻碍气血的运行，可导致血瘀；肿瘤一旦形成，作为一种有形的病理产物，也会影响气血的通畅，促使血瘀的形成。也就是说，肿瘤患者也存在血瘀的病机，然而并非是最根本、最关键的病机。从临床实际看，活血化瘀对肿瘤的作用有限，使用不当反会促进肿瘤的转移。处方：① 基于以上对痰与肿瘤关系的认识，在临床上根据病情的不同，以二陈汤、橘皮竹茹汤、温胆汤、旋覆代赭汤、小陷胸汤等具有化痰散结作用的方剂为基础，同时配合其他治法方药治疗各种肿瘤，常收到较为满意的效果。② 在药物的选择方面，燥湿化痰者如半夏、苍术；行气化痰者如橘皮、枳实；利湿化痰者如猪苓、茯苓；清热化痰者如瓜蒌、贝母等；夏枯草、牡蛎、玄参、山慈菇、僵蚕、露蜂房、鳖甲、穿山甲、槟榔、三棱、莪术等软坚散结消瘤的药物，也具有化痰作用，根据病情合理选用。

第二节 胃癌（痰浊瘀噎胃络）

胃癌是我国常见的恶性肿瘤之一，在我国其发病率居各类肿瘤的首位。所剑等调查显示，胃癌可发生于任何年龄，但以 40～60 岁多见，男多于女，男女患者的比例约为 2∶1。胃癌可发生于胃的任何部位，但多见于胃窦部，尤其是胃小弯侧。根据癌组织浸润深度分为早期胃癌和进展期胃癌（中、晚期胃癌）。胃癌早期症状常不明显，如捉摸不定的胃脘部不适、隐痛、嗳气、泛酸、食欲减退、轻度贫血等部分类似十二指肠溃疡或慢性胃炎症状。有些患者服用止痛药、抗溃疡药或饮食调节后疼痛减轻或缓解，因而往往被忽视而未做进一步检查。随着病情的进展，胃部症状渐明显出现上腹部疼痛、食欲不振、溲清、体重减轻和贫血等。后期常有癌肿转移，出现腹部肿块、在锁骨上淋巴结肿大、黑便、腹水及严重营养不良等。

胃癌属中医“反胃”“噎膈”范畴。该病多因饮食不节，多食霉烂食物，或酸滓咸淹之品，或食用过冷过热，皆可使胃腐熟消化无权，积热、聚湿、生痰；或因直接伤及胃络，脉络拘急成瘀，不能化津而成湿、成痰，痰瘀胶结，胃脘症积。《医学正传》谓：“丹溪曰：自热成积，自积成痰，痰挟瘀血，遂成窠囊，此为痞痛噎膈翻胃之次第也。”胃有癌肿使水谷难以腐熟，气血化生无源，清难生浊难降，胃脘痞结硬塞。宋代朱肱曰：“中脘有痰，胸膈痞塞。”

【临床表现】　胸膈或胃脘满闷疼痛，或刺痛拒按，痛有定处；或可扪及肿块，呕吐宿食，或痰涎；或朝食暮吐，暮食朝吐，厌恶肉食，吐物如赤豆汁；或胃中有振水声；或大便如柏油样，肌体消瘦，面色萎黄，目胞暗滞；或早期症状不明显，经胃镜或钡餐造影而发现胃中肿物；舌质紫暗或有瘀点、瘀斑，苔腻或滑，脉细涩。

【病机分析】　从痰论治肿瘤是一个新的视角。既然痰浊是肿瘤的发病机制，治痰，当重在消痰散结。痰浊流至何处便阻滞气血水液运行，搏结成块，符合肿瘤的发生发展规律，历代对痰聚为瘤的学说都有支持者。《外科正宗》亦载：“又一种粉瘤，全是痰气凝结而成。”朱丹溪在《格致余论》中强调了乳岩，即乳腺癌要早发现，早治疗，并创制了“青皮甘草汤”以治之，主张“治宜疏厥阴之滞，清阳明之热，行污血，散肿结”，此肿结即为有形之痰，主张从痰论治。施俊等现代学者也多运用消痰散结法治疗肿瘤。胃癌从痰论治，根据胃癌的发生发展与痰相关，并建立治疗肿瘤从痰入手，化痰、消痰、豁痰、涤痰、温痰、消痰、祛痰以治其本；认为流痰、痰瘀是肿瘤复发、转移的根本，对肿瘤患者每隔半年应用1次大剂量的生南星、生半夏等化痰散结药物，可使5年生存率提高到80%。

癌症是机体内瘀、毒、虚的集中反应。“虚”是言其本，乃五脏气血亏虚、功能减退；“瘀”言其标，有血瘀和非血瘀之别，血行迟涩，溢于脉外而血聚腐败或寒滞血凝而血坏；非血之瘀是非血的病理浊物致瘀，其痰邪最为常见，痰邪乃气血失职而化生。张景岳曰：“而痰涎皆本气血，若化其正，则脏腑病，津液败，而气血即成痰涎。”痰邪为病，阻碍气机，血不得生，又不得畅，脉络瘀滞，或胶结为症积。王肯堂有曰：“痰积既久，如沟渠壅遏淹久，则倒流逆上，瘀浊臭秽无所不有。”痰瘀可以互化，痰可致瘀，瘀可生痰。《血证论》曰：“血积既久，亦能化为痰水。”可见痰邪亦是积聚形成的重要因素。“毒”是瘀结病理在机体脏腑上功能遭破坏的具体外现，可产生于不同系统、不同部位，表现为不同程度。因痰而病者居多。《医门法律·痰饮论》曰：“痰饮为患，十人居其七八。”又曰：“始先不觉，日积月累，水之精华转为混浊，于是遂成痰饮。”痰饮为病内源五脏，即“五脏之病，俱能生痰”。如脾失运化，聚湿生痰。《素问·经脉别论》曰：“脾土虚弱，清者难升，浊者难降，留中滞膈，凝聚为痰。”

《诸病源候论·虚劳痰饮候》曰："劳伤之人，脾胃虚弱，不能克消水浆，故为痰饮也。"因此有"脾为生痰之源"之说。若肺失清肃，肺气内郁，治节无权，津液不得布化，上聚为痰。《医学正传》云："肺气郁而成热，热盛则成痰"，故有"肺为贮痰之器"之语。肾若失去温煦之职，开阖不利，水液施化不全，聚湿生痰。《古今图书集成·医部全录》239卷曰："肾生痰多虚痰，久病多痰，非肾水上泛为痰，即肾火沸腾为痰，此久病之痰也"，而"痰之本无不在肾。"若肝失疏泄，枢机升降无序，津液聚而为痰，张景岳谓："木郁生风，本肝家之痰。"赵献可言："七情内伤，郁而生痰。"《证治汇补》载："惊怒忧思，痰乃生焉"，故有"气郁生痰"的理论。心生痰，多源于心阳不振，心营不得谧其津液化为血，反而蕴湿成痰；或心气虚弱，脏痰湿因虚乘心。龚自居描述心生痰的机制曰："痰自惊而得之者，则神去其舍，舍空则液则成痰也"；《景岳全书》释："痰有所滞，皆能壅闭经络，格塞心窃"；尤在泾曰："(心)阳痹之处，必有痰浊阴其间。"三焦为水液代谢转输的通道，若气化失常，水渎晦涩，心聚为痰。《济生方》曰："若三焦气塞，脉道壅闭，则水饮停聚不能宣通，聚而成痰饮，为病多端。"痰积既久，可腐血败肉，成瘕积聚。如《儒门事亲》曰："痰逆在阳不去者久则化气，在阴不去者久则成形。"由此从痰论治必然成为癌症临证的一个重要原则。

【治疗法则】 导痰和胃，开瘀散结。

【治疗方法】 丹参(养血、去心腹痼疾结气)、旋覆花(消膈上结痰，唾如胶漆)、代赭石(镇逆气、降痰涎)、降香(止血定痛消肿)、半夏(燥湿化痰、降逆止呕、消痞散结)、莪术(行气消食、抗肿瘤)、生薏苡仁(渗湿化痰，治痰浊凝聚之癌)、煅瓦楞(消血块、化痰积)、枳实(专泄胃实，开导坚结，消痰水，逐宿食)、瓜蒌(导痰浊下气)、刀豆子(温中下气)、党参(补中益气养肺)、威灵仙(宣导善走，治心膈痰水及日久积聚瘕、痃癖、气块)。

【病案1】 胃癌术后半年。

杨某，男，62岁，山东人。主因"上腹痛伴黑便2个月余，进行性消瘦10余斤"在当地某医院就诊，行胃镜检查发现"幽门部巨大溃疡"，随即转当地肿瘤医院手术切除，术后病理诊断为"溃疡型中分化腺癌"，遂在当地行化疗6个周期，后继续口服希罗达治疗。5个月后因出现"肠梗阻"行回肠造瘘术；5个月后查PET-CT示：残胃部肿瘤复发。遂再次行化疗。10个月后抽血查肿瘤标志物：CEA 7.41 μg/L，CA-125 35.26 U/mL，CA-199 40.82 U/mL。余正常。遂从山东省前来就诊。其时症见：上腹痛，反酸、烧心，口干、口苦，大便质软，每天2～3次，无黑便，夜眠可，小便调，舌红少苔，脉弦细小滑，重按无力。结合四诊，此属癌毒郁积、胃热伤阴，脾气不足、气阴两亏之"恶疮"，虽手术切除并行化疗，其后仍复发，再次化疗后肿瘤标志物仍高，故预后不佳。

[治疗方法] 先予清热解毒、抗癌养阴、软坚散结为治，以期平其癌毒之亢盛

而存护胃之气阴,稍后可缓图益气养阴之法。处方:全瓜蒌 15 g,清半夏 9 g,黄连 10 g,吴茱萸 5 g,生石膏 30 g,知母 10 g,麦冬 10 g,生地黄 15 g,牛膝 10 g,生蒲黄 10 g,白芷 10 g,蜂房 5 g,血余炭 10 g,藤梨根 15 g,虎杖 10 g,炮穿山甲 6 g,鳖甲 10 g,九香虫 6 g,土鳖虫 6 g,地龙 10 g,水红花子 10 g,桃仁 6 g,生甘草 10 g。14 剂,水煎,造瘘管注入 100 mL,每天 2 次,每剂药服 2 天。胃火渐清之后,改为归脾汤、黄芪健中汤或补脾益肾方等继续加减化裁,间服控涎丹化痰饮,至今已治疗 4 年余,病情稳定,目前仍在继续治疗中。

[治疗思路] 在我国胃癌患者中总体以溃疡、糜烂型较为常见。而病理学研究表明早期胃癌局限在黏膜内时,其表面细微结构是完整的;由于胃黏膜的黏膜肌下有供应黏膜层血液的毛细血管网,当癌浸润至黏膜下层时,就会挤压、破坏该血管网,使表层组织缺血坏死和易受胃酸侵蚀,引起脱落、糜烂而裸露出黏膜下层的癌组织,造成无黏膜层结构的表面,因而呈现为溃疡形态的癌。除此之外,溃疡型胃癌还具有以下几个特点,即溃疡表面“久不收口”,甚则“渗流血水”,而根部则向胃壁深层浸润,根深蒂固而“坚硬如石,推之不移”,一方面不断增生;另一方面缺血坏死、脱落而病灶“愈久愈大,越溃越坚”,正如《诸病源候论·卷三十五》中所描述的,中央为“腐肉”(坏死、糜烂或溃疡),而病灶四周则“多生恶肉,四边突起而好肉不生”,在消化内镜下观察状似火山口样或翻花疮样,是溃疡型胃癌的典型形态特征。《诸病源候论·卷三十五》中还提到恶肉“毒热未尽,经络尚壅,血气不到”之病机,正好切中溃疡型胃癌的发病机制。

胃癌的产生在于各种原因导致脾胃虚弱,运化不及,以致气、血、痰、湿、食积于胃,郁而化热,乃生癌毒。由于脾胃居于中焦,为气血生化之源,气机运化、升降出入之枢纽,脾胃虚弱,则脾气不能升清,津液失于运化而生痰饮、水湿;气血生化乏源,气血不足,脉络失养,则易发生气血运行不畅而出现气滞、血瘀;胃失和降,则饮食不能正常纳入肠道以分清别浊,滞留于胃而生食积。这些内生之积(气、血、痰、湿、食积),盘桓于胃脘,壅塞气机,气机郁滞,“气有余便生火”,故可渐渐壅遏化热而变生癌毒。其中饮食积滞可使(以胃酸“腐熟”功能为标志的)胃气不得正常和降入肠,以致胃气郁积生热,持续腐熟食物(并使胃酸持续分泌),进而损伤胃腑,诱发癌毒。正如明代叶文龄在《医学统旨》中强调的“酒米面炙煿,黏腻难化之物,滞于中宫,损伤脾胃,日久不治,渐成痞满吞酸,甚则噎嗝反胃;得斯疾者,不可轻视,必须早治”。因此治疗胃癌时,十分重视消食化积、调和胃气,以鸡内金、生麦芽、代赭石组方提升胃气,促进食物消化,理顺气机,勿使腑气窒碍,则癌毒无以蕴生,邪气无以得长,病证乃可逐渐修复。

【病案 2】 胃癌根治术后 3 年。

丁某,男,68 岁。3 年前在复合麻醉下行胃癌根治术。术中见胃窦部肿瘤约

4 cm× 3 cm，浸润至浆膜层，幽门下淋巴结数只，最大如小胡桃。术后病理示，胃窦部低分化腺癌。术后化疗 6 个疗程。2 年前查 CT 示：胃癌术后，胰头前后方均见肿大淋巴结，考虑转移所致。予静脉化疗 3 个疗程，1 年前复查 CT 示：胃癌术后，胰头后方肿大的淋巴结有所增大，其余情况同前。停止化疗，予放疗，仅做 1 次，患者不能耐受而放弃。在某医院 PET（正电子发射计算机断层显像）示：中上腹部糖代谢异常增高灶，结合病史，考虑胃癌术后转移所致，故来求治。刻下：精神疲乏，动则气粗，胃纳不馨，头晕腰酸，背脊酸楚，血白细胞（WBC）：3.5×10^{9}/L，舌苔薄黄腻，脉濡细。诊为：癥积术后，瘀热夹湿、脾胃气虚证。

［治疗原则］ 健脾化湿，兼清瘀热。

［治疗方法］ 炒白术 10 g，炒白芍 10 g，炙甘草 3 g，郁金 10 g，黄精 10 g，陈皮 5 g，灵芝 10 g，香扁豆 10 g，山药 10 g，生薏苡仁 12 g，炒续断 15 g，炒杜仲 15 g，丹参 10 g，天麻 10 g，蜀羊泉 15 g，蛇果草 15 g，炒谷芽 12 g，白花蛇舌草 30 g。每天 1 剂，水煎服。另外，每天冬虫夏草 4 只炖服。以后 2 周复诊 1 次，随症加减。半年复查 CT 与前比较，胰头后方淋巴结明显缩小。坚持服药随访 2 年，复查 CT 示：胃癌术后，脂肪肝，肝内钙化灶。继续随访至今未见复发，生活起居如常人。

［治疗思路］ 本证病机为脾胃气虚，瘀热挟湿所致。处方：① 用炒白术、炒白芍、灵芝、山药、生薏苡仁归经脾胃，益气健脾祛湿为君药。辅以黄精、炒续断、炒杜仲归经肝肾，滋补肝肾扶正为臣药。② 丹参、郁金、陈皮、天麻合用归经肝脾，行气活血，导致化瘀。③ 蜀羊泉、蛇果草、谷香芽、白花蛇舌草清热解毒，破结抗癌共为佐药。④ 炙甘草味甘性温归经脾胃，益气健脾，调和诸药为使药。诸药合用，共奏健脾益胃、滋补肝肾、祛瘀清热、解毒抗癌之功，组方用药有两大特点：① 平补五脏，扶正固本：本患者年高体衰，复因病邪久羁，术后损气伤血，累积五脏亏虚。调治之法，宜轻灵通透，平补缓图。故在方中所用补益之药，均为平和轻灵之品。尤其是黄精一味，本品气味平和，味甘纯正，能为滋阴之妙品。故《本经逢原》曰："黄精，宽中益气，使五脏调和，肌肉充盛，骨髓强坚，皆是补阴之功。"如此相伍，则胃气不伤，五脏安固，自然有力抗邪。② 行而不破，攻不伤正：本验案虽有瘀血内阻，但考虑正虚为本，为防破血逐瘀药耗气损阴。因此方中伍以续断、杜仲两味，用意尤深。此两味均为味辛性温之品，气味俱厚，既能补益肝肾，又能行百脉、调气血、消痈肿、行瘀血、生新血，行而不破，补而不滞，攻不伤正。

关于肿瘤的性质究竟属于寒或热，目前有两种截然不同的观点，有主张热者，也有主张寒者。笔者比较认同刘完素"六气皆从火化"的观点，认为肿瘤属热者多，属寒者少。这是因为外感六淫、内伤七情及摄入高热量饮食过多，均可化热、化火、化毒，蕴结于脏腑经络，痰毒蕴日久而导致肿瘤的产生。现代研究表明，许多肿瘤的发生与病原微生物感染有关，如肝癌与乙肝病毒感染、子宫颈癌与人乳头瘤病毒感染之间存在直接联系。感染虽然不皆属热，但属热者居多。另从临床实际看，肿瘤患者中，年轻体壮者往往发展迅速、肿块可迅速增大或扩散，预后不佳，而这些患者多数属于阳证、热证。用清热解毒、清热凉血及滋阴清热药物是治疗肿瘤的又一特色。例如，① 对于肺癌，常选用千金苇茎汤、清燥救肺汤、百合固金汤等方化裁，并喜用浙贝母、铁树叶、山海螺、冬凌草等。② 对于清气分热者，常用石膏、知母、蒲公英、菊花、败酱草等。③ 对于清血分热者，常用蒲黄、牡丹皮、生地黄、槐花、地榆等。④ 对于临床上属于寒证者，这些患者或素体阳虚，或年老体衰，或肿瘤发展到晚期，阳气渐耗，证候由阳转阴，一般以四君子汤、归脾汤等甘温益气方药为基础化裁，一般不用大辛大热药物，即使用，也只是选用辟寒破阴开结之品，如吴茱萸、高良姜、桂枝尖等，且用量小，很少用附子、干姜等壮阳生火蓄热之品。在此基础上，仍加用清热解毒药。此时整体上虽属气虚、阳虚，但肿瘤局部因气血郁结而化热，仍有热邪、毒邪存在。

少阳为枢，主开阖。在正常情况下出与入、开与阖相辅相成、处于动态平衡状态；在病理情况下，少阳枢机开阖失常，阖大于开，气血郁结，湿热、痰浊、瘀血及毒素内蓄，不得排泄，久之则可导致肿瘤的形成。着眼于枢机之开阖是治疗肿瘤的又一亮点。

少阳枢机开阖失常的原因很多，如外邪入侵，传于少阳，少阳枢机不利，开阖失常而形成往来寒热之少阳证；饮食不节，脾胃损伤，升降失常，痰浊内生、阻于中焦，影响少阳之枢机，亦可使其开阖失常；肝与胆相表里，情志抑郁，肝气郁结，也可导致少阳枢机不利，开阖失常。无论外感又或内伤，只要少阳枢机开阖失常，阖大于开，日久不解，均可促使肿瘤的形成。

作为一类错综复杂、顽固凶险的疾病，肿瘤的病机可谓盘根错节、千头万绪。根据肿瘤的这一特点，肿瘤的治疗应采取复方大剂以全面地兼顾病情。在一张方子里，往往寒热并用、补泻同施、气血并调、数脏兼顾，集众味于一方，融数法为一炉，一张方子的药物往往多达 20 余种。然而法度森严，井然有序，不同药物之间既相辅相成，又相互制约，扬长避短，从而收到常法难以企及的效果。病情复杂，药必繁多，千变万化，裁制由心，真可谓医病如医国，用药如用兵。复方大剂是治疗肿瘤的又一特色，也是对肿瘤的独到认识，及遣方用药功夫的全面体现。

第三节 乳腺癌(气郁痰结胸乳)

乳腺癌中医称谓“乳岩”，在妇女中的发病率高，占全身恶性肿瘤的 7%～10%。临床多因长期情绪不畅，肝失疏泄，胸中气机斡旋失司，阳明脉气郁阻，厥阴肝气闭结。清代周学海《读医随笔》曰:“脾胃乃升降之径,肝者升降之枢也”,故脉气不畅“积滞生痰”(李时珍),乳液痰气交结;或因外力挤压乳房,脉气结滞,汁郁血凝痰留,皆可形成症结痞块。若痰湿体质,痰气素盛,再遇其他内外病因,也可成乳房肿物。《景岳全书》言:“痰有所滞,皆能壅塞经络。”

乳腺癌是女性最常见的恶性肿瘤,近年来其发病率逐渐增高,乳腺癌危害健康问题在全球日渐凸显。随着乳腺癌生物学研究及循证医学研究的进展,乳腺癌单纯外科手术治疗模式已发展成为局部和全身齐头并进的综合治疗模式。局部治疗模式包括手术与放疗,全身治疗包括化疗、内分泌治疗及中医药治疗。其中放、化疗可控制或预防局部复发和全身转移,但同时也带来一定的毒副反应,严重影响放化疗的完成率。中医药治疗的优势在于能提高机体免疫功能,减少放、化疗毒副反应,提高放化疗敏感性,对乳腺癌及乳腺癌术后患者的治疗有着广阔的应用前景和独特的优势。

【临床表现】 乳房部可见无疼痛的、单发的小症块,质硬表面不平滑,在乳房内不易被推动,肿块处皮肤往往稍有凹陷,或有乳房疼痛;若进而发展,乳房缩小、变硬,乳头抬高或内缩,腋窝下可见肿大的结核;若病情加重,乳腺癌侵入筋膜,乳房即不能推动,皮肤呈橘皮样,甚则皮肤溃破恶臭;乳房胀痛或刺痛,牵及腋下或两胁,胸闷,心烦易怒,善太息,口苦,头晕,倦怠。舌淡红,苔白腻,脉弦涩。

【病机分析】 现代研究发现,肿瘤细胞与正常细胞相比,不仅自身存在恶性改变,还能诱导和维持一种不利于正常细胞生存的异常微环境,细胞的缺氧和酸性微环境是关于肿瘤细胞微环境的两个研究热点,且两者对于提高肿瘤细胞在异常微环境中的生存能力存在协同作用。古代医家早就认识到肿瘤与痰关系密切。从现存可考的中医文献来看,早在《神农本草经》中,已有“胸中痰结留饮痰癖”之类的记载。明确提出肿瘤与痰有关的当首推元代朱震亨,在他的主要著作《金匮钩玄》《丹溪心法》《格致余论》《脉因证治》《局方发挥》等书籍中都列有痰门,认为“凡人上、中、下有块者,多是痰”,又言“癌瘤者,非阴阳正气所结肿,乃五脏瘀血浊气痰滞而成”“自气成积,自积成痰,痰夹瘀血,遂成窠囊”。通过总结前人的经验,并结合自身长期的临床实践及实验研究成果,在中医痰证学说的基础上提出了肿瘤痰证理论。该理论认为,肿瘤是特殊形式的痰,属恶痰,或因情志,或因外邪,或因饮食劳倦,或因跌仆损伤,导致局部“气滞津停”,形成痰浊。痰浊浸淫细胞,造成细胞突变,异常增殖,构成恶痰的核心物质基础即肿瘤细胞(痰核),日久痰核凝结、萌生痰络(肿瘤血管、淋巴管),提供肿瘤生长转移必需的营养物质和通路。因此“痰浊”“痰核”“痰络”三者构成了整个肿瘤组织,名之为“痰结”,参与了肿瘤增殖转移的全过程,其中痰浊占有极其关键的地位。

痰浊是津液代谢异常的病理产物,石变等研究发现,与肿瘤微环境类似,痰浊亦与细胞间质内多种成分的异常改变有关。张慈安等发现,化痰类中药可通过调节多种肿瘤细胞黏附分子的表达水平,从而抑制肿瘤向基质侵袭,影响肿瘤细胞的迁移和运动能力,发挥抗肿瘤转移的作用。

脾是体内生痰之源。中医经典理论认为,生理情况下脾是人体气血生化之源,而病理情况下,任何影响脾胃功能的因素均可导致脾失运化,继而滋生痰湿。从细胞层次看,线粒体提供细胞生命活动不可或缺的能量,因此有人认为线粒体是细胞的"气血生化之源,后天之本",或者说是细胞的中医之"脾"。广州中医药大学刘友章教授通过对脾虚证患者胃黏膜细胞线粒体变化进行电子显微镜观察发现,脾虚会导致患者胃黏膜壁细胞线粒体数目减少,超微结构受损和能量代谢障碍,并提出了中医脾-线粒体相关理论。因此细胞线粒体的功能和结构完整与中医"脾"的功能正常存在明显的相关性。由于肿瘤细胞内线粒体数量减少和功能失常,削弱了肿瘤细胞正常呼吸功能,释放高水平的活性氧簇,诱导细胞核基因组(如癌基因和抑癌基因)的突变,导致细胞能量代谢异常,是肿瘤细胞产生异常微环境的重要机制。因此肿瘤细胞线粒体功能异常引起的肿瘤微环境改变亦可从中医脾的运化功能失常,导致痰浊内生的角度来探讨。

钱彦方等从肿瘤微环境与中医痰证理论的相关性前期研究发现,消痰可通过清化痰浊污染,减少肿瘤新生血管产生和细胞外基质降解,调节多种黏附因子的表达,降低胃癌细胞的增殖活性,促进胃癌细胞凋亡;临床观察发现,半夏、南星被实验证实具有提高机体免疫力及诱导肿瘤细胞凋亡的作用。针对清除肿瘤痰浊污染的治疗方式,可减少肿瘤微环境诱导产生的病理后果,可以方测证地探讨痰浊与肿瘤微环境之间可能存在的相关性。

【治疗法则】 消痰行气,化毒散结。

【治疗方法】 牡蛎(化痰软坚)、玄参(散周身痰结、热痈)、浙贝母(治痰火郁结,硬结肿痛及内痰病)、郁金(清气化痰散瘀血之要药)、橘络(行气通络化痰)、瓜蒌(通胸膈之痹塞,涤痰垢黏腻)、山慈菇(主治乳腺癌)、土茯苓(健脾胃,治恶疮痈肿)、柴胡(疏肝解郁,主肥气)、枳实(泻痰,能冲墙倒壁,消积散痞要药)。

【治疗思路】 肿瘤是正常组织之外的异常新生物,属于"邪气",肿瘤细胞与机体免疫系统之间的消长贯穿于肿瘤发生、发展的始终。重视正邪关系在肿瘤发生、发展中的作用,并精练而又形象地将之比喻为"敌我矛盾"。目前,关于邪正消长之于肿瘤的意义有一种颇为流行的观点,即认为肿瘤发生、发展的关键在于正虚,肿瘤属于虚证,治疗肿瘤的关键在于补。然而从临床实际看,多数肿瘤患者患病前体质非但不虚,反而较一般人更强壮,平时很少生病。即使患病之后,在早、中期,多数患者机体状况良好,真正表现为虚证者也不多见。虚象的显露往往在肿瘤晚期,而且其实质基本属于因实致虚(肿瘤的消耗)。笔者认为肿瘤发生的关键在于痰热、湿热、痰毒、热毒、湿毒等邪气的停留、蓄积,以及气血郁滞、升降失常、气机紊乱、阴阳失调,本质上属于实而非虚。因此,攻邪非常重要。关于祛邪的重要性,前人也有论述,如清代医家李中梓曾言:“若大积大聚,不搜而逐之,日进补汤无益也。”当然,这并非意味着正气不重要。相反,非常重视顾护正气在肿瘤治疗中的意义,既不能一味地呆补以闭门留寇、助长邪气,也不能一味地以毒药、剧药猛攻、猛下,大伤元气,而使患者速亡。现在中医界比较多的人认为在肿瘤的早期以实证居多,患者除了肿瘤局部病灶外,往往没有特殊的不适,治疗应以祛邪为主,中期虚实夹杂,治疗应扶正与祛邪并重,晚期则虚象较为突出,治疗应以扶正为主。其实真正实施是非常困难的,往往治疗效果不是很满意,认真反思治疗策略非常有必要的。肿瘤是一种慢性病,病程长,肿瘤与正气的消长贯穿于疾病始终。据此,肿瘤治疗的总体方针是打持久战。尽管在不同时期各有侧重,但扶正与祛邪并举的策略也应重视。具体而言,在祛邪方面,不主张速攻、痛击,根据患者的具体情况,间断攻邪去痰饮,不主张滥用大毒、剧毒之品,片面地以毒攻毒,以免瘤未见消,正气先衰。主张用较为和缓中正的药物,只要用药恰当,就会有效,而且可收到祛邪而不伤正及举重若轻的效果。

【病案1】 发现左乳肿块5个月余。

朱某,女,51岁。2006年5月8日因“发现左乳肿块5月余”收入院。诊断:左乳癌。于2006年5月23日行“左乳癌改良根治术”,术后第10日,症见:神疲乏力,面色萎黄,声低懒言,左胸壁切口刺痛,左上肢肿胀活动欠利,按之凹陷,前臂局部皮肤赤缕,舌淡紫暗,苔薄白,脉沉细涩。此为正气不足,血瘀水停所致。

[治疗法则] 益气活血,利水消肿。

[治疗方法] 予麝香控涎丹6 g,间服1周。处方:黄芪10 g,太子参10 g,白术10 g,茯苓10 g,甘草6 g,当归10 g,丹参10 g,桃仁10 g,红花10 g,莪术10 g,赤芍10 g,泽兰10 g,益母草15 g,伸筋草15 g,桑枝10 g。水煎服,每天1剂。服用4剂后,肢肿胀明显消退,效不更方,续服7剂,肿胀完全消退,切口刺痛好转,局部皮肤赤缕消失。

[治疗思路] 本例乳癌术后10天,正气亏虚,又因手术所伤,脉络受损,导致血行不畅,瘀血内停,血不利则为水,故见神疲乏力、声低懒言等气虚之证,同时见切口固定刺痛,上肢肿胀皮肤赤缕等血瘀水停之证,故治以祛痰饮为先,益气扶正治其本,活血利水治其标。麝香控涎丹既有很好的攻泻痰饮作用,也能改善局部的微循环。处方:① 黄芪、太子参、白术、茯苓、甘草益气健脾扶正,使气血生化有源。② 当归、丹参、桃仁、红花、莪术、赤芍养血祛瘀。③ 泽兰、益母草、伸筋草、桑枝通络利水,促进肢体消肿及功能恢复。治则上益气扶正治其本,活血利水治其标,标本兼治,同时顾护脾胃后天之本,可获稳固疗效。

【病案 2】 右乳癌术后 1 年余。

孟某，女，28 岁。主诉：右乳癌术后 1 年余，放化疗后、内分泌治疗后 1 个月。现病史：1 年半前无意中发现右乳一约“枣核”大小包块，质硬活动度差，无压痛，后包块渐增大如“桃核”大小。遂就诊于某省级三甲医院，病理示右乳浸润性微乳头癌。后在该院肿外科行化疗 1 周期，1 年前行右侧乳腺癌改良根治术术后病理：右乳腺浸润性微乳头状癌伴血管内癌栓形成。右腋窝淋巴结 20/23 个有癌转移，乳头基底部未见癌组织，周围乳腺呈增生性改变。免疫组化：ER(＋)，PR(＋＋)，C-erbB-2(＋＋＋)，术后行化疗 5 个周期，用量不详。并加用注射用曲妥珠单抗 2 个周期，后加用放疗，剂量不详。又给戈舍瑞林，耐受尚可。现为求中医治疗来门诊，症见：情绪抑郁，胸闷，时太息，两胁胀痛，面色萎黄，纳差，夜休差，二便调。查体：全身浅表淋巴结未触及，胸廓对称，右乳缺如，右胸壁可见长约 20 cm 术瘢痕，左乳正常。前胸部皮肤色素沉着，双肺呼吸音清，两肺未闻及干、湿性啰音。舌淡嫩，苔白腻，脉弦细。辨证属肝郁脾弱，痰瘀互结证。

[治疗法则] 疏肝解郁，软坚散结，益气健脾。

[治疗方法] 处方：黄芪 15 g，女贞子 15 g，灵芝 15 g，藤梨根 15 g，牛蒡根 15 g，浙贝母 12 g，翻白草 15 g，党参 12 g，白术 12 g，云苓 12 g，柴胡 12 g，郁金 12 g，香附 12 g，焦三仙(焦山楂、焦麦芽、焦神曲)各 12 g，细辛 3 g，延胡索 24 g，白芍 15 g，甘草 3 g。另间服控涎丹 4 g，2 周。二诊：服上方 12 剂后患者两胁胀痛症状减轻，食量增加，出现心烦易怒。继用上方随症加丹皮 12 g，栀子 12 g，去细辛、党参，服用 12 剂。三诊：心烦、易怒消失，亦无两胁胀痛，去柴胡、郁金，加用陈皮 12 g，法半夏 12 g，服用 12 剂。后一直服用汤剂至今，期间随症加减，病情平稳。

[治疗思路] 黄芪益气健脾，灵芝补精益髓，两者共为君药，以扶正为主，所谓“正气存内，邪不可干”。处方：① 藤梨根清热解毒，活血散结；莪术破血逐瘀，软坚散结；山豆根清热解毒，利咽消肿，三者共奏软坚散结、清热解毒之效，均为抗癌要药，为臣药。② 法半夏燥湿化痰，消痞散结，与藤梨根合用，增强其软坚散结之功；白术补气健脾，与黄芪同用，益气健脾之功更著，以补“后天之本”；丹参祛瘀止痛，活血通经与莪术相得益彰，共奏抗癌之功；三者共为佐使药。诸药合用，其意有二：① 以扶正为主，祛邪之中意在扶正；② 以抗癌为主，攻邪中自有扶正之义。综观全方，药共八味，立法严紧，攻补兼备，使扶正与祛邪有机地结合，立足于扶正，结合祛邪，从正邪两方面入手，切中病机，掌握治疗癌症的主动权，势必达到事半功倍的效果。若肝郁化火加牡丹皮 12 g，栀子 12 g，疼痛明显加细辛 3 g，延胡索 24 g，白芍 15 g；气虚甚加党参 12 g，白术 12 g；肿块硬者加山慈菇 15 g，土贝母 15 g 等。若临证时，根据病情加以变化，则疗效更著。

乳腺癌的治疗方法有手术、化疗、放疗、生物治疗和中医药治疗等，特别强调乳腺癌的综合治疗。只有通过不同个体合理的综合治疗，才能提高乳腺癌的生存率。本患者主要从扶正和祛邪两方面来治疗。对于正气虚的患者，以扶助正气为主；癌毒内蕴的患者，则以祛邪为主。现代中医药疗法多根据西医不同治疗阶段患者的特殊症状、体征进行辨证治疗。临床研究证明，肿瘤切除术、放疗、化疗等抗癌治疗后能长期存活的患者，均与曾不同程度地接受中医药治疗密切相关。配合中医治疗乳腺癌可以达到调病和调人的结合，对于长期生存的乳腺癌患者，应用中药后其生活质量可以得到明显改善。对于转移和复发的乳腺癌患者，有些西医治疗方法则不能长期应用，而中医药治疗可以长期进行，并在抗肿瘤与调整机体状态方面均有较好的效果。中医在治疗乳腺癌术后各期中体现出了其独特的优势。中医药在各期辨证治疗中的主要机制有：① 通过益气养血，滋补肝肾等法治疗骨髓功能抑制，升高外周血中的白细胞、红细胞与血小板。② 以益气健脾，和胃降逆等法改善胃肠功能紊乱，减轻恶心、呕吐、腹胀等症状，增进食欲。③ 以健脾燥湿，清利肝胆湿热等法治疗药物性肝损害。④ 以补益肝肾法治疗化疗性脱发。⑤ 通过调摄冲任，活血祛瘀法等治疗以减轻抗雌激素药物引起的月经不调、潮热出汗、心烦及深静脉血栓形成等症状。因此以疏肝解郁、软坚散结、益气健脾为法而组成的中药可改善疲劳，增进饮食，提高免疫力，促进康复，减少复发转移。配合中医对乳腺癌术后围化疗期和围放疗期的减毒增效、术后随访期患者体质的恢复、提高患者生存率和生存质量、降低复发转移等方面，具有重要的临床意义。

第四节　肝癌(痰瘀交阻)

肝癌属恶性程度高、进展快、预后差的肿瘤。肝癌早期以手术效果为佳，尤其小肝癌手术切除后 5 年生存率可达 67%。中期可采用动脉导管化疗栓塞术、氩氦刀等为治。但对于中晚期肝癌及术后复发者，则中医为重要的治疗手段，中医药对改善患者症状、提高生存质量、延长生存期等均有较好疗效，而这部分患者占肝癌的绝大多数。

【临床表现】 右胁下胀闷痞塞，或有癥积大如覆杯，或未及癥积而疼痛如刺难忍，情结不舒则重，或痛引腰背，固定不移，入暮更剧，脘腹胀满不适，不欲饮食，油腻难进，肌体消瘦，面色暗滞，精神萎靡，口中黏腻，或腹胀如臌，叩之水浊，青筋裸露，下肢浮肿，舌质紫暗，苔黏腻，脉沉滑或弦滑，或沉涩。

【病机分析】 中医古代文献中，将本病归于“癥瘕”“痞满”“肥气”“黄疸”“臌胀”“癖黄”“伏梁”等多种病证中。由于各医家对本病认识的角度不同，故治疗亦各有侧重。古人对之描述不一，《素问》称“息积”；《难经》谓“肥气”；《金匮要略》言“肝着”；巢元方称“痰癖”，都与之相类。其病因较多，或情绪不舒，久郁不解，气郁生痰。《三因极-病证方论》谓七情扰乱，郁而生痰之论；又可随气而变。朱丹溪曰：“痰之为物随气升降，无处不到。”气郁又可使血脉迟涩成血瘀；或脾虚肝旺，乘之太过，脾湿不化聚痰再加上肝血瘀滞；或外感六淫所感津液不得施化为痰为瘀；痰瘀胶着不解，积久而成癥块。

【治疗法则】 涤痰开瘀，息毒消积。

【治疗方法】 方药：当归（补血、活血、除瘀）、川芎（活血、行气、开郁）、红花（活血、化瘀、散肿）、莪术（消瘀血、抗肿瘤）、五灵脂（入肝散瘀）、郁金（清气、化痰、散瘀血之要药）、香附（解六郁、痰饮、痞满）、半枝莲（活血解毒治肝癌）、鳖甲（软坚散结主治癥瘕、积聚）、土鳖虫（主治血积癥瘕）、牡蛎（化痰软坚）、生薏苡仁（渗湿化痰主治痰浊凝聚之癌）、酒大黄（破积、聚涤实痰）、海浮石（软坚散结、消积块、化老痰）。

【病案1】 原发性肝癌术后8个月。

患者，男，48岁。原发性肝癌术后8个月，光子刀治疗后，胰头部位肿大，肝区疼痛，谷丙转氨酶(ALT)：101.9 U/L，天冬氨酸氨基转移酶(AST)：142.7 U/L。纳差，饮食乏味，舌质红，苔薄黄，脉沉细。中医证候诊断：肝胆湿热，痰瘀互结。

[治疗方法] 醋柴胡10 g，杭白芍30 g，炒白术15 g，土茯苓15 g，莪术10 g，炮穿山甲10 g，鳖甲15 g，凌霄花15 g，藤梨根15 g，九香虫8 g，白花蛇舌草30 g，半枝莲30 g，生蒲黄10 g，白芷10 g，代赭石30 g，鸡内金30 g，生麦芽30 g，生甘草10 g，茵陈15 g。14剂，2天1剂。上药煎2次合在一起约500 mL，分4次服，每天2次。2周后复诊，自述感纳香，饮食增加，肝区疼痛略减，大便不成形，舌脉基本同前。上方去白芍、茵陈、莪术，加薏苡仁15 g，五味子10 g，延胡索10 g。之后根据病情变化随症加减，病情逐步好转。半年后复诊，食欲好，大便正常，睡眠正常，体质增强，肿瘤标记物正常。现仍在治疗中。

[治疗思路] 根据脉证，该患者属于湿热、痰毒、瘀血互结，处方：① 醋柴胡、杭白芍疏肝、柔肝，茵陈清利肝胆湿热，炮穿山甲、鳖甲软坚散结，且上药合用有恢复少阳气机开阖之义。② 生蒲黄凉血活血，白芷扬清泻浊，两药合用调理胃气。③ 凌霄花舒肝解郁，莪术破气散结。④ 白花蛇舌草、藤梨根、半枝莲清热解毒，散结消瘤。⑤ 炒白术、土茯苓健脾培土益气。⑥ 代赭石、鸡内金、生麦芽调理气机，开胃进食。⑦ 生甘草清热解毒，调和诸药。药味虽多，但井然有序，切中病机，故收良效。

【病案2】 体检发现肝脏占位1年。

尹某，男，75岁。1年前体检发现肝脏占位，当时行CT检查示：右肝后段内见一实质性占位，约9.9 cm×5.7 cm，下腔静脉及门静脉右支受压改变。考虑肝癌肿块离门静脉太近，加上患者已75岁高龄，手术风险加大，遂于省级某医院行介入治疗1次，药用注射奥沙利铂、吡柔比星、羟喜树碱。化疗后第3天出现腹胀明显，纳差，大便未行，小便极少，气急明显，难以平卧，予放腹水、利尿等对症支持治疗后，症状有所改善，但一般情况极差，精神软，乏力明显，无法下床，需家属喂食。后又牙龈出血，查血小板 $9\times10^9/L$，腹水为血性，予输血小板后出血控制。医生告之家属，患者最多只能生存4个月。遂求诊于中医。当时患者一般情况差，家属轮椅推来，极度疲乏，形体消瘦，语声低微，面色晦暗，双下肢浮肿，纳呆食少，腹胀，大便稀烂，小便少，舌淡，边有齿痕，苔厚腻，脉滑濡。考虑患者先天不足，后天失养，素体虚弱，加之化疗后损伤脾胃，气血化生乏源，中气不足，故见极度疲乏，语声低微；气血化生无源，则不能濡养肢体，见形体消瘦，面色晦暗；脾胃虚弱，脾失健运，胃失受纳，则见纳呆食少，腹胀，大便稀烂；脾主运化水湿，脾失健运，则水湿内停，故双下肢浮肿，小便少，舌淡，边有齿痕，苔厚腻，脉滑濡。证属脾虚湿困，治拟健脾化湿，利水消肿，开胃消食。鉴于肝癌本身有癌毒化热之弊，故兼清热解毒，疏肝理气。

［治疗法则］ 健脾化湿，利水消肿，开胃消食，清热解毒，疏肝理气。

［治疗方法］ 四君子汤加减：太子参、白术各15 g，茯苓、山药、薏苡仁各30 g，车前子、白花蛇舌草各15 g，蛇六谷30 g，五味子12 g，龙葵、三叶青、青蒿、八月札各15 g，绿梅花、紫苏梗各12 g，地骷髅、生山楂各15 g，鸡内金12 g，六一散15 g。另予控涎丹胶囊，每次4粒，每天2次，口服。并嘱其忌食辛辣、油腻、腌制之品。复诊：服上药2周后乏力明显好转，双下肢浮肿有所减轻，纳食有所增加，但仍觉纳食不香，腹胀，舌淡，苔厚腻，脉濡滑。以后每2周复诊1次，在上方基础上，或加大腹皮15 g，陈皮12 g理气化湿，或加神曲、麦芽、莱菔子各15 g，消食开胃，或加南方红豆杉8 g，猫人参、藤梨根、枸杞、白芍各15 g，清热解毒、养阴柔肝等。随症加减药物，至今仍坚持门诊治疗。现患者可独自就诊，自行挂号取药，精神饱满，体重有所增加，无肢体浮肿，纳食香，夜寐佳，大便每天1次，小便无殊，生活起居如常人。复查CT肝脏病灶稳定，肝功能基本正常。

［治疗思路］ 肝癌属中医“肝积”“癥瘕”“积聚”“臌胀”“黄疸”“胁痛”等范畴。古代文献对肝病的认识有：“黄家所得，从湿得之”（《金匮要略》）；“嗜酒之人，病腹胀如斗，此得之湿热伤脾；胃虽受谷，脾不输运，故成痞胀”（《张氏医通》）；“寒温失节，食饮不消，聚结在内染渐生长块段，人即柴瘦，腹转大”（《诸病源候论》）；“积之成也，正气不足，而后邪气踞之”（《医宗必读·积聚》）；“脾肾不足及虚弱失调的人，多有积聚之病”（《景岳全书》）等。肝癌分别由正气不足，外邪侵袭；情志失调，气滞血瘀；酒食所伤，痰湿内生；劳逸所伤，脏腑失调等所致。其病机是肝气不疏，气运不畅，气郁于局部；或脾气不足，脾失健运，湿邪内生，痰湿阻滞经络；或外邪入侵，湿热内阻，胆道失畅；或正气不足，肝肾阴虚，肝体阴而用阳，肝体失和。总之，因正

虚邪实，肝体失和，肝运失畅，局部气血痰湿瘀滞而发病。肝癌的基本病机是脾虚肝郁，早中期以肝郁为重，中晚期以脾虚为甚。治疗上早中期以疏肝解郁、调畅气机为主，中晚期以健脾益气、扶正祛邪为主。应根据本虚标实的病因病机辨证论治。此外，应注意肝脏体阴用阳的特性，若肝阴不足，肝失所养，则肝气难疏；反之，若肝失条达，气血运行不畅，则肝失濡养，肝阴不足。故治疗上需将疏肝与柔肝相结合。在具体临床用药时，除根据上述分型辨证论治外，还根据临床表现与原方配合加减相应药物。如：① 纳差加用生山楂、鸡内金、神曲、麦芽等。② 便溏加用炒扁豆、芡实、补骨脂、肉豆蔻等。③ 便秘加用瓜蒌仁、枳实、肉苁蓉、火麻仁、大黄、芦荟等。④ 腹胀加用大腹皮、厚朴、枳实、佛手、莱菔子等。⑤ 不寐加用首乌藤、合欢皮、远志、酸枣仁等。⑥ 头晕头痛加用天麻、钩藤、川芎、白菊花等。⑦ 潮热盗汗加用地骨皮、浮小麦、银柴胡、青蒿等。⑧ 癌痛明显加用忍冬藤、延胡索、天仙藤、乌药、香茶菜等。⑨ 情志不畅加用柴胡、郁金、玫瑰花、绿梅花、淮小麦、甘草、红枣等。

此外，肝癌中晚期多见"癌毒化热"之象，且病情发展较快，故多加用清热解毒抗肿瘤药，如藤梨根、三叶青、白花蛇舌草、蛇六谷、七叶一枝花、猫人参、猫爪草、龙葵、半枝莲、半边莲、南方红豆杉、露蜂房等。应适时适量使用，以免过于苦寒，伤脾败胃。尊古训"见肝之病，知肝传脾，当先实脾"，故治肝癌以益气健脾护胃贯彻治疗过程，常以四君子汤加减。药用太子参、党参、茯苓、白术、山药、薏苡仁、莲肉、无花果、白芍、猪苓、陈皮、砂仁、生山楂、神曲、麦芽、莱菔子等扶正健脾和胃。同时强调肝主疏泄，调畅气机，治疗肝癌应以调理气机为先，气行则水行湿化、血行瘀化，故治疗上常加用八月札、郁金、青皮、香橼等。

在恶性肿瘤及其转移的治疗上，西医目前主要是采取手术切除、放疗、化疗等措施，一定程度上虽然有治标的效果但远期疗效并不确切，放、化疗中虽有确切的杀死癌细胞的作用，但其毒副反应较大，且患者对放、化疗的承受能力有限，很多患者生存质量反较治疗前下降。笔者在对恶性肿瘤及转移患者的治疗中，以扶正为本，消痰化痰为基本治疗法则，取得了改善恶性肿瘤及转移患者的生存质量的效果，延长了患者生存期，且有多名未能行手术及放、化疗的患者坚持服用中药已成功痊愈或长期带瘤"健康"生活。治痰，在扶正的基础上首要消痰散结，消痰散结重用"三生"：生半夏、生南星、生牡蛎。生半夏有燥湿化痰降逆止呕，消痞散结之效；生南星燥湿化痰功效也甚，两者生用治疗癌症早已载入教科书。生牡蛎软坚散结，化痰消积，《本草备要》载："消瘰疬结核，老血癥瘕。"在临床上，用"三生"的量要达到 15～30 g 方能对恶性肿瘤的"痰"邪起到化痰消结作用，用量太少，则力所不能及。

要善用虫类毒药攻毒通络散结以治痰：根据恶性肿瘤的病机，辨证使用全蝎、蜈蚣等。尤以全蝎、蜈蚣为代表，全蝎能消肿散结、息风止痉、镇静止痛；蜈蚣能息风止痉、祛风通络、解毒散结。因寒致瘀，与温阳祛寒药同用，寒得温则散；气滞血瘀，则理气活血；气虚血瘀，则配合补气益气药，有助于正气的恢复和瘀血的祛除，减少活血化瘀药伤正之弊；血瘀与痰凝互结，则宜配合祛痰散结药，以增强消散肿块的作用。恶性肿瘤及转移患者，病久入络，难以祛除，用通络走窜之全虫、蜈蚣可起到通络散结之效。全虫与蜈蚣研末装胶囊服用，一则节省药源，二则便于胃肠道吸收，临床疗效明显，其用量用法为每次各 1.5 g，每天 2～3 次。

辨证运用扶正散结以治痰："善为医者，必责其本"，在治痰的同时要坚持扶正散结。特别是对放、化疗患者体质虚弱，耐受力差，免疫功能低下的患者，白细胞、红细胞等各项生理指标均低于正常值的情况下，消痰化痰散结的同时，一定要配合扶正药物，不可一味攻伐，否则，虽痰得以衰其大半，但因正气虚弱，"邪必凑之"，痼留之痰邪瘀毒复至，则治疗更加棘手。这方面的药物可以选用黄芪、党参、太子参、石韦、白术、女贞子、仙鹤草、当归、枸杞等。

治痰，慎用活血化瘀药：虽然恶性肿瘤及转移过程中，多有血瘀存在和发生，但恶性肿瘤的生长、发育和转移均与血管关系密切，肿瘤积聚体形成后即进入无血管生长期，在此期肿瘤可以通过弥散作用获得充足的氧气和营养。如果此时没有血管长入，肿瘤将发生坏死和自溶；如果血管长入，则肿瘤体积快速增长。现代实验研究表明，川芎嗪、水蛭素可以促进肿瘤细胞对纤维蛋白基质的黏附，因而某些活血化瘀药物可能在某个环节上促进肿瘤细胞的转移。但同时，活血化瘀药中也有一定的杀死癌细胞的作用。因此，在肿瘤患者治疗中，莪术、三棱、水蛭、虻虫等化瘀、破瘀力效峻猛的药物要慎重使用，要结合临床和药理密切观察。术后和化疗后的患者应以补气补血、扶正祛邪为主，慎用和禁用活血化瘀药；放疗的患者为增加放疗的敏感性提高疗效可以适当使用活血化瘀药。

痰浊内阻是肿瘤形成的关键之一。痰是体内津液输布失常，水湿凝聚而成，具有全身上下、皮里膜外，无处不到的特点。痰既是病理产物，又是致病因素，若脏腑功能障碍，升降出入失常，气血失和，气滞血瘀，痰气交搏，痰瘀互结，络脉不畅，肿块内生，癌症即成。如肺癌多因肺气膹郁，宣降失常，气机不畅，气滞血瘀阻塞脉络，津液输布不利，壅而为痰瘀胶结，从而形成肿块；食管癌因忧思伤脾，脾伤则气结水湿失运，滋生痰浊，痰气相搏，阻于食管者亦为之不少；朱丹溪认为，乳腺癌多因妇人"忧怒抑郁，朝夕积累，脾气消阻肝气横逆，气血亏损，筋失荣养，郁滞与痰结成隐核"。肿瘤的形成，除了正气虚弱、忧思恼怒、食伤瘀血为患外，痰浊是肿瘤形成的重要病因和致病因素，加之痰邪病势缠绵，顽固多变，故一旦为病，病势凶猛，难以速祛。恶性肿瘤最本质的特点就是转移，《灵枢・百病始生》篇云："留而不去，传舍于肠胃之外，募原之间。留著于脉，稽留而不去，息而成积"，是对疾病转移最早的认识。《丹溪心法》曰："凡人身上中下有块者，多属痰。"《杂病源流犀烛》谓："痰之为物，流动不测，故其为害，上致巅顶，下至涌泉，随气升降，周身内外皆到，五脏六腑俱有。"痰的流动性，使癌毒可随痰播散周身，痰的留着、黏滞特性，又使癌毒易于在某些脏器组织中形成转移灶：痰行于脑，成脑转移；流于骨，致骨转移；泛于肝，则致肝转移，浸于淋巴，则致淋巴结转移，因此中医有"顽痰怪证""痰饮变生诸症"之说。脾为生痰之源，肺为贮痰之器，肺脾气虚，痰湿内生，痰毒互结，痰毒流注脏腑之络脉（肺络、肝络、脾络、肾络、胃络、心包络、少阳之络），络脉损伤，气血离络，留而为瘀而至转移。痰的许多其他特性，如病因的多因性、因果性，致病的遏阳性、凝滞性、流动性、阻塞性、严重性，症状的广泛性、特异性、重浊性，病程的缠绵性均与肿瘤转移的发病机制、预后极为相似，说明在肿瘤转移中痰的因素极为重要。临床所见肺癌、胃癌、食管癌、乳腺癌患者多有舌体胖大、舌苔厚腻、恶心、胸脘痞闷、脉滑等痰湿中阻的病证特点。另外，痰邪还可以与气滞、血瘀、毒邪相结合，杂合为病，形成痰瘀互结、痰毒互结、痰瘀毒互结等导致肿瘤转移的病理形式，加重了癌毒的恶性生长，加剧了肿瘤的扩散和病情恶化。

【病案3】 食管癌。

杨某，男，56岁。因吞咽困难伴上腹不适3个月就诊，胃镜示：距门齿29～36 cm处见一肿物，病理活检示：食管蕈伞型低分化鳞癌，浸及浅肌层、邻近深肌层、淋巴结。术后未行放疗、化疗。为求中药治疗前来就诊。刻诊：咳嗽，咳白色泡沫痰，纳可，胃部反酸，腹泻，每天3～4次，眠可，舌淡，苔薄白，脉弦。辨证为痰浊内阻，肺脾气虚，中焦失和。

［治疗法则］ 攻浊化痰，健脾益气，调理中焦为主，兼以抗癌解毒。

［治疗方法］ 处方：南沙参15 g，炒白术15 g，茯苓20 g，陈皮6 g，前胡12 g，黄芩12 g，泽泻15 g，柴胡9 g，升麻6 g，藤梨根30 g，人参10 g，姜半夏10 g，黄连6 g，夏枯草15 g，旋覆花10 g，半枝莲30 g，代赭石30 g，炙甘草、大枣各6 g，生姜5片，天龙10 g。14剂，每天1剂，水煎服。另予控涎丹4 g，间服1周。服药后患者上述症状减轻，多次就诊，均以扶正抗癌解毒为法调方，定期复查，未见明显异常。

［治疗思路］ 此食管癌患者以梗咽不顺，胃气上逆为主。《伤寒论》有云：伤寒发汗，若吐若下解后，心下痞硬，噫气不除者，旋覆代赭汤主之。本方主用和胃降逆，下气消痰。基于食管癌患者的病因病机及临床表现，对于临床症状明显的患者，常以旋覆代赭汤为基础加减。处方：① 以旋覆花为君药，性温，诸花皆升，旋覆花独降，能下气消痰，降逆止嗳；代赭石、生姜、姜半夏为臣药，代赭石质重而沉降，善镇冲逆，但味苦气寒，故用量稍小。② 生姜于本方用量独重，寓意有三：一是和胃降逆以止呕，二是宣散水气以祛痰，三是制约代赭石的寒凉之性，使其镇降气逆而不伐胃。③ 姜半夏辛温，化痰散结，降逆和胃，佐使药人参、炙甘草、大枣益脾

胃，补气虚，扶助已伤之中气。

对于手术后，放、化疗后及稳定期的患者，多以健脾益气，祛痰化瘀解毒为治疗原则。处方：① 方用生黄芪、炒白术、茯苓健脾益气。② 胆南星、陈皮化痰下气。③ 威灵仙、醋莪术、郁金、白芍、牡丹皮、丹参养血活血。④ 急性子、夏枯草、半枝莲、白花蛇舌草等抗癌解毒。⑤ 紫苏子、紫苏梗、荷梗、砂仁、藿香理气醒脾。⑥ 并佐以焦山楂、焦神曲、炒谷芽、炒麦芽消导和中。⑦ 每方均加用生姜和大枣，取桂枝汤中姜枣相合之意，一方面顾护胃气，防止寒凉之药的损伤；另一方面则升腾胃气，以达保胃气、存津液的目的。

对于肿瘤常需用复法大方整体治疗以治痰：复法大方属“七法”之一，《素问·至真要大论》在论述组方原则时提出“奇之不去则偶之，是谓重方”。张仲景的鳖甲煎丸即是复法大方的代表之一。痰是形成肿瘤的重要病理产物，恶性肿瘤转移患者均见体表或体内的肿块，尤其是起病缓慢，皮色不变，无声无息之中而日渐增大者，更要责之于痰。其胶结黏腻之性是肿瘤难以消散的重要原因，药物量少，药味单一，则力所不能及，非复法大方才能针对顽痰有奇效，但复法大方、大方复制必须建立在辨证的基础上，主次分明，一药多用。佐以解毒散结药以治痰：血瘀、痰阻都是形成肿瘤的病理产物，两者相结合，最易形成痰毒、瘀毒，缠绵久病，彼此相互影响。且顽痰、死血结聚，日久不散，也化而为毒，蓄而不化。故在消痰散结的同时，要重用解毒散结药物，代表药物有半边莲、半枝莲、石见穿、连翘、败酱草、白花蛇舌草等。

治痰要坚持长期治疗的原则：百病皆由痰邪作祟，恶性肿瘤的“恶痰”更是难以短时间内速祛，恶性肿瘤的瘤体清除的不彻底性与病灶随时都有复发可能决定了恶性肿瘤的治疗必须坚持长期治疗。消痰散结为主的治法和处方要有方有守，周期性地加强抗肿瘤作用，根据病情变化按时调整处方，才能有效对症治疗恶性肿瘤的“恶痰”。

第五节　恶性淋巴瘤（寒痰凝滞）

恶性淋巴瘤是原发于淋巴结或其他淋巴组织的恶性肿瘤，是淋巴细胞和其细胞组织的大量增生。西医认为，恶性淋巴瘤是人体淋巴系统的恶性肿瘤的总称，包括淋巴肉瘤、巨滤性淋巴瘤、网状细胞肉瘤、霍奇金病等。发病不受年龄限制，但以青壮年为多，男性多于女性，其发病率占恶性肿瘤第 15 位。迄今其发病原因还未明确。有学者认为是病毒感染所引起，但尚未获得肯定的结论。发病部位常先后或同时累及几组淋巴结，但开始多表现为颈、腋、腹股沟等处浅表淋巴结肿大。病情发展、转移,尚可浸润胃肠道、脾、扁桃体和头部,病势险恶,救治不当,危及患者生命。

【临床表现】 根据发病部位不同,肿瘤表现不一。初起多表现为颈部、腋窝、腹股沟等处淋巴结肿大,质地坚硬,推之不移,继而彼此粘连肿瘤增大,甚至形成巨大的肿瘤,但一般无明显的疼痛。肿瘤增大则可出现病变部位之压迫症状,如声音嘶哑、气急、吞咽不利、腹胀、大便不畅等症。舌苔浊腻,舌质紫或暗紫色,脉弦细或弦滑。

【病机分析】 恶性淋巴瘤在中医文献中相当于"恶核""失荣""石疽""痰核"。其病因或机体受寒,寒甚凝滞血脉,脉气晦涩而寒痰内生;或饮食寒凉,久之寒必伤阳,阳虚痰凝血阻;或肝气郁阻,气滞痰结;或因环境污染,放射性物质损害,皆可使人体气血大伤,引起淋巴组织异常增生,或"失荣",或"石疽"。从本病的形态和以药测证的理论看,个人认为,本病乃阴阳失和,顽痰、死血化毒凝结而成,故可按顽痰死血之证施治。

【治疗法则】 温化寒凝,化痰散结,化顽痰破死血,兼以解毒。

【治疗方法】 处方:① 夏枯草 30 g,连翘 10 g,白花蛇舌草 10 g,蒲公英 10 g,浙贝母 10 g,莪术 15 g,水蛭 6 g,海藻 20 g,鸡内金 20 g,七叶一枝花 10 g,甘草 6 g,蜂蜜 15 g(兑于药液中服)。每天 1 剂,随意少少频饮。② 浙贝母 15 g(川贝亦可),水蛭 15 g,生穿山甲 9 g,鸡内金 15 g。共研极细末,每次 3 g 用药液送服。③ 犀黄丸、小金丸,亦用药液送服。犀黄丸睡前需服 1～2 g。④ 如意金黄散再加雄黄、玄明粉、冰片外敷肿瘤处。

另外,根据患者的具体情况,可随症加减如下:熟地黄(生精血、通血脉)、鹿角胶(补肾益阴血)、桂枝(和营通阳,行瘀主结气)、干姜(温阳发诸经寒气)、白芥子(温化寒痰,利气通络)、生薏苡仁(渗湿化痰,治痰浊凝聚之癌)、鸡血藤(补血活血疏络,抗放射线)、首乌藤(祛风通络)、海浮石(软坚散结,消积块、化老痰)、山慈菇(散结抗肿瘤)、白芍(柔肝敛阴和血脉)、威灵仙(善行经络,宣通五脏,主久积瘕)、全蝎(解毒散结通络)、蜈蚣(散结通络,疗结聚)、牡蛎(治痰浊结聚之瘰疬和腹中肿块)、昆布(瘿坚如石者;非此不除,正咸能软坚之功也)、黄药子(消瘿解毒)。

【治疗思路】 恶性淋巴瘤每以颈部肿物为首发症状而就诊。多数患者肿块较大,疼痛不甚,病期较长,兼见别处浅表淋巴结肿大。明代《外科正宗》谓:"失荣耳旁及颈间,起如痰核不动坚,皮色如常且渐大,忧思怒郁火凝然,日久气衰形消瘦,越溃越硬现紫斑,腐蚀浸淫流血水,疮口翻花治总难。"中医认为本病的病机是痰结与内虚。由于痰结凝聚,逐渐形成恶性淋巴瘤,可分为脾虚痰凝、痰结蓄察、痰毒虚损等型。总之,恶性淋巴瘤与顽痰有关,痰毒内伏,凝结日久化为癌肿,立法遣药要以化散痰毒为其根本。肿瘤的治疗原则可分为扶正和祛邪两大法则。扶正即是调整肺、脾、肾的功能；祛邪即针对痰的性质、部位和疾病的主次，或削其坚，或解其毒，或泄其热，或祛其瘀，或息其风，或两者兼顾，随症加减，辨证治疗。

中医虽无淋巴肉瘤病名，但与阴疽、痰核、恶核、石疽、失荣等记载颇类似。如王肯堂《证治准绳》对石疽的描述为："痈疽肿硬如石，久不作脓者是也。"陈实功《外科正宗》中记载："失荣者，初起微肿，日久渐大，坚硬如石，推之不移，按之不动，犯此俱为不治。"《医宗金鉴》记载："此疽形如桃李，皮色如常，坚硬如石，痼顽之证也。"《外科全生集》曰："阴疽为腠理寒痰凝滞。"《类证治裁》曰："痰核专由肝胆经气郁，痰结毒深固而成。"气郁痰结、痰毒凝固之说，可为人们探索癌肿证治开拓思路。此外，《世医得效方》《外科大成》等医籍中亦有类似记载。可见古代医家已初步认识到此类肿瘤病情险恶，预后不良，其病因病机与痰毒有关。这与现代医学认为恶性淋巴瘤发病与病毒有关的认识颇为近似。笔者在治疗恶性肿瘤的过程中，虽然失败者多，但出于潜心探求，失中亦有所得。特别是在以药测证的验案中体会到，本病多系阴阳失调，顽痰死血胶凝为患；而顽痰死血不解即产生毒。中医所指的毒，既指从外感染之毒，也指阴阳亢郁不平而相激化毒，因此中医文献中有恶疮、恶毒等名称。痰、瘀、毒相兼凝结，阻碍气血津液正常运行，邪盛正怯，故癌肿日益增大。

治疗恶性癌肿，中医界素有早期攻邪，中期攻补兼施，晚期扶正的论述。笔者认为恶性肿瘤转请中医治疗，多属晚期，所谓早中晚期之治，已无济于事，以化痰破血解毒为治，背水一战，邪去正复，或可化险为夷。处方：① 夏枯草、贝母、鸡内金、连翘、海藻化痰散结解毒。水蛭、莪术、小金丸活血破血。七叶一枝花、蒲公英、犀黄丸解毒消肿。药以合而全，上述三组药物合用，痰瘀分消，则可减灭毒恶凝结之势。其中甘草、海藻同用，取两药相激，增强其散结消肿之功。② 复以生穿山甲、生内金、水蛭粉随药吞服，穿透散结化顽痰之力更强。③ 正气虚弱者，可另煎白种参药后予服，扶助气阴，提高其机体抗病力。④ 复以解毒散结剂外敷，内外并举，效果更佳。本证以讨论恶性淋巴瘤为主，其他恶性癌肿淋巴转移，也可用本法治疗。

近年来，笔者治疗经活检确诊为恶性肿瘤患者甚多，但远期疗效并不理想，存活在 3 年、5 年、10 年以上者极少。但从失败的教训中却颇有所悟，即在立法遣药时，应以化顽痰、破死血、解恶毒为主。诚宋曾柏前辈撰文言及："肿瘤之发生是由于各种致病因素的影响，致使脏腑经络气血功能失常，引起气滞、血瘀、毒蕴、痰凝而结成肿块。其中痰浊凝聚是肿瘤发生发展的重要病理机制之一。临床上凡属以痰浊凝聚为主形成的肿瘤，皆可以化痰软坚法治之"，并说："化痰软坚法（药）可以提高巨噬细胞的吞噬功能，疏通淋巴管道，促使淋巴和血液循环，从而提高机体免疫能力，促进肿瘤的消散。现代药理研究证明，许多化痰软坚药如海藻、鳖甲、瓜蒌等药，就具有抑制实验性肿瘤细胞生长的作用”。

某些恶性肿瘤，主要是指淋巴肉瘤及某些癌肿向淋巴系统转移而坚硬如岩，以及由痰火、痰气郁结之乳房肿块等症而言（对肺癌、肝癌等疗效不佳），但深入探讨化痰破血解毒大法（当然还可同时辅以其他方药），实不失为治疗恶性肿瘤的一种有效途径，应引起临床医生重视。治疗期间和病愈后，均要严格禁食发物，并要节制房事，提高机体免疫功能，以防诱发、复发。

本书所讨论的痰病痰证，主要是疑难怪证、疑难杂证、疑难重证，其病机证治系以痰为中心，但在治疗大法上也可痰瘀同治或其他治法兼顾。痰饮导致聚积症的发生大多因痰饮与湿热或瘀血相兼夹，肿瘤的发生多为多个病理因素相互作用的结果，而单纯的痰饮致积比较少见。痰饮与湿热相兼夹积证的形成是一个长久的过程。痰饮形成之后郁久化热，可造成机体脏腑功能障碍，热邪更加阻滞气机，进一步加重痰饮的形成，进而形成积聚之证；或湿热之邪先侵袭人体，湿邪留恋，聚而成痰饮，或热邪不断煎熬津液而生痰饮。总之，或痰生之后，气机郁滞，湿热内生；或湿热侵袭而生痰饮，最后都是痰饮与湿热之邪相互交结，使病情加重，久结成积聚。

痰饮与瘀血相搏结：痰饮为津液不能正常输布的病理产物，而瘀血是血失于正常运行停滞所成，痰瘀均为有形之邪，停滞体内，气机不畅，脉络不通，痰饮阻滞气机，气滞而成瘀血，或由瘀血内停，气机阻闭，导致津液不能正常输布而成痰饮，痰饮与瘀血相互结聚，壅塞气机，影响脏腑的功能，痰瘀凝结，发为积聚。

【病案 1】 杨某，男，38 岁。左下颌处有一约 10 cm×10 cm 硬块物高出表皮，推之不移，除时感左侧鼻孔呼吸不利外，无红肿，无痛痒。约 1 个月后，肿块逐渐增大，突出于表皮约 25 cm×25 cm*，质地坚硬如岩，遂致鼻孔呼吸受阻，头脑胀痛。经某院肿瘤科病理切片检查，诊断为“左下颌恶性肿瘤”。患者见其自觉症状不严重，又出于某些顾虑，当时未同意手术。殆至 10 月，自觉症状加重，身体进行性消瘦，遂至另一医院肿瘤科住院手术。病理切片检查，诊断为“左下颌混合恶性肿瘤”。手术记录摘要：左下颌与下颌骨切口，颈、腋淋巴结明显。全身麻醉后，因癌肿处血管较多，出血多，手术困难，故未能摘除，彻底止血后缝合，因出血较多，输鲜血 600 mL。术后告知患者家属，谓治疗不易，劝其出院。出院后，除一般对症治疗外，未用放、化疗，体重由病前 62 kg 锐减至 44 kg。自觉肿块稍有增大，精神欠佳，其他症状尚未加重。就诊时诉其头胀头晕，血压偏高，鼻孔呼吸不利，直观之下，左下颌之肿块约大于 25 cm×25 cm，质地坚硬如岩，推之不移，肿块表皮颜色正常，伤口愈合良好，全身淋巴结未见转移。咽喉、口舌干燥，饮水较多。精神尚好，情绪乐

* 按此时肿块之大小，系两个经治医院所记载。

观,毫无恐惧心理。颜面、舌质暗晦,脉象沉滑有力,余无有关记载。

[治疗方法] 夏枯草 90 g,丹参 30 g,黄芩 12 g,白花蛇舌草 100 g,三棱 15 g,莪术 15 g,生蒲黄 10 g,钩藤(后煎)24 g,玄参 15 g,海藻 30 g,甘草 10 g。10 剂。每剂药加水约 1 200 mL,小火煎成约 500 mL,去渣,再加蜂蜜 100 g 微煎,分多次随意服完,每次服药,用药液送六神丸 10～15 粒。除告慰其进一步加强乐观主义精神,战胜疾病,并嘱其禁食公鸡、虾、蟹、猪头肉等发物,烟、酒等刺激物亦应为戒。服药调治 2 个月后,肿块略见缩小,且根底始见松软。患者见服药有效,情绪更为乐观。药既见效,当守方,上方中加浙贝母 15 g,外用黄药子油涂搽。经治半年后,肿块明显缩小,非仔细观察难以发现左下颌处有新生物高于表皮。由于病情不断好转,患者服药治疗后信心更大,情绪亦更为乐观。病退药减,上方减少剂量,嘱 1 剂药服 2 天,间隔 2 天服药 1 剂以资巩固。嗣后药物增损在生穿山甲、土鳖虫、川蜈蚣、蒲公英、连翘、野菊花、黄芪、鸡内金之间。精神、食欲旺盛时,酌加生穿山甲、土鳖虫、川蜈蚣;食欲、精神欠佳时,加黄芪、鸡内金;心情烦躁、头脑晕胀时,加蒲公英、野菊花、炒栀子。患者继续服药 3 年(3 年后也偶尔服用上方 1～2 剂),体重基本恢复,除正常工作外,并时有加班,然无任何不适,常介绍一些癌症患者前来诊治。

[治疗思路] 本证经两次病理切片检查,均诊断为恶性肿瘤,其病属癌,当无疑义。笔者体会肿瘤凡手术未成功者,多预后不良。本证手术后半年仍未恶化,虽体重锐减,但精神尚好,情绪乐观。按中医体质学说、情志学说理论和精、气、神学说之整体观点言,精神、情绪的旺盛、乐观,是体内气血、真气旺盛的外在表现,机体正气旺盛,正盛可以御邪*,故病情未能恶化。“百病生于气”(《素问·举痛论》),因而气结、气郁、气虚皆可为病。患者情绪乐观,毫无恐惧心理,神气活泼,周身阳气、阴精亦随之旺盛畅达,故能长期保持体内正胜邪祛的内环境。笔者亦常见到,癌症患者若整天惊恐不安(包括家属忧虑情绪的影响),导致气血逆乱,则病情急骤恶化。中医讲“真气内存,病安从来”,这一学术见解是很值得重视的,尤其是恶性癌肿之类的病变。

患者正气内盛,为用药攻病奠定了良好的基础,然癌肿昭然,毕竟有邪;病邪者何?下颌混合恶性癌是也!是癌之成属于顽痰、死血结聚,日久不散,遏而化毒使然。手术过程和手术失败之后,津液外溢,离经之血再度瘀结,因而加重了顽痰、死血的聚结,致使癌肿增大。抑化顽痰、死血,兼以解毒之法为治。

本病其所以用中药取得较好的效果,可能有多方面的原因。个人体会,主要有以下 3 个方面:

(1) 发挥中医辨证施治优势,注重立法遣药。肿块发生在少阳肝胆经之分界

---

* 按:邪,指癌肿和癌肿的恶化。

处，故始终用夏枯草入肝解郁散痰结，而与玄参为伍，散、养并举，适宜于久服。毒，中医的概念很广，但概括起来有两种涵义：一是外来病毒侵入机体致病之毒；二是体内病理产物化毒。处方：① 本病属于后者，即顽痰、死血遏久化毒，故取白花蛇舌草、蒲公英、野菊花、蜈蚣等清热利湿解毒。② 用三棱、莪术，化瘀攻坚，是由于本证系顽痰、死血交阻凝结成岩，痰中有瘀，瘀中有痰，故破瘀与化痰药兼行。③ 其所以用钩藤，取本品平肝清热化痰，药性轻扬走上，且有舒筋活络功用，用之有引经报使之意。④ 值得重视的是，特取海藻、甘草为伍，使两药之性相激，以提高本方化痰散结的功效。古称两药相反，笔者凡治顽痰怪证时，专以两药相配，几十年来，尚未见有不良反应。海藻反甘草云，值得在实践中进一步探讨。⑤ 黄药子解毒消肿，化痰散结，古代方书中记载本品能治"恶肿疮瘘""瘿疾结核"。赵许杰等报道，本品对甲状腺等部位的肿瘤有效，因其久服对肝脏有害，故取外用。六神丸是一味解毒消肿的有效药物，据有关资料报道，也有抗癌作用。不泥古，不薄今，立法遣药时，正确借鉴和运用现代科研成果，有助于提高临床疗效，与辨证施治并不相悖。治疗疑难重证的疗效，是中医的优势之一，应该发挥这个优势，而发挥这个优势，又与在辨证施治基础上正确借鉴、运用现代科研成果是分不开的。

(2) 心情开朗、情绪乐观是本证长期使用"攻伐药"，从而取得根治的内在条件。心为一身之大主，从中医机制言，这个"心"的概念是广义的，因此心情舒展、乐观，既可使血脉流畅，也可使津液运化正常。血脉、津液运行自如，痰、瘀得以分消。心为一身之大主，心情舒展、乐观，体内阴阳气血按序而升降出入，正盛邪怯，癌肿可望稳定而后消散。高北陵等报道，癌肿患者在情绪乐观时，体内分泌一种物质能控制肿瘤恶化和转移。从中医情志学观点看，此说不无道理。故常告慰患者保持其高度的乐观情绪。

(3) 忌口的作用：对于癌肿患者禁食发物，中医历来都极其重视。中医医籍中，常有"外避六淫，内节七情""忌鸡、虾，戒郁怒"等记载。忌口应适度。有一种情况是禁忌太多，甚至连一切鱼类和豆腐也在禁戒之列(鲤鱼、鲫鱼当禁，而乌鱼、鳖甲鱼尚有益)，人为地减低机体抗力，就大可不必。

【病案 2】 张某，男，33 岁，患者自感左颈部胀硬不适，未及半个月，右颈部之肿瘤即凸大如拳。癌肿根基坚牢，硬结如岩，不疼痛，面色晦暗，先后经省肿瘤医院和市肿瘤研究所穿刺检查，诊断为淋巴转移癌(原发病变在腹腔)。患者不愿手术。

[治疗方法] 方药：夏枯草 50 g，海藻 50 g，白花蛇舌草 60 g，鸡内金 15 g，浙贝母 15 g，莪术 20 g，蒲公英 30 g，枳实 15 g，青皮 15 g，玄参 20 g，甘草 10 g，用上方药液吞服犀黄丸、小金丸。

[治疗思路] 处方：① 夏枯草、鸡内金、浙贝母、海藻、玄参化痰散结软坚。② 白花蛇舌草、蒲公英清热解毒。③ 津血同源，痰瘀相关，故用玄参、莪术活血行

瘀以助痰毒之消散。④ 其所以用枳实、青皮行气，乃属气行痰消之举。⑤ 犀黄丸、小金丸是治疗多种癌肿的有效药物，笔者多年来习用此二药，验之事不忒，颇有效。验犀黄丸、小金丸之所以经常缺货，主要有两种原因：一是药源少、药价昂贵；二是对很多癌肿确有效验。而前者却是受后者影响所产生的；没有临床疗效，也就不存在药源的缺乏了。服药 25 剂，癌肿已明显缩小，患者欲毕其功于一役，提出同时采取放疗。癌肿病情险恶，变化迅速，笔者虽治疗癌肿较多，但亦无稳操胜券之信心，且预后不良者多，故同意同时采取放疗为治。但由于放疗致头发脱落，口、齿、咽、舌、鼻腔等处干燥灼热，疼痛难支，即停止放疗。此时癌肿仍如前，又复以上方治。放疗伤耗阴气，上方煎剂药量减少剂量，去枳实、青皮，加沙参、麦冬、石斛各 30 g，山豆根 15 g，服药约 2 周，阴伤诸症告愈。仍以原方略事增损，上午服小金丸 4 g，睡前服犀黄丸 2 g。服药约半年，癌肿消失。此后 2 天服药 1 剂，上午服小金丸 2 g，睡前服犀黄丸 1 g，或将煎剂、丸剂停 5～7 天再服。半年后复诊时，谓其一切正常，欣喜之情，溢于言表，并经常介绍患者前来就医。

癌肿病证殊多，病理变化复杂，笔者根据化痰解毒为主，亦常有小效验，提出痰毒蕴结成癌这一见解，以期就正于海内高明。

恶性肿瘤发病率高，患者恐惧，医者棘手。因此，国内外不少学者对癌肿的发病原因，提出了各式各样的学术见解，做过各式各样的试验。这些艰巨的工作，堪称仁者见仁，智者见智，无疑都是很有意义的。但是，就目前为止，这些见解都难以准确地从根本上阐述恶性肿瘤发病的真正原因和转变险恶之机制。有鉴于此，笔者认为，恶性肿瘤的形成及发病后转变险恶，大都与痰毒有着密切的关系。基于这一思路，近 10 多年来，在诊治恶性肿瘤疗效不佳、痛心疾首的情况下，笔者用了大量时间和精力，回顾了历代中医有关痰毒学说，其中“痰生百病食生灾”（《濒湖脉学》），“百病皆因痰作祟”（《医学入门》），以及“顽痰怪症”“怪病责之于痰”等学术见解，其内涵是十分丰富的。受到历代医家的重视并不断予以补充和发展*。痰由津液害化而成，随气而行，遍身上下内外无处不到，因此由痰毒凝聚成癌成瘤，便可发生在机体任何部位。笔者认为从痰毒凝聚成癌这一思路考虑癌肿的发病机制及其防治方法，是值得重视的。

毒，中医认为有两大类：一是外感六淫、秽浊之毒；二是各种致病因子侵入机体，在情志、气机不畅的情况下郁而化毒。在两千多年前，中医就注意到了毒这个发病因素，并提出了“避其毒气”和掌握运用毒药治病的分寸。当然《黄帝内经》中“毒”的涵义是比较含混的。嗣后《诸病源候论》《外台秘要》《备急千金要方》等医籍中，对因毒致病的学术见解和解毒化毒的方药又有了进一步的发展。尤其值得重

---

* 按：中医流派甚多，但常常相互诋毁、互相攻讦，唯独广义痰病学没有这种情况。

视的是，宋、元、明、清对疮疡和外科疾病有经验的医家，在论述痈疽、肿瘤等病证时，总要或多或少，或详或略地涉及毒这个致病因子。近10多年来，各地运用解毒、化毒药物治疗恶性肿瘤的方药亦层出不穷。借鉴古代和现代医家运用解毒化毒方药治疗恶性肿瘤的经验是非常必要的。患者形体壮实，病证来势凶猛，乃正盛邪实之候，此时应舍脉从证，急拟大剂化痰解毒之剂为之救治。

肿瘤从痰论治理论的提出及其在肿瘤治疗的研究是基于中西医结合所阐发的理论，其意义不仅在于提高临床疗效，更重要的是开辟了一条新的认识肿瘤的途径。“下痰法”隶属于广义“下法”范畴。当代医生李宝勤提出了“下痰”概念，“下法不拘于结粪实物”，强调在消化系肿瘤治疗中应用下痰法，主要是依据张子和“攻邪”的思想，体现“六腑以通为用”“以降为和”“以泻为补”的治疗原则。癌毒非人体所固有，癌瘤之为病，必有痰、气、火瘀、毒等结聚于脘腑，是为顽疾、痰毒。痰阻气机，消化系癌肿患者临床常常表现为“阻、塞、滞、留”的特征。痰积于上则主要表现为进食梗阻感，水谷难下形成噎膈；痰积于中则主要表现为反胃、腹胀、呕吐；痰积于下则主要表现为痞满便积，皆为阻滞之象、不通之候。因此，临床上采用下痰法治疗癌肿，可荡涤人体脏腑各种病变所产生的恶痰、痰积、瘀滞、结气等有形之物，使之溶解、消散，通过二便排出体外，则邪去正气得以自复，人体气机畅达，各项生理功能恢复正常，抗癌能力亦得到增强。下痰法具体分为“急下”和“缓下”两种。① 急下：主要用于癌肿出现阻塞等急、重症之时。采用峻剂、重剂攻下，中病即止，临床运用时应遵循“因人而下”“因势而下”“因时而下”的原则。② 缓下：主要用于癌症患者平稳期的治疗。以“下痰浊、除秽气、推陈出新”为目的，针对“滞、留、久病、顽痰、痰毒”而治，以平药重剂推陈出新，具有“治本下痰，除浊贯通气机，畅条脏腑为主”的特点，运用时遵循“因人而下”“因病情而下”“因病程而下”“因病性而下”“下中有收有张有弛”的原则。

笔者在临床上发现痰邪起病隐缓，缠绵难愈，难以速祛，顽固多变，故有顽痰怪证之谓。恶性肿瘤又称恶痰。其瘤体清除的不彻底性与病灶随时都有复发的可能性决定了恶性肿瘤变化的顽固性，因此，防治肿瘤复发和转移必须坚持长期治疗原则，观之临床，术后及放化疗后患者中药治疗的时间以3年以上为宜，其远期疗效明显优于短期服药者。

第六节　白血病（热痰内结骨髓）

白血病是造血系统的恶性肿瘤，有大量幼稚的异常细胞浸润正常骨髓及其他器官和组织的病理变化，并进入外周血液中，属中医的“失荣”“虚劳”范畴。其病因不详，可能是久病伤肾或素体脾虚，不能运化水湿，聚而成痰；或喜食生冷，油腻黏滑，寒湿伤脾阳，留而为痰浊；或物理因素如β线、X线等损伤正气，酿生痰浊，深伏脏腑，蕴于骨髓。白血病仍然为难治之病，这种情况至少说明以下几点。① 此类疾病现代医学和中医均没有很好的治疗方法，患者绝望，迫切需要医学工作者思考，找到新的治疗思路和方法。② 已有的治疗方法不仅治疗效果不好，而且非常昂贵，不仅给患者及家属带来了经济的负担，且其疗效不佳。笔者通过治痰体会白血病的治疗渐多。在此，笔者把自己一得之见提供给同道，供参考指正。

【临床表现】 面色苍白或素时面色皖白，体倦肢软，精神不振，或素体胖，易感冒，发热寒战，眼胞暗滞；胸部及下肢有局限性压痛，发病急骤，变化迅速，或有鼻血吐血，或皮下瘀斑；或腹部有症积大如复杯，食欲不振，大便或干，舌淡白，苔白腻厚浊，脉沉细或沉弱。

【病机分析】 白血病的关键是热毒为本，体虚为标。白血病患者往往在起病时即见高热，且热不为汗解，常伴有斑疹出血、神志昏狂、舌质红绛，脉轻取虽虚弱无力，重按却常弦急细数等，一派血分热盛之象。因而笔者觉得白血病可从温病论治，白血病的病因是温热毒邪，但这种温热毒邪和一般的温病有所不同，它不是从外感受时令之温热毒邪，而是禀受先天成，是胎毒。因为白血病主要是造血器官的病变，病变部位在于血分骨髓。《灵枢·经脉》云："人始生，先成精，精成而脑髓生，骨为干，脉为营，筋为刚，肉为墙，皮肤竖而毛发生。"先天之精与骨髓的生成有直接关系，若胎儿在孕育期间，母体内热过盛或罹患热病，热毒内着于胎，蕴蓄不散，便可深伏于胎儿精血骨髓之内，为日后白血病的发生奠定了内在基础。现代研究发现，白血病的发生与染色体异常有关，且带有一定的遗传倾向，与中医的理论亦相吻合。

骨髓能够生血，温热毒邪深伏于骨髓中，暗耗人体精血，致使机体精亏血少，形体失充，故形体日渐羸弱，血液化生不足，故呈现一派虚损之象。许多白血病患者并不是一出生便马上发病。这是因为体质有盛衰，温热毒邪有多寡。温热毒邪深伏骨髓，虽能消灼人体精血，但人体正气有一定调节作用，若温毒较轻，消灼精血速度亦慢，人体阴阳虽有轻度失衡，但通过人体正气的调节，可维持相当长的时间不致发病。若温毒渐盛，精血大亏，超过了正气的调节作用，白血病便因之而作。

透热为关键治疗点，由里外发。一般温病，按其初发病位的浅深，分为外感与伏邪温病。新感温病，邪从外受，发病后按卫、气、营、血的层次传变；伏邪温病，邪气早伏于里，发病后按血、营、气、卫的层次传变。白血病既为温热胎毒早伏于里，发病后亦应由里外迫。白血病的病位在于骨髓，髓为血源或血库，较血分部位尤深，故发病后有从骨髓到血分，再到营分，然后气分、卫分的传变倾向，常可一发病即见耗精动血，甚或扰神闭窍而见一派危急之象；或热毒极盛，迅速外蒸，一发病即见髓、血、营、气、卫俱病，与伏邪温病的发病和传变颇相类似。热毒迫血妄行，血不循经而外溢，则见斑疹与各种出血见症。热扰心营，神明失守，则夜寐不安，甚则神昏谵语。热蒸于外，则见高热，因非表热，故虽有汗而热不减。热毒蕴结于骨髓，故常骨节疼痛。肾主骨生髓，热毒内郁日久，精髓早伤，水不涵木，则致肝肾精血俱亏，不能充养四肢肌肉，则见形瘦体倦，舌瘦；精血不能上荣于面，则面色少华或苍黄，或白；精血亏损，筋脉失濡或血热过盛，熏灼肝经，则可见肢体挛急火抽搐等动风之象。精亏血少，脉道失充则血行迟滞，加之离经之血的停蓄，则可致瘀血内阻而见癥积（肝脾大）、瘰疬（淋巴结肿大）、面色黧黑、肌肤甲错。热毒内盛于营血，故舌质红绛或紫绛。热盛精伤则脉细数，热毒蒸迫，正气大伤则可见脉虚大，但骨髓深伏之热未除，故脉搏重按常弦急有力。由此可见，白血病的主要病机是热毒蕴郁骨髓，由里而外蒸发，热结、耗血、动血、停瘀并存，涉及髓、血、营、气、卫五个层次，病变错综复杂，非一般温病可比。

宣郁即宣通气机之郁闭。白血病热毒郁伏于骨髓，由里外发，治疗时除凉血散血外，还应宣扬气机，遂其里热外达之性，促使里热外散，此外治疗营血热盛不可忽视的重要途径，犹如室内闷热，敞门开窗，则里热立散。因此，笔者在治疗白血病时，不论有无气分高热，常配以轻清宣透气分之品，畅达气机，宣开郁闭，以冀营血分热毒能透出气分而解。常用药如金银花、连翘、大青叶等。尤其常用杏仁开气分之郁，片姜黄行血分之滞，使气血畅行，里热于外达。

笔者在辨证治疗的同时，亦选用有针对性的药物，如青黛。青黛入肝经，清肝泻火，凉血解毒，是治疗白血病不可多得的良药。但青黛味极苦，一般需装入胶囊吞服。

总之，对于白血病的治疗应以透热，化痰为大法，在这个前提下，再结合伴随症状随症加减。如神昏加安宫牛黄丸；惊厥加钩藤、菊花、紫雪丹；便秘加大黄等。

【治疗法则】 透热健脾化痰，补肾益血填精。汪昂曰："治痰易先治脾，脾复健运之常，而痰自化矣。"朱丹溪曰："理脾则如烈日当空，痰浊阴凝四散。"李杲曰："此久病之痰当补肾。"张介宾有曰："夫人多痰皆由中虚使然。"朱丹溪言："阴凝四塞者，日失其所。"

【治疗方法】 升麻 10 g（行瘀血，解百毒），生薏苡仁 30 g（渗湿化痰，治痰浊凝聚之癌），柴胡 15 g（疏肝解郁，举阳），黄芪 40 g（入脾补气，升阳托毒），青黛 6 g（清肝凉血解毒），旋覆花 15 g（消痰降气，通血脉），熟地黄 30 g（生精血，通血脉），山萸肉20 g（强阴益精，抗肿瘤），土贝母 10 g（散结消肿，清热解毒），蜈蚣 3 条（散结通络，疗结聚），僵蚕 10 g（化痰散结祛风），牡蛎 30 g（治痰浊结聚之瘰疬），桑葚 10 g（滋阴补血，利五脏通血气）。

白血病的发病关键是顽痰内结骨髓。《黄帝内经》云："热者寒之""温者清之"

“火郁发之”。叶天士更具体指出，温病热在营血的治疗大法为“入营犹可透热转气，入血就恐耗血动血，直须凉血散血”。白血病的病因是热毒，自当清热解毒。白血病病在骨髓，比血还深，一发病常扰血窜营，故当凉血散血。

凉血即用寒凉之品解除血分热毒。热在血分，动血闭窍，病情深重，故白血病的治疗首先应用寒凉入血之品，直折其热，常用药物如赤芍、茜草、白头翁、生地榆、鬼箭羽等。散血指用活血化瘀之品，消除动血造成的瘀血，同时发散血中的郁热，常用药如片姜黄、茜草。

白血病为热毒久伏骨髓之中，消灼人体精血，精血伤则正气不支，热毒更加肆虐，故在凉血的同时尚须配入甘寒育阴、咸寒滋肾之品，生阴血、填精髓，“壮水之主，以制阳光”。精血生，血液得以稀释而运行畅利，亦能促使瘀滞之消散，常用药如生地黄、玄参、沙参、麦冬、知母等。

【病案1】 陈某，女，33岁。2009年4月21日就诊。患者于10个月前无明显诱因出现乏力肢软，精神萎靡，牙龈、皮下出血，于当地医院查血常规：血红蛋白(HGB)62 g/L，按贫血治疗无效，继之高热不退(T 38.5～40℃)，转诊于省医院查骨髓象：原始粒细胞64%，成熟淋巴细胞12.5%，中幼红细胞6%，晚幼红细胞7%，早幼粒细胞2%，诊断为急性非淋巴细胞白血病(M2型；ANLL－M2a)，住院经予化疗、输血等对症处理后完全缓解出院。后患者未坚持治疗，3天前，无明显诱因上症复发，体温38～39℃，就诊，症见：肢软乏力，头晕耳鸣，皮下瘀斑，发热，不恶寒，无汗，倦怠思卧，面色苍白，唇甲色淡，纳差食少，小便黄，舌淡少津、苔薄，脉细数，诊其脉症，诊断为温病，瘟毒内陷，伤及精髓，气营燔灼。

[治疗原则] 清热解毒，凉血化瘀。

[治疗方法] 方选白虎汤合犀角地黄汤化裁如下：生石膏30 g，知母15 g，黄芩10 g，黄连6 g，玄参12 g，麦冬12 g，玉竹12 g，水牛角粉(先煎)30 g，生地黄15 g，茯苓30 g，蒲公英30 g，连翘10 g，牡丹皮10 g，泽泻15 g。经服上方10余剂后，诸症缓解。据病情加减以健脾除湿，清热解毒收功，复查各项指标渐趋正常。

[治疗思路] 治疗白血病按温病之卫气营血辨证，认为该病乃因温热毒邪在人体抵抗力低下时侵袭机体，伤及营血并深入骨髓而发生。温热毒邪是本病的致病因素，故急性白血病属“温病”范畴而具以下温热毒邪的特点：① 因火热炎上、燔灼酷烈，初期表卫证候不明显，迅速深入气分、营血及骨髓而见阳热炽盛表现。② 由于致病力强，其侵犯人体，一开始即可能出现里热炽盛的表现而少有恶寒、怕风、舌淡脉浮等表证。③ 阳热亢盛，势必灼伤阴津而出现津伤表现，甚至引起下焦真阴耗竭，清透不够，阴亏未复，毒邪潜伏。④ 重要的是毒邪易于深伏体内，缠绵留连，难以尽除，邪入阴分，久羁不去，致病情迁延难愈，一旦化疗之后，证候复杂难辨，正虚而邪未除。因此正气虚弱之时，阴分之邪毒鸱张而致白血病复发。这是白

血病迁延难愈、缓解后易复发的根本原因，也是与其他温热毒邪的不同之处。由于该病以热象偏重，易伤人阴津为特点，其发生发展变化过程有由浅入深、由表入里、由实致虚的传变过程，亦即有卫气营血及三焦的传化规律。即初起见恶寒发热、咽喉疼痛不适、头身疼痛或咳嗽等，继之邪渐入里，火热燔灼则见发热不退，逐渐呈现高热或壮热不退；邪热深入营血则耗血动血而见皮肤紫斑、齿衄、鼻衄，甚至脑出血，扰乱神明则神志昏迷或昏愦，临床常以白虎汤、犀角地黄汤、清瘟败毒饮等化裁。清热解毒贯穿急性白血病之始终，邪在卫分、气分也常合用清热解毒之品，如黄连、黄芩、半枝莲、白花蛇舌草、七叶莲等药。但急性白血病患者邪在卫、气分常为时短暂，很快出现动血表现。

阳胜则阴病，阴液耗伤是急性白血病的重要病理之一。阴液是抵抗温热邪毒的主要力量，因而顾护阴液在该病治疗中具有重要意义，所谓"存得一分津液，便有一分生机"。急性白血病病理中多湿，尤其化疗后正虚邪实，热毒、湿邪为患，挟湿现象明显，如湿邪与温热毒邪相合形成胶结之势，如油入面，使邪毒缠绵，难以祛除，故临证当详查细辨，注意祛湿，使湿运不与热毒形成裹结之势。因此在治疗过程中一定要掌握病情的发展规律适时适度地运用清热解毒之品，养阴以固护正气、以利祛邪，清热解毒、祛湿以截断病势。治疗上常善用养阴清热、解毒化湿法。

【病案 2】 戴某，男，29 岁。1 个月前于大量饮酒后发现左上腹包块、疼痛，经查后发现脾脏肿大平脐，进一步做骨髓细胞学检查确诊为"慢性粒细胞性白血病"，经服用羟基脲，并肌内注射干扰素后稍有缓解，感乏力肢软，复查血常规示：血红蛋白(Hb) 131 g/L，白细胞(WBC) 3.3×10^9/L，早幼粒细胞 2%，中幼粒细胞 21%，单核细胞 7%，血小板(PLT) 120×10^9/L，舌红少苔，脉细数。审其脉症，辨属：肝肾阴虚，热毒瘀血内盛。

[治疗原则] 滋补肝肾，清热解毒，活血化瘀。

[治疗方法] 拟方如下：生地黄 30 g，白芍 30 g，牡丹皮 30 g，枸杞 12 g，山茱萸肉 10 g，墨旱莲 30 g，白花蛇舌草 30 g，半枝莲 15 g，青蒿 10 g，蒲公英 15 g，大青叶 6 g，鳖甲(先煎)12 g，生甘草 6 g。5 剂，水煎内服。二诊：服上方后时有腹痛，便溏，羟基脲减为隔日 1 片，复查血常规示：血红蛋白 117 g/L，白细胞 4.2×10^9/L，中幼粒细胞 1%，血小板 182×10^9/L，舌嫩红，苔白，脉细数。左胁下胀痛，查脾大平脐，辨治同前，拟上方加减如下：生地黄 30 g，白芍 30 g，郁金 12 g，枸杞 15 g，莪术 12 g，墨旱莲 30 g，白花蛇舌草 30 g，半枝莲 15 g，雄黄 1 g，蒲公英 15 g，青蒿 10 g，鳖甲(先煎)15 g，青黛(包煎)6 g，红花 6 g，生甘草 6 g。上方加减治疗约 20 剂后病情渐稳定，仍乏力肢软，纳差食少，脾脏较前明显缩小，无压痛，面色如常，舌红少苔，脉细数。辨治如前，上方加减如下：枸杞 15 g，生地黄 12 g，牡丹皮 12 g，白芍 15 g，墨旱莲 30 g，女贞子 12 g，黄精12 g，白花蛇舌草 30 g，半枝莲 15 g，青蒿

8 g,鳖甲(先煎)12 g,红花 5 g,莪术 12 g,独角莲 10 g,蒲公英 12 g,甘草 6 g。患者前后共服上方 30 余剂诸症平稳,无腹痛,纳增,精神明显好转,血常规未发现幼稚细胞,已停服羟基脲,中药拟上方加减进服 20 余剂后,以益气扶正兼清热解毒收功。

[治疗思路] 慢性粒细胞性白血病是一种造血干细胞的恶性克隆性疾病,患者多表现为乏力、消瘦、腹胀、腹痛、脾肿大、肝肿大、淋巴结肿大等临床特征。现代医学对本病尚无根治手段,一般采用口服羟基脲、白消安等化疗药物及干扰素治疗,但有较大毒副反应,部分患者不能耐受。中医中药的应用不仅可以减轻化疗的毒副反应,而且还可以提高化疗的疗效。因此,中西医结合的治疗思路是本病治疗的最佳选择。"西医诊断,中医辨证,中药为主,西药为辅"的十六字方针指导临床,收效颇佳。其对慢性粒细胞白血病诊疗思路亦源于此方针的指导,以细胞形态学,结合染色体核型分析及 *BCR*－*ABL* 融合基因检验明确诊断;以脏腑辨证、气血辨证为立法处方之依据;运用中药扶正固本以提高机体反应性的同时,配合西药化疗直接杀灭白血病细胞以减轻病原致病性。

慢性白血病以乏力肢软、面色苍白为主症,属"虚劳"范畴,有肝肾阴虚之远因,又有热毒瘀血之近因。多因热病之后及久病致气阴两伤,往往气虚血少,血运不畅,加之余毒未清,故常合并瘀血内阻之象。治疗上,要掌握扶正祛邪之尺度,祛邪不伤正,扶正不恋邪。诊治慢性白血病中以慢性粒细胞性白血病(简称慢粒)的疗效为佳。

西医治疗本病毒副反应大,费用高,患者难以接受,在该病的治疗中多采用中西医结合治疗。中医治疗该病常常从肝肾阴虚、热毒内盛夹瘀血辨证论治,治疗上强调滋补肝肾,同时清热解毒、活血化瘀。处方:① 善用山茱萸肉、墨旱莲、女贞子、枸杞、杜仲、巴戟天以滋补肝肾。② 清热解毒善用半枝莲、白花蛇舌草、玄参、连翘、莪术、独角莲,尤其推崇青黛与雄黄合用。③ 活血化瘀用莪术、红花、白芍等。④ 对于慢性粒细胞的脾脏肿大,热毒较盛的患者,前辈总结出经验方白消安(青黛、雄黄、狼毒三等份打粉吞服)取得较满意的疗效。中药锭玉红为青黛提取物,作用类似于羟基脲及白消安,但作用较弱,需要用量大,并有消化道反应,如呕吐、腹泻等。⑤ 雄黄主要成分为氧化砷,入煎剂可促进白血病细胞的凋亡而达到缓解白血病的作用。对慢性粒细胞性白血病慢性期病情缓解期服用,一是可以减少化疗药物羟基脲的用量;二是可延长患者生存期。

【病案 3】 患者,男,32 岁,某厂职工。2010 年 6 月中旬在某医院经骨髓象诊断为:慢性髓细胞性白血病(CML)(慢性期)。症见:头晕,乏力,腰膝酸软,发热,脾大。查体:面色苍白,舌淡少苔,脉沉细数。实验室检查:红细胞 3.4×10^{12}/L,血红蛋白 100 g/L,血小板 120×10^{9}/L,白细胞 72.4×10^{9}/L,中性中幼粒细胞占

18%，中性晚幼粒细胞占12%，嗜碱性分叶核占6%。骨髓象示：骨髓增生极度活跃，粒系中、晚幼粒细胞显著增高，嗜碱性粒细胞比例偏高。中医辨证为：脾肾两亏，瘀血内阻。

［治疗原则］ 健脾益肾，活血化瘀。

［治疗方法］ 以兰州方加减治之：北沙参15 g，太子参15 g，人参须15 g，潞党参15 g，生地黄12 g，山茱萸肉30 g，山药10 g，麦冬15 g，五味子3 g，桂枝10 g，白芍10 g，甘草6 g，生姜6 g，大枣4枚，浮小麦30 g，马钱子（油炸）1个，土大黄10 g，水蛭粉（分冲）6 g，三棱10 g，莪术10 g，海藻10 g，昆布10 g。水煎服，日服1剂。此方服用1个月后，患者诸症消失，面色红润，饮食睡眠佳，舌质淡红，苔薄白，脉沉细，脾脏缩小。血常规检查：红细胞3.6×10^{12}/L，血红蛋白85 g/L，血小板60×10^{9}/L，白细胞3.7×10^{9}/L。继以上方随证加减，患者服药1年后，血常规示：红细胞3.98×10^{12}/L，血红蛋白138 g/L，血小板119×10^{9}/L，白细胞6.2×10^{9}/L，嗜碱性粒细胞0；骨穿骨髓象示：CML治疗后完全缓解骨髓象，嘱以裴氏生血颗粒（即兰州方）常服，门诊随访，此例CML临床痊愈。

［治疗思路］ CML之名见于历代中医医著，但据其临床表现属中医虚劳、积聚、血证等范畴。《黄帝内经》云："邪之所凑，其气必虚"；《医宗必读》亦云："积之成也，正气不足，而后邪气踞之"，认为CML的病因是人体正气先虚，如先天不足，禀赋薄弱，或正虚致邪气客而不去，日久气血两亏，阴精耗伤，形气衰微，而成虚劳；或气滞血瘀，脉络阻塞，痰湿不化，痰瘀互阻，结于胁下，而成癥块。裴老继承先贤经验，以中西结合十六字方针为指导思想，认为本病病位在骨髓，累及血分，与五脏相关，提出因虚致病，因病致虚，虚实夹杂，本虚标实为本病发病机制，本虚者，正气之虚也，主要为脏腑功能失调，气血阴阳失衡，虽与五脏相关，但其根本在于肾精亏虚，脾气不足。肾为先天之本，主骨生髓，脾为后天之本，气血生化之源，肾精不足，髓海空虚，脾失健运，精微不化，气血不生，脏腑失养，则表现为红细胞、血红蛋白减低，面色苍白，疲乏无力等贫血症状。脾主统血，脾虚不摄，血溢脉外，则为出血。标实者，邪气之实也。正气亏虚，复加六淫七情、饮食劳倦，气血阴精日渐耗伤，脏腑功能失调，津血失其常化，湿聚为痰，络脉瘀阻，痰瘀互结，可见骨髓异常增生、肝脾及淋巴结肿大。正气亏虚，邪毒易侵，入里化热，熏蒸脏腑，燔炽内外，则见高热，迫血妄行，则为出血。治疗此病常以补肾健脾，益气养血，治本补虚；化痰活血，软坚散结，清热解毒，治标祛邪，虽扶正与祛邪并用，但扶正固本确为贯穿于此病治疗始终的大法。因此，标实则加马前子、大黄、水蛭、白花蛇舌草、半枝莲、三棱、莪术等清热解毒，软坚散结之品，又配以青黛胶囊，每收良效。此方以六味地黄汤、生脉散、甘麦大枣汤、桂枝汤四方合方化裁而成，处方：① 潞党参、太子参、人参须、北沙参，大补中气，堪称扶正顾本之主药。② 党参、麦冬、五味子乃生脉散，益气养阴。

③ 生地黄、山茱萸肉、山药为六味地黄汤之三补，取补肾养血之寓意。④ 且大剂量山茱萸肉有改善骨髓造血功能的作用，肾主骨，骨藏髓，髓血同源之明证。⑤ 甘草、大枣、浮小麦即甘麦大枣汤，养心安神，心神安则血安。⑥ 桂枝、白芍调和营卫。诸药并用补肾填精，健脾益气。正如张景岳所云：其有气因精而虚者，自当补精以化气；精因气而虚者，自当补气以生精（出自《景岳全书·虚劳》）。因此，此方之妙在于脾肾同补，若见脾大加三棱、莪术、海藻、昆布、大黄、水蛭、马钱子；发热加连翘、蒲公英、败酱草、清骨散、青蒿鳖甲汤等。临床据证加减，收效甚佳。

CML 的发病机制是通过目前尚未明确的途径抑制了粒细胞系统的生理凋亡，并使 CML 细胞对细胞毒类抗肿瘤药物产生了耐受性，因此诱导细胞凋亡是治疗 CML 的重要手段。而目前，化疗仍然是治疗 CML 的主要方法，诱导细胞凋亡蕴含着中医扶正的思想，可通过扶正固本，提高机体的反应性达到，彼正气存内则邪不可干，化疗通过直接杀死白血病细胞，降低了病原的致病性，可以理解为中医的祛邪，彼邪去则正自安。鉴于此，CML 治疗当以中西医结合扶正祛邪为主，其中扶正又为关键。大量临床观察也表明，中西医结合治疗 CML 的疗效优于单纯化疗，西药化疗在杀灭白血病细胞，解决局部问题和病邪致病性方面有优势，但在扶正固本，改善整体状况和机体反应性方面有其不足，两者结合，取长补短，做到攻邪而不伤正，扶正而不恋邪。在化疗的同时服用中药，一则增强了化疗的疗效，二则减轻了化疗的毒副反应，保护了正常骨髓的造血功能，提高了机体对化疗的耐受性，中西医两种医学在其不同的发展过程中形成了各自独特的优势，而另一方面也形成了各自难以克服的不足。因此，只有在中医西医有机的配合下，在先进的西医技术明确诊断下，发挥中医药特色，不断总结经验，提高疗效，从而达到治疗血液病理想疗效之目的。

第七节　直肠癌及癌前病变

结直肠癌和癌前病变是指结直肠黏膜组织的高级别上皮内瘤变，包括异常隐窝灶增生性息肉和腺瘤等，属于病理学概念。有资料显示，80%以上的结直肠癌系由结直肠腺瘤演变而来，多发性腺瘤的癌变率高达 14%～40%。目前对结直肠癌癌前病变的治疗以肠镜下摘除为主，然而摘除后，仍有 30%以上的患者将会出现新的病灶。因此，发病机制不明、反复复发、癌变率高是临床治疗结直肠癌和癌前病变所面临的主要问题。笔者对结直肠癌和癌前病变的治疗多从瘀论治，倡导以消瘀通腑为基本治疗准则，力求改变患者的瘀浊内环境，清化病变发生的源头，最终降低癌前病变的复发率和癌变率。

【临床表现】 以泄泻、腹痛、大便不爽、便质黏腻、苔厚腻为主，且病程常迁延难愈；同时，在临床中多结合肠镜检查结果，以肠镜检查作为临床望诊的重要组成部分和主要辨证依据，结直肠癌和癌前病变患者肠镜下多表现为病变组织呈连续性、弥漫性分布，肠黏膜粗糙，充血水肿，糜烂或溃疡，多伴有渗出物，甚至有脓血性分泌物附着，腺瘤或息肉常在黏膜充血，黏液附着的基础上呈现有形肿块。因此，痰湿壅盛、蕴结肠腑是结直肠癌的病机核心。

【病机分析】 中医学中并无明确的结直肠癌和癌前病变对应的病名，根据其临床症状，可将其归属于痢疾泄泻、腹痛、便秘等范畴。中医学认为，肠腑乃传导之府，主津液代谢，传导糟粕，机体代谢紊乱，气血运行不畅，易生痰湿，而肠腑则是痰湿聚集之地，痰由水湿津液停聚凝结而成，质地稠厚，痰浊内伏，黏滞胶着，逐步成为肠腑内环境的重要物质基础，痰浊为有形之邪，停聚肠腑则腑气不降，导致大便传导功能失常，痰邪逐渐蓄积，黏滞胶着，秽浊腐败，则形成痰毒。痰浊内蕴是结直肠癌癌前病变肠腔内环境的主要病理表现，是结直肠癌癌前病变发生的重要物质基础，而痰邪蕴久导致肠毒积聚是结直肠癌癌前病变的主要病机。因此，改变肠腑内环境是治疗结直肠癌和癌前病变的关键。

【治疗法则】 消痰通腑。

【治疗方法】 消痰即清化痰浊，为治病之本，从而改善肠腑内环境；通腑即通泄腑毒，以治病之标，使邪有出路。临床中，常选用法半夏、制南星等清化痰浊；制大黄、炒枳壳、炒枳实等通泄腑毒。

【病案 1】 王某，男，61 岁。患者于 5 年前行肠镜检查确诊为溃疡性结肠炎，后长期服用柳氮磺胺吡啶，疗效不显著。半年前患者因严重腹痛、腹泻再次行肠镜检查，结果提示：横结肠近肝区、升结肠、回盲部见数个亚蒂或无蒂息肉，病理结果为腺瘤样增生。于肠镜下行结肠息肉氩离子凝固术(APC)圈套治疗，术后腹痛、腹泻、便秘等症状缓解。3 年前复查肠镜示：升结肠、横结肠多发息肉 20 余枚，无蒂，病理结果为腺瘤样增生伴轻度异型增生。又先后 2 次行肠镜下 APC 治疗。为求进一步诊治，特来就诊。刻下：患者形体消瘦，素有便秘，3～4 日 1 行，排便困难，胃脘嘈杂，无泛酸，嗳气，喜食膏粱厚味之品，口苦口臭，舌质红苔黄腻，脉滑数。西医诊断：结肠息肉摘除术后；中医诊断：便秘，中医辨证：痰浊内蕴证。

［治疗法则］ 消痰通腑，散结消痈。

［治疗方法］ 处方：法半夏 15 g，制大黄 15 g，山慈菇 15 g，蛇六谷(先煎)30 g，土贝母 9 g，天花粉 15 g，苦参 15 g，重楼 30 g，龙葵 10 g，野葡萄藤根 10 g，生槐花 10 g，炒枳壳 6 g，炒枳实 15 g，火麻仁 15 g，炙甘草 6 g。30 剂。二诊：服上方后，大便较前改善，但仍有排出不畅，每 1～2 日 1 剂，舌质暗红，苔薄白，脉细，改上方炒枳壳 30 g，炒枳实 30 g，加制南星 10 g。30 剂后患者选用上方加减，坚持治疗

6个月，便秘症状基本缓解，大便正常，口苦口臭好转，纳佳寐安。复查肠镜示：升结肠、横结肠散在息肉，数量明显减少。2012年9月19日复查肠镜仅见2枚小息肉，其余未述有明显不适，随访至今未见复发。

[治疗思路] 该患者有溃疡性结肠炎病史20余年，体内痰浊凝聚，日久化热，炼液再生痰湿，以致痰热在体内反复滋生。因此，患者素有便秘、口干口臭等症状，痰浊蕴久，聚而为毒，故形成腺瘤、增生、息肉等癌前病变。处方：① 盖六腑以通为用，故首诊以法半夏化痰；制大黄通腑；同时佐以重楼、野葡萄藤根、苦参等清热解毒；土贝母、山慈菇、天花粉散结消痈；炒枳壳、炒枳实助胃肠运化，火麻仁润肠通便，生槐花凉血泄热，炙甘草调和诸药。② 患者服药后，症情改善，但仍有大便排出不畅，遂加大炒枳壳、炒枳实的用量至30 g，同时加用制南星10 g，以加强消痰通腑的力度。其后将清化痰浊，排出腑毒作为治疗的基本策略，维持治疗6个月，患者症情稳定，复查肠镜示息肉数量明显减少，临床收效满意。

肠腔是痰浊聚集之地，痰浊蓄积，秽浊腐败，存毒变异形成。痰毒(即癌前病变)，虽可经手术方法祛除，但是肠腑内环境尚未改善，痰浊易再次蓄积，导致痰毒反复发作，进而形成痰结(即癌变)。因此只有肠腔内环境的改善，清化痰浊才能从根本上防治结直肠癌和癌前病变。

当今社会恶性肿瘤的发生与日俱增，与痰邪为病有着密切的关系，由此中医有言："痰生百病食生灾""怪病责之于痰""百病兼痰"及"无一病不关乎痰"。可反映痰邪为病的多变性、多发性，同时孕育着痰邪为病的转移性。沈金鳌《杂病源流犀烛》曰："痰之为物，流动不测，故其为害，上至巅顶，下至涌泉，随气升降，周身内外皆到，五脏六腑皆有。"痰浊为邪，其性阴柔，不宜速去，一旦与它邪交织为病，其病势缠绵，类似于恶性肿瘤变化的顽固性。治疗从痰入手，化痰、消痰、豁痰、涤痰、温痰、清痰、祛痰以治其本，磨砺癥积，复其正气，激动气化之机，以生新血，治愈肿瘤。

前辈中医名家刘叔民总结治癌又分为四种：第一种为结气，治之以散，海藻、白蔹、南星、夏枯草之属是也；第二种为血瘕，治之以破，附子、桃仁、丹参、鼠妇之属是也；第三种为绝伤，治之以续，地黄、干漆、槐角、白胶之属是也；第四种为死肌，治之以逐，白及、络石、地胆、铁落之属是也。笔者认为以上四法其实还是以治痰为中心展开的。把握痰这个中心点，则四法随患者具体情况而有所侧重。常常可以获得较好的治疗效果。

癌症患者常常会消化功能低落，排便不顺，导致消化道堵塞，使得患者无法正常进食。这个时候，虽然患者体力差，仍必须找适当的机会"攻下"，把患者消化道内的宿食、宿便清出，否则，患者会因为无法正常进食而体力越来越差。当患者体力太差时，就无法承受攻下药的药力，这个时候强行攻下会使患者正气大衰，病情加剧。因此，判断攻下的时机，非常重要，该攻下时不攻下，会错失时机，不该攻下时攻下，会使病情加剧。

当胃、小肠、大肠堵塞时，常用大黄、芒硝、厚朴、枳实一类的承气辈中药。然而，当宿食一直往上堵到了食管，甚至影响呼吸时，承气辈就效果不彰。这种严重的消化道堵塞，在癌症患者上，大多属于寒结实于胸。这个时候，得要用方剂来解。

走马汤只有巴豆及杏仁两味药，生用，研磨成粉，用棉布包，热水泡后饮用。走马汤非常彪悍，患者服用后会上吐下泻，把整个消化道清干净。笔者开走马汤给 1 位消化道严重堵塞到食管的癌症患者，服用第 1 剂 20 分钟后，大吐，后又泻了几次。患者觉得堵塞情况减轻，可以吃些东西，肚子也小了一圈，不过，患者和笔者都觉得堵塞仍未完全清掉。笔者让患者休息 2 天，患者体力恢复不少后，给患者第 2 剂走马汤。这次患者没有吐，等了 2 个多小时后，突然开始狂泻，泻的量较多。狂泻后，患者虽然有点虚，但是，身体感到很轻松，觉得把体内的废物废水都排出来似的，马上可以进食，身体的水肿也消掉很多。算是一次很成功地使用走马汤来治疗寒结实于胸的消化道严重堵塞。

痰邪除了易聚、易行，还有易变的特点。本身可伤阳化寒，可郁而化火，可夹风、夹热，可化燥伤阴致病广泛，变幻多端。故有百病皆为痰作祟，怪病皆由痰成也之说。这与肿瘤发生发展过程中侵袭转移损及他脏，导致机体一系列生理病理变化，从而出现复杂多样的病情变化规律十分相近。痰与火每相兼为患，火热之邪炼津灼液，易成凝着之痰，甚则成热痰、燥痰、火痰、老痰。汪昂曰：痰即有形之火，火即无形之痰，痰随火而升降，火引痰而横行，故治火即为治痰，痰消则火自降，两者相得益彰。贺用和等认为肿瘤转移灶出现的不可预知性与风性善行而数变的特征相似，提出肿瘤转移的内风学说，它可夹痰、夹瘀、夹毒，流窜全身脏腑经络甚或停滞于内，聚结成积，而为转移瘤。这一学说还需更多的研究加以论证。

第十一章　慢性肾病、尿毒症从痰治

慢性肾疾病(chronic kidney disease，CKD)是指肾结构或功能异常超过 3 个月，并对健康产生影响的病理状态，在 30 岁的人群中，CKD 的患病率约为 6.3%，而在 60 岁人群中，CKD 的患病率高达 35.8%。尿毒症是发生在各种 CKD 基础上，由于肾单位严重受损，缓慢出现的肾功能减退而至不可逆肾衰竭的临床综合征。慢性肾炎、肾病综合征、慢性肾衰竭等慢性泌尿系统疾病是世界上公认的难治之病。目前，中西医学对这类疾病都还缺乏有效的根治方法。笔者通过多年的临床实践体会认为用传统的方法治疗慢性肾病之所以效果不佳，主要是因为对慢性肾病在认识上和治疗手段上存在缺陷和错误。因此，有必要对慢性肾病、尿毒症的病因病机及其治疗方法进行反思和深入探讨，突破旧说，提出新理论，才能另辟蹊径，提高疗效，切实让患者受益，减轻患者、家庭和社会的沉重负担。笔者本着这一精神，经过反复探讨和实践验证，以新说指导临床，采用催吐治疗为主，配合饮食调控和运动锻炼的新方法，治疗慢性肾病特别是尿毒症获得满意疗效。因为尿毒症是所有慢性肾病的最终归属，如果能够有效治疗尿毒症，其他慢性肾病的治疗都可迎刃而解。因此，本章重点探讨尿毒症如何从痰治疗而获得卓越疗效。在此也深深感谢先师李其禄在吐法应用于尿毒症治疗中给予的灵感！

【临床表现】　尿毒症是慢性肾功能不全最严重的阶段，它以肾功能减退、代谢产物潴留、水和电解质及酸碱平衡失调为主要表现。常见指标为肾小球滤过率 $<$ 25 mL/min，尿素氮 $>$ 24.1 mmol/L，血肌酐 $>$ 442 μmol/L。临床症状表现相当复杂，如面色暗滞，口气秽浊，浮肿纳呆，恶心呕吐，小便闭阻，皮肤发痒，出血，神昏等。中医一般将其归入“关格”范围。

【病机分析】　慢性肾炎病机的基本环节在于水湿痰浊稽留体内，病之起因不离风邪湿热和脏腑功能失调。病之发生发展，无论在肺、在脾、在肾，均可引起水液代谢障碍，导致水停、湿聚，最后痰生。脾恶湿，水湿内停，脾当其冲，湿困脾土，又进一步削弱脾运化水湿的功能，形成恶性循环，顽痰、老痰产生。可见水湿痰浊是本病发生发展的基本环节，且贯穿于疾病的全过程，说明痰湿的存在是必然的、普遍的。从症状、体征看，慢性肾炎、尿毒症患者，可见头晕目眩，表情呆板，甚至昏迷等症状，乃痰湿浊邪上蒙清窍；纳呆腹胀、恶心呕吐，乃水饮痰湿聚于肠胃；口中有尿臭味，乃湿浊久蒸；肢肿困重，乃痰湿流溢四肢；皮肤瘙痒，乃湿浊外郁肌肤；高血压乃痰浊过盛，壅滞气机，升降失调；尿浊，乃湿浊下注；口苦、咽干、咽痛，乃湿浊郁热上扰；并有舌淡胖、苔润或厚腻、脉滑等痰湿之征，说明痰湿又是客观存在的。

痰湿是造成慢性肾炎缠绵难愈、反复与恶化的重要原因。因痰湿为患，病位极其广泛，波及的脏腑组织甚多，可谓内而脏腑、气血、筋脉，外而四肢、百骸、肌肉，上中下三焦无处不到，况且可与他邪合病，易阻碍气血运行，诸多特性使本病证候错综复杂、寒热虚实交错，辨治困难，以致病情难愈，容易恶化。又因痰湿为阴邪，其性濡润，黏滞难消，来缓去迟，治疗后临床症状消失、实验室检查指标正常，获得临床完全缓解，但肾小球内部的免疫炎症尚未完全消除，病理并未完全改善，处于正虚邪恋状态，一旦外感六淫、饮食劳倦、七情所伤，则余灰复燃，病情多有反复，痰湿越聚越盛，正气越来越虚，发展为尿毒症。

【治疗法则】 慢性肾炎患者均存在着不同程度的痰湿证候，痰湿之邪不除，则正气难复，治疗当以祛痰湿为中心，祛邪务尽。

【治疗方法】 痰湿本由脏腑功能失调所产生，又可反过来影响脏腑功能，故调整脏腑气化功能是祛痰湿的根本。诸脏之中，调脾最为关键，因脾胃同居中州，脾主运化水湿和输布精微物质，胃主受纳腐熟而通降，为气机升降的枢纽和痰湿产生的根源。痰湿为患，脾又首当其冲，脾胃升清降浊正常，则有利于其他脏腑功能的调整。痰湿内停，常常影响到气血的运行，加之脏腑功能障碍，化生气血之源不足，导致气滞血瘀或气血两虚。气血充足则脏腑功能强健，痰湿无从由生；气血运行通畅则痰湿自消。由此看来，祛痰湿与调理脏腑气血是相辅相成的，正符合本病虚实互见的病理特点和标本兼顾的治疗原则。如果采用常规的药物健脾利水祛痰，可能有短期疗效，但所有治疗药物大部分都需要从肾脏排泄，如此只会增加肾脏的负担甚至肾脏毒性作用都会发生。从此方面来说，药物治疗或替代治疗（如透析疗法）均有自身无法克服的缺陷。笔者认为采用吐法治疗尿毒症有如下优点：① 不需要内服药物，不会增加肾脏的排泄负担，至少不会对肾脏产生新的损害。② 呕吐本身就是机体先天与生俱来的排毒，排泄异物、毒物和废物的本领，引导机体自身的功能治病就可以避免透析治疗自身无法克服的缺陷从而达到治愈尿毒症。③ 呕吐反射以胃为中心，通过胃的逆向收缩和舒张，从而使已经逆乱的脾胃升降气机得到回复，为后天之本，生痰之源的治疗。④ 呕吐即刻排泄体内毒素（中医称为痰湿，西医称为尿毒症毒素），达到对尿毒症急则治标的作用，呕吐反射刺激人体迷走神经的强烈兴奋，激活机体修复功能，使得坏死的肾单位得以修复，达到治本的目的。因此，笔者对于慢性肾病和尿毒症患者均采用以吐法治疗为主而获得良好的治疗效果。

【病案】 慢性肾衰竭，尿毒症期 5 年。

谭某，女，34岁，潍坊市人。初诊日期：2015年6月6日。乏力，面黄半年余。患者于5年前妊娠时查尿常规发现尿蛋白(+++)，高血压，产后高血压降至正常，尿蛋白消失。半年前，感乏力，面色黄，未引起注意。1周前到当地医院检查，尿常规：蛋白(+++)，潜血(+)；血常规：血红蛋白78 g/L，红细胞3.38×10^{12}/L；肌酐737 μmol/L，尿素氮24.0 mmol/L。诊断为慢性肾衰竭，尿毒症期，嘱其行血液透析治疗。患者因家庭困难，且惧怕透析，经人介绍特来就诊。症见疲乏无力，面色晦暗，食欲不振，时有恶心，大便偏干，腰酸疼，时有头晕，身无浮肿，口苦，查其舌质暗红，苔白腻，诊其脉沉弦。血压200/140 mmHg，腹部彩色B超示：左肾8.2 cm×3.1 cm×3.4 cm，右肾8.0 cm×3.2 cm×4.0 cm，双肾实质回声增强。中医诊断：虚劳脾肾亏虚，肾络瘀滞。西医诊断：慢性肾衰竭，尿毒症期，肾性高血压。

[治疗方法] 初诊：以催吐治疗方法为主，患者血压较高，初期采用轻度的催吐治疗方法，每次服催吐药200 mL，每周2次，1次呕吐时间30分钟左右，吐出痰涎200～300 mL。二诊：2015年6月19日。催吐治疗2周后，患者乏力好转，恶心消失，大便每天1次，舌脉同前。血压160/95 mmHg，实验室报告为：血红蛋白81 g/L，肌酐729 μmol/L，氯素氮20.2 mmol/L。此乃患者病情得到控制，有好转势头，逐渐加大催吐力度，每次喝催吐药物400 mL，一次呕吐时间1小时左右，吐出痰涎300～400 mL，每周3次。三诊：2015年7月5日。治疗2周后，腰酸痛好转，大便正常，自觉咽部作痒，舌质暗红，苔薄黄，脉沉。血压150/90 mmHg，实验室报告为：血红蛋白87 g/L，肌酐443 μmol/L，尿素氮20.1 mmol/L。患者血压明显下降，肾功能明显改善，继续坚持以前催吐治疗方案，改为每周4～6次。持续催吐1个月左右。四诊：2016年1月21日，停止治疗后半年复查，血压基本稳定在120～140/80～95 mmHg，体力可，纳食正常，大便正常。实验室报告为：血红蛋白103 g/L，肌酐145 μmol/L，尿素氮15.1 mmol/L。患者非常满意。

[治疗思路] 该患者采用吐法治疗为主共36次左右，取得如此好的治疗效果，确实值得深入思考。尿毒症的临床主要表现为肾功能减退，代谢废物潴留，水、电解质和酸碱平衡失调，并最终导致多系统功能受损。血液或腹膜透析(简称透析治疗)是尿毒症患者最常用的肾脏替代疗法。它是根据膜平衡原理将患者血液与一定化学成分的透析液同时引入透析器内，利用半渗透膜两侧溶质浓度差，经渗透、弥散与超滤作用，达到清除代谢产物及毒性物质，纠正水、电解质平衡紊乱以达到治疗的目的。透析主要是为了降低血中氮质的潴留。常用的方法包括结肠透析、腹膜透析、血液透析等，甚则肾移植。这些方法虽然有效，但费用昂贵，病无愈期，不是解决问题的好方法。最为重要的是，由于外在因素代替肾脏功能，长期透析治疗的患者均会发生肾萎缩，需要终生治疗以维持生命，是每一个尿毒症患者的

噩梦！在用中医辨治尿毒症的同时，笔者主张力争不用透析；即使患者已走上透析之路，仍以中医治疗为主，以达到减少透析次数，甚至不用透析的目的。

笔者认为治疗尿毒症，以下几四点非常重要：

（1）慢性肾病非虚症，尿毒症是邪实之病，需攻邪为先。慢性肾病即是肾虚，这是长期形成的一种传统观点。受这种观点的支配，治疗慢性肾病大多以补肾为主，六味、八味是常用之方。这种观点在临床疗效不佳。这种以慢性肾病为肾虚的观点显然是受到了古代医家“肾主虚”论的影响，把中医理论的肾同西医学的肾脏等同起来了。古人所谓“肾主虚”，是限定于肾主生殖发育而言，西医学的肾脏则是人体的泌尿器官，两者不可混为一谈。慢性肾病不是生殖方面的疾病，而是泌尿、排泄系统的疾病，其病位在解剖上的肾脏实质。因此，笔者认为不能套用古代中医“肾主虚”的理论指导探讨慢性肾病的病机，而应当立足临床实际，把患者的治疗效果放在第一位。从临床表现来看，慢性肾病确实会出现一些虚弱症状，如面色苍白或萎黄、神疲乏力、腰酸膝软等。这些虚弱性症状的出现也是人们把慢性肾病看作肾虚的原因之一。但虚弱症状的出现并不等于其病的本质是虚。临床医生一定要透过现象看本质，临床中患者的表现和其病机本质相反者非常多见。《黄帝内经》谓：“有者求之，无者求之，虚者责之，盛者责之”，明确地告诉人们，任何一种症状的出现都可能存在虚实两方面的原因。古人云“大实若羸状，至虚有盛候”，症状和病的本质常常存在着不一致性。特别是慢性病、顽固性疾病，由于本身病程长期迁延不愈，以及各种治疗方法不当，与当今医患关系紧张有关，善补益者多，长于攻邪者少，导致顽痰、老痰、死痰聚集，久治不愈。因此，《黄帝内经》强调“治病必求其本”。临床上就需要通过对症状的全面辨析而求其病本。

根据脉、色、舌、症和病史对慢性肾病患者进行综合辨析可以发现：① 从病史看，慢性肾病多由急性肾炎发展而来，病始于感受外邪，未得根治，病程中又常因感冒或感染而反复加重，可谓旧邪未除，新邪又至，日越久邪越深，是邪实之为病，病理产物以痰的形式存在体内，形成恶性循环，不除此病理产物，何来治愈之希望。② 从症状看，患者常见心急烦躁、夜寐梦多、便干溲赤、皮肤瘙痒等，皆是热痰内留之象。③ 从面色看，患者面色或白或黄或苍，必晦暗滞浊，日越久，病越重，色越浊，是血分痰瘀滞、脉络不合、微循环差之象。④ 从舌象看，多见舌红且干，苔腻根厚，舌背脉络紫黑，正是热痰瘀营血之证。⑤ 从脉象看，肾病之脉，或濡或滑或弦或细而必数，且沉取有力，若病至尿毒症期，其脉必弦滑洪数，越按越深，更属痰邪蓄成毒之象。脉、证如此，何言其虚！再从西医学角度分析，慢性肾病患者尿中蛋白和细胞持续阳性，血肌酐和尿素氮上升，均可视为过量内痰聚集，从体内外排的一种表现标志；至于肾脏微血管痉挛与堵塞，微血管障碍的形成，肾实质的炎症、肿胀、破损、硬化，甚至萎缩等肾组织活检的病理病变，又无不与本书中的内痰观点一致！总之，慢性肾病的基本病机可定为风、湿、热邪深入营血，病气导致水的内容改变而成内痰，脉络被痰瘀阻，其病属实非虚，多热痰多瘀。治疗大忌温补，当以攻邪化痰瘀为基本治则，只有这样，方与病机相符，可望取得较好的疗效。

(2) 慢性肾病饮食控制很重要，需绝生痰之源。尿蛋白持续阳性及高脂血症是慢性肾病的特征之一。尤其在肾病综合征患者，大量蛋白从尿中丢失，尿蛋白定性检测常为(＋＋＋～＋＋＋＋)，每天丢失的蛋白总量可高达 10 g 以上。笔者认为，高蛋白高脂饮食是内生痰之源，过多的不易消化的食物停留体内就会导致痰的产生。前辈温病大家赵少琴也悟出“丢蛋白、禁蛋白”的饮食原则，可谓殊途同归！大量的临床实践证明，采用限制蛋白和脂类摄入的饮食方法配合中医治疗，能使肾病患者的尿蛋白在较短的时间内得到控制并逐渐恢复正常，治疗效果显著提高。慢性肾病当忌食蛋白的道理在于，低蛋白饮食有助于减轻肾脏负担，减少内痰的产生，有利于受损肾脏的修复。这就好比一把水壶，壶底有孔，水漏不止，今加水以止漏，只能是越加越漏，加得多，漏得多；唯有堵塞其孔，方能止其漏。笔者建议饮食清淡，以纤维素为主，荤类为辅的饮食结构需要重视。

(3) 慢性肾病患者需要适当运动：西医学对于慢性肾病的调养原则是以静养为主。对于一般病例要求卧床休息，病情严重者则要求绝对卧床。这已成为临床惯例。从未有人对此提出质疑。笔者依据中医基本理论并通过大量的临床验证，总结出“慢性肾病宜动不宜静”的新观点。慢性肾病患者卧床静养对其肾脏的修复不利，并有可能促使肾脏趋向于萎缩；而坚持适度运动有助于肾脏功能的恢复，促进受损肾组织的修复，并有防止肾萎缩的作用。中医理论认为，恒动是自然界的基本规律，从宇宙天体，到人体内环境，无处不动，无时不动。古代医家谓“动而中节”则“生生不息”，今人讲“生命在于运动”，都说明了“动”是人的生命表现形式，也是人的基本生理需要。慢性肾病的基本病机是血行瘀滞，不管是肾脏的微循环障碍，还是肾实质的硬化萎缩，在中医看来，都是血行瘀滞，痰瘀阻脉络。治疗的基本原则之一就是活血化瘀。患者的日常调养也当以此为准。静则血滞，动则血畅，是一定不移之理，这就是慢性肾病需要适当运动的原因所在。笔者采用吐法治疗，既能发挥很好的排泄毒素的作用，同时在呕吐反射过程中，由于膈肌的强烈收缩和舒张，以中焦为中心点带动全身骨骼肌肉的运动，能很好地排出停留于微循环中的顽痰、老痰。当然，治疗期间还需要患者密切配合，坚持进行主动的自我运动锻炼，通过身体肢节的活动以促进脏腑气血的流畅，这样才能充分发挥吐法的治疗作用，清除血中瘀滞，加速邪毒的排除，从而促进受损肾脏的修复，并防止肾脏发生萎缩。倘若一味卧床静养，必然血瘀日甚一日，则难望其向愈之时矣。临床证明，凡能坚持运动配合治疗者，治疗效果较佳。

(4) 慢性肾功能损害甚至衰竭可能是可逆的。慢性肾系疾病一旦发展到肾衰竭阶段，就几乎等于被判了死刑。西医学认为，慢性肾衰竭一旦形成，就必然不可逆地逐渐恶化，丧失功能的肾单位不可能复生，代偿肾单位数目不断减少，最终因肾功能完全丧失而致死亡。这就是说，慢性肾功能损害是不可逆的。笔者认为这主要是因为现代医学对于尿毒症采用透析治疗或者肾移植的治疗方法，仅仅是代替肾功能而不是从促进肾单位的再生入手，所以西医认为肾脏的损害是不可逆的，但只要我们独立思考，另辟蹊径，则这一结论大可商榷。笔者根据对慢性肾病的新观点，采用吐法为主，配合饮食调控、忌食蛋白和坚持运动锻炼，对慢性肾衰竭进行综合治疗，可使其病情保持长期稳定，并有部分患者肾功能得以恢复，接近或达到正常水平。笔者认为吐法治疗、合理的饮食控制、坚持运动锻炼是治疗慢性肾病的三大法宝，治宜三者并行，缺一不可。在患者的密切配合下如法治疗，必能收到良好的效果。

【慢性肾病、尿毒症的治疗方向与展望】

目前治疗尿毒症的特殊疗法有血液透析与腹膜透析。血液透析是利用人工半透膜（透析器）的弥散、渗透与超过滤作用，排除体内积累的可透的毒性物质与水，纠正酸中毒与电解质紊乱，从而达到治病目的。腹膜是一天然的半透膜。腹膜透析则是利用腹膜具有吸收、分泌、渗透、弥散等功能与膜平衡原理，通过透析液的腹腔灌入与反复更替，以清除体内的代谢产物，补充缺失的碱基，从而纠正水、电解质紊乱，保持机体内环境的稳定。两者疗效虽不同，却都是为了把机体内的有害物质“淘洗“干净。正因如此，才能使急性外源性中毒者迅速康复，慢性肾衰竭的内源性“中毒”者的生命得以延续。再加透析疗法具有十分完善的操作规范与很好的可重复性，因此博得了医患双方的好感与认同，得以在世界范围内应用，被尿毒症患者视为救命的法宝。但是，不管透析疗法，还是腹膜透析，都只是对症处理的一种治疗方法，自有它的局限性，具体表现如下。

（1）血液透析给患者带来的躯体问题：虽然透析技术明显进步，但是透析不能代替正常肾脏所有复杂的代谢和内分泌功能，且血液透析只能清除各种水溶性小分子物质，如尿素氮、肌酐等。因此患者经过长期反复的透析，可能发生系列并发症，如贫血、营养不良、肾性骨病及神经系统病变等。国外报道的一组维持性血液透析患者中轻度营养不良占33%，重度营养不良达6%～8%，而在国内学者的报道中维持性血液透析患者发生各种程度的营养不良高达63.2%。临床上大多数透析患者由于经常卧床休息，长时间不进行躯体活动，可导致骨质疏松，骨骼肌肉纤维长度、直径及毛细血管床减少而出现肌肉萎缩、肌无力，骨骼肌的萎缩直接导致肌力的下降、运动强度和耐力下降。随着透析龄的增加，维持性血液透析患者的体力活动能力呈现下降趋势。

（2）血液透析给患者带来的心理问题：频繁的透析干扰了患者的正常生活，使其无法正常工作，患者不得不离开原来的工作岗位，病休在家，从而导致社会角色的改变，使社会化程度降低。此外，透析本身高昂的费用还会给患者及其家属带来沉重的经济负担，这些转变都会给患者的生活质量及心理状态带来极大的影响，使生活质量下降，并极易导致心理障碍的产生。在一组病例中，透析患者抑郁的发生率为59.8%，而另一组病例中，透析患者抑郁的发生率高达86.67%。由于患者炎性因子水平增高、免疫功能下降等生理问题，导致透析患者的睡眠障碍发生率为45%～80%，高于普通人群的2%～4%，睡眠障碍使患者日间功能减退，精力不足，严重影响了患者的生活质量。由于长期的心理压力、睡眠障碍等，不仅给患者带来精神上的痛苦，更会使他们产生极大的疲劳。所以透析暂时可使生命延续，但会产生诸多问题，严重影响了血液透析患者的生活质量。

(3) 尽管透析疗法的适应证很广泛，但对慢性肾衰竭尿毒症患者而言，只能起到暂且的排毒作用，却不能从源头上解决肾单位再生从而完全康复的问题，且血液透析和腹膜透析都有不少禁忌证与并发症，有些并发症如果处理不及时、不恰当还能危急患者生命。

(4) 透析疗法虽在世界范围内应用，但透析疗法的医疗费用昂贵，普通尿毒症患者很少能有人自力承担。对于用不起血液透析的患者来说，其疗效再神奇也是没用的。那么，是不是可以找到让普通尿毒症患者都能承受的起医疗方法呢?

回答这个问题时，先必须认识到所有透析疗法仅仅只是一种对症处理的治疗方法，只是净化血液，也就是把机体内有害的物质“排除”出来而已。也就是说，这类治疗方法从本质上来讲只是被动地把体内已经产生的毒素排出体外，但肾脏本身肾单位的坏死并没有得到改善和积极有效的治疗。特别重要的是，由于透析治疗只是提供了肾脏的排泄功能，而肾脏的内分泌功能和代谢功能是机器和外来因素无法代替的，长期反复的透析治疗使得肾脏不需要其排泄功能，导致生物界“用进废退”的原则发挥作用，因此，发现在尿毒症患者长期反复的透析治疗后，其肾脏萎缩几乎是不可避免，导致患者终身依靠透析治疗以延缓生命，因此，急需另辟蹊径，以让广大尿毒症患者脱离苦海。

与“排除”出来相反的疗法自然是“补充”进去，如输血、输液都属于“补充”进去的治疗方法。别看“排除”与“补充”的功能正好相反，可它们却有一个共同特点：不管何种疾病，也不管是何类患者，只要属于此类疗法的适应证范围，都可以治疗它，如输血或输液几乎适应于任何一位缺血或体液不足的患者，透析疗法则能治疗各种疾病导致的尿毒症。这类疗法的另一个特点是，不管补其不足还是损其有余，治疗的只是临床症状而不是导致不足或者有余的原因。

这给予的启发是：① 当衡量一种治疗方法时，既要看它的疗效、现状与历史，还要看它的实用价值与潜在意义。② 不管哪一种对症处理的治疗方法，在更优秀的疗法还没问世之前，即使被全世界公认为空前的、最好的，但它不是绝后的、唯一的。拿透析疗法来说，既有腹膜透析、血液透析，还有血液灌注、血浆置换等，尽管方法不同，疗效有异，但目的都是排除毒物，净化血液。据此可以认为，除了透析疗法之外，还有排除毒物，净化血液的其他疗法存在（图 11－1）。

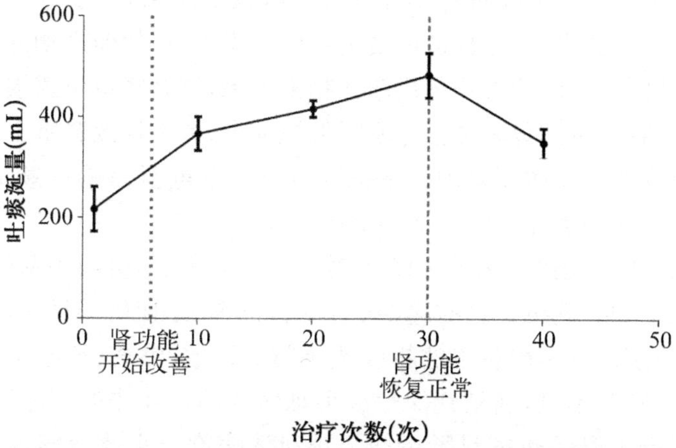

图 11－1　3 例尿毒症患者吐痰量与催吐次数的关系

此图说明采用催吐的方法排出体内的痰浊能很好地改善肾功能。催吐治疗不到 10 次肾功能就有改善，到 30 次左右肾功能就能恢复正常，当然这是非常初期的研究结果，需要后期进一步研究

【从痰认识尿毒症，催吐法是尿毒症患者重获新生的希望】

通过对现代医学对尿毒症的认识和治疗方法的理解，如果换一种思维方式，暂且撇开“滤过”问题，首先从毒物的内涵考虑，思路就会开阔得很。在对毒物的认识上，不仅要看到“人工肾”能够滤过的物质，还要想到它无法滤过的东西；既要从现代医学的微观上去观察它，还要站在中医学的宏观上来认识它。中医认为：“津液不循常道便生痰浊”，尿毒症患者体内的毒物就是“津液”不能按照“常道”运行而被截留在体内的，显然属于中医“痰”的范畴。中医的痰属于病理性产物，反过来又成为致病因子。尿毒症的内毒素是因肾衰竭而导致的，属于病理产物，反过来又损害机体的其他组织与脏器。中医有“百病皆由痰作祟”与“顽痰怪症”之说。可见，“尿毒症”符合中医的怪症标准。中医有“痰在胃则呕，在肠则泻”的说法，尿毒症患者常见呕吐与泄泻。总之，中医痰外延十分广泛，概括了对机体无益的所有代谢产物，尿素氮与肌酐当然也不例外。换言之，尿毒症患者体内需要排除的毒物，统统都包括在中医“痰”的范畴之内。

在弄清尿毒素的中医属性后，再来寻找排除它的治疗方法，视野就会豁然开朗。尿毒素既然属于“痰”的范畴，就当以祛痰法治之。在诸多祛痰的方法、方剂中，吐法的疗效最快最好，能直接将痰排除出来。笔者采用吐法治疗尿毒症的例子就是很好的说明，虽然病例数很少，但笔者认为这部分说明：① 吐法可以把慢性积蓄的内毒素排除出来；② 吐法对尿毒症内毒素导致的呕吐也应该有很好的治疗作用，值得深入研究。可见从推理来讲，吐法能治疗尿毒症，大有进一步探讨的价值。

尿毒症引起的全身各系统症状都与代谢产物、毒物潴留有关；代谢产物与毒物潴留都是肾单位大量毁损导致肾小球滤过率降低的结果；肾小球滤过率降低既可由原发于肾脏本身的疾病所致，也可由全身症状视为果，代谢产物与毒物的潴留则是因；如果把潴留在体内的毒物与代谢产物视为果，那么肾单位毁损导致肾小球滤过率降低则是因；如果把肾小球滤过率降低视为果，那么导致肾脏本身系统与累计肾脏的全身疾病的病原体则是因。不把这些旧关系重新理顺一遍，就不能一目了然地看清各种不同的治疗方法是从哪个环节入手的。

透析疗法与吐下法都能排除积聚在体内的尿素氮、肌酐与多余的水，都是从排毒这一环节入手的。透析疗法的优点在于去除尿素氮、肌酐的针对性强，兼有补充碱基等功能，特别是它利用腹膜透析或透析膜的弥散、渗透、超滤功能与膜平衡原理以去其有余，补其不足，确是其他疗法很难做到的。吐法虽不能直接补充碱基，但它的愈病机制主要是通过胃肠运动与排泄致病物质来改变病理状态下的内环境，恢复机体的动态平衡，从而达到治愈疾病的目的。如果说排泄物质所包括的内容太广，对尿素氮、肌酐缺少针对性，那么胃肠运动的特殊功能则是透析疗法所没有的。胃肠运动的机械能系由胃肠激素的化学能转化而来；反过来，胃肠运动又促进胃肠激素的分泌，对改变内环境有利。就是说，“胃肠运动”与“排泄致病物质”的共同作用不仅仅局限于“排泄”，还可能由于内环境的改变而触动了某些疾病的病因。这就牵扯到了尿毒症原发病的治疗问题。

尿毒症有的原发于肾脏疾病，如慢性肾炎、慢性肾盂肾炎、肾小动脉硬化、慢性间质性肾炎、肾结石、多囊肾、遗传性肾炎、肾血管病变等；也有的继发于全身疾病，如糖尿病、痛风、红斑性狼疮、结节性动脉周围炎、多发性骨髓瘤、淀粉样变、硬皮病、韦氏肉芽肿、高钙血症、高草酸尿症及慢性毒物损害等。在上述诸多疾病中，除了慢性毒物损害外，透析疗法对它们几乎起不到治疗作用。特别是其中淀粉样变，属于全身性疾病，其病程是淀粉样蛋白在细胞外沉积，进行性破坏正常组织结构，损害其功能，导致器官衰竭以至死亡。由该病导致的尿毒症，系由淀粉样蛋白长期沉积在肾脏，损害了肾功能，进而导致肾衰竭所发生的。透析疗法虽然同样能治疗该病导致的尿毒症，但对损害肾脏的淀粉样蛋白却毫无排除能力，反而还会让一些长期接受血液透析的其他类型尿毒症患者产生 AH 型淀粉样蛋白。在吐法的排泄物质中，主要的病理产物是痰。笔者中医的痰包括了淀粉样蛋白，且认为吐法有助于淀粉样蛋白排出体外。就是说，吐法治疗淀粉样变继发的尿毒症，具有因果兼治的双层功能。再者，在尿毒症的原发病中，不管肾脏本身的，还是全身的，都是顽症，都可能与顽痰或淀粉样蛋白有关系。对顽痰或淀粉样蛋白的治疗，不能不承认吐法优于透析。再以痛风为例，尿酸沉积于肾脏损害了肾功能，甚至衰竭而发生尿毒症。中医的痰不仅包括体内潴留的代谢产物与毒物，还包括尿酸。其根据有二：一是躁狂药——碳酸锂的药理作用，只要是抗尿酸，吐法能彻底治愈尿酸过高而导致的躁狂症；二是在《子和医集》中的尿路结石病例都是用吐下法治愈的。可见，吐法在治疗痛风导致的尿毒症的同时，也可治疗原发病——痛风。

据《子和医集》记载：单用吐下法治疗的病例就有 127 个，占书中病例总数的 80%左右，将近 90 个病例，包括了全身各个系统的疾病，而且绝大多数都是当时的难治之症，如破伤风、麻风病，就是今天也是特别难治的顽症。这一切说明，吐法作为“排除”类的一种治疗方法，不管从排除的物质上看，还是从适应证方面来衡量，都比透析疗法更广泛，而且还能治疗尿毒症的某些原发病。

还有一点也很重要，不管血液透析通路的建立，还是腹膜透析的安置，都是为了方便治疗而由医生确定的。它们与机体自身启动呕吐的排毒机制没有丝毫联系。中医有“其高者，因而越之；其下者，引而竭之”的治疗原则。这里的“越”与“竭”就是指吐下法而言的。可见中医吐下法的应用都是在“顺之则生”与“因势利导”的原则下进行的。

尿毒症最早期、最突出、最常见的往往是消化系统症状，恶心、呕吐几乎可见于每一位尿毒症患者。尿毒症的毒物虽由肾小球滤过率降低所致，却因自身防御机制的作用而趋于中医所说的“上部”，且有一吐为快的趋势。吐法对此的治疗完全是“顺势”而为的。

综上所述，透析疗法的优点在于去除尿素氮、肌酐的针对性强，兼有补充碱基等功能。吐法在胃肠运动与排泄致病物质的共同作用下，排除的毒物外延更大，适应证更广泛。它不仅能“顺势”排除尿毒症的毒物，还能治疗尿毒症的某些原发病。

从总体上看，大量的推论足以说明吐法能治疗尿毒症，但在具体应用上，还有许多难题，比如说，呕吐会使胃酸分泌增加，吐法对尿毒症中毒的治疗有害还是有益？透析患者动静脉瘘的存在，还有消化性溃疡、高血压等都是不得不考虑的问题。对此，既不能掉以轻心，也不要因此而却步。只有在实践中不断摸索，总结归纳。

第十二章　糖尿病及其严重并发症从痰治疗

糖尿病(diabetes mellitus,DM)是现代医学名词,是以高血糖为特征的代谢性疾病,高血糖是由于胰岛素分泌缺陷或其生物作用障碍或两者同时存在所引起。糖尿病是内科常见的内分泌代谢性疾病,是病因和发病机制尚未完全阐明的一组综合征。但其并发症的根源是糖、脂肪和蛋白质代谢障碍所发的“三高现象”,这一现象诱发出一系列病理、生理变化,如血液渗透压、血黏度、血液流变学、微循环、膜功能及血氧饱和度等相继发生异常改变,引起全身细胞组织代谢功能异常。可见糖尿病不只是糖代谢的异常,而是脂肪、蛋白质代谢都发生紊乱,常可累及其他系统,糖尿病并发症发生率高达 65.1%,而糖尿病引起的各种并发症则是致死的主要原因。

按照 2010 年发布的统计数据,2007 年中国糖尿病的发病率是 9.7%,这一数据已经引起国内外的广泛关注。然而,虽然近几年中国群众健康意识有所增强,但糖尿病患者的人数快速增加这一趋势并未得到根本性的改变。2015 年,上海交通大学医学院附属瑞金医院研究人员对近 10 万人进行了长期随访调查显示,我国 18 岁及以上成人样本中,根据国际最新临床诊断标准进行诊断的糖尿病估测患病率为 11.6%,约 1.139 亿人。

2 型糖尿病是一种缓慢进展性疾病,属中医“消渴”范畴。临床多数医者认为消渴病机仍以阴虚燥热为主。随着生活环境、饮食习惯等改变,痰瘀贯穿糖尿病发生、发展始终,是糖尿病出现各种并发症的主要病机。笔者从痰入手,治疗糖尿病获得不错的效果,愿与同道一起分享和深入研究糖尿病的有效治疗策略和方法。

【临床表现】

(1) 代谢紊乱症群:少数患者有典型的“三多一少”(多饮、多尿、多食、消瘦)症状,严重者发生酮症酸中毒及昏迷,而多数患者无明显“三多一少”症状,仅在体检或以慢性并发症存在去就诊而被确诊。

(2) 慢性病变症群:糖尿病因长期高血糖等导致动脉硬化和微血管病变,伴有严重的心、脑、肾、眼、神经、皮肤等器官受损,出现相应脏器的病变症状及体征。

(3) 急性并发症群:糖尿病常因机体免疫力和防御功能下降,易合并皮肤黏膜及软组织感染性疾病(疖、痈、蜂窝织炎、坏疽)、呼吸道感染(肺炎、肺结核)、真菌等感染而出现相应的症状及体征,严重者由此而诱发酮症酸中毒及昏迷。望其面色萎黄无华,或晦暗无泽,舌体肥胖,有的舌边有齿痕,舌质暗红或淡,苔白厚腻或黄腻,脉多弦或弦滑。

【病机分析】　糖尿病是常见的内分泌代谢性疾病,古今医家对本病的研究,多从肾虚、肺燥、胃热立论,以滋阴、清热之法治之。而从痰论治者鲜见。在临床中非胰岛素依赖型糖尿病患者,尤其是相当一部分中老年患者,其燥热之象常不明显,多形体肥胖,初病虽有三多一少症状,但不显著,逐渐感乏力,头晕,头昏沉重,困倦嗜睡;或兼有烦躁失眠者;或有纳呆口腻者;或有出汗多,肢麻,偏瘫,心悸,视物昏花,渐至失明者等。笔者结合临床治疗心得及有关论述,对糖尿病从痰论治,化痰以降糖。从而提出了化痰降浊治疗糖尿病这一新的途径。

糖尿病发生的诸多因素如饮食不节、情志失调、劳倦过度等可直接或间接地形成痰。糖尿病患者生痰的原因包括:

(1) 素体亏虚,先天禀赋不足,如肾阴亏损,阴虚火旺,则能灼津为痰;或肺失滋养,治节失宜,津液失于输布,亦可聚湿生痰。又如肾气不足,水失温化,凝聚为痰;或可聚湿生痰;或脾阳失于肾之温煦,脾失健运,水谷精微不能化生津液,聚而成痰。

(2) 饮食不节,"饮食自倍,肠胃乃伤",过食肥甘、厚腻之品,导致湿热内蕴,热邪灼津为痰,痰食互结,热盛伤阴;或脾胃虚弱,脾失健运,不能化津而致痰。

(3) 情志失调,长期精神刺激,致肝郁气滞,郁而化火,灼津成痰或肝失于疏泄,致脾失健运而生痰。

痰浊滋生后,闭阻经络,气血运行不畅,停而为瘀,痰瘀互结。患者痰浊丛生,阴津亏损,必欲饮水自救,故多饮,虽多饮而化生失常致痰浊日甚,津液更亏,故病未缓解;痰火郁胃,胃火炽盛,故多食,虽多食而因痰浊阻闭,不能化生阴液,滋养组织,或虽化生,气血已成而痰浊阻滞,经络不通,营养不能为机体所利用,又使患者欲多食以自救,虽多食而无益,反致痰浊更甚,病势日进,痰浊郁肺,治节失宜,水趋直下,或肾失气化,不能主水,故小便量多;痰浊停滞,逼精外泄,或肾失固摄,精微下注,故尿有甜味;后期形体消瘦,乃因阴虚或痰浊阻闭,阴津不能输于组织而致脏腑组织失养也。古人说"胖人多痰湿"《素问·奇病论》在解释消渴"何以得之"时曾说:"此肥美之所发也,此人必数食甘美而多肥也,肥者令人内热,甘者令人中满,故其气上溢,转为消渴。"《景岳全书》曾记载:"消渴病,其为病之肇端,皆膏粱肥甘之变,酒色劳伤之过,皆富贵人病之而贫贱者少有也。"清代费伯雄补充发展化痰利湿止渴的治法,在《医醇賸义·三消》中认为"上消者,当于大队清润中,佐以渗湿化痰之品,盖火盛则痰燥,其消烁之力,皆痰为之,助虐也,达原饮主之;中消者,痰入胃中与火相乘，为力更猛，食入即腐，易于消烁，清阳明之热，润燥化痰，除烦养胃汤主之；下消者，肾病也，急宜培养真阴，少参以清利，乌龙汤主之”。由此可见，在清代已明确提出了糖尿病（消渴）由痰所致，应从痰论治的认识。

现代临床研究显示糖尿病发病率有逐年增高的趋势。大量资料表明，多数糖尿病为2型糖尿病，患者形体肥胖、脂质代谢紊乱、血脂增高和脂蛋白异常，导致血液流变学异常，这与中医认为痰浊是因过食肥甘厚味，癖好烟酒或内伤七情，久病体虚，脾失健运，水湿内停，聚而成痰颇为相似。痰浊留滞血脉之中是引起高脂血症的重要因素。另外，中医学认为“痰瘀同病”，血液流变学的异常属于中医学的血瘀范畴，这为痰浊致病的观点提供了客观的依据。因此在治疗时，不能单独强调治瘀，而要从根本上究病之因，由痰致病要治从痰来治，痰瘀并治。

痰是导致糖尿病的重要病理基础，也是糖尿病诸多合并症的主要原因，糖尿病日久，致气阴两伤或阴阳俱虚，更加重痰的形成，使病变日渐加剧，最终导致诸多合并症的形成。痰邪夹瘀留于体内，随气升降，无处不到，或阻于肺，或停于胃，或蒙心窍，或郁于肝，或动于肾，或流窜经络，或痰阻邪着而不行，则变证丛生。若痰阻于肺，可见糖尿病合并肺部感染、肺结核等，出现咳嗽、咳痰等症状。若痰阻于心脉，可见糖尿病合并冠心病，表现为胸闷心痛，口唇发紫，重者心痛彻背，背痛彻心。痰阻于经络，蒙蔽清窍而为半身不遂，口眼㖞斜，神志昏迷，可见于糖尿病合并脑血管病变。经脉痹阻，血不归经，则见于合并视网膜病变眼底出血。经脉失养，不通则痛，则见糖尿病合并神经病变，表现肢体麻木疼痛。痰浊上蒙清窍，可出现合并高血压之头晕目眩等。瘀血内停，痰湿泛溢肌肤，可见并发肾病而出现水肿等。由此可见，痰瘀互结与糖尿病的合并症关系极为密切，是糖尿病诸多合并症的重要发病原因之一。糖尿病与痰有密切的关系，阴虚论是消渴的一个方面，而痰论则为另一个方面，两者之间又相互关联，它可以使糖尿病的病因病机更趋合理。痰的形成，一则直接耗伤阴液，另则痰郁化火也耗伤阴液，更有痰浊闭阻经络，阴津失于输布，皆使机体不得濡养，病发消渴。痰既为病理产物，同时又可作为病因导致脏腑功能失调，如此进入恶性循环，以致病势日进，顽固难解。

【治疗法则】 以前单用清热益阴之法治疗此类型者，犹如扬汤止沸，是只治其标，痰邪不去，燥热未除，阴津何复？如能釜底抽薪，以祛痰降浊为主，结合清热、滋阴、活血等，则为标本兼治之术。经临床验证，依此法治疗切实行之有效。

【病案1】 糖尿病肾病。

患者，女，69岁。患2型糖尿病20年，发现蛋白尿5年，肌酐升高3年，曾在多家医院诊治，病情反复，并逐年加重。此次主因双下肢浮肿半年伴全身乏力、恶心厌食前来就诊。刻诊：双下肢浮肿明显，按之凹陷，眼睑轻度浮肿，面色萎黄，神疲乏力，腰膝酸软，畏寒肢冷，心慌气短，恶心厌食，大便干燥，小便大量泡沫，夜尿频多，舌质暗淡，边有齿痕，苔黄厚腻，脉沉细。实验室检查：尿常规示蛋白质（+++），24 小时尿蛋白定量 3 322 mg，血肌酐 303 mol /L，尿素氮 19.8 mmol/L，内生肌酐清除率 18.10 mL/min。西医诊断：糖尿病肾病（CKD4 期）。中医诊断：水肿。辨证：脾肾两虚，痰湿毒内聚，痰瘀阻络。

[治疗法则] 利湿祛痰浊，益气滋肾，活血通络。

[治疗方法] 初诊：处方为麝香控涎丹每天 6 g，共 1 周；生黄芪 40 g，当归 10 g，生地黄 10 g，熟地黄 10 g，太子参 30 g，牡丹皮 10 g，菟丝子 10 g，山药 10 g，山茱萸 10 g，生白术 10 g，陈皮 10 g，水红花子 6 g，石苇 20 g，14 剂，水煎服，每天 2 次，每次 150 mL。二诊：浮肿明显减退，体力有所增加，已有食欲，大便通畅，尿中泡沫明显减少，苔黄厚腻减轻，脉沉细。原方加阿胶、鸡血藤各 10 g，继续巩固治疗。三诊：双下肢无凹陷性水肿，纳食尚可，正常，苔稍黄腻。在原方基础上加川牛膝 10 g，守方治疗 1 个月余。患者一般情况尚好，尿常规示蛋白（+），24 小时尿蛋白定量 0.95 mg，血肌酐 198 mol/L，尿素氮12.1 mmol/L，内生肌酐清除率 27.70 mL/min。此后继续辨证用药巩固，病情平稳。

[治疗思路] 常规理论认为糖尿病肾病的病机是先天元气不足，肾气亏虚，肾虚气化无力，加之糖尿病肾病一般病程较长，久病入络必瘀，气虚无以助血运行、瘀血阻络凝滞不散，“微型癥瘕”聚于肾络，从而导致肾络瘀结，损伤肾脏功能。笔者体会，把病机说得越复杂，也越不能很好地指导临床治疗，在糖尿病的治疗中把握痰这个中心环节，其他治疗均能很好解决。处方：① 本例患者先采用麝香控涎丹攻逐痰浊，把病理产物先除掉，打断慢性病发病机制中的正反馈机制，然后按脾肾两虚的治则进行治疗。② 该患者气虚则津液运化无力且不能温煦四肢，故则见双下肢及眼睑浮肿、腰膝酸软、畏寒肢冷，故方中用太子参、生黄芪、生地黄、熟地黄、菟丝子、白术等健脾益气滋肾，恢复机体的脾肾气化功能状态，振奋一身之正气。③ 病久易瘀阻络脉，故用当归、牡丹皮、水红花子活血化瘀通络，改善肾络微循环，使“微型癥瘕”得以消散。④ 糖尿病肾病后期，脾肾两虚，水湿痰无以运化，加之痰瘀阻络，致使湿毒、痰瘀、热毒凝滞内聚，故用麝香控涎丹利湿祛浊解毒，推陈出新使湿浊去毒邪消。⑤ 呕恶纳差，故加陈皮理气宽中，辟秽消食，以助脾胃之运化。⑥ 方中重用黄芪，以助水红花子活血化瘀，助当归养血活血，助山药、太子参、山茱萸、生地黄、熟地黄健脾滋肾，助石苇清热利湿、祛浊解毒之功效，巧而用之事半功倍。笔者在治疗该病时提出五个强调：一是强调补肾健脾为攻邪之后的治疗内容；二是强调化痰瘀通络是关键；三是强调利湿祛浊解毒；四是强调用药对症辨证灵动；五是强调重用黄芪益气以助它药之疗效。

【病案 2】 糖尿病周围神经病变。

患者，男，59 岁。患 2 型糖尿病 8 年，口服二甲双胍、阿卡波糖降糖治疗，血糖控制尚可，此次主因双下肢对称性麻木 1 年就诊。刻诊：肢体麻木，偶有刺痛，如有蚁行，伴痿软无力，腰膝酸软，大便干，小便可，舌红少苔，脉沉细。查体可见踝反射稍弱，10 g 尼龙丝实验阳性。肌电图：周围神经受损。西医诊断：糖尿病周围神经病变。中医诊断：筋痹。辨证：痰瘀阻筋脉，肝肾两虚。

［治疗法则］ 攻痰祛瘀，滋肾柔肝，润筋通络。

［治疗方法］ 初诊：处方为麝香控涎丹 6 g，间服 2 周；当归 10 g，生地黄 10 g，沙参 10 g，麦冬 10 g，白芍 10 g，生黄芪 30 g，山茱萸 10 g，伸筋草 20 g，路路通 10 g，川芎 10 g，乳香 10 g，没药 10 g，怀牛膝 10 g，丹参 30 g，熟大黄(后下)3 g，14 剂，水煎服，每天 2 次，每次 150 mL。二诊：精神可，腰膝酸软、双足麻木、刺痛等症状较前减轻，大便通畅，舌红苔薄白，脉沉细。原方去乳香、没药、大黄，加鸡血藤 15 g，木瓜 10 g，巩固治疗。三诊：精神充足，麻木改善明显，仅足趾麻木，无刺痛感，饮食睡眠可，大小便正常，舌红苔薄白，脉细，继续服用该方巩固治疗，3 个月后随访，病情明显缓解。

［治疗思路］ 糖尿病周围神经病变的病机是由于痰浊日久，肝肾亏虚，不能濡养筋脉，或因气阴两虚日久，气血运行不畅，痰瘀阻络脉，筋脉失养所致。痰湿多由脾虚失司，水谷精微运化障碍，以致痰湿留滞。痰湿为津液代谢失常停聚而成。由于津液具有“喜温而恶寒”的生理特性，故大多在中年之后，阳气渐衰，温煦之力渐减，津液失于阳气的温化而停滞体内，病理产物痰湿便由此而生。痰湿质多由外感六淫、内伤七情、饮食劳倦或居阴寒之地等，使肺、脾、肝、肾、三焦、膀胱等脏腑气化功能失常，水液代谢障碍，以致水邪停滞而成。痰湿随气升降流行，内而脏腑，外而皮肉，则人体所需之正常水液相对不足，痰湿化热进一步损伤津液，日久肺、脾、肾等脏腑功能也受影响进一步使人体之正常水液不足而呈相对阴虚之证，进一步则发展为糖尿病。因此，痰湿与糖尿病的发生是一个极为复杂的过程，痰湿既是病理体质又是糖尿病的易感体质，在糖尿病的发生、发展中起重要作用。《王旭高临证医案》中记载：“消渴日久，但见手足麻木，肢凉如冰”。本病患者年龄偏大，肝肾亏虚，不能濡养筋脉，但关键是病理产物痰的存在。加之消渴病久耗气伤阴，气虚则无力助血运行，气血运行不畅，易瘀滞络脉，所谓气不至则麻，血不荣则木，故临床可见肢体麻木，偶有刺痛，如有蚁行，伴痿软无力、腰膝酸软、大便干等症状。麝香控涎丹既能消痰，也有很好的化瘀作用。先攻邪，为汤剂的治疗打开通路。处方：① 生地黄、生黄芪、山茱萸滋阴养血，益气补肾。② 沙参、麦冬、当归、白芍益阴养血柔肝，尚可防活血化瘀之药过燥伤阴。③ 怀牛膝补肝肾强筋骨，且可引血(火)下行。④ 丹参、川芎、伸筋草、路路通活血化瘀通络。⑤ 对麻木偏重者，常用乳香、没药，通气活血。⑥ 疼痛较甚者，常配蜈蚣、全蝎等虫类药，破血化瘀通络，以达止痛之效。⑦ 大便干结者，配大黄通便化瘀，使瘀血随大便而去。待症状缓解明显

后，方可停破血化瘀药物，改用鸡血藤、木瓜等养血润筋之品，防止破血药物过燥伤阴耗气。由上可见，治疗本病，强调标本同治，补虚的同时，常配活血化瘀之药；用药灵动，且巧用破血之品，善配滋阴之物，辨证施治，效果显著。

【病案3】 糖尿病自主神经病变（胃肠型）。

患者，女，23岁。患1型糖尿病10余年，因糖尿病周围神经病变于内分泌科治疗，住院期间无明显诱因出现腹泻，每天10～15次，呈稀水样便，无脓血，无里急后重，无发热，便常规及菌群象均正常，西医给予鞣酸蛋白片、蒙脱石散剂、微生态药物等治疗，症状未见好转。刻诊：腹泻频作，每天15次左右，便如稀溏，完谷不化，畏寒腹痛，神疲乏力，倦怠懒言，面色萎黄，形体消瘦，食少纳呆，小便清长，舌淡红，苔白，脉沉细。西医诊断：糖尿病自主神经病变（胃肠型）。中医诊断：泄泻（脾肾阳虚，痰浊积滞，兼夹风邪）。

［治疗法则］ 祛痰，健脾温肾，祛风止泻。

［治疗方法］ 初诊：处方为控涎丹6 g，服1周；党参20 g，炒苍术15 g，炒白术15 g，山药10 g，茯苓10 g，防风10 g，木瓜10 g，生黄芪20 g，秦皮10 g，广木香10 g，黄连6 g，葛根10 g，肉桂6 g，7剂，水煎服，每天2次，饭后服用，药至4剂腹泻逐渐停止。二诊：患者腹泻减少到每天3～5次，便逐渐成形，体力逐渐恢复，小便正常，食欲较差，原方去炒苍术、秦皮、肉桂，加炒谷芽15 g，炒麦芽15 g，炒薏苡仁30 g，升麻6 g，改生黄芪为30 g，广木香为6 g，守方治疗2周。三诊：大便成形，每天1次，食欲增加，精神恢复，面色红润，体重增加，用参苓白术散加减巩固，患者腹泻未见复发，治愈出院。

［治疗思路］ 糖尿病胃肠病变腹泻的病机在于顽痰内停，脾虚湿盛。糖尿病日久，损伤脾气，内痰聚集，导致脾胃虚弱，纳化无力，恶性循环形成，久则脾病及肾，脾肾阳虚，腐熟无权，清阳下陷。患者糖尿病久病致胃肠神经损伤导致胃肠功能紊乱，脾肾阳虚，则见腹泻不止、神疲乏力、精神萎靡、不思饮食、小便清长、少腹不温等症状。故笔者透过现象看本质，采用控涎丹攻痰饮，祛邪后再治其根本。痰瘀乃由“痰”和“瘀”相互搏结而来，两者互为因果，如《血证论》言：“血积既久，亦能化为痰水。”张景岳亦云：“津凝血，皆化为痰。”痰瘀不仅相互渗透，而且在机体内环境适合时两者可相互搏结，引发或加重糖尿病及其并发症，正如《医方类聚》载：“消渴久病，变成发痈疽，或成水病，或双目失明。”多数现代临床研究证实，痰瘀导致糖尿病并发症的产生与病程关系密切。

在本例患者用健脾温中的治疗法则。处方：① 选用四君子汤合山药、肉桂以达温运脾阳的功效。② 用生黄芪、葛根、升麻补气升阳，使清阳升，浊阴降，正气得扶，邪气得出。③ 用炒苍术、炒薏苡仁达到健脾燥湿之功效。④ 木香配黄连达到理气清热燥湿的作用。⑤ 风善行数变，风邪袭肠，肠风内动腹泻不止，木瓜能化湿运脾、防风能祛风胜湿，两药相配对风扰胃肠，湿邪留滞的泄泻效果最佳。⑥ 湿易生热，湿热裹结腹泻难除，故用秦皮清热燥湿，使热去湿除泻止。⑦ 当腹泻好转，要及时恢复脾胃运化之功能，用炒谷芽、炒麦芽增加纳食功能，促进脾胃功能的康健。由此可见，在治疗中强调攻邪为先，打破恶性循环为中心点，把握脾虚是根本、肾虚是关键、湿邪是病之祸、风邪是病之变，故而用攻痰、健脾温肾、燥湿祛风为治疗之大法。

【病案 4】 糖尿病视网膜病变。

患者，女，75 岁。患 2 型糖尿病 20 年，此次主因视物不清、视力下降 2 个月就诊。刻诊：视物模糊，目睛干涩，神疲乏力，口干咽燥，盗汗，大便干结，小便正常，舌红苔白，脉沉细。眼科检查：右眼视力 0.2，左眼视力 0.3，视网膜可见散在微血管瘤及点状出血，后极部散在黄白渗出，黄斑区色素紊乱，中心凹光反射欠清，荧光血管造影诊断：双侧糖尿病视网膜病变 3 期。西医诊断：糖尿病视网膜病变。中医诊断：消渴目病(目络痰阻，肝肾不足，气阴两虚)。

[治疗法则] 祛痰，滋肝补肾，活血通络。

[治疗方法] 初诊：处方为麝香控涎丹 4 g，间服 1 周。菊花 10 g，枸杞 10 g，熟地黄 10 g，生地黄 10 g，山药 10 g，山茱萸 10 g，丹皮10 g，茯苓 10 g，泽泻 10 g，泽兰 10 g，党参 15 g，川牛膝 10 g，沙苑子 10 g，石斛30 g，红花 10 g，木贼 10 g。7 剂，水煎服，每天 2 次，每次 150 mL。二诊：神疲乏力好转明显，目睛干涩、口干咽燥、盗汗减轻、视物模糊较前变化不明显，大便仍偏干，原方加当归 10 g，守方治疗 1 个月。三诊：精神可，气色佳，视物模糊较前缓解，后继续守方 2 个月余，随诊 3 个月，精神可，体力增加，视物模糊基本好转，视力有所提高，右眼视力 0.4，左眼视力 0.4，眼底检查微血管瘤减少，出血基本吸收，渗出明显减少。

[治疗思路] 糖尿病视网膜病变是糖尿病常见并发症之一，刘完素在《三消论》中称："消渴者多变聋盲。"本病变病机主因痰浊内聚，加之消渴日久，肝肾不足，精血亏耗，不能上承于目，目失所养所致。该患者为老年女性，肝肾不足，气阴两虚，则见神疲乏力、口干咽燥、盗汗、大便干燥；气虚血行不畅，瘀阻目中络脉，则形成微血管瘤；肾阴亏虚，则肾水不能制火，虚火上扰，迫血妄行，则见出血点。故以处方：① 麝香控涎丹先攻痰，祛瘀，打开治疗通路，后以益气养阴，滋补肝肾，活血止血为治则。② 以杞菊地黄丸为主方，滋阴补肾，养肝明目。③ 配以党参、生地黄加强滋阴益气补肾之效，以滋水涵木。④ 泽泻、泽兰健脾利湿。⑤ 川牛膝滋补肝肾，引虚火下行。⑥ 沙苑子、石斛、木贼清肝明目。⑦ 牡丹皮、红花活血通络。治疗该病首先强调滋补肝肾，肝血充足，肝脉通畅，方可上达濡养睛目，肾精充足，则目视精明；再次注重调理脾胃，盖因脾为气血生化之源，脾健方能化源充足，脾气上升，方可上养于目；笔者强调化痰瘀贯穿始终，目络通畅，方可视物清晰。

【病案 5】 糖尿病水疱病。

患者，男，70 岁。患糖尿病 4 年，患有无明显诱因突发手掌部靠近腕关节处一个硬币大小的水疱，无痛，疱壁薄，疱液清亮，水疱浅表，水疱在数小时内迅速长大，形状不规则，先后口服左西替利嗪、氮单斯汀、米诺环素及雷公藤多苷等抗过敏，免疫抑制剂治疗，病情好转不明显，仍不断有新发水疱出现，遍布全身。刻诊：双侧手掌、双上肢、双膝关节、双侧胫前、双足跖面散在水疱，直径 1～3 cm 大小不等，大便干燥，小便黄赤，舌红苔白厚，脉滑。西医诊断：糖尿病水疱病。中医诊断：疮疡（热痰毒蕴肤）。

［治疗法则］ 清热痰解毒，凉血祛风。

［治疗方法］ 处方：控涎丹 4 g，间服 1 周。赤芍 10 g，牡丹皮 10 g，紫草 10 g，连翘 20 g，蒲公英 15 g，野菊花 20 g，紫花地丁 15 g，牛蒡子 15 g，蝉蜕 6 g，黄芩 10 g。7 剂，水煎服，每天 2 次。二诊：新发水疱有所减少，部分水疱开始结痂，未出现其他不适症状，原方加人工牛黄 3 g，羚羊角粉 0.6 g，守方治疗 1 周。三诊：新发水疱明显减少，病情得到有效控制，加用五味子 10 g，天花粉 10 g，玄参 15 g，生黄芪 30 g，松针灵芝 10 g，熟地黄 10 g，山药 10 g，山茱萸 10 g，并逐渐停服雷公藤多苷、氮革司汀、米诺环素。8 周后双手、双上肢、双侧膝关节处痂皮完全脱落，部分遗留色素沉着。

［治疗思路］ 本病与痰、风、热毒、血热相关，因有“治风先治血，血行风自灭”之说，故治疗上多选用清热解毒。凉血祛风的中药：在本例患者的治疗上，笔者仍以治痰为先，应注重清热解毒与祛风凉血并重，故主要以清热解毒、凉血祛风治疗为主。处方：① 选用赤芍、牡丹皮清热凉血。② 紫草既凉血又可解毒。③ 野菊花、连翘、蒲公英、紫花地丁清热解毒。④ 蝉蜕、牛蒡子、黄芩疏风清热。⑤ 特别是羚羊角粉、体外人工牛黄清热凉血解毒的功效更加强烈。⑥ 同时考虑到患者年迈、久病肾阴亏虚、正气不足等因素，在病情得到控制后则逐渐加用五味子滋肾敛疮。⑦ 天花粉、玄参滋养阴液。⑧ 熟地黄、山药、山茱萸滋补肾阴。⑨ 生黄芪、松针灵芝提高免疫、扶助正气，提高机体的自身恢复能力。

【病案 6】 糖尿病足。

患者，女，52 岁。患 1 型糖尿病 32 年，3 年前因外伤致左足心破溃，长期于本院门诊清创换药治疗，创面迁延难愈，求中医治疗。刻诊：患肢麻木，偶有刺痛，夜间较重，四肢发凉，足部皮肤暗红，肉芽生长缓慢，疲乏无力，夜间盗汗，大小便正常，舌暗红苔白，脉细涩，趺阳脉弱。查体：双足皮温低，足背动脉减弱，左足心可见 3.5 cm×2 cm 创面，内可见少量坏死筋膜，伴少量黄色渗出，无臭味，肉芽组织颜色灰白，伤口周围皮肤暗红，可见色素沉着。实验室检查：血常规正常，分泌物培养未见细菌生长；双下肢动脉超声：双下肢多发斑块，血流量未见异常。西医诊断：糖尿病左足湿性坏疽（Wagner 2 级）。中医诊断：筋疽（气阴两虚夹痰瘀）。

[治疗法则] 祛痰通络，益气养阴。

[治疗方法] 处方：控涎丹 4 g，间服 1 周。生黄芪 40 g，熟地黄 15 g，当归 10 g，白芷 15 g，白芍 15 g，丹参 15 g，川芎 10 g，鸡血藤 15 g，木瓜 10 g，鹿角胶 15 g，肉桂 3 g，金银花 15 g，野菊花 15 g，生甘草 5 g。7 剂，水煎服，每天 2 次。控制血糖，同时给予营养神经、抑制脱髓鞘、改善微循环等治疗，并继续足部换药。1 周后，患者体力逐渐恢复，麻木、刺痛症状减轻，换药可见左足心 3 cm×2 cm 创面，坏死筋膜清除，分泌物减少，食欲欠佳，原方去金银花、野菊花，加炒谷芽 15 g，炒麦芽 15 g，炒薏苡仁 30 g，守方治疗。2 周后，换药见左足心 3 cm×1.5 cm 创面，创面生长，肉芽新鲜，附着良好，食欲增加，精神良好。后守方治疗，临证加减，治疗 70 天，血糖控制良好，创面完全愈合，双足麻木、刺痛好转。

[治疗思路] 中医历来认为，糖尿病病机以阴虚为本、燥热为标。然而目前糖尿病发病率随着人们生活水平的提高而逐年升高的同时，形体肥胖型糖尿病患者越来越多，"三多一少"症状反而不显著。尤其在 2 型糖尿病患者中，中老年患者发病尤为突出。临床上常见脘痞胸闷，口渴不欲饮，口中黏腻，或有甜味，身体困重，舌苔厚腻等湿邪内郁之象。这类患者以养阴清热法治之则实难奏效，化痰除湿治之则效如桴鼓！从痰湿论治糖尿病的提出，结合了中医基础理论与现代研究，为治疗糖尿病提供了另一套思路和方法，并在临床上取得了良好的效果。应充分发挥中医整体观及治疗上的多靶点、多环节的特色，结合现代医学的研究进展，进一步探讨痰湿与胰岛素抵抗等之间的关系，为从痰湿论治糖尿病提供更充分的理论与实践依据。

本病的病机为消渴日久耗伤气阴，五脏气血阴阳俱虚，肌肤失养，或经筋失养，血脉瘀滞，日久化热，热灼肌肤和经筋，加之外邪伤害（外伤、毒邪、自损），致经筋、经脉、肌肉毁损。笔者体会，慢性顽固性疾病必须以攻邪为先，祛邪后才有补正的通路，否则疾病难愈。因此先以控涎丹祛痰以打断疾病发展的恶性循环为起点。本病虽局部为病，治疗时仍要注重全身调理，本例患者消渴日久，气阴两虚，则见疲乏无力、夜间盗汗；气虚不能助血运行，血行不畅，瘀滞络脉，则见麻木刺痛，夜间较重，足部皮肤暗红；阴虚日久耗伤阳气，不能下达四肢，四肢失于温煦，则见四肢发凉、肉芽生长缓慢。处方：① 生黄芪大补脾肺之气，以资气血生化之源，当归甘辛温，养血合营，两药同用，阳生阴长，气旺血生，所谓"有形之血不能自生，生于无形之气"。② 熟地黄滋阴补肾、填精益髓；丹参凉血消痈，兼有活血之效。③ 川芎活血化瘀，行血通络。④ 白芍尚可养肝阴，缓急止痛。⑤ 鸡血藤、木瓜养血润筋，舒经活络。⑥ 鹿角胶、肉桂温阳补肾，益精血，强筋骨，温筋脉，托疮毒，合滋阴之药，有阳中求阴之效。⑦ 金银花、野菊花、生甘草清热解毒，消痈散结，对创面渗出较多者效果明显。⑧ 治疗该病应全身辨证与局部辨证相结合，若感染较重，毒邪偏盛时，须急则治标，重用清热解毒之品。⑨ 若病势较缓时，需缓则治其本，重用补虚之品，但还需辨别阴虚、气虚、阳虚，灵活用药。治疗期间，应及时复查血常规及创面分泌物，结合检查结果，及时给予抗感染治疗；注重内外相合，全身调理的同时，应及时清创换药，内服外敷，利于肉芽生长，创面愈合，可使事半功倍。

小　结

在治疗糖尿病并发症时，着重注意以下 5 个方面：

(1) 抓主要病机：痰瘀互结是本质，阴虚燥热是表象。多年长期的糖尿病患者，常常是多种症状存在，病情表现复杂，但一定要把握其中的关键，以攻痰饮为先，打破病机发展中的恶性循环为重点，为后面的病因治疗打好基础。糖尿病并发症由糖尿病日久发展而来，多本虚为病，或虚实夹杂，故需将全身辨证与局部辨证相结合，治疗时方能标本兼顾。

(2) 守方灵动，中病即止：糖尿病并发症，病势缠绵难愈，治疗时间较长，切忌急功近利，攻邪以患者具体情况为重点，从最小剂量开始，密切关注患者反应，采用间断祛痰的方法，同时需守方治疗；但在疾病的不同时期，因临床表现不同，用药需灵活，随症加减；对于某些功效较峻猛的药物，如虫类等破血药，症状好转后需立即停药，以防耗损正气。

(3) 中西并重，合参指标：糖尿病并发症的治疗中，将西医的达标治疗与中医的全身调理相结合，在改善症状的同时注重客观指标的恢复，两者结合相得益彰。

(4) 内治外治并举：坏疽皮损作为糖尿病并发症某一时期的表现，常处于主导地位，注重内外治结合，加速疾病修复。

(5) 注重日常生活调摄：积极引导患者注重生活调摄，缓解压力，舒畅情志，勿恣情纵欲，戒除不良生活习惯，建议夫妻相互关怀和理解；鼓励适当体育锻炼，劳逸结合；合理饮食，忌食高盐高脂、辛辣等食物；让患者认识到糖尿病是终身疾病，正确认识疾病，帮助患者树立信心，强调治疗以恒为贯，避免病急乱投医，耽误病情和治疗时机。

第十三章　痰病、痰证的调养与调护

痰既然是体内不正之物超过一定范围的聚集，则必须从痰的产生和消除入手防范于未然。在调养和调护阶段，主要目的是从痰的产生入手，需防止过多不正之物的聚集。那么，该如何防止痰的产生呢？

（1）控制饮酒：尤其是白酒、烈性酒。当然葡萄酒、红酒笔者建议适量饮用。从中医来看，酒体阴用阳，特别现在人到中年后由于人事、社会关系的种种问题，心情不畅而以酒度日者不在少数，酒属湿热。从酒的制作过程就可明白此中道理。古代做酒必先发酵酒曲。酒曲取五谷为原料，粉碎后，加水，揉和为团，其做必须在三伏的时候。该时节主土，易化，是先得湿热之气也。酒曲成后，即可造酒。造酒时将五谷捣碎，加水蒸煮，此过程又得湿热之气。将蒸煮后之酒料，加入酒曲，进行发酵，必发酵充分才行，是又得土之化也。待发酵成功，即可造酒。造酒时，将此发酵之糜粥放入锅中，加火煮沸，其湿热之汽由上而出，经冷凝而液化后成为酒。从酒的酿造全过程来看，酒的湿热之气最盛，故此品为湿热之物。湿热、痰热统属于土，故在当今痰瘀时代当忌此物。如黄疸类疾病多有湿热夹杂，故须戒酒，否则无以愈也。陶隐居云：大寒凝海，惟酒不冰。正说明其性之热。酒既属五谷之精，性又湿热，是痰之一类也，故痰证当戒白酒。余治疗痰证患者，凡属男子必嘱其戒酒。

（2）节饮食：尤其不宜膏粱厚味。盖膏粱厚味最易酿生痰浊也。适量多吃芹菜、茴香等绿色蔬菜，这样以绝痰的来源。肥甘之品所当戒之。若不依法调养，病必难愈。有的病例即使短期治愈，过段时间由于内痰产生的过程没有控制，导致疾病复发。

（3）少甜腻：甘者入脾而生湿，腻者服之而留着，故甜腻者服之助痰。痰证本为不正之物的过多聚集，多服甘腻之品，消化不及，病必难愈。甘入脾，中土壅实，少食甘，才为治病之策。

（4）远潮湿：曾见不少痰湿、湿热类疾病，病愈后因洗澡而复发者。

（5）兼气虚者：不宜过劳。数犯此禁，其生难保。

（6）兼肾虚者：须节房室。若纵欲，痰证难愈，肾虚愈加，肝阳亢于上，恐发中风、晕厥之证。肾虚者又不可滋补太早，因滋补肾家之药，多助痰湿之品。肾主收藏，是越补痰越甚，而肾虚不减，痰湿遂成痼疾矣。痰湿既减乃可补肾。补肾有道，未必皆用滋腻呆补之物，余多主张患者服用壮金之物。金旺生水，肾自不虚。试观大白菜，其色白，其性凉，乃合于金。盛夏过后，方可下种；立秋以后，方可速长；霜降过后，其心渐渐裹紧。此物得天之收气也。若天气不凉，秋风不肃是为金气不足，则白菜生长不良，其心虚软而空，势必减产。

（7）痰证患者宜多服养肝之品，如茴香、芹菜等色青之物。

（8）痰证血压高者，一般不宜降压。除血压特高外，痰证血压高者，一般不宜降压。尤其是仅仅低压高者，降压对疾病无利。因该高血压是因为血行不畅，人体之保护性反应，如此降压，并非治病之本，且对病本之治疗不利。

（9）当然保持正常发汗、大小便的通畅也是需要注意的。

第十四章　未来中医的发展及展望

进入21世纪以来，有关中医存废的争论就一直没有停止过。然而，不论是站在所谓“科学”立场上对异端知识的肆意讨伐，还是站在民族主义立场上对文化遗产的崇拜，那么，中医所面临的危机来自哪里？中医未来发展如何？如何做？

近代以来，中医面临着西医的冲击。但无论是西医还是中医，在生死攸关之际，主要看重的还是疗效。西医来到中国，使许多中医束手的问题迎刃而解，挽救了一大批人的生命。这才是西医能够树立自己地位的根本原因。不承认这一点，中医就不可能反思自己，也就无法重新确立自己的地位。

晚清以来，西医和西学的东进，除了许多仁人志士的努力，其学说本身的优势和确切的临床治疗效果是西医在中国很快推广发展的根本因素。但是到21世纪，西医在国内发展100多年来，其缺陷和不足越来越明显，对慢性疾病仅仅是控制症状，致使患者终生服药的病种越来越多。中医和西医作为不同的学术体系，不是互相的排斥，而是相互学习对方的优势。中医和西医其实是一阴一阳的关系，采用“善补阳者，必于阴中求阳，则阳得阴助而生化无穷；善补阴者，于阳中求阴，则阴得阳升而泉源不竭”的原则，中西医可相得益彰，均有很好的发展，最终找到解决当前各种疗效不好疾病的治疗方法。笔者认为未来中医的发展可从以下几个方面努力。

（一）正视自身的不足，结合时代特征，提出新理论，切实提高临床疗效

正如贾谊所说：“灭六国者，六国也，非秦也。”实际上，中医的衰退并不自近代始。在笔者看来，它至此可以追溯到明代，其表征之一便是1589年明代医家方有执在《伤寒论条辨》中把张仲景称为“医圣”，并得到后世医家的认可，以至于今日仍有学者将《伤寒杂病论》视为中医的“枕中秘籍”。然而，也正是这样一个试图“挽救中医”的举动，更深层次地暴露出中医的“内伤”。这样说当然不是要否认张仲景的历史地位。笔者曾经用了5年时间学习《黄帝内经》和《伤寒杂病论》（以下简称《伤寒论》），读了诸多《伤寒论》著述。但是，要正确认识张仲景的医学地位，便不能将

其人其书抽离其具体的时代环境。张仲景在《伤寒论》序中明白指出，他是针对伤寒在当时流行的时疫而立法制方的。时疫具有传染性、流行性、突发性，是外邪侵害人的身体造成的人体功能失常现象。这和人们现在通常遇到的慢性疾病有着本质的不同，后者往往涉及脏腑之间和经络之间的变化，常是多脏腑和多经络共同作用所造成的，比起伤寒来，其病理机制要复杂得多。当然，也要看到，自古以来有很多伤寒大家灵活运用《伤寒论》的处方治疗不少慢性疾病，也取得了很好的效果。但这是否意味着《伤寒论》可以推诸四海而皆准呢？通过阅读大量医案，笔者明白了他们解决的多数只是症状，并未从根本上解决病理问题。实际上，伤寒在六经传变中所产生的病理机制和慢性疾病有相似之处。如小青龙汤便是针对寒饮伏肺引起的咳喘。一些慢性哮喘患者在病程的某个阶段具有相同的病理机制，在临床上是可以使用的。但更重要的是，慢性疾病实际上是多种病理机制导致的，解决了寒饮伏肺这个机制，只是完成了一道工序，还有很多问题要解决。

伟大的医家张仲景对伤寒的认识既深刻又严谨，千古以来无出其右。但是《伤寒论》乃是外感总论。不明白它所讲的道理和针对的具体问题，而只是将其治疗方案盲目推广，用来治杂病，甚至癌症、高血压等，与其说是对张仲景的推扬，倒不如说是对他的背离。这恐怕也就是真理往前迈了一步而成为谬误。从封建社会一直到改革开放以前，社会经济因素对自然人的影响基本一致，就是以吃不饱，穿不暖为特征，如此以自然环境的改变产生的伤寒学派、温病学派是自然的，从中医历史中不难发现温病学派的产生是因为按照伤寒的理论指导疾病治疗时效果不佳后，一代代人探索出来的规律。当今社会出现了营养过剩，运动不够的现象，各种慢性病按照以前的治疗法则效果差，此时应该是发展中医理论，突破前人，同时也学习西医在解剖、生理、病理、统计方面的优点。总之，就是化不治之症为可治之症。

（二）学习西医长处，弥补自身不足

现代许多中医医师的水平凭借医生的悟性与临床经验基础上的揣摩深思而得。于是在中医界就开始产生了另一种思路：把临床的症状加以筛选和归纳，根据主要症状，运用阴阳、八纲、脏腑经络辨证而处以方药。这种方法与近代的医学思路实已极为相似。但是这一看似正确的方法其实存在很大问题。首先，同样的症状往往是不同病因的表现，针对症状下药，而不从病因入手，极有可能误诊。其次，很多慢性病在一般情况下是没有症状表现的，有些症状只是慢性病的急性发作。因此，解决了症状不等于治好了慢性病。实际上，除了少数杰出的医家，多数中医所针对的都只是症状。中医多有以症状列为病名者，如头痛、腹痛、胃痛、自汗、盗汗、失眠等便证明了这一点。这说明传统中医对病的认识是非常模糊的，意

味着它存在着很大的漏洞。当然,限于近代以前人类的知识水平和技术手段,应该说传统中医的症状学在那个时代是很先进的,相比起来,西医在解剖学形成之前对疾病的认识是无法和中医相比的。但是,随着西医的近代化,其直观的具体的诊断治疗方法更给传统的模糊医学带来很大的冲击。

再者,笔者认为应用中医治疗疾病的同时,也应借鉴西医的优秀之处,如西医在影像、解剖、病理等方面的成果,中西医互相印证,互相启发,为治好疾病服务。

(三)中医教育模式需要革新,个体中医会有大的发展

在西医的步步紧逼下,中医为了自身的生存与发展,不得不采用西式的思考方式。其中影响最大的一个步骤恐怕就是模仿西式的医学院,设置中医学院。传统中医采用的是师徒授受的方式,老师通过亲自指导,将一些经验和体会传递给徒弟,而徒弟也可以在长期追随师傅的过程中逐步掌握中医个体化的思维方式。但对于现代学术建置的中医学院,这种面对面的传授方式未免“奢侈”。为了适应规模性的教育方式和标准化的现代医疗管理体制,就必须把包括治疗手段在内的医学知识加以简单化、教条化和程式化,这无疑背弃了注重整体化和个体化相结合的中医之道。同时,诸如切脉之类的基本训练也难以得到有效的保障。建立中医学院本是为了推动中医的“现代化”,但其具体影响却颇有南辕北辙的意味。中医从其本质来讲是精英教育,常言道:学中医者千人,有心得者一人而已。因此,在模式化和分科细密化的“现代”思维标准的大前提下展开的“中西医结合运动”。目前的中西医结合的实质是以西医化中医,确切地说,是以西医的思维方式改造中医。现在人们到中医院去,医生不把脉,而是和西医院一样,做各种各样的检查,等结果出来以后,再据此开中药处方。似乎中医即等于中药。可是,中西医最大的差异不在药物,而在于对疾病的理解方式。那么中西医怎么结合、结合点在哪里,都值得认真思索,其实质则是首先要弄懂两种医学本身的各自特点,包括它们的长处与短处,才可尽其所能,避其所短。有人调查成都中医学院(现在的成都中医药大学)1990年毕业生1 000人。发现15年后真正意义上从事中医治病救人不到1/10。笔者认为现代中医教育体系离传统中医学的真正精神可能有些差别。然而,道之不存,术之焉附?传统中医界已经走过了一段弯路,今天人们学中医应该采用自愿的方式,如果人们从内心想学,想找一种新的思路来治病,这样才能正真成为治病的医生。现代倡导的“西学中”项目是个不错的教育方式的尝试,但最好采用自愿的方式,通过学习过程来提炼好的中医师。随着先统一后辨证思路的提出,远程医疗,异地行医,不见患者就开药方会有大的发展。真正回归中医是“精英医学,精英才可学习”上来。同时中医个体诊所,师承的教学模式将来会有大的发展。

（四）中医体系的革新

现代中医必须面临西式标准的审查才能生存。否则，中医就会被贬为“巫术”，流放到现代医学的疆界之外；或者努力追随西医，力图使自己“现代化”。但是，任何一种文化，特别是像中国这样有着非常悠久历史的文化，不是不要“现代化”——否则就只有送进博物馆中，成为人们参观凭吊甚至批判的对象——可问题的关键是，什么才是“现代化”？今天大家已经知道，现代化不等于西化。西方只是在现代化的道路上先行了一步，提供了一种可供借鉴的形态，而不是唯一的模式。因此，真正的现代化必须首先清理自己的家底，知道自己的文化财产中，什么是可以继承的，什么是需要论证的，什么是要丢弃的。早在20世纪20年代，胡适等提出的“整理国故”运动，就希望达到这一目标。然而问题仍然存在：不少人“整理”了国故之后，却认为包括中医在内的国故中基本上没有什么值得继承的。这当然不证明“整理”的目标有问题，而是表明不少“整理”工作本身可能并未做到位。以中医而言，其症结何在，也须加以辨证地分析，不能以偏概全。这就要求学者首先须立稳自己的脚跟，弄懂中医的真精神，从其原理出发，而不是从具体的手段出发，也许可以实现中医的真正现代化。所谓中医的真正现代化，有两个方面的含义，一是走出症状学的思考方式，回到“医道”传统，实现中医界的内部反思。二是站在一个平等的地位上和西医对话，矫正今日这种以西化中式的中西医结合运动，实现两者的真正结合。这不但有利于中医的发展，对西医也不无益处。实际上，所谓中医和西医不过是限于人们今日的认知水平的一种表述。在“治病救人”的意义上讲，医学只有方式、方法的不同。中、西医乃至其他一些医学，如藏医、蒙医等，都是基于对自然和人体的认识而建立的。当人们对疾病的认识更为深入的时候，这些医学均可找到结合点，互为所用，而不应有什么对立。

（五）发挥整体思考的优势，结合社会实际和西医手段，从而改变现在人的就医方式

人是宇宙中的一物，在千百年来的进化过程中，与周围的环境相互作用，才成为今天这个样子。因此，人们不可能脱离自然来理解人(不能深刻地认识人和自然的关系，西医的研究和发展也将陷入泥潭)。且仅就此一方面而言，古人较之今人更有优势。今天人们的生活更加富足、更加方便，但也离自然更加遥远。营造了一个看似可以脱离自然，实际上最终要受到大自然制约的小环境。其影响之一就是，人们对自然的感应能力大大减弱了。古人由于常与自然为友，获得

了一套非常淳朴的自然观，而中医便是建立在自然唯物观基础上的对人体内脏、经络的病理演变的认识。其实，不仅是中医，各种传统医学，无不建立在一套类似的自然观基础上。即使现代西医，也不能从根本上脱离这一观念。正是从这一意义上讲，笔者更希望把自己理想中的医学称之为“自然医学”。它与传统意义上的中医有共同的根源，但又超越了传统中医。首先，它要求从医道的高度理解疾病，既把人体与外部环境结合起来，又从人体内脏经络的整体意义上对疾病加以全方位的考察，因此，它所需要的不仅仅是归纳，更是根据身体的各种征象进行的综合分析；它的治疗方案也不是对前人成方的沿袭，而是建立在综合分析基础上的“综合治理”。其次，今天的自然环境和生活方式较之古人甚至几十年前的人们都已经发生了巨大的变化，这决定了人们的内在机制必然发生相应的改变。这些年来出现了不少新的疾病，如所谓“空调病”，便是这种新环境的产物。这就意味着相应的治疗方案须做调整，绝不能简单地因袭成方，必须有所“变”；但这个“变”又是有依据的，其依据便是自然的基本运行和人体内脏经络的病理演变规律，这便是“通”。有通有变，则可大可久。中西医相互发挥、相互促进的局面将出现并有极大的发展。中医会指导西医的科研方向，西医会是辨别中医真假的试金石，去掉其中许多糟粕，促进精华部分的发展。越来越多的西医医生会来学习中医，且出类拔萃，对中医的发展有所贡献的中医医生很可能是西医出身，后学中医的。

中医摄生与诊治之道不是通过干扰取代、切除病灶，甚至杀死微生物、杀伤肿瘤细胞等手段达到消灭疾病的目的，而是以调理生命运动方式的失和为主，在清静、安宁、愉悦、颖悟的作用过程中，实现生命活动的协调、和谐、有序。所以能最大限度地减少组织破坏，降低能量消耗，避免毒副反应，消除基因突变，延缓细胞分裂。从而在调理病态过程的同时，延缓衰老的进程，形成健康的态势，保持心身的年轻，实现长寿的目标。

不足全世界人口5%的美国，消耗了全世界将近一半的能源，仍然不能解决哪怕是基本的社会问题，更没有解决关系人类生存的健康问题。美国的医疗费用相当昂贵，2015年达到GDP的17%，美国政府都不堪重负，但美国人民的健康状况并不乐观，以西医为主的治病思路，高投入往往是健康汇报的低产出，值得深思。因此，中医的发展未来前途很大。

（六）未来就医方式的改变

未来医学将以“保健园”的形式，逐步取代医院的主要地位，医院将成为辅助机构。医学除了属于科学范畴之外，将深入文化、美学、艺术，使医学从人体的健康需求上升到精神世界的美好境界。医学、文学、美术、书法、音乐、歌舞、美食、药膳、气功、武术、健康旅游、模拟的环境、梦幻的世界等将成为“保健园”的重要组成部分。接受保护健康，是快乐的事而不是苦事。

第十五章　常见痰病、痰证问答

笔者在写此书之际，教授研究生学习研究从痰治病或与同道探讨治病救人之法时，有疑惑的人很多。不了解一体多病的道理，不明白气、水、痰、血的关系，特别是在中医界首次提出强调治病过程中统一的重要性，辨证和统一才是中医的关键，很多人不理解。因此有各种问题，这是非常正常的，毕竟在此提出的“痰派中医”理论是一个新的学术观点，所以产生各种疑问，这可以理解。笔者选择比较典型的问题，以问答的形式来表述，望能释疑解惑！

问 1：现在很多医生考虑痰从哪里来，大多数人是从五脏考虑的，称之为五脏生痰，或从气虚、阳虚来考虑。普遍观点认为治痰之本在使根本渐充，则痰不治而自消也，故凡欲治痰而不知其所源者，唯揣摩而已，如此从痰立派，有此必要吗？

答：在中医里痰是一个非常广泛的概念，痰是病理产物，也是一种致病因子。只是绝大多数医生仅仅理解了病理产物前半句话，而对致病因子后半句只听而不闻。从治病求本的思路来考虑治痰非常好，但这种直线化、静态化的思路看待疾病本与标的关系肯定是临床治病不多，思考不深，没有千方百计思考如何治不治之症，如何突破和超越前人的医者所言。笔者体会，任何慢性疾病的产生，其病机中一定有个正反馈的圆运动机制持续存在，否则疾病不可能长期存在甚至加重恶化。脏腑功能的下降，气虚和阳虚确实是生痰之根本，使根本渐充确为治痰之本，但痰难道就是静止的，不反过来是根本渐失之原因吗？如此来说，谁是标谁是本？因此从该反馈机制的何点打破，均能治病，没有孰优孰劣之分。笔者从痰立派，还是让实践来检验吧。

问 2：张景岳在论痰时说《黄帝内经》不探讨痰，因为痰是疾病的结果，不是疾病的原因。而笔者说的痰，大多将它看作病因来对待，为什么呢？

答：从痰立派是一个新事物，提出不同的观点非常正常，因此需要比较透彻地探讨。《黄帝内经》不探讨痰，我们就不能探讨痰吗？《黄帝内经》本身倡导的推陈出新精神就是对后继者的要求嘛。张景岳确实认为痰是患病的结果，而不是致病的原因。但尺有所短，这是它的局限之处。如果一定要说痰是疾病的结果，那么营养过剩，导致肥胖症、高血压病等结果如何来解释呢？再比如中风偏瘫，西医称脑血管意外。当没有发病的时候，人可能没有出现痰涎，但其实已经有痰证的舌脉表现，等到大病发生的时候，那么才出现喉中痰声辘辘。这不是疾病生痰，其实是因痰而产生的疾病。据笔者观察，这类患者其发病过程通常是：膏粱厚味—痰浊内壅—经脉阻滞—血瘀经闭，脑血管意外于是就发生了。由此发现，痰是病的结果、疾病的原因。退一步说，也许痰是疾病的结果，也不一定是疾病的病因。所以疾病发生在先、痰发生在后，痰又反过来成为疾病的原因。因此，痰不除那么疾病就有根据的地方了，有隐蔽的堡垒，一旦痰祛除，病邪就容易消散。好比常说的长期感冒就是这样。所有的感冒患者，风邪是疾病的原因。风性走散，容易开泄，容易散失，这样就算疾病不治疗，仍然有自愈的，只是因为风与痰相关联，所以迁延时间久了。这就是痰，所以称其为病因。

问 3：中医从医圣张仲景的六经辨证开始，而后气血津液辨证、三焦辨证、卫气营血辨证、脏腑辨证等一直被认为是中医的灵魂，而笔者主张先统一，后辨证，中医有统一吗？统一和辨证的关系是什么？

答：仲景说："余宗族素多，向余二百。建安纪年以来，犹未十稔，其死亡者，三分有二，伤寒十居其七。"可见汉代末期以伤寒为主，其就统一于伤寒，再谈治法就是后世总结的六经辨证，后来的气血津液辨证、三焦辨证、卫气营血辨证、脏腑辨证等实际主要是温病的需要，不也是统一于温病吗？"百姓日用而不知"，临床治疗中统一和辨证一直都存在。笔者结合当今时代潮流的痰瘀特征，从老子"上善若水"的观点领悟到水是生命之源，也是疾病之源，因此思考生病原理时从水来考虑，主张"万病水中藏"的观点。水性状的改变就是不正之物、毒素，于是各种疾病产生，但还是统一于痰瘀。这就是本书强调一体多病，先统一后辨证的原因。

问 4：历代医家，多从脾虚生痰来讨论，笔者为什么说脾实生痰呢？这有一种标新立异的嫌疑？

答：《黄帝内经》说：邪气盛则实，精气夺则虚。脾主运化，痰产生于中土脾，本来就属于邪气。"邪气盛则实"，因此痰证本来就应该为脾实，是有道理的。痰产生于脾，自是脾实也。至于"脾虚不运而生痰"的理论，听起来似乎很有道理，但仔细推敲却不是这样。因为脾主升清，假设如果脾虚了，清不能产生，那么就会向下流动，这就是泄泻清稀。《黄帝内经》云："清气在下，则生飧泄。"这是阴证，应当属于"饮"，就像张仲景所说的"痰饮"，而不是今天常见的痰，特别是热痰了。可见，如果说脾虚生饮还可以，说脾虚生痰就不全面了。再反过来思考一下：假设一个人的脾不虚，功能有力，那么就不生痰了？常看见有人，食欲很好，身体肥硕，大腹便便，那这种人脾不虚了，那么这些人难道就没有痰了？不是这样的。肥胖的人多痰，久而久之可能就有高血脂了，或者发生心血管疾病，或者发生糖尿病、脂肪肝等，用中医的方法来分析，这类病证原本多属于痰证。由此可知，脾实的人并不是不生痰，而是易产生痰。从生理的角度来观察，脾为仓廪的根本，主要负责收纳、吸收水谷，痰为水谷所变的东西，试问：谷多容易变呢，还是谷少容易变呢？现在脾胃受纳有多的，假如人应当摄入1 000 cal * 热量而实际摄入了 2 000 cal，致使中焦有过多的东西，人体有多余的营养，这个人可能就会脘腹痞满，或者是大腹便便，或是肉臃形肥，这不是脾实吗？因此说肥胖的人多痰，是脾实多痰。进一步说，脾消化过多，就是痰证，为什么呢？脾运化水谷以后变成了血，就是说"食物进入胃，浊气回到心，淫精在脉中流动""中焦收到气，摄取水分，变化为红色，这就是血"，于是血脂过高，这就是痰证，难道不是脾实的原因吗？因此营养丰盛那么中焦就有多，中焦有多余那么就是脾土之实，脾土实那么痰湿就会产生，这就显而易见了。所以说：脾实生痰。许多医家医书之所以只说脾虚生痰，也是因为近代的中医书籍只说脾虚，很少有说脾实的。或者偶尔说脾实的人，也多是蜻蜓点水，一带而过的，而没有做详细说明。甚至有主张"脾无实证，惟有虚证"的，因此将脾的生痰称之为脾虚。这种说法实际上违背了《黄帝内经》的本旨。因为《黄帝内经》认为，五脏都有虚证，也都有实证。如果再用临床治疗来验证它：假设如果脾虚产生痰，那么治疗痰证的药，白术、甘草等补益中土的药品应当作为首选。那么治痰为什么不用这类药呢，而是用控涎丹、竹茹、黄芩等药物，或通降泻土的药物呢？因此痰属于脾实，而不是脾虚。

问 5：笔者说痰证的脉象可以是滑脉，也可以是滞涩脉。但是滑与滞涩性状相反、势同水火，主要的病证是不同的。滑主痰湿而涩主瘀血，那为什么会在同一个痰证中见到呢？

答：世间万物，相反相成的规则常见。滑脉的产生是痰湿宿食。夫脉者，血之府也。气血运行于其中，现在痰湿内聚，进入血脉，好像泥浆进入江河，扩充了它的水流，江河滔滔，滚滚而来，因此可以是滑脉。但滑脉又不是唯一主痰的，瘀血也可导致滑脉。笔者曾数次看见外伤的新证，诊断其脉，多为滑脉，而不是涩脉。这似乎与中医基础所说的产生矛盾。我多年没有找到答案，心里十分纳闷。后来临证的时候又看见许多脑血栓的疾病，他们最初都没有血栓的迹象，诊断他们的脉却多是滑脉。之后，病变越严重了，滑象改变了而渐渐变成了滞涩，脑血栓就变成了易发状态。然后一旦脑血栓发作，诊断其脉，就又变成了滑脉。脑血栓迁延时间久了，滑又变为滞涩。动态曲线方式的思考问题才得其道。笔者因此而了解：痰湿混于脉中，好像泥沙入水，一开始水势就浩大，所以看见滔滔的态势，他的脉是滑脉。后来水里有泥沙，他的状态就容易堵塞，时间久了水就少了，那么水流慢慢变细了，他的脉就滞涩了。那时正好血栓初发，血液运行壅郁，正气受到刺激而抗争，这就好像战争时期运输的繁忙一样，因此又看见了滑脉。时间久了，正气渐渐亏乏了，就好像久战之后，物资大量的消耗，财源匮乏，虽然还想运输，但却没有东西可

---

* 1 cal=4.186 8 J。

运了，因此又看见滞涩脉了。痰湿的脉象，轻微病变看见滑脉，严重的就变成了滞涩脉了；初期看见滑脉，后期看见滞涩脉。滑与滞涩的脉象虽然相反，它们的原因却相同。物极必反，这是常识，哲理都是这样，脉象当然也是这个道理。

问6：笔者说痰证的形体可见肥胖，也可见消瘦。肥胖与消瘦体形相反的人，理当病因病机不同，现在却同样主痰证，那么病因病机相同吗？这是为什么呢？

答：一般而言，营养丰盛，脾土的根源则富足，因此运其精微，扩散至全身，化生五行，来滋养五脏。多余的水谷精微，就储存于体内化生为肉。因此营养过剩的多，那么肉就多，形体就臃，就变成了肥胖。在当今痰瘀时代看现在的人，肥胖者多，其实就是因为这个原因。肥胖的人，营养丰盛-脾实-痰证这是常态。但有规律也有改变，自然的规律。从医学的角度来说，大实就会有羸的迹象，至虚就会有盛征象，痰证也是如此。假设营养过盛，脾的根源过度充实，摄纳太多而它运化的能力相对不及，于是，食缘于壅就会积聚于中土，脾遭之困而运化不逮。因此，水谷的精微反而不能向上运行、四处扩散，因此肌肉慢慢变少，人就慢慢消瘦了。消瘦与肥胖相比，其体形虽然相反，机制却可能相同，这就是为什么。也有因胖而导致瘦的人，这也不可不知。这是因为物极必反，道理就是这样。常见糖尿病患者，病没有发作的时候，身体十分肥胖。之后糖尿病发作，体形就渐渐消瘦了，与当初判若两人。这就是由肥变瘦的典型。也有原本肥胖的人，因为他的痰浊下溜，发为泄泻，时间很久还不见痊愈，慢慢就变消瘦了。张仲景说过："其人素盛今瘦，水走肠间，沥沥有声，谓之痰饮。"素盛今瘦者，由肥胖变消瘦，这样的人，痰饮同水谷，俱下溜于大肠的泄泻使然。因此痰证患者，肥胖者固然很多，但消瘦者未必不是痰证，这也不可不知。

问7：痰湿与瘀血有什么关系？笔者治疗脑血栓等疾患为什么不重视瘀血而主张痰湿呢？

答：所谓瘀血，血凝结然后聚集者而已。瘀血本来就是因为流行不畅而导致的。因此不论什么原因，凡是可以导致血行稽迟、謇滞的，都可以成为瘀血。例如，人局部遭受外伤，气因此而聚集，壅郁然后导致瘀血。痰导致的瘀，原理也是这样。食物进入胃，精华变成浊气向上到达心、脉——"所谓中焦受气，取汁也""所谓食气入胃，浊气归心，淫精于脉"。如果之后变化为红色，那么就是血了。如果没有改变，那么饮食精微；可能过量，可能运行失去了他的常态，功能发生不同改变，那么就是痰浊了。现在痰湿已经形成，混于脉中，或者随血而变成红色，留滞于筋络中，一开始经脉暴涨，只有成瘀的病因，但没有看见瘀血的征象，时间长了就会阻碍血液的运行，如泥沙淤阻河道，之后就有瘀血的可能了，瘀血逐渐形成了。从这里来看，痰湿在先而瘀血在后。痰湿的患者，瘀血是其病因；瘀血是痰湿的结果。因此治疗的方法，首先应当治疗其病因。治疗痰湿是瘀血治本的方法，治疗病变的上策。今膏粱厚味所导致疾病较多，因此血阻的病证多发，阻于心那么就会心绞痛或者心肌梗死，阻于脉就会发生高血压或脉管炎，阻于脑就会有脑血栓形成。研究种种疾病，其实是缘于痰浊的病变。观察脑血栓患者，起初多有高血脂、血压高，脉见滑象，这是痰湿。虽为痰湿却没有脑血栓的瘀。等到时间久了，滑反而变成了滞涩，血压不高或仅为低压高，脉压差小，此时极易发生脑血栓。这个时候，亟祛其痰，然后治疗其根本，或者再通络那么血栓就可以避免。脑血栓已经形成的，那么痰湿瘀血并存，治疗应当痰湿瘀血一起治疗。疾病发展到这里，内脏已经受损，经络已经堵塞，譬如道路已经坏了，虽然尽力修补，也很难变成刚开始的样子。因此后遗症有很多，大多很难避免。因此，治疗瘀血患者，治疗已经发生的病变是下策。

问 8：痰对于饮来说，是同一物，不同类吗？

答：古代痰饮并称，或将痰饮列为饮证之一。如《金匮要略》说："夫饮有四，何谓也？有痰饮，有悬饮，有溢饮，有支饮""其人素盛今瘦，水走肠间，沥沥有声，谓之痰饮"。仲景的话直至今日，世人仍然用这个方法。但观察后，痰对于饮虽属于同类却稍有区别。总的来说，痰与饮都来自脾胃，都是水谷的乖所变，这是他们相同的地方。但饮的质清稀，主要由水变化；痰的质较稠厚，主要由谷变化；饮都属于阴，他的治疗适宜用温；痰分阴阳，阳的患者多而阴的患者少，它的治疗也有温凉的分别；饮是寒湿之气相搏而成，性大多下溜；痰是湿热之气相合而成，可上可下。如果说痰升降的趋势，总的来说，热多寒少，或合并肝木之气然后上升；寒多热少，或合并大肠之气向下。因此饮的患者，是阴寒的患者；痰的患者，阳热居多。也有阳热不显著的患者，因为痰的体为阴，因此容易下降，这虽然也是降，但有别于饮下流的清稀寒凉。张仲景重寒，所以重饮。在现代社会，应重痰瘀，且以热痰多见。

问 9：前人讨论痰，除了肺中咳嗽有痰之外，大多认为痰是无形的东西。因此，有形的痰其种类极少，诊断还比较容易；无形的痰种类十分多，诊断又很困难，而笔者认为无形的痰多，有形的痰也很多，请解释？

答：现在的《中医基础理论》《中医诊断》许多书将痰分为有形、无形两类。而有形的痰仅限于咳唾而出的人。这是不恰当的，在前面第一章就解释了。痰病有形的患者也很多，而且不局限于肺中所咳出的痰。一般心、肝、肾、胃、大肠、膀胱、胆、脉、九窍、皮肤，都可以发现有形痰的聚集。简而言之，与肺中咳唾所排出物相似的患者，都是痰。如胃中所呕吐出来的黏稠唾沫、小儿口角所流出的涎液、妇女下面的白带、大便所排出的黏浊物、尿中所出的白浊、鼻中所出的浊涕，诸如此类，都与肺中咳唾相类似的，都可称为痰。就好比眼中多眼屎、耳朵中多耳屎、面部多油腻、皮肤中多黏汗，也都与肺中咳唾之物相似也都称之为痰。痰已经生成，聚集而凝固，可形成痰核、结石，就如皮肤及腘窝囊肿、肝胆结石、尿路结石、扁桃体或淋巴结等组织的慢性肿大，比如这一类，虽然与肺中咳唾的东西可能相类似，或不类似的，但它们一开始大多是痰证，迁延时间久后就变成这种形态明显的东西。研究它们的根源，都是痰证。另外有许多痰证肉眼虽然不可以看见，但借助仪器或在显微镜下就可看见其具有的“痰”的形态，如动脉中的粥样胆固醇、肝中的脂肪过多、血管中的血液黏稠，也都属于痰证。可见，如果能细细观察，用心体悟，痰证的有形者是很多的。由于当代科技水平所限，眼下还属于无形的痰证也可借助它的征象而观察它，如痰这个东西，它的性质呆滞、污浊、浑滑、黏腻，因此脉象见浑滞或滑，症状见呆滞迟钝，都是痰证。临床治疗患者时仔细观察它的有形，体悟它的无形，那么痰证的诊断就不难了。当然，人们更需要注重中西医融合，重视研究各种广义痰的病理基础，相信将来会有越来越多的有志之士来深入研究。

问 10：痰既然源于水的乖变，那么就是邪。对于这个邪，可杀灭吗？可清除吗？

答：痰是由水转变而成的。已经形成痰的可以称为邪。但中医的治邪不同于西医，未必都给予杀灭。可能调其木而扬去除它，或者肃其金而下驱除它。驱除以外还有转化——化痰为正的方法，这是治疗痰证的王道妙法。深究它的原委，正之与邪本可以互相转化。正之太过的话，正失其所，那么就是邪。常说的“取其精华，去其糟粕”，就是说精华和糟粕是在一起的，譬如胆固醇，本来是人体血管的正常物质，一旦太过，其量太多，就是邪气；大肠之中，本来就有杆菌，这是人体正常的东西，一旦丢失或者易位，比如上升到胃，运行进入血液那么就是邪气了。反向推理，邪气重新回到它的部位，重新变成适量的那么就化为正了。笔者的治疗痰证方法有化金汤，就是化痰为正的方法。

问 11：看笔者所说的痰证，与医家所说的湿热有点相同。它的痰与湿热是一证吗？不是的话，痰证与湿热是什么关系？

答：湿热的气在脾胃汇合，是土之气。长夏季节，天气湿热最显著，土的时间。如果那时湿热太过，土就很充盈；如果那时湿热不够，土就匮乏。而痰产生于中土，汇合于脾胃，是土家的实证，因此痰证与湿热同属于脾胃的实，性质是相同的。因为它的性质相同，所以治疗的法也近似。大多以木疏导它，或者用泻土的方法。但如果说湿热与痰证的细微区别，那么痰证质地多较稠厚，湿热的质地多偏清稀；湿热多没有具体有形的事物可以看见，而痰证多是有形的事物，或者肉眼可见的，或借助仪器可以看见，如冠状动脉中的粥样物、咳嗽而出的气管分泌物、黏稠的鼻涕、囊肿中的浊物、阴下的白带、结核病灶中的干酪样物等。如果说治疗虽然大致相同，但也是有区别的。湿热大多无形，可以给予利水渗湿的药品，如茯苓、猪苓、车前之类的；痰证大多有形，治疗多用化痰涤痰开窍的药品，如半夏、瓜蒌、远志、苏子之类的。如果利水渗湿，通常很难奏效，如果用了痰反而变胶黏，而形成痼疾。

问 12：痰证是疾病多见怪异的病证。古人曾有“怪证多痰”的说法，那么，其中的道理是什么，希望在这里能了解。

答：所说的怪证多让人感觉奇特，表象奇异。这就是怪，不常见。常见就不怪了。不常见的，就是变异。万病水中藏，水无形，随气无处不到，因此变异很多。痰从五脏来讲是脾土实的结果。脾土已经充盈了，就是凌犯其他脏器，肾肝是首当其冲的。认为肾是水，肝是木，都与土是对宫的因素。肾属于水，位于下面，是人的基础，起稳定作用。因此海岛的地方因多水而气候稳定，沙漠的地方因缺水而忽冷忽热。男人的二八，女人的二七，肾气恰好旺盛，性情大多稳定；然而到年老肾却亏损，于是性情不稳。比如女人的七七，性格突然改变，其实是肾虚导致的。现在肾脏已经亏损，证候变化没有规律了。肝是木，是谋虑的主要部位，是罢极正确分析判断的根本，是人的谋划、分析、判断的场所。现在木被土克制，谋虑、分析、判断都失去了准确，因此看见各种感觉异常。

问 13：若如先生所说痰是阴邪，下降是顺，那么顺就容易治疗了。向上就是逆，逆就应当难治了。临床所看见的，确实是这样吗？

答：大多都是这样的，但也不是全部都是这样。具体病理又应当仔细分辨。痰下降就是顺，但下降的痰可能有逆的。好比痰侵犯肝木，却看见前阴、膝、筋等许多病，这是土实侮木，这就是逆。治疗需要花费许多时间，或者反复治疗。痰向上的人虽然大多是逆，但也有顺的，如中焦的痰，向上到达肺，然后离开它的开口，嗽出来就是痰了，这是土实累及金，母亲生病累及子女。症状轻者，虽然不治疗，也可没有大碍；稍微严重的人，治疗的方法大多简单，因为它是顺。由此来看，不可以说痰证上逆下顺，但大多都是如此的。又，痰的性质虽然属于阴，但又有兼夹风火的阳性。

问 14：笔者所说的痰证的诊断，有大便溏却不通畅的，可能一开始是硬的但之后溏；小便细涩不通畅，排解没有力。这是二便的，是肾控制的，笔者为什么从痰立论呢？

答：肝主要负责疏泄。疏就是疏散、疏通、疏解；泄就是排泄、发泄。肝的疏泄，不只是情志的发泄，凡体内的东西都应当排出体外，都有赖于肝疏泄的功能。汗应该出的时候不出，便应当排出的时候不排，尿应当撒的时候不撒，就算排出却不通畅，泻却不爽的，都是因为肝失去了它的功能。那肝为什么失去了它的功能呢？除去年老肝虚以外，有痰浊就是有疾病了。痰浊就是疾病常见的原因。痰浊是土实，土实那么就侮伤肝木，肝木就很难正常疏泄，那么二便就不通畅了。而且肝脏主要负责筋，肛门括约肌、膀胱括约肌等都属于筋，都是肝来控制的。因此二便不通畅，大多是因为肝脏，而病因就是痰。而且痰浊的性质就是黏滞不通畅，排泄看见黏滞不通畅者，显然是痰证。而且《黄帝内经》说："前阴者，宗筋之所聚，太阴阳明之所合也""肝壅则两胁满，卧则惊悸，不得小便"。因为前阴本来那就是肝所控制的，小便也与肝有关。土属于太阴阳明，因此痰浊可以到达前阴，就侮肝木了。

问 15：笔者所说治痰药物可能与前贤吻合，或与前贤有区别。有许多药物前贤并没有说治痰方法，笔者却用于痰证，道理在哪里呢？

答：中医关于痰病的理论是随历史进展逐渐形成的，因此痰派中医理论的形成，其实是前人开端的，笔者仅是继承总结而已，感悟了一些，阐发新的意思，并且扩充它，发扬它，光大它，这个学说就成功了。试验前人所列的药物，实践并证实有效的药物，并应当因此来沿袭这些方法。前人没有发现的，我们应该有一些体悟，以实践的方法来寻找依据，验证临床有效的。这正是发扬的所在。如果痰证是属脾实，根据五行理论，那么繁木可以控制土实，因此荣木的药品，可治痰。如黄芩之类的就是这样的。考虑黄芩，中枯的药物为上，它又称为腐肠，因为它的中空就好像府，颜色青中带黄，胆腑的药。胃的逆，得胆气然后可以下降，那么痰就随之下降；生金可以消耗土实，因此肃降的药品，可以治疗痰，如厚朴之类就是这样。厚朴外皮是白的而内瓤是紫的，这是因为肺肝的气。肺降而中痰得以消除，肝治疗了而脾实因此去除，痰证可以痊愈了。这就是所说的医理、药理，都是一个道理。格物致知，了解药物的性质，遵循医理并运用它，那么可以发现了解前人所没有发现的。从这里可以发现，中医发展的方法就是这一途径。

问 16：笔者所说的痰可以出现滑脉。但滑脉不仅仅主痰，更主其他疾病。《濒湖脉诀》曰："滑脉原因脏气衰，痰生百病湿生灾，上为吐逆下蓄血，女脉调时定有胎。"这些宿食、妊娠等，就可以出现痰证，就会出现这些疾病，那么如何来区别它们呢？

答：疾病十分多，很难计算清楚，但脉的种类不多。《脉学》当中记载的不过 28 部，因此一脉不是一定主一病，而可能有数种疾病。临证的人应当详细观察。滑脉的出现见于痰证，这种情况很多。痰证以外还有宿食，宿食在胃，脉也可以看见滑脉。但宿食与中焦痰证，它们的本质并没有区别，都属于中土的实。痰证在中，应当主要用下法来治疗，宿食在中，它的治疗也应该是下法。但观察它的中焦痞满，矢气就舒畅了，脉见滑象就只须下之。由此可见，中焦痰证的病因与宿食的病因相类似，病机相同，治法相同。如果脉滑但痰不在中焦，那么宿食出现脘腹痞满，那么痰证就出现其他症状了，这样就可以区分了。宿食以外，还有妊娠。妊娠的脉滑，症状出现恶心、呕吐等，都与痰证相同，它的治疗也主要用化痰降浊的方法，这就是病机相同、治疗相同。如果一定要寻找区别，那么尽量配合其他诊法。这样治疗相同，疾病的区别就在其次了。

问 17：读本书，有痰热、痰火、痰浊、痰湿许多概念，这是相同名字不同的称呼吗，或者各有所指吗？

答：痰的概念已经在书中说了，开篇就已经讨论了。但痰常兼夹其他气（邪）然后就变成了患，这就是为什么有许多名字。简而言之，痰夹盛火，共同肆虐，这就是痰火；痰夹火而不是盛，这是痰热；痰夹火不明显，只有痰作祟，或者痰十分胶黏，这就是痰浊；痰性质不稠，或者夹寒湿，那么就称作痰湿。痰火、痰热向上侵犯的就是主；痰浊、痰湿向下侵犯的就是多。这就是它的大概，但又不能拘泥在这里。痰热有侵犯下焦的，这是因此有热痢的疾病；痰浊有侵犯上焦的，这就是为什么有肺家的多唾而痰稀。读者不必拘泥在这里，应当自己体悟。

问 18：先生所说竹茹入胆，胆是阳的而主降，这是阴升阳降。阳性主升，就好比火那么炎就在上面，所以阳在上。笔者为什么说阳降呢？

答：阳在上，阴在下，确实是天地的规律。所以天在上，而地在下（这是根据人们看见的来下结论的，不是用天体物理来定论的）；太阳丽在中天，水潜在下极。于是人也应当这样，所以清阳在上，浊阴在下；清阳从上窍出来，浊阴从下窍出来。这是天地的道理，因此生机全在阴阳相交。天的日光，下煦在大地上，大地于是有万物滋生；地的水气，上腾到天际，所以气候和润，云飘雨降。如果天的热气不煦在大地上，那么就会冰封万里，寒彻入骨，万物沉寂，生机肃杀了。对于人来说，阳的温热，想要规律地下降，那么足温而下面的水就不会泛滥了：阴的凉润，规律地向上濡，那么头脑眼睛就会清爽，而上面的阳就不会焚灼了。如果上面的阳亢而不下行，那么下面的水就得不到温煦，就会发现脚凉水肿；下面的阴凝而不向上流动，那么在上面的火就得不到滋润，就会出现神志昏迷、心烦、脱汗。天道、人道，都是因为阴阳相交的原因，相交就会泰，不交就会否。假设阳越而向上扩散，阴凝而在下面堵塞，那么死不旋踵了。因此阳热的疾病通常在上部，如牙痛、眼红等；阴寒的疾病通常在下部，如足凉、脚肿等。这些疾病，都是因为阴阳没有相交，就是说，阴没有得到顺畅上升，阳没有得到顺畅下降。

问 19：吐法是中医八法之一，但仅从书本听说过此方法，现在民间中医和体制内的中医界从来没有听说有医生会采用吐法治病，而笔者对吐法治病非常熟悉，擅长催吐治病，可否谈谈笔者吐法治病的历程、感悟和吐法治病的注意事项。

答：笔者是在上海中医药大学学习时，其方剂学老师在讲第一堂课时提到 20 世纪有一个民间中医采用祖传的吐法治疗各种难病、杂病，疗效非常突出。因此对吐法有了深刻的印象，但吐法毕竟让人不舒服，常规难以接受，没有老师指导贸然给患者催吐是非常危险的。后来在临床中听说四大家之一的张子和精于汗吐下法治病，读其《儒门事亲》，但由于没有实践，收获不大，后来经人介绍，认识民间中医李其禄医生，他采用吐法治疗精神疾病，有较好的疗效，为此就数次拜访李医生，虚心求教。从自己、家人开始实践催吐方法，反复实践，以后慢慢应用到临床，日积月累就对吐法非常有信心了。李医生过世后，发扬吐法治病也是对李医生最好的纪念吧。吐法是非常奇妙的治疗方法。对它了解越深则越喜爱，吐必出汗，就包括汗法，吐药时间久均可致泻下，祛邪只有汗吐下三法，而一吐则三法兼顾，吐的过程主要是兴奋迷走神经，则正气上来，祛邪扶正均做到了，再临床实践，非常好。注意事项本人在吐法介绍中都有说明，此法是非常特殊的攻邪治疗方法，需要老师指导才能安全应用于患者。

问 20：慢性病、复杂病的患者常常是年老体弱，正气不足，而笔者主张首先采用控涎丹攻邪治疗，如此凶猛的药是否容易发生意外，产生医疗纠纷或事故？

答：年老体弱，正气不足均是由于病邪的长期存在，不正之物的反复聚积，持续损伤人体正气，恶性循环愈演愈烈导致的。我们主张“万病水中藏”，大量痰浊存在于水中，则能维持正常生理功能的津液就明显减少，导致正气虚弱，所以此类患者是标虚本实，邪实正虚。中医强调治病求本，攻邪当然是治本之策。控涎丹中甘遂逐经髓之痰，大戟祛五脏之痰，白芥子除皮里肉外之痰，可谓从天地人三才立法而除之，正是标本兼治之法。笔者在临床中采用小剂量逐渐加量法，以大便稀，每天 2 次为度，告知患者可能出现的情况和如何应对，临床应用数年来，每月用丹数公斤，从未出现明显事故及反应。医生应大胆心细，重视实践，反对想当然。

问 21：对于慢性肾炎、尿毒症的治疗，中医和西医均无较好的方法，被公认为不死的癌症，而笔者提出从痰治疗，采用吐法有很好的疗效，但大家知道吐是胃肠运动，属于中焦，何以能治疗下焦肾脏的疾病？

答：《黄帝内经》曰，“圣人以杂而治”，中医师必须药和外治法均非常娴熟，对于慢性肾炎和尿毒症采用以中药为主的疗法笔者不太认同，西医告诉大家，药物进入人体后，在肝脏代谢，从肾脏排泄，所以常规的药物疗法常常不满意。有时还导致病情加重，笔者采用吐法，是因为人体是一个密闭的系统，胃收缩而呕吐，舒张时食管下段由于负压而闭合，导致胃内负压对全身组织产生抽吸作用。收缩，呕吐，再把体内不正之物排泄体外，因此如果身体某一器官、组织间隙、络脉中有特别多的老痰、死痰、顽痰（这正是慢性肾炎、尿毒症无法治愈的根本原因），则会被负压吸收到胃而排出，达到推陈出新的效果。李杲曰“脾胃乃后天之本”，这样既避免了药物治疗时对肾脏产生的负担或伤害，也直达病机，可谓法简而效宏！采用透析治疗过的肾病患者则不能采用这种方法治疗，因为此时人体不是一个封闭系统了，不能采用吐法治疗。

问 22：控涎丹治疗时患者上吐下泻，患者不能接受，如何解决？

答：服药后，患者反应强烈，上吐下泻、怕冷、乏力、不想吃饭、没有精神等，都是常见的现象，第一，医生不要害怕，知道这些反应大部分其实是好现象，说明药中病机了,人体内瘀痰太多,药物攻击病性,当然反应剧烈。《尚书》讲“药不冥眩,厥疾弗瘳”,就是这个道理。第二,吃药前先给患者交代清楚可能的不适情况,这样出现情况后,患者能接受,可避免很多负面情绪。第三,一般来讲,患者痰湿越重,反应会越强烈。治疗患者时,根据患者的色、舌、脉、症四要素,估计用丹的多少,从小剂量开始,不良反应会减少很多。第四,采用红枣,太强烈的患者饭后服用均是可以选用的方法。第五,上吐下泻及其他不适的反应常常见于吃药的第一或第二天,坚持两天,这种反应很快消失。

问 23: 控涎丹如何配,有何心得?

答: 控涎丹的配方各种文献中均能找到,现在一般采用 1∶1∶1 的比例配制,常规采用醋炙甘遂和大戟,白芥子微炒一下。也有的甘遂和大戟不用醋炙,醋炙的作用是减少这两种药物的泻下作用,以策更加安全地应用于患者,笔者比较喜欢采用酒炙或不炙的甘遂和大戟,这样用药量少,节省了药材,在注意安全的条件下追求疗效。还有加味控涎丹,是每公斤药材中加入麝香 2 g 左右,这样活血逐瘀的功能更强,对于脑部和神经系统的疗效较好。现代社会热痰较多,按照朱丹溪的方法配制的小胃丹也是控涎丹加减而来的。

问 24: 对于痰病的治疗你偏于张子和的攻邪派,谈谈你对四大家的认识?

答: 张仲景的《伤寒论》是中医开始的基石,被评为医圣可谓实至名归,但问题也有一些。《伤寒论》从头到尾主要讲汗、吐、下后各种坏证、变证的治疗,使得绝大多数医生视攻邪为猛虎,临床治疗中畏手畏脚,治疗效果上不来。笔者体会,整篇《伤寒论》的精髓是保胃气,存津液,扶阳气,在此思想的指导下,导致后世脾胃派,滋阴派和火神派的发展(图 15-1),但笔者认为,实际上攻邪的治病指导思想是和《伤寒论》的治病思想处在对等的地位。

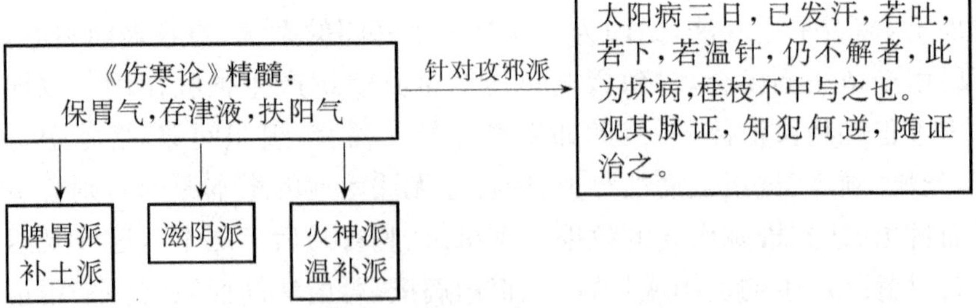

图 15-1 从《伤寒论》的精髓分析后世各学派的发展以及攻邪派与《伤寒论》的对等关系

四大家各不相同,张子和的攻破,是祛邪以安正,李杲的“重脾胃”,是扶正以胜邪。当正虚为主时,采用李杲法;邪实为主时,采用子和法,两者并不矛盾。刘河间之寒凉,是泻阳盛之火,朱丹溪之补阴,宜于治阴虚之火,两家都能治火,只是虚实有别。这样，临床就可以根据邪正虚实，取各家之所长，对证选方，并行不悖。这就叫作由博返约。笔者在临床不再准备成方了，而是迫使自己独出心裁地去观察、研究患者的各个方面。患者主诉略同，但必有不同者在，“独处藏奸”，这是笔者深刻的体会。就在这之后，笔者可以在无成方可用时，自制对证之方，而这些自制之方，也确实取得了不少优异效果，也就在这时，我才真正体会到中医的真谛。

柯韵伯谓：“胸中有万卷书，笔底无半点尘者，始可著书；胸中无半点尘者，目中无半点尘者，才许作古书注疏。”这是说，无论著书，或为古书作注，都必须摆脱一切人为主的框框。笔者经过死套程方失败之后，也深深感到，笔者之临床，“尘”太多了，只有胸中无半点尘者，才许临床行医。从此以后，笔者从套用成方，转变为从认证上下功夫。认清了证之后，不再是胸有成方，而是胸有定法，按法考虑有无成方可用。如果找不到成方，就随手拈几味药，也常取得满意的效果。

笔者从摆脱教条，注重辨证之后，不但对于临床治病比从前有了把握，而且对于阅读医书，也觉得和从前不一样。从前笔者只喜欢看有方有药的著作和开门见山的医案，就看不进去。可是对于辨证有了体会之后，感情就转过来了，不但喜欢看理论性的著作，而且看医案也有了自己的赏鉴与批评能力。从此以后，笔者还觉得现行是各科临床讲义过分强调分型，分型又分得太死，在一定程度上，接近于教条。因此，笔者提请热爱中医的青年同志们从中涉取两点教训：一是读书不在多而在精。学，就要学深学透，不要哗众取宠，华而不实；二是只要扎扎实实地学，人人可以学好，不要自暴自弃。

体会：习医者绝不可拘泥一家之说，尤为要者，当研习《内经》《难经》《伤寒论》《金匮要略》等经典著作，以求本渊源，然后博及群书，融通百家之说，舍短取长，灵活运用，方可临症自如，立于不败之地。

问 25：笔者治病往往以攻邪为先，汗、吐、下三法笔者非常推崇，但现代社会的中医大部分喜欢滋补，比如每年冬季膏方盛行，那么攻邪与滋补的关系是什么？

答：大家知道人体的 DNA 一直在负责制造人体，细胞接受 DNA 的指令后开始工作。细胞不断地分裂按照 DNA 的排列密码进行组合。每一个细胞的诞生及连接，包括信号的传输，都有自己的规律，身体随时准备修复。但修复前必须先排泄毒素和废物，《黄帝内经》讲推陈出新，就是说必须先清除障碍物，身体能够顺利进行修复工作。所以在治病时笔者强调攻邪为先，为后续治疗打开道路。当身体处于疾病状态的时候，就需要通过排泄过量的不正之物（痰），也就是排毒来减少身体的负担，同时，通过排毒，将身体内的垃圾和死细胞排出体外，只有清理毒素，才能够通过血液的正常输送，帮助身体获取养分，进行组织的修补过程。如果血液中充满毒素，那么，浸泡在血液中的细胞和组织就必然随时受到侵害，疾病就不可能恢复。因此，汗、吐、下三法为治病的重点。

首先要认识到各种毒素的来源，从源头切断。把注意力放在排除毒素，因为大部分疾病的产生来自毒素的日积月累。笔者提出当今社会是"痰瘀时代"，日常生活中，人们甚至无法再拥有一瓶足够安全而有价值的水、干净的空气、没有农药的白菜、不含激素的鸡蛋、放心的猪肉。各种激素、重金属存在于人们所使用的化妆品、药物，以及各种饮料和加工食品中。餐桌上、家具里、地板、天花板、被子、衣服、牙膏、香皂、洗衣粉、清洁剂等，在每天所使用的物品中，无一例外都可能潜藏着各种毒素。进入人体的不正之物，滋生内痰，导致慢性病的产生、发展和恶化，这也是本书呼之欲出的理由。

在现代生活中，人的一生将接触200万种不同的化学物质，其中有8万多种是经常接触并危害健康的。特别值得重视的是，大多数毒素都不是剧烈迅速地威胁生命，而是毒性轻微，容易累积不易消除，这里的公式是：毒性×时间＝伤害程度。不同性质的毒素，对身体将造成不同的伤害。水溶性毒素会伤害肾脏和肺部；脂溶性毒素，则造成肝脏、皮肤和心脑血管的伤害；既不溶解于水，也不溶解于脂肪的毒素，会对神经系统、微循环系统造成难以挽回的伤害。因此这些，均是顽痰、老痰内聚造成疾病久治不愈，甚至许多医生和患者本人也接受这是不治之症。

人类对于天然的毒素和细菌，已经产生了系统的防御机制。如吃到腐败或者发霉的食物，味觉首先做出反应，感觉味道不好。即使不慎吃进去，也会用呕吐或腹泻的方式把毒素排除。然而，这一套由数百万年进化而来的防御机制，面对变化了的由工业品和化学品制造出来的人工毒素，却无法识别，无法适应。对氯苯基三氯乙烷(DDT)尽管有很大的毒性，但人们的味觉对它却毫无反应。它无色无嗅，却是致命的。这种状况是工业革命后近一两百年来的事件，对人类疾病谱产生深远影响，此时中医理论和指导思想应该随实际情况而变了！

如果体内各器官和腺体都工作有序，而且毒素和废物正常排出，身体就会很健康；相反，如果让有毒废物在体内聚积并重新被吸收，这种身体中毒就会导致各种病证。很多时候人们会轻易地被商家的广告说服，认为某些加工食品是安全的、合格的。如你正在打开的方便面，当你看到商品标示上合格的指示后，你就会放心地食用。然而，你却忽略了，一包方便面假设有害的物质是万分之一，这样的分量的确不会对生命构成威胁，吃了10包之后呢？那就已经是1/1 000了。如果这样的食物方式吃了100天呢？3年累积下来呢？那么毒素将达到30%，这时，身体就会有明显的反应了。

来自生活中各个方面的毒素正以不同的方式进入我们的身体。也许一种、两种不明显，可是几十、上百种毒素的累积，再加上时间的积累，就对现代人的身体构成严重的危害。对大多数没有健康知识的人来说，他们几乎是赤身裸体地面对这种强烈的伤害，而毫不防御。有些反而进一步，成了伤害自己健康的帮凶，如抽烟和酗酒。

某些急性病的症状其实是由于体内有毒废物和毒素被排出体外的自然方式，令身体产生刺激而表现出来的症状，有时候，医院会错误地把控制这种排出反应当成是治疗的目标，而这样恰恰是阻止了身体的排毒过程，从而使毒素在血液中重新流通和吸收，给身体带来重复而加重的伤害。

在毒素未能够很好地排放之前，养分的吸收和利用将大打折扣。毒素，积存在体内的各个部位、组织，以及微循环的地方，那里通道狭窄，养分的输送与交换会因为毒素的积存而受到巨大的影响，如眼睛、大脑、关节等部位的损伤就很容易因为循环不好而难以康复。因此毒素的有效排出对健康有着深远影响。只有很好地排泄内痰后才有滋补的意义，我在治疗慢性病时，大部分攻邪后常不滋补，也有很好的疗效，确实体质太虚，再采用补肝肾的方法治疗。

毒素分为心理的、身体表层的、血液的、组织内部的。工业化程度越高，城市的人群身体内毒素越多。工业化时间越长，由毒素所引起的慢性疾病越严重。对于现代人来说，需要高度意识到这个问题的严重性。其中真正的问题就在于，毒素积累。哪怕每一天只接触了 10 g 的毒素，1 年就是 3 650 g 的积累，10 年，就是 36 500 g，相当于 36 kg，等于体重的 1/3。这些毒素如果没有及时排出，就会酿成大病。因此排毒的确是人类获得健康最关键的途径。

今天，无数的中国精英阶层，所面临的危机正在日益显现出来，他们用自己的身体去换来了成就，喝酒应酬、熬夜抽烟、乱吃乱喝、生活毫无规律。不要以为那些故事总是发生在别人身上，他们条件那么好，都一样出那些事情，你以为你跑得掉？跑不掉的！这些根本不是偶然事件，这都是必然的，是整个生存环境和生活习惯的变化所造成的代价。他们的生活，存在着深远的隐患，他们是国家的栋梁，却缺乏相应的知识和相应的保护。比如说现在有一个人在这里喷毒气，你要不要赶快运动、调节心情、倒着睡觉？有用么，环境中如果充满有害的气体，怎么动都来不及，都只能等死。除非学会排毒。

要做的事情就是立刻排毒，立刻离开毒素的环境，对吗？所以可想而知，当毒素积累的时候，吃营养食品是不够用的。就好像在河流污染的里面，你再给鱼去吃补充饲料是没用的。这个毒气在喷，再去吃多少营养素，作用都只有一点点，用处不大。唯一的办法就是先排毒。否则，这些疾病一定会来找你。

笔者认为痰是体内不正之物超过一定范围的聚集，也就是我们常说的毒，有毒就要排泄。关于排毒，一句很精辟的话“有孔的地方都是排毒的出口”，也就是说如果今天鼻涕增加，要知道那绝对是身体在帮助你排毒。

如果口腔溃疡，甚至早上起来吐了一口痰，痰中有血，这都不是问题，都是排毒的动作。吐痰、流鼻涕、生眵都是排毒行为，当你身上这些反应增加了，有可能这些地方现在正在借用其他的孔排毒。

本来人应该是两个口，第一个是排便口，第二个是排尿口，这两个口，原本是正常的垃圾通道。家里的门，扫地板本来是要从门里扫出去的。可是如果垃圾很复杂，来源很多，必要的时候，有些就要打开窗户扔出去。如果毒素多的没办法，只有把墙都炸掉。因此，人的身上不断地出现这种动作，就要明白身体在做什么？别去阻止而要去支持身体。许多医生都做错了事情，他们花了很多力气，用来阻止身体的反应，尤其是排毒反应。另外身上还有一个大面积的孔，叫做毛孔，在皮肤上。因此，排毒时，会长痘、会长疮、会长疹子，长出来的时候要不要涂药？涂了也没用的，高兴一天而已，那些毒素一定会出来，因为内部正在排毒。当体内毒素浓度大到一定程度时，身体会自动启动排毒通道。因此说要有效治疗慢性顽固性皮肤疾病，从肠道和尿道排泄毒素就是一个重要的思路。

从肝脏排出来的毒素通常由肛门排出，生理学告诉我们胆汁形成后储存在胆囊，后排泄入肠道。毒素的性质是属于脂溶性的毒素。如果脸上长痘，毛孔增大，且口腔比较恶臭，这一类人，他们出现的问题是，下面的肛门没有能够正常排毒，只好让毒素从身体上面出来了。表示原来应该从肛门出来的东西，现在从脸上出来了，还不反省一下？很多人没有意识到这种毒素的可怕。

第二类毒素从肾脏排出，再由膀胱排出去。如果膀胱排不出去呢？就会从肺部排出来，就会变成痰，就会变成那种鼻涕、痰之类的东西。因此一般来讲，肛门排不出去的东西，会从上面的皮肤排出去。如果膀胱排不出去的毒，就会从鼻孔、嘴巴排出来，从上呼吸道排出来。

肝脏排的是脂溶性毒素，肾脏排的是水溶性毒素，五官都会用于排毒。只要毒素浓度增加，都会启动。耳朵主要排的是蛋白质之类的毒素，鼻腔、口腔主要排的是糖类的毒素，耳朵主要排的是脂肪类毒素。脂类的毒素过多，皮肤也会被作为排毒器官，这些就是人的主要排毒模式。

笔者从正邪毒的角度思考疾病的产生，因此非常重视攻邪在治疗慢性疾病中的作用。现代人喜欢滋补，一是安全，二是利益的因素，但如果从治病的角度看，汗吐下法非常重要。

问 26：笔者是西医学博士，美国留学后再学中医，请先生谈谈中医与西医的差别？

答：其实这是个老生常谈的问题，许多科学工作者在各自的研究过程中常常会遇到诸多问题，一个是实验结果，一个是临床疑难病患得治愈，一种怪异的治疗方法，往往用现有的知识体系不能很好地解释，从古到今此类案例比比皆是。其实科学知识从某种角度讲也是一把双刃剑，它有促进科学发展的一面，也有束缚人们思想和探索的一面。让人没有挑战权威的勇气，没有独立的思维，没有打破已有知识框架的胆识，没有转换观察视觉得敏锐直觉，只能跟在他人的背后做补漏、重复性的工作，这是非常尤不可取，如此多的不治之症如糖尿病，尿毒症是激励人们创新的动力。

源于西方的现代医学从功能和结构的角度对人体的疾病进行干预，也是延长人类寿命的途径，但总体上其出发点并不在寿命上，从达尔文开始没有把寿命作为研究的指导思想，他没有观察不同的物种寿命之间存在差异并与结构的内在关系。他只要关注的是生存，生存是一个点的概念，两者之间有本质的区别。民间还有西医让人明明白白地死，中医让人糊糊涂涂活着的说法。

从《易经》《道德经》到《黄帝内经》，中国的医学基础理论体系是一个完整的体系，从研究思路到应用开发，几千年来不曾间断。它涉及的领域从预防、健身、养生、保健、内外科的治疗、分科（儿科、妇科、产科、眼科等）都很健全。西方古代医学与中国医学相比，根本就不在一个水平，中国古代医学大大超越了世界其他文明的水平，而且一直维持了两三千年，西方医学真正超越中医对人类的奉献不过近百年历史。

西方医学体系与东方医学体系的比较见图 15 - 2、图 15 - 3。

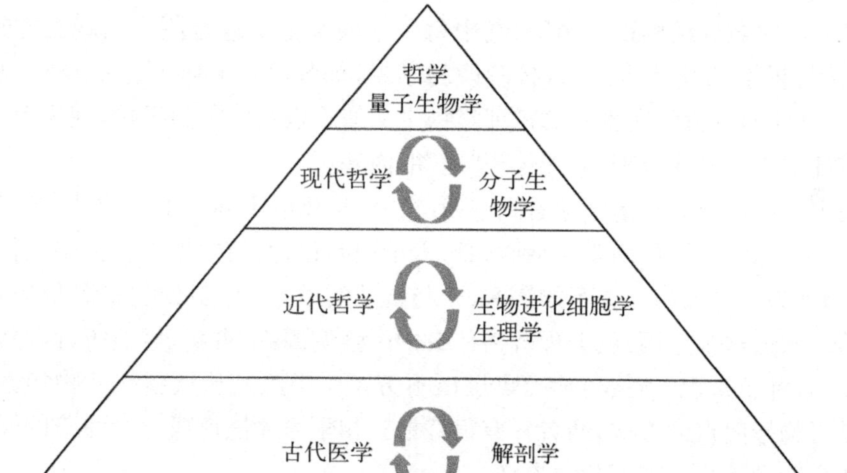

图 15 - 2　西方医学体系

图 15 - 3 显示，中西方医学走的是不同的路线图，但是终极目标是一致的，应了常用的一句话“条条大路通罗马”，也应了一句话“大道归一”，那么终极的哲学究竟是什么？其实就是“一阴一阳为之道”。这就是顶级哲理。这样说可能研究西方哲学的人有意见，但是从西方的科学哲学观来看，任何一门学科研究到接近顶级的

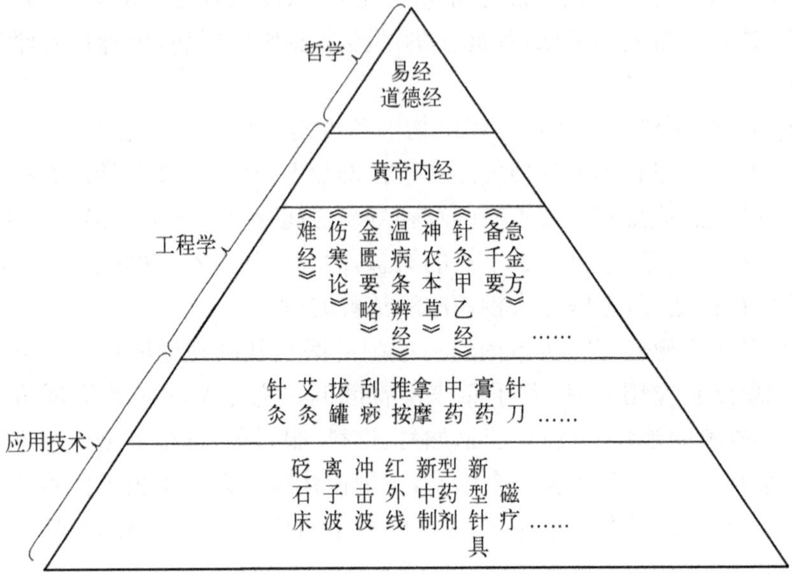

图 15-3　东方医学体系

阶段就呈现出“二”的景象：如数字 0 和 1，其实也是阴阳；相对论物质与能量也是阴阳；DNA 双螺旋结构也是阴阳；其中每一个碱基配对还是阴阳。就西方哲学本质，科学与哲学的互动是阴阳，各阶段的学说，如唯物论和唯心论；形而上和形而下；到了现代西方哲学所推崇的辨证唯物主义似乎也在向阴阳靠拢，理论上应该有一个辨证唯心主义才合理，才能体现“道”的内涵。

在表述中也能非常清晰地看到中西方哲学思想的不同。中方的哲学体系是从简到繁，从一到“二”，从阴阳，再到八卦、六十四卦；从而衍生出工程框架，所谓诸子百家，归纳为主导人与人关系的儒家、人与自然的道家、生与死的佛家、健康养生的医家等。知道这个原因，就会理解为什么中医强调源头、古籍、经典等，西医强调知识更新，各种新知识、新技巧学习班层出不穷了。中医是从点指向万物的方式，而西医是万物指向点的方式，两者只有很好地互相学习才能形成一个完美的圆运动，在临床实践中治疗千变万化的疾病。

主要参考文献

扁鹊. 2013. 扁鹊难经. 黄山：黄山书社.

蔡长福. 2014. 伤寒论问缺. 香港：润景文化传播有限公司.

陈实功. 2007. 外科正宗. 北京：人民卫生出版社.

陈无择. 2007. 三因极一病证方论. 北京：中国中医药出版社.

陈无择. 2011. 三因方. 北京：中国医药科技出版.

陈修园. 2007. 时方歌括. 福州：福建科技出版社.

陈修园. 2008. 医学三字经. 北京：中国中医药出版社.

陈修园. 2012. 伤寒论浅注. 北京：学苑出版社.

陈亦人. 2010. 伤寒论讲稿. 北京：人民卫生出版社.

陈云志，刘俊等. 2014. 中医不传之秘在于量. 北京：人民军医出版社.

陈自明. 2012. 妇人良方. 北京：中国人民大学出版社.

成无已. 2015. 注解伤寒论. 北京：人民卫生出版社.

程郊倩. 2012. 伤寒后条辨. 北京：中医古籍出版社.

戴元礼. 2006. 证治要诀. 北京：人民卫生出版社.

邓中甲. 2011. 方剂学讲稿. 北京：人民卫生出版社.

董汉良. 2011. 痰瘀相关论. 北京：中国中医药出版社.

董宿. 2012. 奇效良方. 天津：天津科学技术出版社.

方广. 2015. 丹溪心法附余. 北京：中国中医药出版社.

方有执. 2009. 伤寒论条辨. 北京：中国中医药出版社.

费兆馥. 2009. 中医诊断学讲稿. 北京：人民卫生出版社.

傅青主. 2006. 傅青主女科. 北京：人民卫生出版社.

葛洪. 2012. 肘后备急方. 广州：广东科技出版社.

葛坚，等. 2004. 眼科学. 北京：人民卫生出版社.

龚廷贤. 2005. 寿世保元. 北京：人民卫生出版社.

龚廷贤. 2007. 万病回春. 北京：人民卫生出版社.

龚信. 2014. 古今医鉴. 北京：中国医药科技出版社.

归潜志. 1983. 刘祁. 北京：中华书局.

郭子光. 2010 伤寒论汤证新编. 上海：上海科学技术出版社.
郝万山. 2008. 伤寒论讲稿. 北京：人民卫生出版社.
胡希恕. 2008. 金匮要略讲座. 北京：学苑出版社.
滑寿. 2009. 难经本义. 北京：中国中医药出版社.
黄杰熙. 1998. 伤寒金匮方证类解. 山西：太原出版社.
黄元御. 2009. 四圣心源. 北京：中国中医药出版社.
金寿山. 2010. 温病学讲稿. 北京：人民卫生出版社.
柯韵伯. 2008. 伤寒来苏集. 北京：中国中医药出版社.
孔一奎. 2011. 赤水玄珠. 北京：中国医药科技出版.
李德新. 2008. 中医基础理论讲稿. 北京：人民卫生出版社.
李东垣. 2005. 兰室秘藏. 北京：人民卫生出版社.
李东垣. 2005. 脾胃论. 北京：人民卫生出版社.
李东垣. 2007. 内外伤辨惑论. 北京：中国中医药出版社.
李今庸. 2008. 金匮要略讲稿. 北京：人民卫生出版社.
李克绍. 2006. 李克绍医学文集. 济南：山东科学技术出版社.
李民，等. 2012. 尚书. 上海：上海古籍出版社.
李培生. 2010. 伤寒论讲稿. 北京：人民卫生出版社.
李七一. 2014. 从痰瘀论治心系病集验录. 北京：人民卫生出版社.
李时珍. 2011. 本草纲目. 南京：江苏人民出版社.
李士材. 2006. 医宗必读. 北京：人民卫生出版社.
李士材. 2014. 病机沙篆. 长沙：湖南科学技术出版社.
李宗梓. 2006. 医宗必读. 北京：人民卫生出版社.
连建伟. 2012. 金匮要略方论讲稿. 北京：人民卫生出版社.
凌耀星. 2008. 内经讲稿. 北京：人民卫生出版社.
刘渡舟. 2007. 伤寒论讲稿. 北京：人民卫生出版社.
刘景源. 2008. 温病学讲稿. 北京：人民卫生出版社.
刘力红，等. 2011. 扶阳论坛. 北京：中国中医药出版社.
刘民叔. 2011. 刘民叔医学合集. 天津：天津科学技术出版社.
刘完素. 2005. 保命集. 北京：人民卫生出版社.
刘完素. 2005. 素问病机气宜保命集. 北京：人民卫生出版社.
刘完素. 2005. 素问玄机原病式. 北京：人民卫生出版社.
刘完素. 2007. 宣明论方. 北京：中国中医药出版社.
刘完素. 2007. 宣明论方. 北京：中国中医药出版社.
刘完素. 2013. 伤寒直格. 北京：中国书店出版社.

刘温舒. 2010. 运气论奥. 北京：学苑出版社.
吕广. 2016. 难经. 北京：北京科学技术出版社.
罗天益. 2007. 卫生宝鉴. 北京：中国中医药出版社.
罗元恺. 2011. 妇科学讲稿. 北京：人民卫生出版社.
孟景春. 2011. 内经讲稿. 北京：人民卫生出版社.
孟澍江. 2009. 温病学讲稿. 北京：人民卫生出版社.
缪希雍. 2011. 神农本草经. 北京：中国医药科技出版社.
南怀瑾，等. 2011. 周易. 重庆：重庆出版社.
庞安时. 2007. 伤寒总病论. 北京：人民卫生出版社.
钱天来. 2015. 伤寒溯源集. 北京：中国中医药出版社.
钱乙. 2012. 小儿药证直诀. 天津：天津科学技术出版社.
秦景明. 2006. 病因脉治. 北京：人民卫生出版社.
任应秋. 2008. 内经研习拓导讲稿. 北京：人民卫生出版社.
任应秋. 2008. 中医各家学说讲稿. 北京：人民卫生出版社.
任应秋. 2015 任应秋论医集. 北京：人民军医出版社.
沈金鳌. 2006. 杂病源流犀烛. 北京：人民卫生出版社.
沈明宗. 2015. 伤寒六经辨证治法. 北京：中国中医药出版社.
孙思邈. 2011. 千金要方. 北京：中国医药科技出版社.
孙一奎. 2008. 医旨绪余. 北京：中国中医药出版社.
孙一奎. 2011. 赤水玄珠. 北京：中国医药科技出版社.
唐步祺. 2006. 郑钦安医书阐释. 四川：四川出版集团巴蜀书社.
唐笠山. 2013. 吴医汇讲. 北京：中国中医药出版社.
唐容川. 2012. 医学一见能. 北京：学苑出版社.
唐容川. 2013. 伤寒论浅注补正. 太原：山西科学技术出版社.
陶弘景. 2013. 名医别录. 北京：中国中医药出版社.
田合禄. 2014. 五运六气解读《伤寒论》. 北京：中国中医药出版社.
仝小林. 2010. 重剂起沉疴. 北京：人民卫生出版社.
汪昂. 2005. 本草备要. 北京：人民卫生出版社.
汪昂. 2006. 医方集解. 北京：人民卫生出版社.
汪机. 2009. 外科理例. 北京：中国中医药出版社.
王冰. 2015. 素问. 北京：中医古籍出版社.
王灿晖. 2010. 温病学讲稿. 北京：人民卫生出版社.
王焘. 2011. 外台秘要. 北京：中国医药科技出版社.
王好古. 2008. 此事难知. 北京：中国中医药出版社.

王好古. 2008. 阴证略例. 北京：中国中医药出版社.
王洪图. 2008. 内经讲稿. 北京：人民卫生出版社.
王洪绪. 2006. 外科证治全生集. 北京：人民卫生出版社.
王怀隐. 2016. 太平圣惠方. 北京：人民卫生出版社.
王晋三. 2012. 绛雪园古方选注. 北京：中国医药科技出版.
王军，等. 2015. 筋膜学. 乌鲁木齐：新疆人民卫生出版社.
王肯堂. 2014. 伤寒证治准绳. 北京：人民卫生出版社.
王肯堂. 2014. 证治准绳. 北京：人民卫生出版社.
王伦. 2007. 明医杂著. 北京：人民卫生出版社.
王孟英. 2005. 温热经纬. 北京：人民卫生出版社.
王孟英. 2008. 霍乱论. 北京：中国中医药出版社.
王孟英. 2013. 王孟英医案. 上海：上海中医药大学出版社.
王绵之. 2005. 方剂学讲稿. 北京：人民卫生出版社.
王庆其. 2010. 内经讲稿. 北京：人民卫生出版社.
王叔和. 2007. 脉经. 北京：人民卫生出版社.
王学权. 2012. 重庆堂随笔. 北京：人民军医出版社.
王永炎. 2012. 中医心脑病证讲稿. 北京：人民卫生出版社.
危亦林. 2009. 世医得效方. 北京：中国中医药出版社.
魏念庭. 2008. 伤寒论本义. 北京：中医古籍出版社.
吴鞠通. 2013. 温病条辨. 北京：学苑出版社.
吴谦. 2006. 医宗金鉴. 北京：人民卫生出版社.
吴仪洛. 2015. 伤寒分经. 北京：中国中医药出版社.
吴又可. 2011. 瘟疫论. 北京：中国医药科技出版社.
武之望. 2006. 济阴纲目. 北京：人民卫生出版社.
谢观. 2003. 中国医学源流论. 福州：福建科技出版社.
徐大椿. 2007. 医学源流论. 北京：人民卫生出版社.
徐灵胎. 2008. 兰台轨范. 北京：中国中医药出版社.
许叔微. 2007. 本事方. 北京：中国中医药出版社.
薛己. 2012. 内科摘要. 北京：中国医药科技出版.
薛立斋. 2011. 薛氏医案. 北京：中国医药科技出版社.
严用和. 2012. 济生方. 北京：中国医药科技出版.
杨长森. 2012. 针灸学讲稿. 北京：人民卫生出版社.
杨继洲. 2006. 针灸大成. 北京：人民卫生出版社.
叶桂. 2013. 外感温热篇. 北京：中国盲文出版社.

叶天士. 2006. 临证指南医案. 北京：人民卫生出版社.
印会河. 2008. 中医学基础讲稿. 北京：人民卫生出版社.
尤怡. 1999. 金匮翼. 北京：中国中医药出版社.
尤在泾. 2007. 医学读书记. 北京：中国中医药出版社.
尤在泾. 2008. 伤寒贯珠集. 北京：中国中医药出版社.
尤在泾. 2014. 金匮心典. 北京：中国医药科技出版社.
于俊生. 2008. 痰瘀相关学说与疑难病治疗. 北京：人民卫生出版社.
余震. 2007. 古今医案按. 北京：人民卫生出版社.
虞抟. 2011. 医学正传. 北京：中国医药科技出版.
喻嘉言. 2011. 医门法律. 北京：中国医药科技出版.
喻嘉言. 2011 伤寒尚论篇. 北京：学苑出版社.
喻嘉言. 2013. 寓意草. 上海：上海中医药大学出版社.
张伯讷. 2009. 中医学基础讲稿. 北京：人民卫生出版社.
张德英. 2014. 痰证论. 北京：中国中医药出版社.
张介宾. 2007. 景岳全书. 北京：人民卫生出版社.
张介宾. 2011 类经. 北京：学苑出版社.
张零韶. 2015. 伤寒论直解. 北京：中国中医药出版社.
张路玉. 2015. 伤寒绪论. 北京：中国中医药出版社.
张石顽. 2006. 张氏医通. 北京：人民卫生出版社.
张廷模. 2010. 临床中药学讲稿. 北京：人民卫生出版社.
张锡纯. 2011. 医学衷中参西录. 北京：中国医药科技出版社.
张隐庵. 2009. 伤寒论集注. 北京：学苑出版社.
张隐庵. 2012. 灵枢集注. 山西：山西科学技术出版社.
张之文. 2009. 温病学讲稿. 北京：人民卫生出版社.
张志聪. 2007. 黄帝内经. 哈尔滨：北方文艺出版社.
张仲景. 2013. 金匮要略. 北京：中国医药科技出版社.
张仲景. 2013. 伤寒论. 北京：中国医药科技出版社.
张子和. 2005. 儒门事亲. 北京：人民卫生出版社.
章楠. 2011. 医门棒喝. 北京：中国医药科技出版社.
章虚谷. 2011. 医门棒喝. 北京：中国医药科技出版社.
章真如. 2012. 风火痰瘀论. 北京：人民卫生出版社.
赵佶. 2013. 圣济总录. 北京：人民卫生出版社.
赵绍琴. 2008. 赵绍琴温病讲座. 北京：学苑出版社.
赵绍琴. 2012. 赵绍琴医学全集. 北京：北京科学技术出版社.

赵献可. 2005. 医贯. 北京：人民卫生出版社.
周德生. 2010. 杂病广要. 太原：山西科学技术出版社.
周慎斋. 2015. 幼科指南. 北京：中国中医药出版社.
周仲瑛. 2014. 喉科紫珍. 长沙：湖南科学技术出版社.
周仲瑛. 2014. 疫痧一得. 长沙：湖南科学技术出版社.
朱丹溪. 2008. 丹溪心法. 北京：中国中医药出版社.
朱丹溪. 2008. 金匮钩玄. 北京：中国中医药出版社.
朱丹溪. 2008. 脉因证治. 北京：中国中医药出版社.
朱丹溪. 2011. 格致余论. 北京：中国医药科技出版社.
朱丹溪. 2011. 局方发挥. 北京：中国医药科技出版社.
朱丹溪. 2013. 丹溪医案. 上海：上海中医药大学出版社.
朱肱. 2012. 类证活人书. 天津：天津科学技术出版社.
朱燕中. 2013. 闯关记我的《黄帝内经》觉悟之旅. 沈阳：辽宁科学技术出版社.
朱曾柏. 1987. 中医痰病学. 武汉：湖北科学技术出版社.
朱震亨. 2005. 格致余论. 北京：人民卫生出版社.
朱震亨. 2013. 局方发挥. 北京：中国书店出版社.

后　　记

每每看到医学专业书籍的可读性和指导作用的下降，我曾经发誓说我永远不会写有关治病的医学书籍。可以想像，对那些听到这句话的人来讲，对于这本书的出版肯定会惊讶。

要编写一本专业性参考书，笔者必须克服两个困难。首先，在相当长的一段时间内，笔者必须思考书的构架，而后写作，这将占据笔者的生活中的大部分时间。其次，中医源远流长，历代名家，著作非常多，但其中的学术观点和治疗法则仍然有待在临床实践中考证，这就需要有脚踏实地的态度和跋涉千里的韧劲。对笔者来说，最有挑战是编著此书时耗费了大量时间。

纵观中医两千多年和西医两百多年的发展历史，不难发现，医学历史的发展是迷人且随机而变的。在吸入麻醉药出现之前，外科医生的技术是通过他的手术速度来衡量的。在 19 世纪 30 年代 ~ 40 年代，伦敦大学医学院主要做截肢手术的外科教授 Robert Liston 因为其在手术室的速度而被公认为全世界最好的医生。他一般在 3 分钟内完成一个大的截肢，这吸引了来自全欧洲和美国的外科医生来参观学习。在他追求速度的过程中，有时候 Liston 截除的截肢比预想的要多。一次，他在为患者做截肢时意外地切除了患者的睾丸。且偶尔他也会伤到离手术台太近的参观者。有一次，他在一个截肢手术中导致 3 个人死亡：一个参观医生死于他的刀划伤，该截肢患者在数日后死于化脓，Liston 的助手因为手术时被切去几个手指而死于严重感染。但是在 Liston 行医的后期，乙醚麻醉作为一种常规使用方法，使其赖以成名的速度便失去了意义。即使这样，他仍然拒绝使用乙醚麻醉，公开宣称乙醚麻醉对手术速度快的医生并无帮助，他不能接受新技术，使他迅速变得默默无闻，Liston 没有应变。即使在当今社会，像 Liston 这样的例子也常常发生。

医学历史的发展引人入胜。在很大程度上医学工作的先锋是一个从实际出发，独立思考的独行者。医生的理论被他人证实之前，他必须坚守孤独，像独行者一样依靠信念来抵挡同代同行的批评。正如，1929 年，在 *Science* 杂志在一个章节中强调的那样“科学先锋必须愿意面对孤立”。在 1929 年 1 月 20 日，Albert Einstein 宣布他发现了表达统一重力场理论的关键：一系列不但适用于重力，也适用于电磁波和亚原子现象的等式。但这并不为当时的同行所认可。Einstein 要坚守着他的假说,同时也不得不独自坚守孤独的阵地,直至他的等式被同行的实验观察证实。

思想从何而来？如何解释创新过程？1937 年的诺贝尔生理学或医学奖获得者 Albert Szent-Gyorgi 如是说,“发现包括两个方面 ,看到了别人所看到的,想到了没有人能想到的”。这一句简单的话,解释了知识的创造者和知识的积累者之间微小的差别。

2016 年 7 月我回访母校华盛顿大学,在读 Codman 博士(也是一位杰出的外科医生和一流的科学家)的经典教科书《肩关节》的序言时,发现这其写的一段话:“在我一生的大部分时间我承受这样一种孤独的感觉,因为我总在思考或者谈论这样或那样的其他医生不同意的事情,遗憾的是我浪费了这么多的时间,来顾忌上一代的意见,而没有意识到我的学生,而不是我的老师对我的赞同才是最有价值的”。这句话对我启迪颇深,在孤独的道路上促使我继续前行。作为一个受到西医系统训练和中医熏陶的医生,我需辨证继承前辈科学家留下遗产,这样我才能成为应变能力强的独行者,以更好的继承与发展大医精神。

在过去的一百多年中,中医走过了很长的路,但是仍然有很多事情要做。所以,女士们,先生们,让我们一起宣读“除人类之病痛,助健康之完美”誓言的同道们。让我们夹紧马背,扬鞭疾驰吧,因为前面我们还有很长的路要走。